临床影像学诊断指南

LINCHUANG YINGXIANGXUE ZHENDUAN ZHINAN

主　编　王　翔　张树桐
副主编　谢元亮　肖建伟　黄增发
编　者　（以姓氏笔画为序）

丁　义	王　卉	王　峥	王牧墨
王淑霞	代利文	刘　妮	刘小玉
江燕萍	李　涛	李　惠	李　翔
李　婷	杨　阳	杨　威	杨　蓓
吴　艳	陈燕浩	陈发祥	周和清
郑卫华	赵胜超	胡　芸	胡云婷
钟　琴	殷云志	高树波	黄伦涛
蒋　严	蒋晓莉	谢　伟	戴　克

河南科学技术出版社

·郑州·

内容提要

本书由从事影像学诊断专业的专家教授根据多年的教学和临床实践编写而成，极具权威性、实用性。本书共分为 7 篇 17 章，以人体各个系统常见病、多发病影像学诊断为主线，每病按分级、分期、分型、影像学表现、诊断要点与鉴别诊断等栏目次第编写，并附有大量影像学诊断典型图例，层次分明，内容丰富。本书是医科院校的本科生、研究生普及影像学专业知识，从事影像专业的临床工作者及各科室临床医师提高影像学诊断能力和水平的重要参考书。

图书在版编目（CIP）数据

临床影像学诊断指南/王翔，张树桐主编. —郑州：河南科学技术出版社，2020.7

ISBN 978-7-5349-9878-2

Ⅰ.①临… Ⅱ.①王… ②张… Ⅲ.①影像诊断—指南 Ⅳ.①R445-62

中国版本图书馆 CIP 数据核字（2020）第 059437 号

出版发行：河南科学技术出版社

北京名医世纪文化传媒有限公司

地址：北京市丰台区万丰路 316 号万开基地 B 座 1-114　　邮编：100161

电话：010-63863186　010-63863168

策划编辑：赵东升

文字编辑：薛　彬　伦踪启

责任审读：周晓洲

责任校对：龚利霞

封面设计：吴朝洪

版式设计：崔刚工作室

责任印制：陈震财

印　　刷：河南瑞之光印刷股份有限公司

经　　销：全国新华书店、医学书店、网店

开　　本：720 mm×1020 mm　1/16　　**印张**：37.5　　　　**字数**：673 千字

版　　次：2020 年 7 月第 1 版　　2020 年 7 月第 1 次印刷

定　　价：198.00 元

如发现印、装质量问题，影响阅读，请与出版社联系并调换

主编简介

王翔，男，2004 年毕业于华中科技大学同济医学院，获影像医学硕士学位。现任华中科技大学同济医学院附属武汉市中心医院影像诊断科主任、主任医师。长期从事心血管疾病的影像检查和诊断工作，在心脏大血管疾病的诊断和鉴别诊断方面具有丰富的临床经验。参加中国医疗队赴莱索托王国援非工作，德国 DET-MOLD 市 LIPPE 医院访问学者。目前担任湖北省医师协会放射医师分会常委，湖北省放射质控委员会常委，武汉市医师协会放射医师分会副主委，武汉市放射学会常委，武汉市放射质控委员会副主委。作为第一负责人主持省市级课题 3 项，参与课题十余项。发表学术论文十余篇。获科技成果奖 3 项。主编及参编多部专著。

张树桐，男，华中科技大学同济医学院附属武汉市中心医院影像诊断科常务副主任，主任医师。从事医学影像检查及诊断工作 40 余年，对影像各类设备的应用方法和技术有精深的研究，对各系统疾病的诊断具有丰富的临床经验，目前担任中华医学会放射技术学会 CT、PACS、传统医学学组委员，中国医疗装备学会 CT 应用专业委员会委员，中国肺癌防治联盟全程管理委员会委员，湖北医学会放射技术分会常委，湖北省中西医结合影像学会委员，武汉医学会放射技术分会副主任委员，武汉市医学影像质量控制中心质控专家，武汉市医师协会放射医学分会介入专业委员会组长，武汉市中心医院伦理委员会委员，《实用医学杂志》编委。先后主编 5 部专业著作，参与及主持五项省市级科研课题达到国内领先水平、国际先进水平，其中 3 项获武汉市科技进步三等奖。在国内外核心期刊发表 30 余篇论文。

前　言

在现代医学领域,疾病预防、诊断、治疗和康复的完整医疗行为链条中,影像诊断学的重要性日益得到了重视,正所谓"精准医疗,影像先行",说明了正确的影像诊断在精准医疗中有着举足轻重的作用。

目前,国内各级医疗机构的影像诊断设备已广泛投入使用,然而由于基层医疗机构的从业人员接受规范的影像检查技术的培训和精准的影像诊断教育相对薄弱,极大地影响了对医疗质量的控制。

本书的编写旨在帮助基层影像诊断技术人员和从事临床的医务工作者提高影像解读、影像诊断和影像报告书写的医学技能,提高诊断的准确性和诊断报告的规范性。

本书的内容以组织结构和疾病为纲,综合了各种影像学检查方法和技术手段,旨在帮助医师掌握人体正常组织结构、各种亚型和少见变异,并且帮助医师规范疾病定性分类诊断和对影像诊断进行合理的亚型分型、对疾病的严重程度做出规范的分期,从而指导临床的预防、治疗和康复。在每项疾病的影像学表现中还附有经典的影像学资料图像,文字力求简洁、精练,便于读者查阅。

本书由武汉市中心医院从事影像学诊断多年的临床医务工作者通力合作编写完成,并得到了华中科技大学同济医学院专家教授的悉心指导。作者在 X 线、CT、MRI等影像检查规范化扫描和影像诊断的规范化、精准化等方面积累了丰富的临床经验,并对影像诊断学的前沿领域及最新动态有着充分的了解和掌握,积累了丰富而翔实的影像诊断质控经验,为突出本书编撰的实用性、新颖性奠定了坚实的基础。

本书内容丰富,信息量大,精准实用,是从事影像诊断的专业技术人员及影像专业的本科生、研究生不可多得的重要参考书,对提高临床医师对疾病的准确诊断大有裨益。

王　翔　张树桐

目 录

第一篇 中枢神经系统

第二篇　头　颈　部

第三篇　胸部、心脏大血管与乳腺

第四篇　消化系统

第五篇　泌尿系统与肾上腺

中枢神经系统

Part 1

第 1 章 颅 脑

第一节 颅内动静脉影像分区、分级、分段及常见变异

一、颅内动脉解剖及分段

(一)颈内动脉 Bouthillier 分段法(7 分法)

1. 颈段(C1) 颈段起于颈总动脉分叉水平,终止于颈动脉管颅外口。此段颈内动脉与其外侧的颈内静脉和后外侧的迷走神经共同位于颈动脉鞘内。颈段通常不发出任何分支。

2. 岩段(C2) 岩段颈内动脉位于颈动脉管内,起于颈动脉管颅外口,终止于破裂孔后缘。岩段按其走行方向可分为三部:垂直部、弯曲部(颈内动脉后弯)和水平部(向前、向内走行)。

3. 破裂孔段(C3) 破裂孔并非单一的孔道,而是由两部分组成:颅外骨膜上的一个孔和一个垂直管道。后者由破裂孔周围的骨性结构和纤维软骨构成。破裂段起于颈动脉管末端,动脉越过孔部,但不穿过这个孔,在破裂孔的垂直管内上升,向着海绵后窦,止于岩舌韧带上缘。

4. 海绵窦段(C4) 海绵窦段始于岩舌韧带上缘,止于近侧硬膜环。此段颈内动脉主要走行于海绵窦内,四周为结缔组织、脂肪、静脉丛和节后交感神经。海绵窦段按其走行方向可分为垂直部、后弯、水平部和前弯。

5. 床段(C5) 床段起于近侧硬膜环,止于远侧硬膜环。床段短,长 4~6mm,斜行于外侧前床突和内侧颈动脉沟之间。床段 C5 属于硬膜外结构。

6. 眼段(C6) 眼段起于远侧硬膜环,止于后交通动脉起点的近侧。此段颈内动脉常发出两条重要动脉,即眼动脉和垂体上动脉。

7. 交通段(C7) 交通段起于紧靠后交通动脉起点的近侧,止于颈内动脉分叉处。此段发出两个重要分支:后交通动脉和脉络膜前动脉。

颈内动脉分段见图 1-1-1。

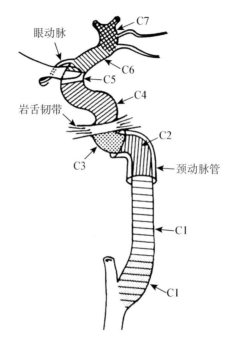

图 1-1-1　颈内动脉分段

（二）颈内动脉 Fischer 分段法（5 分法）

C5 段（颈动脉管段、岩骨段或神经节段）、C4 段（海绵窦段）、C3 段（前膝段或虹吸弯）、C2 段（交叉池段或床突上段）、C1 段（后膝段或终段）。

（三）脑动脉分段

1. 大脑前动脉分段　见图 1-1-2。

A1 段：水平段，起始部至前交通动脉之间。

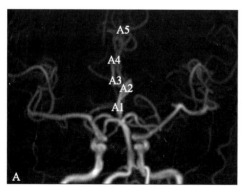
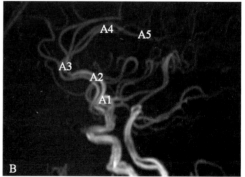

图 1-1-2　大脑前动脉分段

A2 段:上行段,又名胼胝体下段,为前交通动脉至胼胝体膝部以下的一段。

A3 段:膝段,沿胼胝体膝部前缘走行,与其弯曲一致。

A4 段:胼周段,位于胼胝体沟内,又名胼周动脉。

A5 段:终段,为大脑前动脉终末支,楔前动脉。

2. 大脑中动脉分段　　见图 1-1-3。

M1 段:眶后段(水平段),由颈内动脉发出后,水平向外走行,长约 3cm;发出重要分支"豆纹动脉"。

M2 段:岛叶段(回旋段),呈"U"形,在岛叶表面向后上方走行。

M3 段:侧裂段,M2 基底部发出向中央沟上升的升动脉,分为眶额动脉及额顶升动脉,后者再分为中央沟动脉、中央前沟动脉及中央后沟动脉。如同蜡台状,故又名蜡台动脉。

M4 段:分叉段,为大脑中动脉分出的角回动脉、顶后动脉及颞后动脉。

M5 段:为大脑中动脉的终末支,角回动脉。

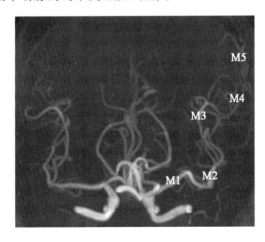

图 1-1-3　大脑中动脉分段

3. 大脑后动脉　分为 4 段(图 1-1-4)。

P1 段:是从起始到中脑腹侧的一段,额枕位片上呈水平向外走行;侧位片上为向后走行。有许多细小的中央小动脉在此发出。供应中脑和下视丘。

P2 段:是围绕中脑向后走行的一段。额枕位上呈向上走行,侧位片上向后走行,略呈弧形,主要分支为脉络膜后动脉。

P3 段和 P4 段　均为大脑后动脉的终末支。P3 段位置较高,分布在颞叶,称为颞支;P4 段位置稍低,分布在枕叶,称为枕支,包括顶枕沟动脉及距状沟动脉。

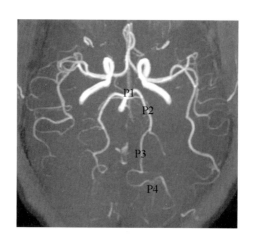

图 1-1-4　大脑后动脉分段

4. 椎动脉分段　见图 1-1-5。

V1 段（横突孔段）：是椎动脉在第 6 至第 2 颈椎横突孔内上升的一段。

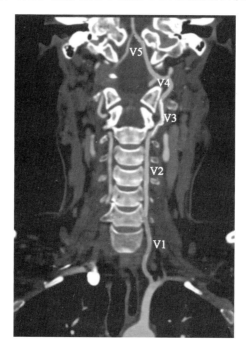

图 1-1-5　椎动脉分段

V2 段(横段):指椎动脉穿出枢椎横突孔后,横行向外的一段。

V3 段(寰椎段):指从枢椎外端弯曲向上,再垂直上行至寰椎横突孔为止的一段。

V4 段(枕骨大孔段):指自椎动脉 V3 段上端水平向内行一小段后,再弯向上垂直上行入枕骨大孔的一段。

V5 段(颅内段):指椎动脉入枕骨大孔后,斜向中线上行与对侧同名动脉汇合成基底动脉前的一段椎动脉。

5. Willis 环的解剖结构及变异　Willis 环由两侧大脑前动脉(anterior cerebral artery,ACA)交通前段(A1)、两侧大脑后动脉(posterior cerebral artery,PCA)交通前段(P1)、两侧颈内动脉(internal carotid artery,ICA)末端及前交通动脉(anterior communicating artery,ACoA)和后交通动脉(posterior communicating artery,PCoA)组成(图 1-1-6)。两侧 ICA 在脑底通过 ACoA 相通,并且借 PCoA 与椎基底动脉系统相通。

(1)Willis 前循环分型:①标准均衡型;②双 ACoA;③A1 发育不良;④A1 缺如;⑤ACoA 缺如。

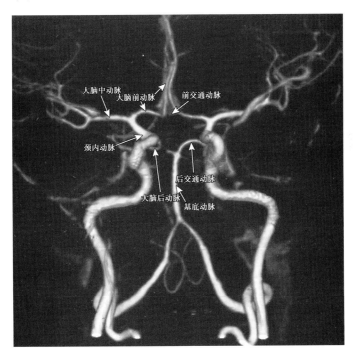

图 1-1-6　Willis 环解剖

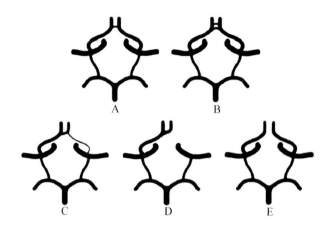

图 1-1-7 Willis 前循环分型

A. 标准均衡型；B. 双 ACoA；C. A1 发育不良；D. A1
缺如；E. ACoA 缺如

（2）Willis 后循环分型（图 1-1-8）：①成熟型（PCoA 直径＜P1 直径）；②过渡型（PCoA 直径＝P1 直径）；③单侧 FTP（fetal-type posterior circle，胚胎型 PCA）；④双侧；⑤双侧 PCoA 缺如；⑥双侧 PCoA 发育不良；⑦单侧 PCoA 缺如；⑧单侧 PCoA 发育不良；⑨完全 FTP；⑩Willis 后循环新型变异（PCoA 与 PCA 不相通，同时供应 PCA 交通后段）。

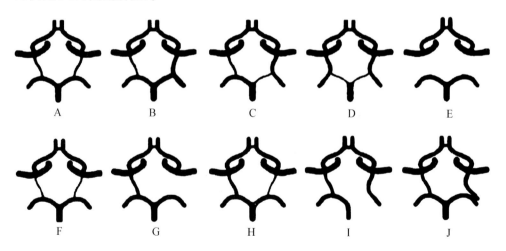

图 1-1-8 Willis 后循环分型

A. 成熟型；B. 过渡型；C. 单侧 FTP；D. 双侧 FTP；E. 双侧 PCoA 缺如；F. 双侧 PCoA 发育不良；G. 单侧 PCoA 缺如；H. 单侧 PCoA 发育不良；I. 完全 FTP；J. Willis 后循环新型变异

（3）Willis 环影像分型：完整型、部分完整型和不完整型。

二、颅内静脉窦及相关静脉解剖

颅脑静脉系统是 个具有复杂的先天变异和不对称解剖特点的三维立体架构，临床评价颅内深静脉血管畸形、深静脉血栓形成，以及第三脑室、松果体区域肿瘤累及脑深静脉（窦）等病变时（图 1-1-9），通常需要完整显示颅内深静脉系统。

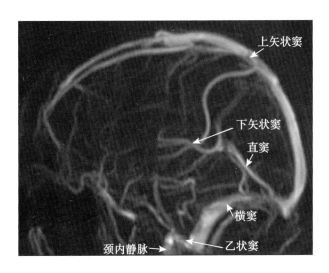

图 1-1-9　颅内静脉窦解剖

（一）大脑浅静脉窦解剖

1. 上矢状窦　上矢状窦（superior sagittal sinus，SSS）平均长度在计算机体层扫描静脉造影（computed tomography venography，CTV）上为（25.6 ±1.6）cm。SSS 腔内纤维索有瓣膜状、小梁状、板层状纤维索 3 种，呈节段性分布。这可以将 SSS 最后段管腔分为左右两个单独管道。分流和支撑窦汇区管腔瓣膜状纤维索可能具有防止血液反流到皮质静脉的生理功能，可以解释为何其在 SSS 中后段及静脉入口处出现较多。

2. 横窦　在一侧引流优势的横窦中，引流优势侧可以代表血流量大的一侧；在双侧等势引流的横窦中，双侧横窦的管径相等，并不代表着血流量的相等，仍以右侧引流为主。

3. 乙状窦　乙状窦沟的宽度为（11.14 ± 2.1）mm，深为（6.04 ± 1.67）mm。右侧的乙状窦相对于左侧，位置更靠边缘较深；男性的乙状窦相对于女性，位置更靠边缘较偏后；男性右侧的乙状窦比左侧偏前，而女性则相对偏后。

4. 窦汇　窦汇是 SSS 末端直窦末端与左右横窦和枕窦在枕内隆凸汇合处。分为以下 3 型。

(1)简单型:SSS 和直窦在枕内隆凸附近汇合,由此向左右分流成为左右横窦。

(2)双分支型:即 SSS 与直窦在终末端分为左右两支,分别汇合成为左横窦和右横窦。

(3)偏侧型:根据 SSS 和直窦的不同偏侧方向,又将偏侧型分为 3 个亚型。①直窦分支,SSS 偏侧型;②SSS 分支,直窦偏侧型;③双偏侧型。这种分型方法能较准确地反映 SSS、直窦、双侧横窦之间的解剖关系。

(二)大脑浅静脉解剖

1. 大脑浅静脉组成　大脑浅静脉变异性大,管壁薄脆、张力高、伸缩性小,由大脑上、中、下静脉组成。Trolard 静脉(vein of Trolard,VT)为 SSS 与大脑中浅静脉之间最大的吻合通道。左侧 VT 管径为(1.68±0.69)mm,右侧管径(1.75±0.77)mm。大脑中浅静脉为外侧裂中一条或一组明显且较为恒定的静脉,又称为 Sylvian 静脉(superficial Sylvian vein,SSV)。

Labb 静脉(vein of Labb,VL)为 SSV 和横窦与乙状窦之间最大的吻合静脉,VL 分为以下 4 型。

(1)静脉湖型:走行在小脑幕中。

(2)烛台型:数条静脉在注入静脉窦前汇成一条静脉。

(3)单干型。

(4)多干型:根据 VL 注入横窦的位置与静脉窦角的距离分为以下 2 型。①前置型,距离小于 10 mm,且注入点位于岩上窦;②后置型,距离大于 10 mm。

2. 窦汇(BV)　BV 是大脑浅静脉末端连接于大脑表面与静脉窦之间的部分。SSS 旁 BV 注入口集中分布在 SSS 前段和后段,仅有 70% 的 BV 直接注入 SSS,其余均通过脑膜静脉或硬脑膜旁窦间接注入,另有 2% 的注入外口对应了两个注入内口。

3. 大脑浅静脉吻合　一般认为大脑浅静脉之间有广泛的吻合。大脑浅静脉吻合分为:①大脑上静脉与中静脉间吻合;②大脑中静脉与下静脉间吻合;③大脑上静脉与下静脉间吻合;④大脑上静脉、中静脉、下静脉间吻合;⑤大脑上静脉间吻合;⑥大脑中浅静脉间吻合。其中以①—③型为主,且 8% 双侧大脑半球均未发现任何类型的浅静脉吻合,单侧缺如率则更多达 28%。VT、VL 及 SSV 为大脑表面 3 支主要吻合静脉(图 1-1-10)。

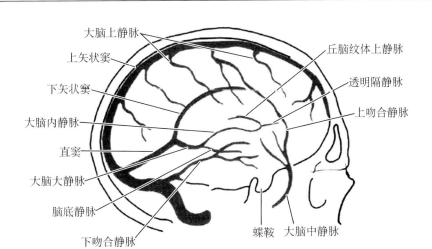

大脑上静脉
上矢状窦
下矢状窦
大脑内静脉
直窦
大脑大静脉
脑底静脉
下吻合静脉
丘脑纹体上静脉
透明隔静脉
上吻合静脉
蝶鞍 大脑中静脉

图 1-1-10 大脑浅静脉解剖

(三)大脑深静脉解剖

大脑深静脉主要引流大脑半球深部髓质、基底神经节、胼胝体、侧脑室、第三脑室、透明隔、松果体及边缘系统和部分小脑静脉血液,然后形成大脑大静脉注入直窦(straight sinus,SS)。大脑深静脉主要包括三部分:大脑内静脉(internal cerebral vein,ICV)及其属支、基底静脉(basal vein of Rosenthal,BVR)及其属支和大脑大静脉(vein of Galen,VOG)及其属支。ICV 通常由丘纹静脉(thalamostriate vein,TSV)、透明隔静脉和脉络膜上静脉在室间孔后缘室管膜下汇合形成。BVR 因首先由 Rosenthal(1824)描述,故又称 Rosenthal 基底静脉。ICV 与 BVR 在胼胝体压部之下联合形成 VOG,VOG 又称盖伦(Galen)静脉。

第二节 颅脑先天性畸形与发育障碍诊断和分型

脑先天畸形分类,见表 1-2-1。

表 1-2-1 脑先天畸形分类

器官形成障碍		
神经管闭合畸形	颅裂-脑膨出	脑膜膨出
		无脑畸形
	胼胝体发育异常	
	小脑扁桃体延髓联合畸形	
	Dandy-Walker 畸形	

（续　表）

憩室畸形	视隔发育不良
	前脑无裂畸形
神经元移行异常	无脑回畸形
	巨脑回畸形
	多小脑回畸形
	脑裂畸形
	灰质异位
	半巨脑畸形
体积异常	脑小畸形
	巨脑症
破坏性病变	脑穿通畸形
	积水性无脑畸形
组织发生障碍	
神经皮肤综合征	结节性硬化症
	脑颜面血管瘤综合征
	神经纤维瘤病
	小脑视网膜血管瘤病
血管性畸形	
先天性肿瘤	

一、Dandy-Walker(丹迪-沃克)畸形

近来学术界将大枕大池（MCM）、Dandy-Walker 变异和 Dandy-Walker 综合征归为同一种胚胎发育性异常的不同种类。

Dandy-Walker 病谱：第四脑室膨出（最重型），经典 Dandy-Walker 综合征，Dandy-Walker 变异型，大枕大池（最轻型）。

MRI 示 Dandy-Walker 畸形见图 1-2-1。

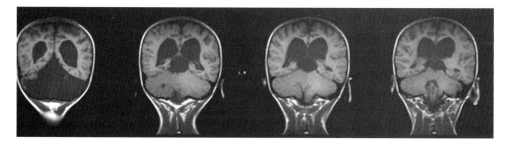

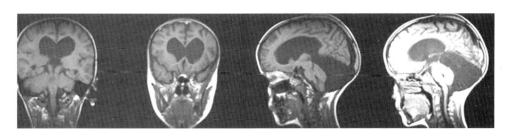

图 1-2-1　MRI 示 Dandy-Walker 畸形

二、Chiari 畸形

【分型】

1. 解剖分型

（1）Ⅰ型：小脑扁桃体下移到枕骨大孔以下（图 1-2-2）。

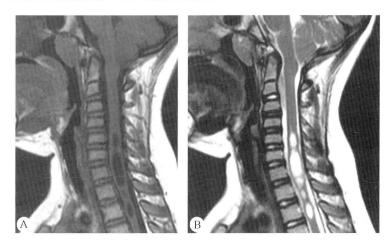

图 1-2-2　Chiari 畸形 Ⅰ 型

A. T_1WI 图像；B. T_2WI 图像。小脑扁桃体下移 14mm，伴颈髓脊髓
空洞症

（2）Ⅱ型：小脑扁桃体和蚓部下疝至枕骨大孔平面之下，几乎均伴有脊髓脊膜
膨出，下脑干向下延伸加上寰椎呈"S"形弯曲或受压改变，第四脑室下移进入椎管
（图 1-2-3）。

（3）Ⅲ型：此型少见，是最严重一型。有明显的颅底凹陷、颈椎畸形、枕大孔扩
大及脑脊膜或脑膜脑膨出，延髓及脑桥、小脑蚓部及小脑半球均可下疝进入上颈
部，第四脑室常受压，常伴有脑积水及脊髓积水等。

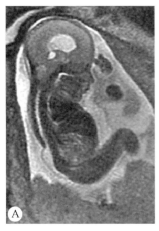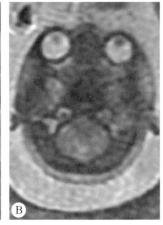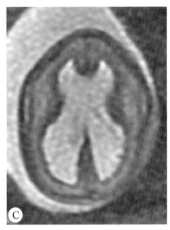

图 1-2-3　Chiair 畸形 Ⅱ 型

A. 矢状位 T_2WI 图像示 22 周孕胎脊髓脊膜膨出,颅后窝狭小伴小脑蚓部疝入枕骨大孔下方;B. 轴位 T_2WI 图像示小脑受压及脑桥位于颅后窝内;C. 轴位 T_2WI 图像示两侧脑室扩张,室管膜壁不规整,脑灰质异位

（4）Ⅳ型:小脑发育不全（表 1-2-2）,不向下方移位。

表 1-2-2　小脑发育不良的畸形

几乎总是出现	有时出现
Dandy-Walker 综合征	Meckel-Gruber 综合征
Joubert 综合征	Coffin-Siris 综合征
Walker-Warburg 综合征	Ellis-van Creveld 综合征
脑桥小脑发育不良	Fraser 隐眼畸形
小脑眼肌综合征	Aircardi 综合征
	Cornelia de Lange 综合征
	Werdnig-Hoffmann 病

2. 临床分型　目前尚无公认的分型。Bindal 等将 Chiari 畸形分为 5 型:A 型,无症状和体征;B 型,仅有脑干受压表现;S 型,仅有脊髓空洞表现;BS 型,脑干受压和脊髓空洞同时存在;BSX 型,脑干受压伴无症状脊髓空洞。

刘伟民等根据神经系统受压和受损情况分为:①脊髓前受压型;②小脑受压型;③混合型。

三、胼胝体发育不良

胼胝体从前向后形成膝部、体部、压部（表 1-2-3,图 1-2-4）,嘴部最后形成。

25%左右个体在体部和压部交界处变薄,不应认为异常。

1. 分 型　①部分性缺如;②完全性缺如;③合并其他畸形。

表 1-2-3　T₁WI 像上胼胝体髓鞘化时间

胼胝体的区域	正常髓鞘化时间(月)
压部	3—4
体部	4—5
膝部	5—6

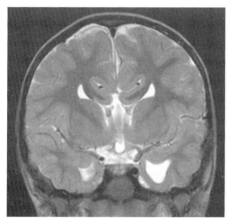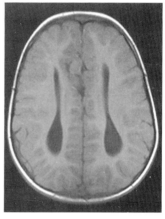

图 1-2-4　MRI 示胼胝体发育

2. 合并畸形　包括:异位症、大脑导水管狭窄、透明隔发育不良或缺失、穹隆缺如、蛛网膜囊肿、Chiari 畸形、Dandy-Walker 综合征、Aicardi 综合征、小脑回及脑裂畸形、脑神经缺如、脑穿通畸形、脑膨出、独眼畸形、嗅脑缺如、前脑无裂畸形、小头畸形、脑回过多症、视隔发育不良、半球间裂囊肿、脑萎缩,以及 13、14、15、18 三体综合征和胼胝体脂肪瘤等。

四、神经元移行疾病和皮质发育不良

【分类】

1. 按病灶部位分类

(1)室管膜下灰质异位。

(2)皮质(皮层)下灰质异位。

(3)带状灰质异位("双灰质带")。

(4)无脑回畸形 1 型(典型)。

（5）无脑回畸形 2 型（"卵石征"）。

2. 临床分类 灰质畸形（Barkovich 等提出的分类标准）见表 1-2-4 和图 1-2-5。

表 1-2-4 灰质畸形（Barkovich 等提出的分类标准）

机制	弥漫性	局灶性
神经元和胶质增殖异常	平滑脑	脑裂畸形,结节硬化,穿通型发育不良,半侧巨脑,部分肿瘤如 DNET
神经元移行障碍	无脑回/厚脑回,圆石状平滑脑,灰质异位带,灰质异位	局灶性无脑回/厚脑回,灰质异位,灰质褶
皮质结构异常	多微小脑回,Taylor 皮质发育不良（球细胞型）	多微小脑回/脑裂畸形

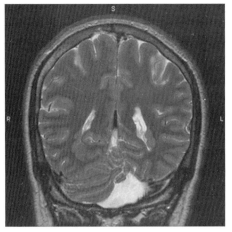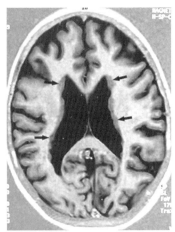

图 1-2-5 MRI 示灰质异位

五、脑裂畸形

【分型】

1. 开唇型。

2. 闭唇型。

【病因病理】

裂唇由发育不良的灰质形成,常为多微小脑回（PMG）。裂唇外侧被覆软脑膜,内侧被覆室管膜。多数脑裂畸形位于额叶和颞叶。常为单侧性,也可见双侧病变。部分额叶的脑裂畸形中,胼胝体前部可缺如。

1. 开唇型脑裂畸形　患者症状较闭唇型者更重。此类患者有发育落后、癫痫(癫痫)、开唇型畸形对侧不同程度的偏瘫。有脑裂畸形的大脑半球常较小,相应的侧脑室较大。

2. 闭唇型的脑裂畸形　相应侧脑室的外壁可为乳头状突起或凹陷。

上述两种类型的脑裂畸形中透明隔均缺如,可见皮层静脉位于缺损的表面或沿其壁分布(尤其是开唇裂)。开唇型脑裂畸形缺陷处的脑脊液间隙非常明显,偶有囊肿形成。当存在蛛网膜囊肿时,常有占位效应及颅骨的受压改变,此种囊肿需引流。

MRI 示脑裂畸形见图 1-2-6。

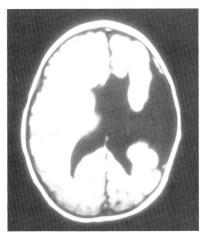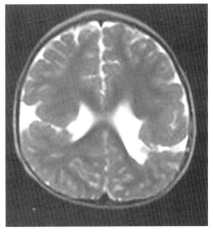

图 1-2-6　MRI 示脑裂畸形

六、视隔发育不良

【分型】

影像分型如下。

1. 脑叶型前脑无裂畸形,这种是最常见的类型;侧脑室的额角呈"盒状"上抬(顶变平),突向下方;透明隔缺如。垂体小,其后叶可异位或缺如;可为临床诊断,仅 50% 的患者可由 MRI 诊断。视交叉也可较小。可有胼胝体发育不良。

2. 并有脑裂畸形,透明隔缺如;视交叉和视神经细小;可能由于脑裂将后部视路切断而导致前部视路的退变。这些患者的脑裂畸形与不合并视隔发育不良者比较,其位置常靠后(图 1-2-7)。

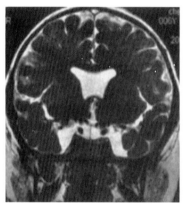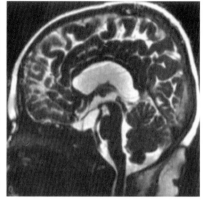

图 1-2-7 MRI 示双侧视交叉细小,透明隔缺如,胼胝体膝部发育不良

七、脂肪瘤

【分型】

1. 结节型(块状)脂肪瘤 常合并胼胝体发育不良,伴发或不伴发脑膨出和面部裂综合征。

2. 线状(管状)脂肪瘤 常沿扣带旁走行,其下方的胼胝体多正常或仅轻度发育不良。

蛛网膜下隙脂肪瘤的位置见表 1-2-5;MRI、CT 示中线区域脂肪瘤影像学表现见图 1-2-8。

表 1-2-5 蛛网膜下隙脂肪瘤的位置

位置	发生率
半球间裂	40%～50%
四叠体池	20%～30%
鞍上池	10%
脚间池	10%
桥小脑角区(包括内听道)	10%
侧裂区	5%～10%
桥脑延髓交界	1%～3%
脉络丛	>1%
Meckel 腔	>1%

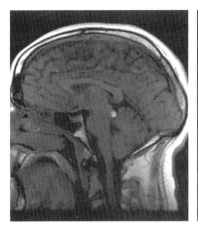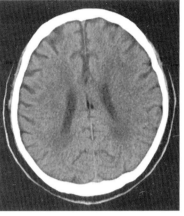

图 1-2-8 MR、CT 示中线区域脂肪瘤

八、颅缝早闭

【分型】

1. 单独型。

2. 复合型。

【病因】

许多综合征(如 Apert 综合征、Carpenter 综合征和 Crouzon 综合征)合并颅缝早闭。

颅缝早闭的患者常有脑发育落后,类似严重脑积水脑室分流术后、Chiari2 畸形、胼胝体发育不良、严重的脑室旁白质软化及前脑无裂畸形。

节段性颅缝早闭应与体位性扁头鉴别,后者颅缝是开放的,但其边缘相互重叠。颅缝早闭(CS)的影像见表 1-2-6,图 1-2-9。

表 1-2-6 颅缝早闭(CS)的影像

	冠状 CS	矢状 CS	节段性 CS	额部 CS	复合型 CS
受累颅缝	全冠状缝	全部或部分矢状缝	常为冠状或人字缝	额缝	全部
头型	长头或舟状头	短头	斜头	三角头	尖头或塔头
发生率	60%	20%～30%	5%～10%	1%～2%	1%～2%
相关异常	颅内压升高	突眼和视神经受压	斜颈	中线面部和脑畸形	严重的脑、眼和颞骨畸形

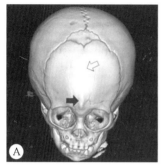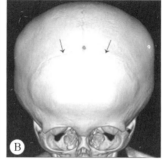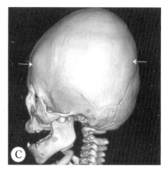

图 1-2-9　颅缝早闭

A. 额缝骨性融合;B. 双侧冠状缝闭合;C. 冠状缝闭合所致的短头畸形

第三节　脑血管疾病的诊断与分型

一、缺血性脑血管病

(一)短暂性脑缺血发作

【分类】

1. 颈内动脉系统发生短暂性缺血。

2. 椎-基底动脉系统缺血。

【分型】

病因分型(TOAST 分型)见表 1-3-1。

表 1-3-1　短暂性脑缺血发作(TIA)的病因分型(TOAST)

分型	描述
大动脉粥样硬化型	皮质累及或皮质下梗死灶>1.5cm;必须有相应颅内外大动脉粥样硬化性狭窄>50%
小动脉脑栓塞型	临床有腔隙性梗死综合征表现,影像有与其符合的脑深部腔隙性梗死;影像学无相应腔性梗死,但临床表现有相应腔隙性梗死综合征之一;临床不符合腔隙性梗死综合征,但头颅脑深部有腔隙性梗死
心源性脑栓塞型	多发急性梗死灶;无相应颅内外大动脉硬化证据;不存在能引起急性多发梗死灶的其他原因;有心源性卒中证据
其他明确病因型	有特殊病变的证据,该病变累及与临床相吻合的脑动脉;没有导致卒中的其他病因
不明原因型	多病因,发现 2 种以上病因,但难以确定哪种与该次卒中有关;无确定病因,未发现确定的病因,或有可疑病因,但证据不够强。检查欠缺

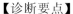

【诊断要点】

TIA 缺乏诊断标准和常规评估方法,美国心脏协会(AHA)指南将 TIA 的诊断分为以下 5 步。

第 1 步:确定是否为 TIA。临床特征包括:①突然起病,②脑或视网膜的局灶性缺血症状③持续时间短暂,持续不超过 1 小时;④完全恢复,不遗留任何后遗症;⑤反复发作。如果患者具备上述 5 个特点,就可以做出 TIA 的临床诊断。

第 2 步:鉴别是真性 TIA 还是假性 TIA。

第 3 步:区分导致 TIA 症状的动脉供血系统是椎-基底动脉系统还是颈动脉系统。

第 4 步:明确 TIA 的病因和发生机制。

第 5 步:评估 TIA 因素。

【鉴别诊断】

1. 短暂发作性神经病变　主要包括局灶性癫痫、偏瘫型偏头痛、晕厥、Meniere 综合征。

2. 可逆性缺血性神经功能缺损或小卒中　症状常大于 24 小时,可在数日至 3 周内完全消失。TIA 病灶多位于半卵圆中心、放射冠、丘脑或皮质,而卒中病灶多位于内囊,DTI 上卒中患者的 FA 值降低,而 TIA 患者的 FA 值升高。

3. 颅内占位性病变　多发性硬化、脑膜瘤、胶质瘤、脑脓肿及脑内寄生虫病等患者亦可见类似 TIA 症状;慢性硬膜下血肿患者也可出现一过性偏瘫,感觉障碍的 TIA 表现,这些疾病可通过 CT、MRI 检查进行鉴别诊断。

4. 眼科疾病　视神经炎、青光眼、视网膜血管病变等,有时因突然出现视力障碍而与颈内动脉眼支缺血症状相似(即发作性黑矇),但多无其他局灶性神经功能损害。

5. 短暂性全脑遗忘症　常发生于中老年人,发作时出现顺行性遗忘,通常伴有逆行性遗忘,每次发作可持续数小时,之后患者恢复记忆,并能回忆起过去的事情,但会永远忘掉发作期的记忆,无其他神经系统症状。

6. 原因不明的摔倒发作　多见于中老年女性,总是在行走时发作,发作前无先兆,发作的原因不明,也无较严重的预后。

7. 精神因素　癔症性发作严重的焦虑症、过度换气综合征等神经功能紊乱可有类似 TIA 症状。

【预后】

ABCD 评分及其衍生评分系统用于评估 TIA 的预后,主要是其进展为缺血性卒中的风险。其中,ABCD2 评分最适合社区使用,0～3 分为低危,4～5 分为中危,6～7 分为高危。评分越高,进展为缺血性卒中的风险也越高。TIA 评分系统见表 1-3-2 至表 1-3-4。

表 1-3-2　TIA 评分系统

评分项目	说明	评分系统得分			
		ABCD	ABCD2	ABCD3	ABCD3-Ⅰ
年龄	≥60 岁	1	1	1	1
血压	收缩压≥140mmHg 或舒张压≥90mmHg	1	1	1	1
临床症状	单侧无力	2	2	2	2
	不伴无力的语言障碍	1	1	1	1
症状持续时间	≥60 分钟	2	2	2	2
	10～59 分钟	1	1	1	1
糖尿病	有	—	1	1	1
7 天内双重 TIA 发作	有	—	—	2	2
影像学检查	同侧颈动脉狭窄≥50%	—	—	—	2
	DWI 发现高信号	—	—	—	2
总分		0～6	0～7	0～9	0～13

表 1-3-3　TIA 卒中风险分层

危险分层	卒中风险(按距离 TIA 发生时间)			
	2 天	7 天	30 天	90 天
0～3 分,低危	<2%	<3%	<5%	<5%
4～5 分,中危	4%～5%	5%～7%	5%～10%	5%～12%
6～7 分,高危	5%～10%	>10%	10%～17%	17%～20%

表 1-3-4　TIA 危险分层与评分系统

危险分层	不同评分系统得分			
	ABCD	ABCD2	ABCD3	ABCD3-Ⅰ
低危	0～2	0～3	0～3	0～3
中危	3～4	4～5	4～5	4～7
高危	5～6	6～7	6～9	8～13

(二)脑梗死(急性缺血性脑卒中)

【分型】

1. 影像学分型

(1)大面积脑梗死。

（2）分水岭脑梗死。

（3）出血性脑梗死。

（4）多发性脑梗死。

2. 临床分型

（1）完全前循环梗死（3 联征）。

（2）部分前循环梗死。

（3）后循环梗死。

（4）腔隙性脑梗死。

3. 病因分型（TOAST）

（1）大动脉粥样硬化性脑梗死：包括颈内动脉闭塞综合征、大脑前动脉闭塞综合征、大脑中动脉闭塞综合征、大脑后动脉闭塞综合征、基底动脉闭塞综合征、小脑后下动脉闭塞综合征、其他。

（2）脑栓塞：心源性栓塞、动脉源性栓塞；其他（反常栓塞、脂肪栓塞、空气栓塞等）。

（3）小动脉闭塞性脑梗死。

（4）脑分水岭梗死。

（5）出血性脑梗死。

（6）其他原因（真性红细胞增多症、高凝状态、烟雾病、动脉夹层等）所致脑梗死。

（7）原因未明脑梗死。

【分期】

见表 1-3-5。

表 1-3-5　脑梗死分期

分期	描述
超急性期＜6 小时	CT 及常规 MRI 难以显示病灶，部分颅内可显示动脉致密征、局部脑水肿、脑实质密度降低征等征象，DWI 为明显高信号
急性期＜（6～24 小时）	大部分 CT 难以显示，90％病灶 MRI 上 T_1WI 为低信号，T_2WI 为高信号，DWI 为明显高信号，梗死区出现占位效应
亚急性期（1 天至 2 周）	T_1WI 为低信号，T_2WI 为高信号，DWI 为高信号，水肿和占位效应开始减轻，CT 逐渐出现低密度影
慢性期（2 周后）	轻者恢复，T_1WI、T_2WI 接近正常；重者囊变和软化，T_1WI 为低信号，T_2WI 为明显高信号。CT 为境界清晰的低密度灶，邻近脑室、脑池扩大

【影像学表现】

1. CT 表现　早期 CT 表现为梗死区密度减低,灰白质交界消失,24 小时后大部分病例可见一边界清晰的低密度灶,无或有轻微占位效应,脑沟消失,中线结构移位,脑水肿涉及灰质和白质。在缺血性脑梗死发生 2～15 天期间,梗死灶密度降低更明显,且逐渐均匀一致,边界更加清楚,可出现不同程度的脑水肿和占位效应。梗死后第 2～3 周,低密度区变为模糊不清,呈等密度改变,称为"糊效应"。3 周后,梗死灶再次变为低密度区,坏死组织被巨噬细胞吞噬、移除,仅留下一囊腔。由于胶质增生,这一囊腔稍小于原有梗死灶,邻近侧脑室、脑沟、脑池扩大,皮质萎缩。

增强后扫描对于诊断脑梗死有重要意义。一般在梗死后 5～6 天即可出现增强现象,持续 1 个月或更久。梗死区强化是由于血脑屏障的破坏、新生毛细血管和血液灌注过度所致。

2. MRI 表现　MRI 显示脑梗死优于 CT,主要表现为:超急性期(＜6 小时)主要是单纯水分子积聚的反映,常规 MRI 诊断困难,有时仅 T_1WI 发现病变处脑回略有肿胀,相应脑沟模糊,T_2WI 尚不能显示异常信号。梗死在 DWI 呈明显高信号。急性期(24 小时内)细胞毒性脑水肿加重,90％病灶可以在 T_1WI 显示低信号,T_2WI 显示高信号,梗死区出现占位效应,注射对比剂可见血管内及脑膜强化。亚急性期(2 天至 2 周),脑水肿与占位效应以 3～4 天最重,梗死区 T_1WI 低信号和 T_2WI 高信号都非常明显,开始出现脑实质强化,血管内及脑膜强化开始减弱。1～2 周时,T_2WI 仍见高信号,脑回样强化仍明显,DWI 仍为高信号。慢性期(2 周后),轻者逐渐恢复,T_1WI 与 T_2WI 值逐渐接近正常;重者因囊变与软化,T_1 值与 T_2 值更长,边界清晰,呈扇形,脑回状强化可维持 2～3 个月,然后消失,出现局限性脑萎缩征象,如脑室扩大、脑沟增宽。有些很大的脑梗死最终也会形成囊肿,伴邻近脑室与脑池的扩大,囊液密度接近脑脊液。

3. CT、MR 灌注加权成像　能发现梗死区和缺血半暗带及有无过度灌注。

4. CT、MR 血管成像(CTA、MRA)　显示颅内动脉闭塞具有较高的准确度,显示正常和闭塞血管的准确度分别为 97％和 100％,增强 MRA 比非增强 MRA 准确率高。

5. 磁敏感加权成像(SWI)　在动脉内溶栓治疗前采用 SWI 判断有无微小出血灶,可大大减少病人接受治疗后并发症发生的可能性,为脑梗死提供更多信息。

脑梗死影像学表现见图 1-3-1 至图 1-3-8。

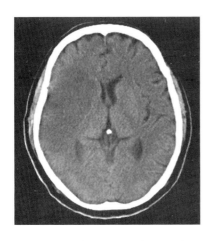 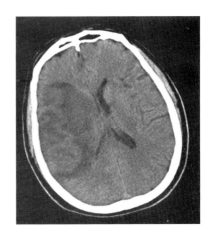

图 1-3-1 脑梗死 16 小时(CT 平扫)　　　　　图 1-3-2 脑梗死 1 周表现

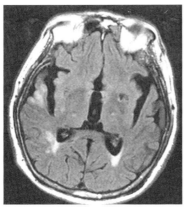 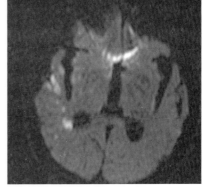

图 1-3-3 脑梗死 2 小时(FLAIR,DWI)

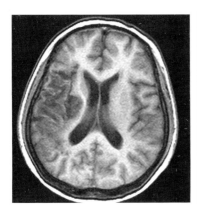 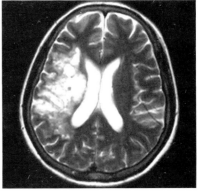

图 1-3-4 脑梗死 1.5 年(T$_1$WI,T$_2$WI)

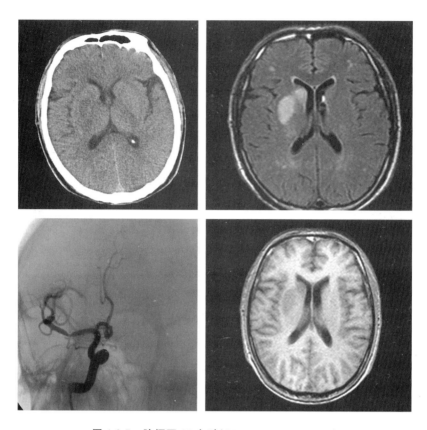

图 1-3-5 脑梗死 24 小时(CT,FLAIR,DSA,T$_1$WI)

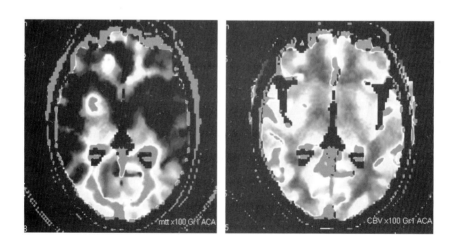

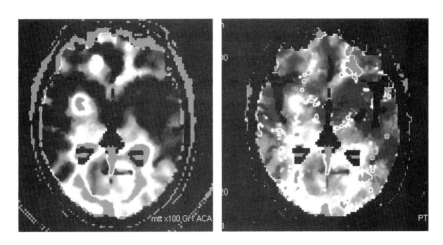

图 1-3-6 脑梗死 24 小时(CTP)

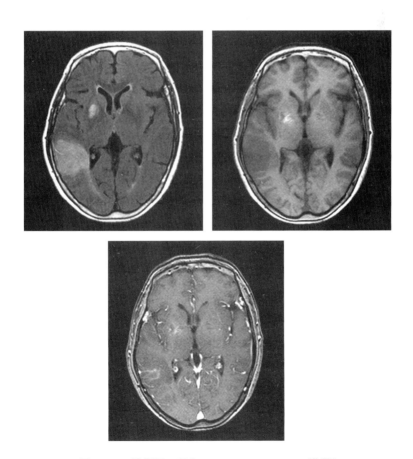

图 1-3-7 脑梗死 4 天(FLAIR ＋ T_1WI＋T_1WI 增强)

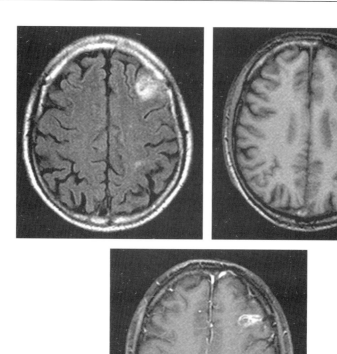

图 1-3-8 脑梗死 9 天(FLAIR ＋ T$_1$WI＋T$_1$WI 增强)

【诊断要点】

1. 超急性期脑梗死 根据临床上卒中症状出现后 6 小时之内,CT 扫描未显示脑出血征象,MRI、DWI 显示高信号区,ADC 图显示暗区(ADC)下降,基本上可确定超急性期脑梗死的诊断。如果不做 CT,也可直接做 MRI、SEEPI、T$_2$WI 和 DWI。DWI 出现高信号区,T$_2$WI 阴性或呈现为高信号,也可确定诊断。

2. 急性期脑梗死 根据 6～72 小时之内发病突然,加上 CT 扫描显示低密度病灶或者常规 MRI 扫描发现 T$_1$WI 信号和 DWI 高信号病灶,一般即可诊断为急性期脑梗死。

3. 亚急性期脑梗死 根据脑梗死的临床表现和典型的 CT 与 MRI 扫描所见,一般均易做出明确诊断。

4. 慢性期脑梗死 根据脑梗死的临床表现和 CT 与 MRI 扫描所见,一般均易

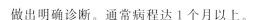

做出明确诊断。通常病程达 1 个月以上。

【鉴别诊断】

1. 超急性期脑梗死

（1）一过性脑缺血：一过性脑缺血的临床症状可与超急性期脑梗死十分相似。如果 DWI 无阳性发现,结合临床即可除外超急性期脑梗死,并确定一过性脑缺血的诊断。

（2）颅内占位性病变：这类疾病可以突然出现症状和体征,呈卒中样发病。文献中有脑脓肿和脑肿瘤患者临床上呈卒中样发作而 DWI 呈高信号区的报道。

2. 急性期脑梗死　如超急性期脑梗死所述,有些 DWI 高信号的病灶也可能不是脑梗死所致,故应加以区别。此外,到急性期较晚阶段,与亚急性期脑梗死相仿。有些脑梗死病灶具有比较明显的占位效应,应注意与肿瘤和炎症等病变相区别。

3. 亚急性期脑梗死　部分病例临床和影像学表现较不典型,特别是占位效应较明显,伴有不典型的出血征象时,应注意与肿瘤和炎症相鉴别。脑肿瘤占位表现常较脑梗死更显著,胶质瘤多呈不规则强化,转移瘤常呈均匀或环形强化,均不同于脑梗死,个别鉴别困难的病例应结合临床或做动态观察。脑脓肿常呈规则的环形强化,可以鉴别。

4. 慢性期脑梗死　早期阶段面临的鉴别诊断问题与亚急性期脑梗死者相似。慢性期脑梗死晚期阶段有时应与脱髓鞘病变相鉴别,特别是与其中比较常见的多发性硬化症相鉴别。后者病灶多为两侧对称分布,不累及灰质,常为多发性,较对称分布于侧脑室周围、中央半卵圆区、脑干、小脑角和脊髓,病灶较大者少见,其分布与单支动脉区不一致。活动期 CT 和 MRI 增强扫描也可呈斑点状增强,但无脑回样强化。临床上病程波动,常有缓解和复发交替的过程。脑梗死至慢性期常发展为脑软化灶,其周围结构多有萎缩性改变,而多发性硬化症因病灶小,多不引起萎缩性改变。

（三）脑动脉盗血综合征

脑动脉盗血综合征（steal syndrome）是在各种原因引起的主动脉弓及其附近大动脉血管严重狭窄和闭塞情况下,狭窄的远端脑动脉内压力明显下降,因虹吸作用使邻近的其他脑动脉血流逆流（反流）供应压力较低的动脉以代偿其供血。被盗血的脑动脉供血显著减少,相应脑组织缺血出现临床表现,称为脑动脉反流综合征。影像检查发现血管狭窄或闭塞,DSA 检查发现造影剂逆流入患侧血管可确诊。

【分型】

1. 锁骨下动脉盗血综合征（常见）。

2. 颈内、外动脉盗血综合征。

3. 椎-基底动脉盗血综合征。

【分级】

颈部动脉狭窄分级见表 1-3-6。

表 1-3-6　颈部动脉狭窄分级

分级	血管狭窄程度
轻度狭窄	$<50\%$
中度狭窄	$50\%\sim69\%$
重度狭窄	$>70\%$
闭塞	100%

(四)慢性脑缺血

【分型】

病因分型见表 1-3-7。

表 1-3-7　慢性脑缺血的病因分型

分型	描述
血管性痴呆(vascular dementi-a,VD)	指由脑缺血卒中、脑出血性卒中和造成记忆、认知、行为等脑区低灌注的脑血管疾病所致的严重认知功能障碍综合征
进行性白质脑病(Binswanger病)	在脑动脉硬化基础上形成的,病理上可见脑白质成斑块状或弥漫性变性,以枕叶和额叶深部白质最严重,相应部位的小动脉管壁增厚,管腔变细,引起局灶性梗死
阿尔茨海默病(Alzheimer disease,AD)	又称老年性痴呆,是一种起病隐匿的进行性发展的神经系统退行性疾病,临床上可见记忆障碍、失语、失用、失认、视空间技能障碍、执行功能障碍

【分类】

根据是否并发腔隙性脑梗死或脑梗死分为以下 3 类。

1. CCCI-Ⅰ型　单纯型慢性脑供血不足。

2. CCCI-Ⅱ型　慢性脑供血不足+脑实质改变(CT/MRI 发现腔隙性脑梗死)。

3. CCCI-Ⅲ型　慢性脑供血不足+脑实质改变(CT/MRI 发现脑梗死及腔隙性脑梗死)。

(五)新生儿缺氧缺血性脑病

新生儿缺氧缺血性脑病(HIE)是指在围产期窒息而导致脑的缺氧缺血性损害。

【分类】

1. 丘脑基底核+内囊后肢受累。

2. 分水岭与广泛皮层白质性损伤。

3. 局灶-多灶性微小性白质损伤。

4. 广泛全脑性损伤。

【评分系统】

见表 1-3-8。

表 1-3-8　改良的 Barkovich 的 HIE/MRI 影像学评分 *

项目	影像学表现	评分
分水岭区		
正常		0
轻度	单个或局灶性白质损伤	1
	前部或后部白质损伤(包括脑室周围白质损伤)	2
中度	前部或后部分水岭区皮质及白质损伤	3
重度	前、后分水岭区信号异常(包括灰、白质分界不清)	4
	更广泛异常(包括灰、白质不能分辨)	5
基底核/丘脑		
正常		0
轻度	局灶、轻度信号异常,通常在丘脑腹外侧核和(或)壳核后部	1
中度	丘脑、豆状核信号异常	2
	丘脑、豆状核、罗兰氏区信号异常	3
重度	更广泛受累	4
内囊后肢		
正常		0
模糊	信号强度减弱或不对称	1
异常	T_1 和(或)T_2 信号缺失、反转或异常	2
脑干/间脑		
正常		0
中度	失去解剖细节,前后脑桥区区分明显,局部信号异常,轻度不对称	1
重度	广泛信号异常,非正常髓鞘化,信号显著不对称,萎缩	2

　* 过去评分是以受累区域的 T_1WI/T_2WI 改变为依据;改良评分以 DWI 改变为依据,HIE 急性期表现为高信号,而慢性期严重损伤表现为低信号

【影像学表现】

1. CT 表现　多有脑萎缩表现,分为轻度、中度、重度三种。

轻度:散在、局灶低密度分布 2 个脑叶。

中度:低密度影超过 2 个脑叶,白质灰质对比模糊。

重度:弥漫性低密度影、灰质白质界限丧失,但基底节、小脑尚有正常密度,侧脑室狭窄受压。中重度常伴有蛛网膜下腔充血、脑室内出血或脑实质出血。

2. MRI 表现

轻度:皮层及皮层下沿脑回迂曲点条状高信号和(或)幕上、下蛛网膜下腔少量出血。轻度 HIE 一般不会造成严重的并发症。

中度:额叶深部白质两侧对称性点状高信号和(或)沿侧脑室壁条带状高信号,伴局限性脑水肿;伴有或不伴轻度的表现。

重度:以下任一表现均可诊断。基底节区,丘脑高信号伴内囊后肢高信号消失;脑室旁白质软化;脑室内出血伴患侧脑室扩大;皮层下囊状坏死;弥漫性脑水肿。

二、出血性脑血管病

此处出血性脑血管病不包括外伤性颅内出血。

(一)蛛网膜下腔出血

蛛网膜下腔出血(SAH)是由于颅内血管破裂,血液进入蛛网膜下腔所致。有外伤性和自发性,其中自发性以动脉瘤(51%)、高血压动脉硬化(15%)、血管畸形(6%)最为常见。可发生于任何年龄,成人多发。临床表现为三联征,即剧烈头痛、脑膜刺激征、血性脑脊液。

【分型】

1. 病因分型　蛛网膜下腔出血的病因分型见表 1-3-9。

表 1-3-9　蛛网膜下腔出血的病因分型

分型	描述
颅内动脉瘤破裂	发生在颅内动脉管壁上的异常膨出,好发于脑底动脉环的大动脉分支处,以该环的前半部较多见,占 50%~85%。包括先天性动脉瘤、动脉硬化性动脉瘤、感染性动脉瘤和其他
脑血管畸形	指脑血管先天性、非肿瘤性发育异常,脑血管发育障碍而引起的脑局部血管数量和结构异常,并对正常脑血流产生影响,多位于大脑半球大脑中动脉供血区,占 2%左右,由供血动脉、畸形血管团及引流静脉构成
中脑周围非动脉瘤性蛛网膜下腔出血	烟雾病、夹层动脉瘤、颅内静脉系统血栓形成、血液病、抗栓治疗并发症等
其他原因	外伤
原因不明	

2. CT 分型 蛛网膜下腔出血的 CT 分型见表 1-3-10。

表 1-3-10 蛛网膜下腔出血的 CT 分型(Fisher)

分级	CT 描述
1	未显示出血
2	蛛网膜下腔一部分存在弥漫性薄层出血(1mm)
3	蛛网膜下腔有较厚出血(1mm 以上)或局限性血肿
4	伴脑实质或脑室积血

【分期】

1. 急性期<7 天。

2. 亚急性期为 7 天至 1 个月。

3. 慢性期>1 个月。

【临床分级评分】

蛛网膜下腔出血的量表见表 1-3-11;蛛网膜下腔出血的改良分级见表 1-3-12。

表 1-3-11 蛛网膜下腔出血的 Hunt-Hess 量表

评分	临床表现
1	无症状,或轻度头痛,轻度颈项强直
2	中等至重度头痛,颈项强直,或脑神经瘫痪
3	嗜睡或混乱,轻度局灶神经功能损害
4	昏迷,中等至重度偏瘫
5	深昏迷,去脑强直,濒死状态

对于严重的全身性疾病(例如高血压肾病、糖尿病、严重动脉硬化、慢性阻塞性肺病)或血管造影发现严重血管痉挛者,评分加 1 分

表 1-3-12 蛛网膜下腔出血(SAH)的改良 Fisher 分级

分级	CT 表现	血管痉挛风险
0	未见出血或仅脑室内出血或实质内出血	3%
1	仅见基底池出血	14%
2	仅见周边脑池或侧裂池出血	38%
3	广泛蛛网膜下腔出血伴脑实质出血	57%
4	基底池和周边脑池、侧裂池较厚积血	57%

【影像学表现】

1. CT 表现 直接征象:脑沟、脑池、脑裂密度增高,前动脉破裂,血液主要集聚于视交叉池、侧裂前部;大脑中动脉破裂,血液主要集聚于一侧侧裂。间接征象:脑积水、脑水肿、脑梗死、脑内血肿、脑室内积血、脑疝等。蛛网膜下腔出血位置常提示动脉瘤存在的部位,大脑外侧裂出血常提示大脑中动脉分叉处动脉瘤;大脑纵裂前部、视交叉周围出血提示前交通动脉瘤或前动脉瘤;脚间池、环池出血提示后交通动脉瘤或基底动脉顶端动脉瘤;鼻咽或鼻腔出血提示虹吸部动脉瘤(图 1-3-9)。

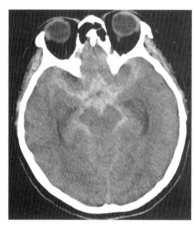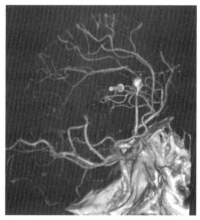

图 1-3-9 蛛网膜下腔出血(CT 平扫+CTA)

2. MRI 表现 急性蛛网膜下腔出血在 T_1WI 和 PWI 可呈比脑脊液稍高信号,T_2WI 呈比脑脊液稍低信号。FLAIR 呈高信号,较 T_1WI 和 T_2WI 敏感、准确,梯度回波 T_2WI 和 SWI 对极少量出血敏感,由于磁敏感效应呈低信号。亚急性期 FLAIR 仍为高信号,T_1WI 呈高信号。慢性期因含铁血黄素沉积 T_2WI 呈低信号。

【诊断要点】

突发剧烈头痛及呕吐、脸色苍白、冷汗、脑膜刺激征阳性及血性脑脊液;影像学主要表现为 CT 平扫显示脑池、脑沟或脑室内高密度影,可并发脑积水、脑梗死,可伴有脑内血肿和硬膜下血肿。

【鉴别诊断】

1. 脑水肿 脑实质水肿呈低密度改变,CT 值呈水样密度。

2. 正常或钙化的大脑镰 正常大脑镰为略高密度,呈线性,CT 值高于血液。

(二)脑出血

【分类】

1. 原发性脑出血:即高血压性脑出血。

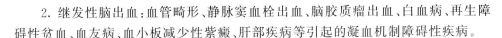

2. 继发性脑出血:血管畸形、静脉窦血栓出血、脑胶质瘤出血、白血病、再生障碍性贫血、血友病、血小板减少性紫癜、肝部疾病等引起的凝血机制障碍性疾病。

3. 原因不明的脑出血。

【分型】

1. **按出血部位分型**　①壳核出血(CT 上按血肿范围,破入脑室与否分 5 个亚型Ⅰ、Ⅱ、Ⅲ、Ⅲa、Ⅲb、Ⅳ、Ⅳa、Ⅳb、Ⅴ);②丘脑出血(CT 上按血肿范围,破入脑室与否分 3 个亚型Ⅰ、Ⅱ、Ⅱa、Ⅱb、Ⅲa、Ⅲb);③尾状核出血;④脑叶出血;⑤脑干出血;⑥小脑出血;⑦脑室出血;⑧多发性脑出血;⑨其他。

2. **按病因分型**

(1)脑血管病变:动脉硬化、动脉瘤、动静脉畸形、动脉炎、淀粉样血管瘤、静脉血栓形成。

(2)血液:抗凝、溶栓、嗜血杆菌感染、白血病、血小板减少。

(3)血流动力:高血压、偏头痛。

(4)其他:药物、酒精(乙醇)、肿瘤。

【分期】

1. 急性期<3 天。

2. 亚急性期 3~14 天。

3. 慢性期>15 天。

4. 囊变期>2 个月。

【分级】

1. **根据临床意识状态分级**

Ⅰ级:意识清醒或模糊。

Ⅱ级:嗜睡。

Ⅲ级:浅昏迷。

Ⅳ级:中度昏迷伴脑疝。

Ⅴ级:深昏迷。

2. **按脑部受损征象分级**

Ⅰ级:清醒或嗜睡,不同程度失语和偏瘫。

Ⅱ级:蒙眬或嗜睡,不同程度失语和偏瘫,瞳孔等大。

Ⅲ级:浅昏迷,不全或完全偏瘫,瞳孔等大或轻度不等大。

Ⅳ级:重度昏迷,单侧或双侧病理征阳性,病灶侧瞳孔散大。

Ⅴ级:深昏迷,去大脑强直,双侧病理征阳性,病灶侧或双侧瞳孔散大。

【影像学表现】

1. CT 表现

(1)直接征象,见表 1-3-13。

表 1-3-13 脑出血 CT 直接征象

	急性期	吸收期	囊变期
发病时间	1 周内	2 周至 2 个月	>2 个月
血肿表现	均匀高密度影，CT 值 60～90HU，肾形、类圆形或不规则形	高密度影逐渐缩小，自边缘期密度逐渐减低	小血肿成为等密度或低密度腔隙，大出血则形成条状或不规则状囊腔
周围水肿	有	逐渐减轻	无
占位表现	有	逐渐减轻	无

（2）间接征象

①血液进入脑室：少量时侧脑室内沉积现象，高密度血液在下；多量时形成脑室铸型。

②脑积水：可为血肿压迫导水管、室间孔、第四脑室等引起，也可为血液引起脑脊液循环障碍所致。

③血液进入蛛网膜下隙。

④占位表现：脑室受压、中线偏移，重者可形成脑疝。

2. MR 表现　血肿在不同时期，信号各异（表 1-3-14）。

表 1-3-14 脑出血不同时期 MR 表现

	急性期	亚急性期	慢性期
发病时间	<3 天	3～14 天	>15 天
血肿组织成分	去氧血红蛋白	逐渐转变为高铁血红蛋白	边缘出血含铁血黄素
血肿表现	T_1WI 等信号，T_2WI 低信号	T_1WI 出现高信号，T_2WI 高信号	长 T_1 长 T_2 信号，边缘出现低信号环（T_2WI）
周围水肿	有	有	逐渐减退
占位表现	有	有	逐渐减退

基底核出血 CT 急性期、吸收期、囊变期影像学表现见图 1-3-10。脑桥出血亚急性期及脑桥出血急性期影像学表现分别见图 1-3-11 和图 1-3-12。

【诊断要点】

起病急骤，有神志改变、颅内高压表现；CT 高密度影，CT 值有指导意义；MR 表现血肿信号多变。检查首选 CT，扫描速度快，易于准备。鉴别出血原因时考虑使用磁共振增强。

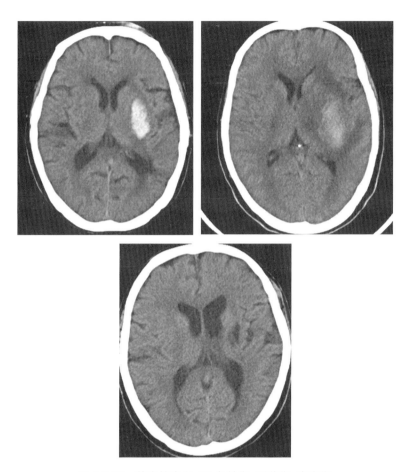

图 1-3-10　基底核出血 CT 急性期、吸收期、囊变期

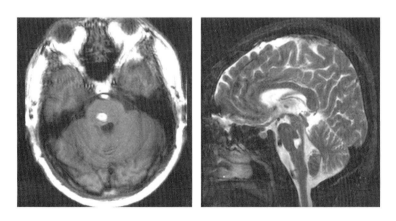

图 1-3-11　脑桥出血亚急性期($T_1WI + T_2WI$)

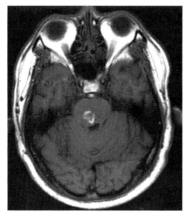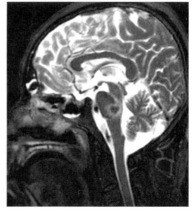

图 1-3-12 脑桥出血急性期(T_1WI+T_2WI)

三、头颈部动脉粥样硬化(未导致脑梗死)、夹层

(一)头颈部动脉粥样硬化

头颈部动脉粥样硬化是指头颈部动脉斑片状内膜下增厚、变硬,斑块内部组织坏死后,与沉积的脂质结合,形成粥样物质,而导致血管失去弹性,并狭窄,甚至闭塞,本病多见于"三高"人群。

【分类】

1. 病理学分类 ①脂纹期;②纤维斑块期;③粥样斑块期;④复合病变期。

2. 动脉斑块性质分类 ①稳定型:在血管壁上不易破裂脱落,如钙化斑块、纤维斑块。②不稳定型:结构不牢固,易破裂,从血管壁上脱落而进入血流,引起血管突然堵塞,如软斑块、复合斑块。

3. 诊断分类 ①颅外动脉粥样硬化;②颅内动脉粥样硬化;③多发性头颈部动脉粥样硬化。

【分级】

1. 轻度狭窄 血管狭窄<50%。

2. 中度狭窄 血管狭窄在50%~69%。

3. 重度狭窄 血管狭窄>70%。

【分型】

1. 头颈部动脉粥样硬化。

2. 颈总动脉狭窄或闭塞。

3. 颈内动脉狭窄或闭塞。

4. 大脑前动脉狭窄或闭塞。

5. 大脑中动脉狭窄或闭塞。

6. 大脑后动脉狭窄或闭塞。

7. 椎动脉狭窄或闭塞。

8. 基底动脉狭窄或闭塞。

9. 多发性脑动脉狭窄或闭塞。

10. 其他头颈部动脉狭窄或闭塞。

颈总动脉及颈内动脉混合斑块影像学表现见图 1-3-13；右侧大脑中动脉 M1 段狭窄影像学表现见图 1-3-14。

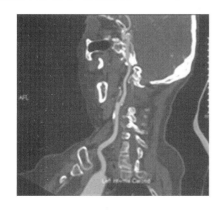 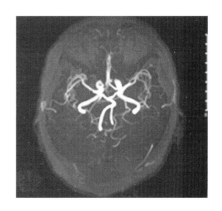

图 1-3-13　颈总动脉及颈内动脉混合斑块　　　　图 1-3-14　右侧大脑中动脉 M1 段狭窄

(二)头颈部动脉夹层

头颈动脉腔内的血液从动脉内膜撕裂处进入动脉中膜,使中膜分离,形成动脉壁的真假两腔分离状态。

【分类】

1. 脑动脉夹层。

2. 颈动脉夹层。

3. 椎-基底动脉夹层。

【分型】

头颈部动脉夹层分型(根据血管造影表现)见表 1-3-15。

左锁骨下动脉起始段夹层影像学表现见图 1-3-15。

表 1-3-15　头颈部动脉夹层分型(根据血管造影表现)

分型	描述
狭窄阻塞型	病变动脉不规则性狭窄,逐渐变细、呈火焰征样闭塞
动脉瘤型	病变血管动脉瘤样扩张
混合型	上述征象兼而有之
未分类型	不能按上述表现分型者

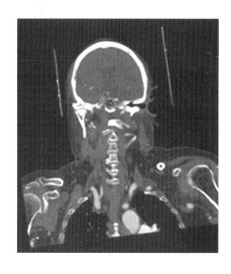

图 1-3-15　左锁骨下动脉起始段
夹层

四、高血压脑病

高血压脑病是指当血压突然升高超过脑血流自动调节的阈值(中心动脉压大于 140mmHg)时,脑血流出现高灌注,毛细血管压力过高,渗透性增强,导致脑水肿和颅内压增高,甚至脑疝的形成,引起的一系列暂时性脑循环功能障碍的临床表现。

【分类】

1. 原发性高血压　是一种某些先天性遗传基因与许多致病性增压因素和生理性减压因素相互作用而引起的多因素疾病。

2. 继发性高血压　病因明确的高血压,如肾实质性、肾血管性、内分泌性、睡眠呼吸暂停综合征等。

【分期】

见表 1-3-16。

表 1-3-16　高血压脑病分期

分期	描述:可从阴性、可逆性后部白质水肿到弥漫性脑水肿,甚至合并出血、脑疝
Ⅰ期	血压上升期:动脉血压在短期内急剧上升 尤其以收缩压上升为著
Ⅱ期	昏迷前期:眼底小动脉痉挛,手足发麻,剧烈头痛、谵妄、黑矇或其他
Ⅲ期	视力障碍
Ⅳ期	昏迷期:眼底视网膜渗出、出血、视盘(视乳头)水肿、抽搐、昏迷
	恢复期:动脉血压下降至正常,视乳头水肿消失,抽搐停止,意识逐渐恢复

【影像分级】

见表 1-3-17。

表 1-3 17 高血压脑病影像分级

分级	描述
1 级，CT 或 MRI 阴性	颅内影像未见异常
2 级，可逆性后部脑白质水肿	大脑半球后部以白质为主的脑水肿，CT 表现为以顶叶及枕叶为主呈对称或不对称分布低密度影，MRI-T_1WI 为稍低信号，T_2WI 为稍高信号，FLAIR 为高信号，DWI 为等或稍高信号，ADC 上明显较高信号，大脑半球以白质为主的广泛脑水肿
3 级，弥漫性脑水肿	病变范围较前增大，密度及信号大致同前，脑损伤逐渐进展可致不可逆损害
4 级，合并出血、脑疝	出现颅内血肿、颅内压增高、脑干受压

【影像学表现】

表现双侧大脑后部对称性皮层(皮质)下白质长 T_2 高信号，FLAIR 序列显示尤直观；DWI 扩散不受限，无高信号。如果治疗及时无并发症，高信号影像可消除(图 1-3-16)。

【诊断要点】

有高血压病史，临床表现为头痛、惊厥、意识障碍，影像学上呈双侧对称性分布的皮质下白质内异常改变，降压治疗后明显改善时要考虑高血压脑病。

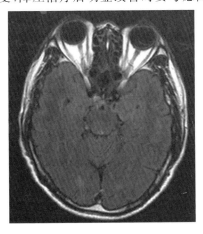

图 1-3-16 高血压脑病(FLAIR)

【鉴别诊断】

高血压脑病主要与急性脑缺血、脱髓鞘病变、基底动脉尖综合征及 Wernicke 脑病等相鉴别。

1. **急性脑缺血** 通常有较明确的病史，DWI 通常为高信号，ADC 值降低。

2. **脱髓鞘病变** 以多发性硬化最常见，典型表现为脑室旁白质区散在、多发椭圆形等或低密度灶，病灶新旧交替，增强扫描可有斑片状、结节状强化。

3. **基底动脉尖综合征** 也可以双侧枕叶为主，但常累及枕叶旁正中部，常合并小脑、脑干的异常。

4. **Wernicke 脑病** 病变主要累及双侧丘脑和脑干，较少累及顶叶和枕叶，典型临床表现为眼外肌麻痹，精神异常和共济失调等。

五、颅内动脉瘤

【分类】

1. **按病因** ①先天性动脉瘤；②动脉粥样硬化性动脉瘤；③感染性动脉瘤；④假性动脉瘤；⑤其他（夹层动脉瘤等）。

2. **按形态** 囊性动脉瘤、梭形动脉瘤、夹层动脉瘤、不规则形。

3. **按大小** 小型，<5mm；中型，5~10mm；大型，11~25mm；巨大型，>25mm。

4. **按部位** ①Willis 环前循环动脉瘤（颈内、大脑前、大脑中）；②Willis 环后循环动脉瘤（椎-基底、大脑后）。

【分型】

1. 无血栓动脉瘤。

2. 部分血栓动脉瘤。

3. 完全血栓动脉瘤。

【分级】

见表 1-3-18。

表 1-3-18 颅内动脉瘤分级

分级		描述
Ⅰ级	无症状	在末次出血后完全恢复
Ⅱ级	轻度	神志清楚，有头痛，无重要神经功能障碍
Ⅲ级	中度	①昏睡，有头痛和颈项强直，无大脑半球功能障碍
		②清醒，出血后基本恢复，遗留有大脑半球功能障碍
Ⅳ级	重度	①神志不清，但无重要神经功能障碍
		②昏睡或反应迟钝，有大脑半球功能障碍
Ⅴ级	去皮质强直	对刺激反应消失

【影像学表现】

1. X 线表现　血管瘤钙化时,X 线平片检查有帮助。动脉瘤的血管造影表现:DSA 可明确动脉瘤的部位、大小、形态、数目,与载瘤动脉的关系。可见动脉瘤起源于血管壁一侧,突出成梭形或囊状,可有蒂与动脉干相连,形态多为圆形、卵圆形,亦可呈葫芦状或不规则形。出血或血肿形成时,动脉瘤轮廓模糊,邻近血管可发生痉挛和移位。但如果过窄或腔内有血栓可不显影,这时表现为假阴性。

2. CT 表现　动脉瘤表现与瘤腔内有无血栓有关。

(1)无血栓的动脉瘤:通常直径小于 1cm 者 CT 不易显示。较大时平扫呈圆形高密度影,增强扫描呈明显均匀强化,CTA 显示瘤体与动脉相连。

(2)动脉瘤伴部分血栓形成:呈球形阴影,中心或偏心为高密度,中间为等密度,周围为高密度,分别代表动脉瘤内腔、动脉瘤血栓及动脉瘤外层纤维囊壁。增强扫描中心和囊壁明显强化,称为靶征。

(3)动脉瘤内完全为血栓充盈:平扫呈等密度影,造影剂强化时仅出现囊壁增强。

(4)巨大动脉瘤可出现占位效应,如脑室受压、移位等,但动脉瘤周围均无水肿。

(5)除薄壁动脉瘤外,有时瘤壁可见弧线状钙化影。

(6)动脉瘤破裂后,CT 多不能显示瘤体,但可出现出血、水肿、梗死及脑积水,甚至还可引起脑疝等,其中以出血多见,常造成蛛网膜下腔出血,也可形成脑内血肿或破入脑室。

3. MRI 表现　无血栓者,在 T_1WI、T_2WI 上均为圆形、椭圆形或梭形无信号区,边界清楚、锐利,有时可见载瘤动脉;有血栓者,通畅的动脉瘤腔往往位于瘤体的中央,呈现"流空现象"所造成的低或无信号区,T_1WI、T_2WI 上血栓为高信号、低信号或等信号的混杂信号。

颈内动脉瘤影像学表现见图 1-3-17。

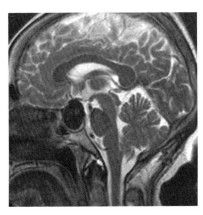
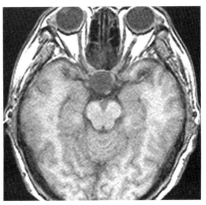

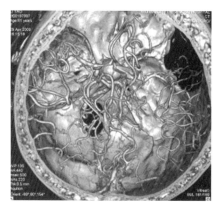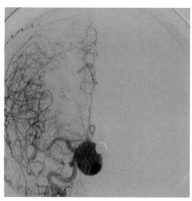

图 1-3-17　颈内动脉瘤($T_2WI+T_1WI+CTA+DSA$)

【诊断要点】

颅内动脉瘤诊断要点包括：动脉瘤的位置、形态（包括是否伴有子瘤）、大小、与载瘤动脉关系，瘤内血栓、瘤壁钙化。是否伴有 SAH 或颅内出血，以及出血相关的脑积水、脑水肿等。临床上，可有突发剧烈头痛，或出现动眼神经麻痹等症状。

【鉴别诊断】

较小的囊状动脉瘤脑血管造影时应与血管襻和动脉圆锥鉴别。血管襻因前后重叠一般要比动脉瘤密度高。多方位观察及三维重建可鉴别动脉圆锥呈漏斗状扩张，直径很少＞2mm，边缘光滑，常可见分支血管从圆锥顶部发出，而小动脉瘤通常从侧壁发出。其他鉴别诊断方面，主要是对 SAH 原因的鉴别。

1. 脑表面动静脉畸形　SAH 同时可伴有颅内血肿，MRI 或 CTA 检查可见畸形血管团及增粗的引流静脉。上颈髓的动静脉畸形可因扫描范围不全面漏诊，需注意的是流量较大的血管畸形常同时伴有血管动力学相关动脉瘤。

2. 高血压脑出血　发病年龄多在 40 岁以上，有高血压病史，突然发病，意识障碍较重，可有偏瘫、失语为特征性表现，出血部位多在基底节区。

3. 外伤性 SAH　可见于任何年龄，有明显头外伤史，受伤前无异常，可伴有其他颅脑外伤的表现，如头皮裂伤及颅骨骨折等。

4. 烟雾病出血　发病年龄多在 10 岁以下及 20－40 岁，儿童常表现为脑缺血症状，成人出血性症状相对多见，但意识障碍相对较轻。脑血管造影可见颅底特征性异常血管网。无创影像学鉴别困难时，行 DSA 造影可鉴别。

六、颅内血管畸形

脑血管畸形容易出血，常见于动静脉畸形（arterio-venous malformation,

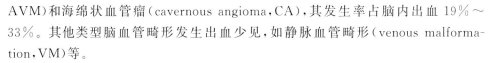

AVM)和海绵状血管瘤(cavernous angioma,CA),其发生率占脑内出血 19%～33%。其他类型脑血管畸形发生出血少见,如静脉血管畸形(venous malformation,VM)等。

【分型】

1. 动静脉畸形。

2. 静脉性血管畸形,又称静脉血管瘤。

3. 海绵状血管瘤。

4. 毛细血管扩张症。

5. 硬脑膜动静脉瘘(AVF)。

6. 脑-面血管瘤病。

7. 颅内-颅外血管交通性动静脉畸形。

8. 颈内动脉海绵窦瘘。

9. 其他。

【分级】

Spetzler-Martin 分级法。

1. 血管畸形大小:<3cm 为 1 分,3～6cm 为 2 分,>6cm 为 3 分。

2. 邻近脑功能区:功能区为 0 分,非功能区为 1 分。

3. 引流静脉:浅计 0 分,深计 1 分。

(1)计级方法:级别等于血管畸形大小+功能区+引流静脉。

Ⅰ级,计 1 分。

Ⅱ级,计 2 分。

Ⅲ级,计 3 分。

Ⅳ级,计 4 分。

Ⅴ级,计 5 分。

(2)Spetzler-Martin 补充分级法:①年龄小于 20 为 1 分,20-40 岁为 2 分,>40 岁为 3 分;②术前有出血为 0 分,没有出血为 1 分;③血管团致密为 0 分,弥散为 1 分。总分值为 1～5 分。

【影像学表现】

1. X 线表现　AVM 脑血管造影可显示畸形血管,并可出现无血管区和血管移位等占位表现,出血动脉可痉挛变细。CA 出血时也可显示出无血管区和占位表现。

2. CT 表现　AVM 所致血肿常呈不均匀高密度,血肿常不规则,常较表浅,多见于额、顶、枕叶。血肿附近可见钙斑、小软化灶和混杂密度畸形血管。增强扫描病变血管区可见明显不均匀强化,可见粗大引流静脉,CTA 能显示畸形血管区,可替代 DSA。CA 出血时常呈类圆形高密度影,体积较未出血增大,可有钙斑。增强有明显强化。

3. MRI 表现 AVM 血肿信号不均,可见不同时期出血,常可看见异常流空血管影,增强 MRA 常能显示畸形血管。梯度回波 T2* WI、SWI 呈不规则低信号,可见广泛畸形血管(静脉)和不同时期出血。CA 表现类似,但没有异常扩张血管(静脉)。

脑血管畸形影像学表现见图 1-3-18 至图 1-3-20。

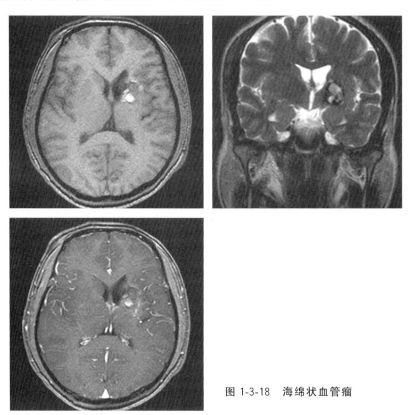

图 1-3-18 海绵状血管瘤

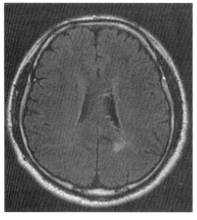
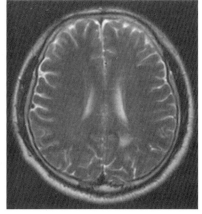

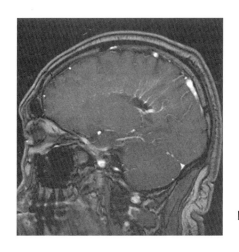

图 1-3-19　AVM 图

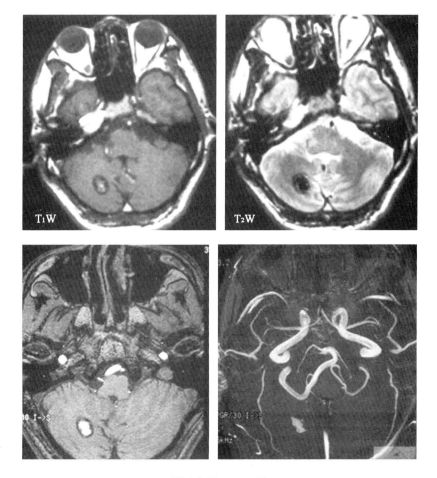

图 1-3-20　AVM 图

【诊断要点】

儿童或年轻人不明原因出血均应考虑到血管畸形出血的可能。如血肿不规则且较表浅,密度不均应高度怀疑脑血管畸形所致出血。增强 CT、MRI 有帮助,有条件可行 CTA、SWI、增强 MRA 检查,更具特征性,为手术提供指导。

七、脑血管炎

脑血管炎,亦称中枢神经系统血管炎,是一种在大脑中发生的血管炎,有时也出现在脊髓中。罹患脑血管炎可能导致包括头痛、协调困难、行动困难在内的多种神经性症状,也会出现很像是脑瘤的昏迷及脑脱垂等症状,另外一些则像是多发性硬化、肌纤维发育不良、血栓性血小板减少性紫癜。10%的脑血管炎患者都会出现脑出血。

【分类】

1. 原发性 CNS 血管炎

(1)脑血管炎。

(2)脊髓血管炎。

2. 继发性 CNS 血管炎

(1)感染性疾病导致的脑血管炎(梅毒、结核、钩端螺旋体病、获得性免疫缺陷综合征、莱姆病等)。

(2)免疫相关性脑血管炎:大动脉炎巨细胞动脉炎(颞动脉炎)、结节性多动脉炎、系统性红斑狼疮性脑血管炎、抗磷脂抗体综合征、干燥综合征、白塞病、Sneddon综合征等。

(3)其他(药物、肿瘤、放射性损伤等)。

【分型】

见表 1-3-19。

表 1-3-19　脑血管炎分型

分型	描述
累及大血管	颈动脉,大脑前、中、后动脉 A1、M1、P1 段,椎动脉,基底动脉
累及中血管	大脑中动脉分支及交通动脉
累及小血管	管径<300μm

【影像学表现】

MRI 是影像学检查的首选,90%~100%的患者都存在神经影像学异常,可见大脑皮层灰质和深部白质的病变。可能有缺血或出血病灶。缺血性病灶按照血管区分布,但可累及多个血管区,与年龄不相符(累及中年人和青年人),且患者缺少动脉粥样硬化的相关危险因素。增强可见结节病变、软脑膜强化,DWI 可见高信

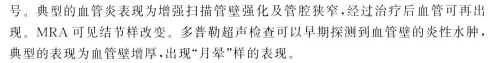

号。典型的血管炎表现为增强扫描管壁强化及管腔狭窄,经过治疗后血管可再出现。MRA 可见结节样改变。多普勒超声检查可以早期探测到血管壁的炎性水肿,典型的表现为血管壁增厚,出现"月晕"样的表现。

【诊断要点】

是一类炎性血管病,多种病因,慢性病程,缺乏特异性诊断指标,其临床表现复杂多样,主要为头痛、肢体麻木、无力、癫痫、认知障碍等局灶性或弥漫性中枢神经系统损害症状。

【鉴别诊断】

1. 脑动脉硬化病　在成人中,动脉硬化至今仍然是最常见的引起类似血管炎表现的病因。动脉硬化性血管疾病(ASVD)主要好发于中老年人,通常与脑外血管(如冠状动脉)的动脉硬化表现相一致。动脉硬化斑块好发于大血管的分叉处(在血管炎中不常见)。血管炎通常侵犯较小的分支,并且更容易合并出血。

2. 动脉痉挛　血管痉挛通常继发于蛛网膜下腔出血,但也会由拟交感神经类药物引起(如可卡因、苯丙胺)。与血管炎不同,血管痉挛主要侵犯近端的血管。

3. MS　典型的 MS 斑块表现为多发的圆形或类圆形 T_2WI 高信号灶,分布具有时间性和分布性。大多数病灶位于脑室旁脑白质内,特征性表现是病灶沿着小静脉与胼胝体中膈交界面呈垂直方向。增强后病灶强化提示急性期血脑屏障的破坏,与急性脱髓鞘相关,血管炎的病灶通常数量较少,不好发于胼胝体,更常累及灰质。

4. 烟雾病　烟雾病是一种血管性疾病,好发于婴幼儿和年轻人,在日本儿童中是引起脑卒中的常见原因(儿童先天性进行性动脉病)。可能由各种感染引起,颈内动脉床突上段和基底动脉缓慢进行性狭窄(常为双侧),导致异常的豆状核与丘脑纹状体连接,在血管造影上看起来就像云雾状的网,故称为"烟雾征"。MRI 上 FLAIR 和 T_1 增强后表现为高信号的沟(软脑膜的"常春藤征"),并且具有潜在可逆性。无 MRI 图像上血管壁的改变。

5. 脑常染色体动脉病伴皮质下梗死和脑白质病(CADASIL)　为遗传性点突变,发生在染色体 *19Notch3* 基因上,损伤脑内小动脉的血管平滑肌细胞,常见于年轻人(30~50 岁),表现为反复的脑缺血。双侧颞极皮质下梗死是 CADASIL 的特征性表现。其他累及区域包括额叶脑白质和外囊区。在病程中表现为弥漫性脑白质高信号(脑白质病)。与脑血管病相比,几乎不侵犯皮质,且血管造影通常为阴性。

6. 放射性脑血管病　放疗和化疗会引起急性动脉炎,伴有一过性脑白质水肿。由于水肿和纤维化引起的血管壁改变会持续到慢性期,血管病慢性损害会很严重,包括血管完全闭塞、脑白质软化、微血管钙化和脑萎缩。

八、脑底异常血管网症

脑底异常血管网症(烟雾病)又称为脑底动脉环闭塞、颅底异常血管网征。是多种原因引起的颅底大动脉严重狭窄或闭锁,由此诱发脑底部形成代偿性异常血管网,在血管造影中可见多条状弯曲的细丝,犹如徐徐上升的烟雾,故而得名。

【分型】

根据临床表现分为:短暂脑缺血发作(TIA)型、频发性 TIA 型、梗死型、癫痫型、出血型、头痛型、无症状型。

【分期】

见表 1-3-20 和表 1-3-21。

表 1-3-20　烟雾病患者的脑血管造影表现及分期

分期	脑血管造影表现
Ⅰ期	颈内动脉分叉狭窄期,颈内动脉末端分叉处狭窄,无其他异常所见
Ⅱ期	烟雾血管形成期,颈内动脉末端分叉处狭窄,颅底有烟雾血管形成,大脑前动脉和大脑中动脉的分支扩张,尚没有颅外至颅内的侧支循环形成
Ⅲ期	烟雾血管增多期,大脑前动脉和大脑中动脉主要分支有缺失,烟雾血管非常明显,形成烟雾状血管团,无法在血管造影上识别形成烟雾血管团的每一条动脉,大脑后动脉或后交通动脉不受影响,无颅外至颅内的侧支循环形成
Ⅳ期	烟雾血管衰减期,烟雾血管开始减少,从颅外至颅内的侧支循环逐渐形成
Ⅴ期	烟雾血管减少期,从 ICA 发出的全部主要动脉完全消失,烟雾血管比第Ⅳ期更少,从颅外至颅内的侧支供血进一步增多
Ⅵ期	烟雾消失期,烟雾状血管消失,仅见到从颅外至颅内的侧支循环,在此期 ICA 对颅内的供血已完全消失,脑循环供应完全依靠颈外动脉或椎动脉

表 1-3-21　烟雾病的磁共振血管成像分期系统(Kikuta,2008)

磁共振血管成像结果		分数(分)
颈内动脉	正常	0
	C1 段狭窄	1
	C1 段信号中断	2
	颈内动脉消失	3
大脑中动脉	正常	0
	M1 段狭窄	1
	M1 段信号中断	2
	大脑中动脉消失	3

（续　表）

磁共振血管成像结果		分数（分）
大脑前动脉	A2 段及其远端正常	0
	A2 段及其远端信号减少	1
	大脑前动脉消失	2
大脑后动脉	P2 段及其远端正常	0
	P2 段及其远端信号减少	1
	大脑后动脉消失	2

大脑半球左侧和右侧单独计算总分、独立评价

【影像学表现】

1. CT 表现

（1）脑梗死、脑软化及脑萎缩：双基底节及额顶叶可见多发低密度区，边界清楚，少有占位效应。后期脑软化及囊腔形成，为低密度伴有牵拉收缩征象，脑室扩大变形，脑沟增宽，脑萎缩，多见于双额叶、外侧裂、纵裂扩大。

（2）脑出血和蛛网膜下腔出血：脑出血多在基底节、额叶底部、颞叶。早期为高密度灶，周围低密度带环绕，有占位效应，随着时间推移，血肿变成低密度，水肿消失；蛛网膜下腔出血最多见，多在鞍上池、两侧大脑外侧裂池及基底池。

（3）增强扫描可显示 Willis 环侧支循环网，表现为不规则的扭曲成团血管网或斑片状强化影。

（4）CTA 可清楚显示血管闭塞的部位，异常血管网的大小、数目、供应范围。

2. MR 表现　显示烟雾病比 CT 优越，MRA 更有取代 DSA 之势。具体表现如下。

（1）脑梗死与脑软化：T_1WI 为低信号，T_2WI 为高信号，病灶几乎分布于整个颈内动脉供血区，以多支供血动脉分布的分界区多见。

（2）脑萎缩：多见于双额叶。脑室扩大变形，脑沟增宽，脑表面蛛网膜下隙增宽。

（3）脑出血：新鲜出血灶在 T_1WI、T_2WI 上均呈高信号，随着时间的延长，T_1WI 信号逐渐降低。

（4）颅底异常血管网：因快速流空效应，在基底节下部呈对称性斑点状黑色低信号。由于颈内动脉狭窄与闭塞，双侧大脑中动脉主干的"流空现象"减弱或消失。

（5）MRA 可显示烟雾病异常血管网及侧支循环的全貌。

烟雾病影像学表现见图 1-3-21。

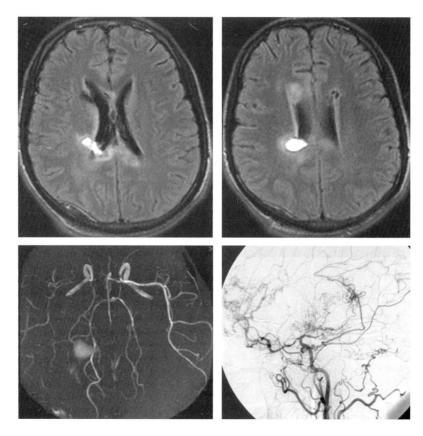

图 1-3-21　烟雾病

【诊断要点】

烟雾病的 CT 和 MRI 表现均为非特异性改变,临床上只能提供诊断线索,而不能据此诊断。尽管 CT 和 MRI 对烟雾病所致脑实质损害的显示优于脑血管造影,但最后诊断还要依靠脑血管造影。

九、肌纤维发育不良

肌纤维发育不良(fibromuscular dysplasia,FMD)是一种特发性、节段性、非炎症性、非动脉硬化性的血管疾病。FMD 主要发生于 20—60 岁女性,但也有男性和年龄更长的单发病例,病变可累及全身的主要动脉,主要累及肾动脉,其次是颈内动脉,可出现血管狭窄、动脉瘤和动脉夹层,这主要是由于血管壁的胶原蛋白增生,内弹力层的破坏致使血管中膜的结构混乱而引起。

【分型】

见表 1-3-22。

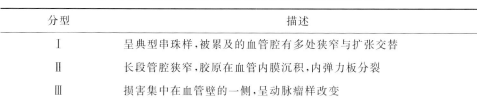

表 1-3-22 肌纤维发育不良(FMD)分型(根据脑血管造影)

分型	描述
Ⅰ	呈典型串珠样,被累及的血管腔有多处狭窄与扩张交替
Ⅱ	长段管腔狭窄,胶原在血管内膜沉积,内弹力板分裂
Ⅲ	损害集中在血管壁的一侧,呈动脉瘤样改变

【分期】

见表 1-3-23。

表 1-3-23 肌纤维发育不良(FMD)分期

分期	描述
一期	重度血管狭窄和灌注不足
二期	血栓形成
三期	动脉夹层
四期	动脉瘤破裂

十、脑淀粉样血管病(CAA)

【分类】

1. 精神、智力及行为障碍。

2. 脑出血。

3. 蛛网膜下腔出血。

4. 脑梗死。

5. 刻板样短暂性神经功能缺失。

【分型】

病理分型:出血型、痴呆出血型、痴呆型。

【分级】

1. 轻度 CAA 常存在于正常的老年人,一般无症状。

2. 重度 CAA 可反复多发脑叶出血,痴呆及其他神经系统综合征,是高血压和动脉瘤之后的第三位自发脑出血病因,出血常具有反复性和多发性的特点,属于自身免疫性疾病,有人称为"免疫性血管病"。患者症状为进行性痴呆。

【影像学表现】

特征为反复脑叶出血。神经影像的表现各不相同,包括白质高信号(WMH)、腔隙和脑微出血(CMB)。

1. CT 表现 不特异,表现为非特异性脑萎缩。

(1)脑叶出血:出血形状不规则,可见分叶状、多腔状和特征性的"手指样放射"状。部分有脑室出血增强后血肿周边环状强化,可持续 2 周。额、顶、颞、枕叶均可受累,很少在基底核、小脑、脑干、海马等,此点有别于高血压出血。近年来 CAA 致小脑出血增多,血肿常破入蛛网膜下隙,形成 SAH。

(2)白质脑病:是 CAA 一个突出的影像学特征。

(3)脑梗死:梗死多见于枕叶、颞后、顶叶与额叶,但比一般的动脉硬化性脑梗死范围小、轻,可多发和反复,易出血,抗凝和溶栓要慎重。

2. DSA 表现 小部分伴有血管炎,均无阳性发现。

3. MRI 表现 皮层和皮层下各节段的多发斑点状皮层出血和脑室旁白质变性,T_2^*WI 和 SWI 可提高微小出血的检出率。

显示 DWI 病灶的影像学表现见图 1-3-22。

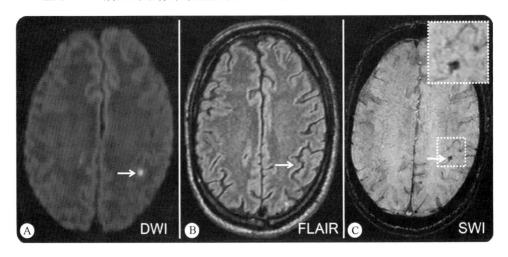

图 1-3-22 显示 DWI 病灶的出血转化

A. 皮层 DWI 高信号缺血性病灶(箭);B. 3 年后随访 FLAIR,相同部位未见异常(箭);C. SWI 呈现低信号,提示 DWI 病灶出血转化(箭)

【诊断要点】

无高血压的脑内皮质-皮质下的反复出血、脑白质改变及脑萎缩是其特征性表现。如同时存在以上 3 种情况,并结合临床,可诊断为 CCA。

【鉴别诊断】

需与皮质下动脉硬化性脑病、高血压或动脉瘤脑出血等相鉴别,最终病理确诊相对比较困难。

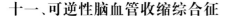

十一、可逆性脑血管收缩综合征

可逆性脑血管收缩综合征（RCVS）：于 1988 年由 Call GK 及 Fleming CM 提出，又称 Call-Fleming 综合征，曾被命名为有伴雷击样头痛的可逆性血管痉挛、产后血管炎等。RCVS 主要表现为多灶性、可逆性、节段性脑血管收缩，雷击样头痛伴或不伴局灶神经功能缺损或癫痫发作。本病尚属少见病，国内报道较少。

【分型】

临床分型见表 1-3-24。

表 1-3-24　可逆性脑血管收缩综合征(RCVS)临床分型

分型	描述
I	突然、剧烈头痛（雷击样）
II	局灶性功能缺损与癫痫发作
III	严重的血管痉挛
IV	无动脉瘤性的蛛网膜下腔出血

【影像学表现】

1. CT/CTA 表现　确认蛛网膜下腔出血，可发现血管收缩，无动脉瘤及脑静脉栓塞。

2. MRI 表现　可发现血管收缩及脑缺血改变。

血管造影是诊断该疾病的金标准。

十二、颅内静脉系统血栓

脑部主要静脉分为浅深两组。浅组包括大脑上静脉、大脑中静脉和大脑下静脉，主要汇集大脑半球皮层和脑表面的静脉血液注入邻近的硬脑膜窦。深组主要为大脑大静脉，汇集脑深部的静脉血液流入直窦。颅内有五个主要静脉窦、即上矢状窦、下矢状窦，直窦、横窦及海绵窦。

【分型】

见表 1-3-25。

表 1-3-25　颅内静脉系统血栓形成分型

分型	描述
脑静脉窦血栓形成	上矢状窦血栓形成
	横窦、乙状窦血栓形成
	直窦血栓形成

（续　表）

分型	描述
脑静脉血栓形成	海绵窦血栓形成
	脑浅静脉血栓形成：大脑上、中、下静脉
	脑深静脉血栓形成：大脑大静脉
其他	

【分期】

MRI 分期见表 1-3-26。

表 1-3-26　颅内静脉系统血栓形成 MRI 分期

分期	描述
急性期（1 周内）	静脉或静脉窦流空效应的无信号影消失，T_1 高信号，T_2 低信号
亚急性期（1～2 周）	T_1 高信号，T_2 高信号动脉夹层
慢性期（2 周后）	血栓中再次出现流空信号

【影像学表现】

1. CT 表现

（1）相应静脉引流区（以枕叶和顶叶多见）出现双侧或单侧脑梗塞，表现为不规则的低密度。有时梗塞区内有高密度灶性出血。

（2）弥漫性脑水肿：除梗塞灶以外，广泛的脑实质低密度，脑室受压变小，脑沟与脑裂变窄或消失。

（3）条索征：CT 平扫在硬脑膜窦、脑表面和深部静脉显示条状高密度影，代表新鲜血栓形成，如果扫描方向与静脉窦垂直，则为圆点状高密度影。

（4）空三角征：增强冠状扫描，上矢状窦（较宽的后部）血凝块显示为低密度区，称为空三角征。这是因为增强扫描，造影剂使窦周强化，静脉窦的血凝块密度相对低而形成。

（5）增强扫描：相应引流静脉区脑皮质明显强化，是由于静脉回流障碍，导致毛细血管扩张和血脑屏障破坏所致。

（6）慢性期：仅见局灶性脑梗塞伴有脑萎缩，脑萎缩可以是局部，也可以是全脑。MSCT 及 MSCTA 可显示颅内静脉系统闭塞程度及狭窄。

2. MRI 表现　正常静脉窦由于流空效应呈低信号，当静脉窦内血栓形成时，其正常的血液流空信号消失，可以表现为等、稍高或高信号，其信号变化与出血一致。

(1)急性期(1周内):静脉窦流空效应无信号影消失。新鲜血栓,T_1WI 呈等信号,T_2WI 呈高信号。本期因红细胞内脱氧血红蛋白可部分转化为正铁血红蛋白,故 T_1WI 可变为部分高信号,T_2WI 呈明显的低信号,后者也为急性静脉窦血栓的特征。

(2)亚急性期(1~2周):血栓内红细胞开始溶解,高铁血红蛋白增多,在 T_1WI 及 T_2WI 上均为高信号。

(3)慢性期(2周后):血栓可以溶解,静脉及静脉窦可以再通。MRV 技术可以快速、准确评价脑静脉系统的解剖结构。可显示静脉窦血栓形成的部位、程度和范围。

3. 颈动脉造影(DSA)　脑动脉显示充盈迟缓;静脉窦中断现象,有时窦中可见充盈缺损;脑组织肿胀,大脑前动脉向对侧移位;还可见到侧支开放的血管;海绵窦血栓时,海绵窦不显影,颈内的动脉通过海绵窦的部分可有推移受压现象。

4. 脑血流灌注显像　血栓形成区早期灌注显像稀疏,可见脑结构;有正在出血可见显影剂局部逐渐增浓灶;发生脑组织坏死区放射性分布缺损,此项检查多在病情稳定后进行,此时难与梗塞区别。

矢状窦血栓形成影像学表现见图 1-3-23。

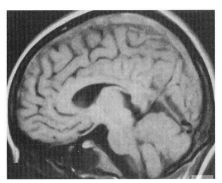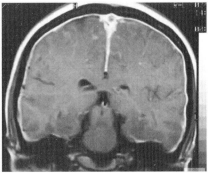

图 1-3-23　矢状窦血栓形成(T_1W ＋T_1W 增强)

【诊断要点】

CT 扫描脑表面和静脉窦内出现高密度影和增强扫描产生"空三角征"具有一定的诊断价值。MRI 对血栓形成高度敏感,能较早提出诊断依据,最后确诊依赖于颈动脉造影,它能直接显示静脉窦中断和充盈缺损,也能显示一些较大静脉和静脉窦栓塞,但不能观察所引起的脑组织的改变。MRI 和 CT 能直接显示脑实质改变,也能显示一些大静脉窦的栓塞,其效果不如颈动脉造影,特别是 CT。

十三、无急性局灶性神经功能缺损症状的脑血管病

(一)无症状性脑梗死(SBI)

【分类】

1. 腔隙性脑梗死。

2. 皮质梗死。

3. 交界区梗死。

【分型】

影像学分型见表 1-3-27。

表 1-3-27　无症状性脑梗死(SBI)影像学分型

分型	描述
腔隙性梗死	病灶直径小于 1.5cm
小梗死	病灶直径为 1.5~3cm
大梗死	病灶直径>3cm

(二)脑微出血(CMB)

【分类】

1. 脑深部微出血。

2. 脑叶微出血。

【分型】

病因分型为以下 2 种。

1. 高血压小动脉硬化。

2. 脑淀粉样血管病。

【分期】

1. 急性期　<3 天。

2. 亚急性期　3~14 天。

3. 慢性期　>15 天。

十四、脑卒中后遗症

【分类】

1. 脑梗死后遗症　可遗留脑软化灶、脑白质疏松、脑萎缩。

2. 蛛网膜下腔出血后遗症　可继发交通性脑积水。

3. 脑出血后遗症　可遗留脑软化灶、脑白质疏松、脑萎缩。

【分型】

偏瘫型、失语型、精神和认知功能障碍型、混合型。

十五、血管认知障碍（VCI）

（一）早期

非痴呆性血管认知障碍（VCIND）。

（二）血管性痴呆（VD）

血管性痴呆（vascular dementia，VD）是指各种脑血管疾病引起的脑功能障碍而产生的一种获得性智能损害综合征，是一种慢性的进行性疾病，发病率仅次于阿尔茨海默病。

【分类】

1. 多发梗死性痴呆（VID）。

2. 关键部位单个梗死痴呆（如丘脑梗死）。

3. 多发腔隙性梗死引起的痴呆。

4. Binswanger 病。

5. 混合性痴呆。

6. 出血性痴呆。

7. 家族性脑淀粉样血管病。

8. 其他原因，如低灌注性痴呆等。

【分型】

1. 急性血管性痴呆。

2. 亚急性血管性痴呆。

3. 慢性血管性痴呆。

【影像学表现】

1. CT 或 MRI 表现：进展缓慢的大脑皮质弥漫性脑萎缩，脑沟增宽，脑室扩大；脑白质疏松；MRI 较 CT 有更大优势。SWI 能显示出极少量的出血所产生的磁敏感效应，表现为多发点状低信号影。

2. MRS 表现：为皮质下缺血性血管性痴呆患者病变白质和大脑皮质 NAA/Cr 低于健康人。

【诊断要点】

VD 诊断须符合痴呆、脑血管病、与其密切相关 3 个条件。患者的痴呆与脑卒中在时间上密切相关，通常脑卒中 3 个月内即发生痴呆，临床根据病史、神经系统检查及影像学检查表面脑卒中＞2 次或有一次时间上与痴呆有明确相关；CT 扫描或 MRI 扫描显示小脑外至少有 1 个缺血灶；患者有血管疾病危险因素及 HIS 缺血量表分值增高者，应考虑 VD 的诊断。

【鉴别诊断】

1. 皮质下动脉硬化性脑病 是大脑前部和脑室周围皮质下缺血性损害导致慢性进展性痴呆,进展迅速。

2. 常染色体显性遗传脑动脉合并皮质下梗死和白质脑病 多见于 35—45 岁,有家族史,无高血压病史,反复出现 TIA。

3. 进行性多灶性白质脑病 是乳头状瘤空泡病毒感染所致,与免疫功能障碍有关,多见于 AIDS、淋巴瘤、白血病等。

十六、脑卒中后情感障碍

【分型】

见表 1-3-28。

表 1-3-28 脑卒中后情感障碍分型

分型	描述
Ⅰ	抑郁(PSD)
Ⅱ	认知损害
Ⅲ	淡漠
Ⅳ	焦虑,创伤后应激障碍

【分级】

1. 轻度。

2. 中度。

3. 重度。

第四节 颅内感染性疾病诊断与分型

一、脑脓肿

【分类】

按感染途径进行分类。

1. 耳源性。

2. 鼻源性。

3. 隐源性。

4. 损伤性。

5. 血源性。

【临床分型】

1. 急性暴发型　发病突然,全身中毒症状重。

2. 脑膜炎型　脑膜刺激症状明显。

3. 潜伏型　有轻度嗜睡,头痛,精神行为异常。

4. 脑瘤型　发展缓慢,酷似脑瘤。

5. 混合型　同时具有从化脓性脑膜炎到脑脓肿形成过程的各种症状。

【病理分期】

1. 急性脑炎期　历时 7～14 天。

2. 化脓期　历时 7～14 天。

3. 包膜形成期　历时 3～4 周,最长半年以上。

【影像学表现】

1. CT 表现　急性脑炎期表现为边界不清的低密度区,有占位效应,增强一般无强化。脑脓肿形成期平扫脓肿壁为等密度,脓腔内为低密度,有些脓腔内可见气液平,周围水肿为低密度,水肿逐渐减退。增强扫描脓肿内仍为低密度,脓肿壁强化明显,具有完整、光滑、均匀、薄壁的特点。

2. MRI 表现　急性脑炎期 T_1WI 为低信号,T_2WI 为高信号,占位效应明显。脑脓肿形成期,T_1WI 脓肿和其周围水肿为低信号,两者之间的脓肿壁为等信号环形间隔。T_2WI 脓肿和其周围水肿为高信号,脓肿壁为等或低信号。增强扫描脓肿壁显著强化,脓腔不强化。脓肿壁一般光滑无结节。

磁共振波谱分析显示脓液可探测到多种特征性氨基酸峰,其中,Ac 峰和 Suc 峰可帮助鉴别需氧菌与厌氧菌,其出现提示厌氧菌感染。经过有效治疗后,所有氨基酸峰可消失,仅残存 Lac 峰。

脑脓肿影像学表现见图 1-4-1。

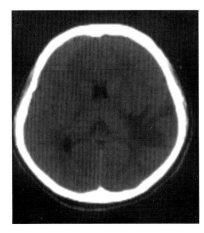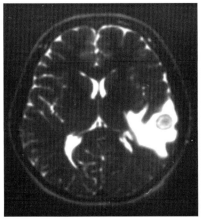

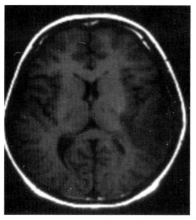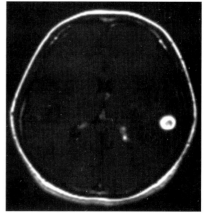

图 1-4-1 脑脓肿的 CT 与 MRI 表现

【诊断要点】

脑脓肿最常见的 CT 和 MRI 扫描表现是薄而光滑的环状强化,中心脓腔为低密度或 T_1WI 低信号区,DWI 为均匀高信号,病变周围脑水肿明显,结合临床资料,诊断并不十分困难。少数脑脓肿 CT 扫描表现不典型,如缺乏相应的临床资料,易造成误诊,随访检查可提高诊断正确率。DWI 在脑脓肿的诊断和鉴别诊断中具有重要价值。

【鉴别诊断】

1. 胶质瘤 胶质瘤在临床上无中毒症状,其环状强化厚薄不均,形态不规则,而大多数脑脓肿的环状强化细而均匀,多呈圆形或椭圆形。胶质瘤中心坏死区 CT 值不等,常在 20HU 以上,而脑脓肿的 CT 值一般在 20HU 以下。有些胶质瘤可见钙化,而脑脓肿一般不钙化。胶质瘤在 T_2WI 上随 TE 延长周围水肿信号越来越强,中央的肿瘤部分相对信号减弱且不均匀,而脑脓肿在 T_2WI 上则随 TE 延长中央信号区越强。恶性胶质瘤(如胶质母细胞瘤)的 DWI 表现具有特征性,即不规则环形强化区表现为高信号,而囊变区为低信号,这与脓肿正好相反。

2. 脑梗死 少数脑梗死也可出现环状强化及占位效应,但脑梗死有明确的突发病史,多见于老年高血压患者,经过随访复查,占位效应减弱,强化效应也随病期而有变化,易与脑脓肿区别。

3. 转移瘤 转移瘤发生坏死和囊变,也可出现环状强化,与脑脓肿表现很相似。如同时出现多发和实质性肿瘤时则有利于转移瘤的诊断,此外必须结合病史。

4. 脑内血肿 血肿周围包膜可呈环状强化,需与脑脓肿区别。除了典型病史外,血肿吸收时常呈豆形或肾形,CT 上呈三层结构,中央呈高密度,周边呈低密度,外围见薄而均匀的包膜强化。

5. **手术后残腔** 术后残腔增强时出现环状影,一般壁较薄,肿瘤术后环状强化是正常手术残腔还是残腔感染形成脓肿,鉴别甚难。假如发现残腔保留分泌功能而使临床症状恶化,则提示脓肿。

6. **放射性脑病** 有放射病史,强化极不规则。

二、脑膜炎

【分类】

1. 硬膜外脓肿。

2. 硬膜下积脓。

3. 软脑膜炎。

【分型】

1. 化脓性脑膜炎。

2. 淋巴细胞性脑膜炎。

3. 慢性脑膜炎。

【影像学表现】

病变早期 CT 或颅脑 MRI 检查可正常,有神经系统并发症时可见脑室扩大、脑沟变窄、脑肿胀、脑移位等异常表现。并可发现室管膜炎、硬膜下积液及局限性脑脓肿。增强 MRI 扫描对诊断脑膜炎比增强 CT 扫描敏感。增强 MR 扫描时能显示脑膜渗出和皮质反应。采取合适的技术条件,能显示静脉闭塞和相应部位的梗死。

三、颅内结核

【分型】

影像学分型见表 1-4-1。

表 1-4-1　颅内结核影像学分型

分型	描述
脑膜结核	脑膜炎性渗出
	脑膜结核瘤
	硬膜下或硬膜外结核脓肿
脑实质结核	结核结节与结核瘤
	结核性脑炎
	结核性脑脓肿
混合型结核	脑膜结核＋脑实质结核

【分期】

病理分期:脑炎期、固态肉芽肿期、中心干酪样坏死期、退化期(多发钙化灶)。

【影像学表现】

1. CT表现

(1)结核性脑膜炎:蛛网膜下(腔)隙特别是鞍上池和侧裂池变形、模糊和密度增高,约有半数患者后期见鞍区钙化,增强显示鞍上池和侧裂池显著强化,犹如蛛网膜下腔出血表现,脑室扩大。

(2)结核瘤:为等、高密度或混合结节,典型的结核瘤见断续的环状或打碎蛋壳状钙化,轻度水肿,增强后可为环形、均匀结节状或不均匀、不规则强化。典型者表现为环状强化包绕着中心结节状钙化或强化,称其为"靶样征"。

2. MRI表现　脑膜炎以脑底部为重,表现为基底池正常,脑脊液信号消失,局部信号模糊不清,内部结构分辨困难。钙化结节在任何扫描序列上均呈低信号。增强扫描基底池可见软脑膜明显强化,上述结节的中央部呈低信号,外周部呈环状明显强化。此外,可见脑实质的粟粒状病灶,以增强扫描显示更清楚。约80%的患者可见脑积水的征象,表现为梗阻性或交通性脑积水。

结核性脑膜炎CT增强影像学表现见图1-4-2。

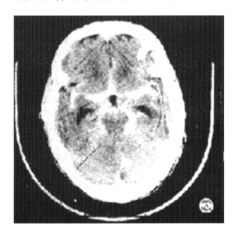

图1-4-2　结核性脑膜炎CT增强图像

【诊断要点】

头颅CT平扫可以发现脑缺血性脑梗死,增强扫描可见脑膜强化,MRI扫描主要表现为基底池脑膜强化,活动性结核表现为局灶性或弥漫性强化,以软脑膜-蛛网膜型强化多见,可伴有脑膜、脑实质内粟粒型结核灶。本病应从病史、临床表现、影像学、实验室检查等几个方面综合诊断。脑脊液镜下发现或培养出结核分枝杆菌是诊断"金标准"。

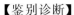

【鉴别诊断】

1. 胶质瘤 成胶质细胞瘤单发多见,花簇样环状增强,瘤周水肿重;结核瘤多发多见,且常有脑膜增厚增强,水肿相对较轻。

2. 化脓性脓肿 壁光滑锐利,均匀强化。结核瘤壁欠光滑且不均匀,增强后坏壁厚薄不均,其内可见许多小的木增强的低信号区。

3. 脑囊虫病 常见偏心头节,病灶小,壁薄。血清免疫学检查有助于鉴别。

4. 转移瘤 表现为大脑灰白质交界区多发性病灶,圆形或卵圆形,T_1WI 呈低信号,T_2WI 呈高信号,周围水肿明显,有原发恶性肿瘤病史。

四、病毒性脑炎

【分类】

急性病毒性脑炎、慢性病毒性脑炎、传染性病毒性脑炎。

【分型】

弥漫型、脑干型、假肿瘤型。

【分期】

急性期(<2 周)、亚急性期、慢性期。

【影像学表现】

大多数文献报道病毒性脑炎在发病的 1 周内,CT 及 MRI 一般为无阳性改变,所以病毒性脑炎的 CT 及 MRI 检查应在发病 1 周后进行。

1. CT 表现 平扫显示脑室旁脑白质内及脑皮层、皮层下片状的密度灶,可以呈多灶性,常不对称。边界不清晰,由于脑白质的水肿,脑室系统受压、变小,临床上可出现头痛、呕吐等高血压症状,脑室小可能为唯一的 CT 表现,增强扫描后,多数病灶无强化,少数病灶为脑回样强化,脑膜样强化。

2. MRI 表现 对脑水肿较 CT 敏感,能发现 CT 无法显示的如颅后窝的病变,颞叶病变,在 T_1WI 呈低、T_2WI 呈高信号。如果病灶有坏死,周围水肿明显,占位效应较显著时,应与脑肿瘤相鉴别,病灶呈多灶位于双侧脑室旁脑白质水肿。

3. 磁共振波谱分析 病毒对脑实质细胞的损害,弥漫性或局灶性神经元变性、坏死,伴随着正常膜结构破坏,因而 NAA 峰减低,Cho/Cr 正常或轻度升高,rCho 不高,部分病例可见 Lac 峰。

病毒性脑炎 MRI 影像学表现见图 1-4-3。

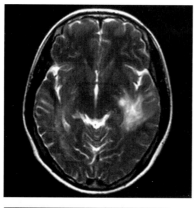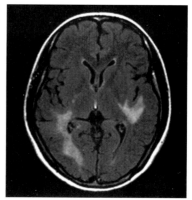

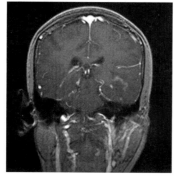

图 1-4-3　病毒性脑炎 MRI 图像

【诊断要点】

病毒性脑炎影像学表现缺乏特异性,诊断需结合临床。当病毒性脑炎出现局部脑组织水肿、占位效应时可类似肿瘤。诊断要点如下。

1. 病毒性脑炎呈急性或亚急性起病,以精神意识障碍、癫痫为主要临床表现。

2. 主要表现为脑组织弥漫性肿胀,病变侵犯以灰质为主;急性脱髓鞘性脑炎则主要位于皮层下及脑室周围白质,常对称性或不对称性分布。

3. 增强可不强化或呈弥漫性、脑回样强化。

【鉴别诊断】

1. 多发性硬化　临床症状多具有缓解、复发或缓慢进展的特点,急性期 CT 增强扫描有强化。

2. 脑梗死　患者年龄偏大,起病急,病灶与血管分布范围一致。

3. 转移瘤　病灶多,且有瘤结节,常有原发病史。

五、脑囊虫病

【分型】

临床分型:癫痫型、颅内压增高型、脑膜脑炎型、单纯型。

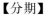

【分期】

1. 病理分期　亚临床期、活动期、蜕变死亡期、钙化期、混合期。

2. 影像分期　活虫期、变性水肿期、肉芽肿期、钙化死亡期。

【影像学表现】

在脑囊虫病灶的检出率、定位、定性、头节显示及分期方面 MRI 明显优于 CT。根据囊虫的数目、大小、部位及不同时期表现如下。

1. 急性脑炎型　系囊尾蚴一次大量进入脑实质引起急性炎症的表现。MRI 图像与一般脑炎类似，以脑室周围白质最明显，在 T_1WI 呈对称性低信号，在 T_2WI 质子密度加权像上呈对称性高信号，颇似脑白质病，增强多无明显强化或不规则强化灶。

2. 多发小囊型　系多个存活期囊尾蚴并存的表现，多散在分布于脑实质的皮层区。周围没有或仅有轻度脑水肿。MRI 表现为双侧皮质区有多个散在分布的小圆形或卵圆形小囊，直径 1～1.5cm，囊壁较薄，于囊壁内侧偏于一侧有一点状影为一头节。增强后囊壁及头节多不强化或轻度强化。

3. 大囊型　系一个巨大囊尾蚴或数个囊尾蚴融合而成的表现，亦可多发。MRI 表现为脑实质内或脑沟内大的圆形、卵圆形或分叶状病灶，似大囊腔，无头节，信号与脑脊液一致。

4. 囊虫性脑内小脓肿型　系囊尾蚴死亡时，刺激脑组织引起无菌性炎症、坏死，周围脑组织纤维增生形成脓肿壁造成脑水肿。平扫 MRI 表现为大片状指样水肿，增强后呈较明显环状强化。

5. 葡萄囊丛或丛集型　系多个囊虫堆积在一起或一个囊虫在蜕变死亡过程中由于炎性发硬及囊壁纤维化形成多个纤维间隔，使之呈分叶状，颇似一串葡萄样的表现。平扫表现为葡萄状长 T_1 长 T_2 信号影，其间隔呈线样等或略高信号，无强化。

6. 血管炎性脑梗死　系囊虫性蛛网膜炎导致小动脉内膜炎，引起脑梗死的表现，多位于基底节区，增强扫描有脑回状强化表现，与缺血性脑梗死相似。

7. 钙化型　系囊尾蚴死亡后被机化，形成纤维组织或钙化的表现。直径一般为 2～3mm，周围无水肿带。MRI 可表现不明显，阳性率反而不如 CT。

8. 脑室型　系囊尾蚴寄生于脑室内（第四脑室多见）并阻塞脑脊液循环通路的表现。囊虫所在部位脑室呈不对称性增大，存活期囊虫多较脑实质型虫体体积大，直径可在 2cm 以上，囊壁薄，与周围室管膜无粘连，可随体位或脑脊液搏动而有滚动，囊内靠一侧囊壁可见头节，囊壁多无强化。

9. 脑膜型　系囊尾蚴寄生于软脑膜并引起蛛网膜粘连或交通性脑积水的表现，可见软脑膜强化。

脑囊虫 MRI 影像学表现见图 1-4-4。

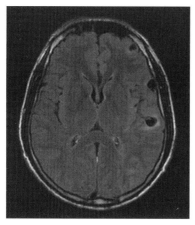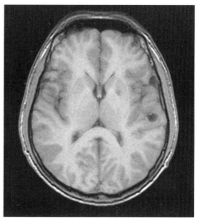

图 1-4-4　脑囊虫 MRI 表现

【诊断要点】

1. 有癫痫、头痛、头晕（发作性）、轻度感觉运动障碍、颅内高压等症状，尤其是具有上述症状的囊虫病高发区的青壮年农民患者。

2. 触及皮下囊虫结节、囊虫免疫学检查阳性或有绦虫排出史者。

3. 头颅 CT 或 MRI 扫描，尤其是头颅 MRI 扫描，脑囊虫病在 MRI 扫描上有特征性表现。如存活期囊虫可见偏于一侧的头节，蜕变期囊虫头节消失，囊壁变厚，水肿加剧，死亡后的囊虫可形成钙化。对脑室型或脑膜型可更清楚显示，并能对病灶进行分期、确定。

【鉴别诊断】

1. 脑脓肿　脑脓肿多表现为单发或多发薄壁或后壁环形病灶，准确扫描脓肿壁均明显强化，周围水肿明显，结合发热、头痛病史、白细胞计数升高、脑脊液浑浊且白细胞计数、蛋白量明显升高，不难诊断。

2. 蛛网膜囊肿　脑膜型脑囊虫病需与蛛网膜囊肿鉴别。蛛网膜囊肿常位于外侧裂、矢状窦旁和大脑凸面，表现为局部脑裂或脑池的扩大，囊肿壁往往不易显示；由于生长缓慢，可造成局部颅骨变薄，有时蛛网膜囊肿邻近的脑组织萎缩，占位效应可不明显。增强扫描无强化。单发脑膜型脑囊虫囊肿从影像上很难与蛛网膜囊肿鉴别。发现头节，高度提示囊虫，但少见。多发时，可见多囊相邻簇集分布，有助于诊断。

3. 表皮样囊肿　好发于第四脑室、桥小脑池或鞍上池等部位，由于含脂类物质较多，CT 扫描低于脑脊液密度，DWI 可见囊内不均匀高信号。

4. 脑包虫病　表现为脑内巨大囊性灶，大囊内含多个小囊为其影像学特征，据此可诊断。

5. 脑内软化灶　各种原因引起的局灶性脑组织坏死，晚期均可形成脑内软化灶,往往伴有周边脑组织萎缩,常见原因为脑梗死和脑出血,增强扫描囊壁不强化,既往病史有助于诊断。

6. 结核性脑膜炎　发生在基底池、外侧裂的葡萄状丛集型脑囊虫病需与结核性脑膜炎鉴别。结核性脑膜炎的渗出物在 T_1WI 上高于脑脊液,表现为线样或结节状强化。

7. 转移瘤　脑转移瘤有原发病史,表现为颅内多发或多发病灶水肿明显,病灶多见于大脑皮质或皮质下区,少数见于小脑和脑干。由于生长快,血供不足,病灶中心易坏死液化,使其呈现囊变,影像学表现酷似多发小囊型脑囊尾蚴病的表现,极易误诊。应注意转移瘤病灶边缘不规则,周围水肿,占位效应明显,常伴中线移位。

六、脑包虫病

【分类】
囊型包虫病、泡型包虫病。

【分型】
1. 原发型　主要特点是颅内压增高和癫痫发作。
2. 继发型　临床特点与脑转移瘤相似。

【影像学表现】
颅内感染性包虫病仅见于 2% 的包虫病,脑细粒棘球绦虫感染表现为一个或多个均匀的薄壁囊肿,囊肿的信号与脑脊液信号相似,囊壁通常无强化,通常无瘤周水肿。T_1WI 和 T_2WI 显示信号均匀的囊状影,其内信号类似于脑脊液,伴有非常薄的囊壁,囊肿对邻近的侧脑室有明显的推移挤压。

脑包虫病 MRI 影像学表现见图 1-4-5。

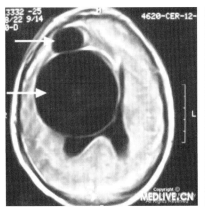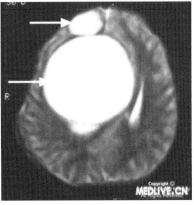

图 1-4-5　脑包虫病 MRI

【诊断要点】

包括患者在流行区,有典型临床病史,头颅 CT 和磁共振扫描有如下特点。

1. 单纯型包虫囊肿绝大多数发生在脑实质内,而非脑外病变,多呈圆形、类圆形,部分病灶尚有囊壁钙化,或强化。可与蛛网膜囊肿等囊肿性病变相鉴别。

2. 母囊内发现更低密度子囊,即多囊型包虫囊肿。

3. 内囊分离型包虫囊肿内可见剥脱或脱落的内囊膜及其特殊征象。

4. 蜕变、破裂感染的包虫可有壳状环形钙化;增强检查有囊壁环状强化。

5. 播散型包虫囊肿表现特殊,可有包虫摘除手术史及合并其他部位包虫;结合皮内过敏试验及血清免疫试验综合诊断,可拟诊为脑泡型包虫病。

【鉴别诊断】

1. 蛛网膜囊肿　囊壁较薄,密度亦呈脑脊液密度,边缘光整,无强化,与本病鉴别困难。但脑包虫囊肿与蛛网膜囊肿的区别在于后者紧贴颅板,内缘常呈直边,病灶为方形或长方形。

2. 表皮样囊肿　多为低密度影,但 CT 值多接近脂肪密度,若肿瘤内出血或钙化物沉积则可表现为高密度,有时囊壁可呈弧线样钙化。

3. 转移瘤　T_2WI 多为高信号,增强后均见环形强化及结节状强化,可表现为小病灶水肿,大多分布在中央动脉供血区,结合临床病史不难诊断。

4. 黑色素瘤、脑转移瘤　两者均表现为 T_2WI 低信号,但脑泡型包虫病的 T_1WI 及 T_2WI 均可见不同信号小囊泡及蜂窝改变,后者很少见钙化,结合包虫免疫试验及临床病史不难做出鉴别。

5. 脑出血　单发脑泡型包虫病需与脑出血相鉴别。动态观察 MRI 扫描及灶周水肿,增强后,病灶环形强化,可与出血鉴别。

6. 胶质瘤　单发脑泡型包虫病需与胶质瘤相鉴别。胶质瘤主要发生于额叶、顶叶、颞叶、脑白质,大多 CT 扫描低密度,可有不规则斑点状钙化,MRI 上呈 T_1WI 低信号、T_2WI 高信号,增强扫描后强化不明显或环状结构内容丰富,鉴别困难时可结合病史及实验室检查。

7. 感染性疾病　结核多累及脑底部脑膜和蛛网膜下隙,常可见钙化;脑内结核灶的环状强化多见,且形态不规则,病变常伴交通性脑积水。脑脓肿壁较光滑,厚度均匀,因具有张力,形态较圆,邻近常可见囊肿壁穿破后所形成的子脓肿。

8. 脑弓形体病　多呈环形强化,环内常可见偏心的点状钙化灶,呈所谓"靶样征",灶周脑实质程度较轻。

9. 病毒性脑炎　一般以累及皮质为主,也可累及皮质下区及深部核团,病灶在 CT 平扫上呈低密度,MRI 上呈 T_1WI 低信号、T_2WI 高信号。

七、脑血吸虫病

【分型】

1. 临床分型　急性脑炎型、癫痫型、脑瘤型、脑卒中型。

2. CT 分型　脑炎型、脑梗死型、肉芽肿型。

【分期】

1. 临床分期　侵袭期、急性期、慢性期、晚期。

2. 影像分期　炎性细胞浸润及炎性水肿期、虫卵性肉芽肿期、纤维组织增生期。

【影像学表现】

CT 表现:病变部位可见低密度影,周围可见"指套样"水肿,占位明显,增强后病灶为环状或团块状强化,血吸虫肉芽肿具有延迟强化的特点。CT 灌注成像示血吸虫病灶的 CBF、CBV 和 PS 明显增高,MTT 值明显减低。增强后病灶出现不同形式的强化,表现为结节状、环状、斑片状强化,多个小结节病灶可融合成簇状,强化位于皮质或皮质下灰白质交界区,周围大面积水肿呈"指套样"向皮质伸展。DWI 病灶为等或稍高信号,周围水肿与脑组织不能分辨,ADC 图上较正常脑组织值增高,在 eADC 图上,eADC 值较正常脑组织减低。

【鉴别诊断】

1. 急性脑炎及脑梗死　脑血吸虫急性期需与急性脑炎及脑梗死鉴别,需结合临床治疗和实验室检查。

2. 转移瘤、脑结核瘤及脑囊虫病　脑血吸虫病肉芽肿形成后,需与转移瘤、脑结核瘤及脑囊虫病鉴别。

(1)转移瘤:大部分能找到原发灶,增强后结节状或环状强化无小结节相互融合为较大结节或肿块影表现,病变区域一般没有斑片状强化。

(2)脑结核瘤:常伴有脑基底池外侧裂池信号异常和正常结构轮廓消失,增强后常为多发后壁环形或结节样强化,可见脑膜强化。

(3)脑囊虫病:常为多个小囊状及小结节,增强后,部分病灶无强化,部分环形或结节样强化,部分环状强化中央有点状强化。

八、颅内真菌感染

【分类】

正常人易感菌、免疫缺陷者易感菌。

【分型】

临床分型:肉芽肿型、分散脓肿型、梗死型。

【分期】

真菌性脑炎期、真菌性肉芽肿期、真菌性脓肿期。

【影像学表现】

主要为真菌性脑膜炎和脑内真菌性肉芽肿。真菌性脑膜炎与结核性脑膜炎表现相似,CT 为等或稍高密度结节灶,周围可有水肿,增强后为结节样强化或环状强化,抗真菌治疗,病灶可缓慢吸收缩小。MRI 表现为 T_1WI 等或略低信号,T_2WI 信号多样,低、等、高信号均可,周围有水肿。

九、颅内结节病

【分型】

脑膜炎型、脑实质型、脑瘤型。

【分期】

临床分期:急性期、亚急性期、慢性期。

【影像学表现】

主要为肉芽肿性脑膜炎和脑内肉芽肿。

1. 肉芽肿性脑膜炎 CT 平扫见基底池模糊,脑室扩大,增强后见脑膜弥漫性或局灶性强化,呈线状或结节状,如可深入到脑实质内,是结节病沿 VR 间隙扩散之故。MRI 平扫基底池 T_1WI 信号不变,T_2WI 为高信号,增强后基底池强化,常见脑室扩大。

2. 脑内肉芽肿 CT 平扫见边界清晰稍高密度肿块,可有水肿,增强肿块显示结节状或环状强化,轮廓清晰,形态不规则,多数在皮质下或室管膜下偶见于松果体区。MRI 表现多样,T_1WI、T_2WI 各种信号均可出现,并可见血管炎后脑梗死信号。

十、颅内梅毒

【分类】

梅毒性脑膜炎、脑梅毒瘤。

【分型】

临床分型见表 1-4-2。

表 1-4-2 颅内梅毒临床分型

分型	描述
症状神经梅毒	患者无症状
脑膜梅毒	梅毒感染 1 年后,急性脑膜炎表现
脑膜血管梅毒	梅毒感染可累及脑血管,引起脑梗死
实质性神经梅毒	梅毒感染后 10～20 年,可发生进行性记忆力减退等智力障碍
梅毒树胶肿	为硬脑膜肉芽肿

【影像学表现】

CT 平扫为脑实质内小的低密度梗死灶,少数强化,增强后多不强化,常见脑室扩大。MRI 检查为脑梗死表现。

十一、艾滋病(HIV)

【分类】

1. HIV 脑病　HIV 病毒直接侵入中枢神经系统。

2. 继发于艾滋病的各种感染　①弓形体脑病;②巨细胞病毒脑炎;③进行性多灶性白质脑病;④结核感染;⑤隐球菌感染;⑥梅毒感染;⑦其他。

【分期】

临床分期:急性期、无症状期、艾滋病期。

【影像学表现】

1. CT 表现　半数艾滋病出现脑部病变,包括机遇性感染和恶性肿瘤。

(1)多发环形强化:见于弓形体脑病或免疫母细胞瘤。

(2)结节状强化:见于 Kaposi 肉瘤。

(3)进行性多灶性脑白质病:提示病毒性感染。

(4)脑室和脑池扩大:有或无脑膜强化,提示隐球菌脑病。

(5)脑萎缩伴脑白质病:应考虑 HIV 脑炎、巨细胞病毒脑病。

2. MRI 表现　MRI 比 CT 敏感。可发现 CT 未显示的较小病灶和多发性病灶。

艾滋病脑病 MRI 影像学表现图像见图 1-4-6。

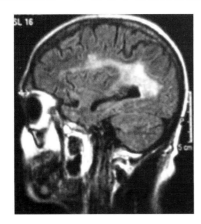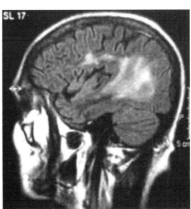

图 1-4-6　艾滋病脑病 MRI 图像

第五节　颅脑外伤诊断与分型

一、脑实质外损伤

(一)头皮损伤

【分类】

1. 头皮血肿:皮下血肿、帽状腱膜下血肿、骨膜下血肿。

2. 头皮裂伤。

3. 头皮撕脱伤。

(二)颅骨骨折

1. 根据骨折部位分类　颅盖骨折,颅底骨折(包括颅前窝骨折、颅中窝骨折、颅后窝骨折)。

2. 根据骨折端形态分类　线形骨折、凹陷性骨折、粉碎性骨折。

(三)颅内脑外血肿

【分型】

1. 根据部位分型

(1)硬膜外血肿:位于颅骨内板与硬膜之间的血肿(图1-5-1)。

(2)硬膜下血肿:位于硬膜与蛛网膜之间的血肿(图1-5-2)。

2. 依出血源分型

(1)单纯性硬膜下血肿:源于硬膜窦或窦旁桥静脉。

(2)复合型硬膜下血肿:源于脑皮层灰质挫裂伤、脑表动静脉破裂。

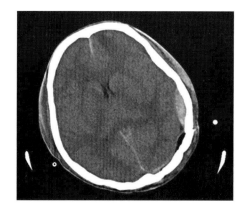

图1-5-1　硬膜外血肿CT

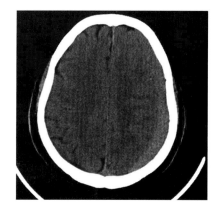

图1-5-2　硬膜下血肿CT

3. 依血肿形成时间和伤后症状出现的早晚

(1)急性硬膜下血肿:伤后 72 小时内。

(2)亚急性硬膜下血肿:伤后 3 日至 3 周内。

(3)慢性硬膜下血肿:伤后 3 周以上。

(四)蛛网膜下腔出血

【分级】

见表 1-5-1。

表 1-5-1　世界神经外科医师联盟(WFNS)委员会的蛛网膜下腔出血分级

WFNS 分级	GCS 评分	运动障碍
Ⅰ 级	15	无
Ⅱ 级	13～14	无
Ⅲ 级	13～14	有
Ⅳ 级	7～12	有或无
Ⅴ 级	3～6	有或无

二、脑实质损伤

(一)脑实质内血肿

脑内血肿分期与影像特点演变见表 1-5-2。

表 1-5-2　脑内血肿分期与影像特点演变表

血肿分期	发病时限	CT	T_1WI	T_2WI	脑水肿	血肿内容
超急性期	＜24 小时					
	0～3 小时	高	低	高	无	HbO_2
	3～12 小时	高	略高	高	轻度	HbO_2
	12～24 小时	高	等	混杂	中度	HbO_2(为主)
急性期	1～3 天	高	略低	很低	重度	DHB(为主)
亚急性期	3～30 天					
	3～4 天	高	周高中低	很低	重度	DHB + 细 胞 内 MHB
	5～7 天	高	周高中低	低	中度	游离未稀释 MHB+DHB
	8～15 天	中高周低	周高中低	周高中低	中轻度	游离稀释 MHB+ 中心 DHB

（续　表）

血肿分期	发病时限	CT	T_1WI	T_2WI	脑水肿	血肿内容
	16～30 天	等～低	周高中低～高	周高中低～高	轻度～无	游离稀释 MHB（为主）
慢性期	1～2 个月	低	高＋黑环	高＋黑环	无	游离稀释 MHB＋含铁血黄素
残腔期	＞2 个月	低	囊状低信号黑腔	囊状高信号黑腔	无	以水为主＋含铁血黄素

HbO_2. 含氧血红蛋白；DHB. 脱氧血红蛋白；MHB. 正铁血红蛋白

脑实质内血肿 CT 影像学表现见图 1-5-3。

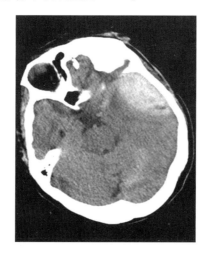

图 1-5-3　脑实质内血肿 CT

（二）脑挫裂伤

1. 脑挫伤　外力作用下脑组织发生的局部静脉淤血、脑水肿、脑肿胀及散在小灶性出血。

2. 脑裂伤　外力作用下脑组织、脑膜和血管撕裂。

3. 脑挫裂伤　脑挫伤与脑裂伤二者同时存在。

脑挫裂伤 CT 影像学表现见图 1-5-4。

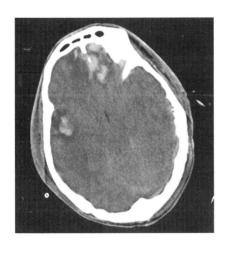

图 1-5-4　脑挫裂伤 CT

(三)弥漫性轴索损伤(DAI)

【分级】

病理分级如下。

Ⅰ级:光镜下可查见大脑胼胝体、脑干等部位白质有弥漫性轴索损伤。

Ⅱ级:除有镜下弥漫性轴索损伤外,伴有胼胝体局灶性损伤。

Ⅲ级:除有镜下弥漫性轴索损伤外,伴有胼胝体和脑干的局灶性损伤。

【分期】

临床分期如下。

Ⅰ期:轻度 DAI,损伤仅见于灰、白质交界区,常见于额颞叶。

Ⅱ期:损伤较重,胼胝体出现病灶。

Ⅲ期:严重损伤,脑干出现病灶。

【影像学表现】

1. CT 表现　双侧幕上半球多脑叶弥漫性脑水肿和脑肿胀,灰白质界限不清,表现为广泛低密度区,半卵圆中心、内囊、穹隆柱、前后联合结构不清,严重者脑干、胼胝体亦受累;脑室、脑池普遍受压面变小,脑池和脑沟界限模糊;大脑半球灰白质交界处、基底节区、胼胝体、脑干,以及小脑可见单发或多发点状至 15mm 以下的小出血灶;少有中线移位或仅有轻度移位(<5mm)。部分病例可见蛛网膜下腔出血、脑室内出血或薄层硬膜下出血;对于临床症状严重,而头颅 CT 未发现异常或改变轻者,要考虑到 DAI 的可能。

2. MRI 表现　MRI 检查对 DAI 的诊断敏感性明显优于 CT,MRI 能够显示更小和改变更轻微的病灶,特别是对胼胝体和颅后窝的观察更是 CT 所不能及。如病变为非出血性,T_2WI 表现为脑白质、灰白质交界处和胼胝体、脑干及小脑散在、分布不对称的点片状异常高信号,T_1W1 呈等或低信号;急性期出血病灶呈

T_2W1 低信号，T_1W1 等或高信号，周围可见水肿信号；亚急性和慢性期出血的信号强度随时间而异。DWI 对诊断超急性期及急性期脑 DAI 具有很高的敏感性，显示出血为低信号而水肿为高信号；SWI 序列对微小出血有更高的检出能力。

DAI MRI 影像学表现见图 1-5-5。

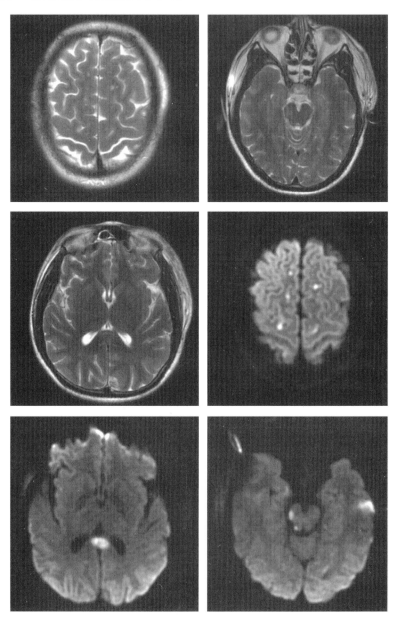

图 1-5-5 DAI MRI

（引自：马林，娄昕. 神经系统影像诊断必读. 北京：人民军医出版社.）

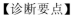

【诊断要点】

根据严重的脑外伤病史,CT 和 MRI 上述表现,且患者病情危重,无颅内大的血肿或不能用颅内血肿解释临床表现,提示 DAI 可能。CT 对非出血性 DAI 检出敏感性较低,仅为 $20\% \sim 50\%$,MRI 比 CT 敏感,T_2WI 优于 T_1WI,DWI 对诊断脑 DAI 具有很高的敏感性,SWI 对微小出血有更高的检出能力。

(四)脑干损伤

【影像学表现】

CT:脑干有点片状高密度区,脑干肿大,脚间池、桥池、四叠体池及第四脑室受压或闭塞。

三、脑损伤的分级

脑损伤的分级便于评价疗效和预后,有利于对伤情的鉴定。

Glasgow(GCS)昏迷评分法,适用于对伤情的临床评定(表 1-5-3,表 1-5-4)。

表 1-5-3　成人格拉斯哥昏迷评分法

运动反应	语言反应	睁眼反应	评分
能按吩咐完成动作			6
刺痛时能定位	能对答,定向准确		5
刺痛逃避	能对答,定向有误	能自行睁眼	4
刺痛时双上肢过度屈曲	胡言乱语,不能对答	呼之能睁眼	3
刺痛时四肢过度伸展	仅能发音,无语言	刺激能睁眼	2
刺痛时身体松弛,无反应	不能发音	不能睁眼	1

表 1-5-4　儿童(<4 岁)格拉斯哥昏迷评分法(GCS)

运动反应	评分(分)	语言反应	评分(分)	睁眼反应	评分(分)
能按吩咐完成动作	6		6		6
刺痛时能定位	5	微笑,声音定位,注视物体,互动	5		5
刺痛逃避	4	哭闹,但可以安慰;不正确的互动	4	能自行睁眼	4
刺痛时双上肢过度屈曲	3	对安慰异常反应,呻吟	3	呼之能睁眼	3
刺痛时四肢过度伸展	2	无法安慰	2	刺激能睁眼	2
刺痛时身体松弛,无反应	1	无语言反应	1	不能睁眼	1

15 分为正常;13～14 分者定为轻度;8～12 分者定为中度;3～7 分者定为重度。本法来源于成人版的 GCS,没有需要改变患者参与的主观性,且运动功能评分仍没有解决(婴幼儿不会“遵命”动作),故被尝试用于儿童有时候是不准确的

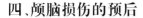
四、颅脑损伤的预后

1. 格拉斯哥预后分级(GOS)　适用于伤后半年至一年病人恢复情况的分级(表 1-5-5)。

表 1-5-5　颅脑损伤的格拉斯哥预后分级(GOS)

描述		分级
恢复良好	恢复正常生活,尽管有轻度缺陷	Ⅴ级
轻度残疾	残疾但可独立生活,能在保护下工作	Ⅳ级
重度残疾	清醒、残疾,日常生活需要照料	Ⅲ级
植物状态	仅有最小反应(如随着睡眠/清醒周期,眼睛能睁开)	Ⅱ级
死亡		Ⅰ级

2. 远期生活质量评估　见表 1-5-6。

表 1-5-6　远期生活质量评估(Karnofsky performance scale)

描述	评分(分)
正常,无任何病症	100
可以正常活动,仅有轻微的病症	90
可以正常活动,但略感吃力	80
生活可以自理,但不能正常工作	70
偶尔需要帮助,但生活大部分能够自理	60
经常需要帮助和护理	50
绝大部分日常生活需要帮助和护理	40
卧床不起,需住院治疗,但无生命危险	30
病情严重,必须住院治疗	20
病情危重,随时有生命危险	10
死亡	0

第六节　颅内肿瘤诊断与分型

一、中枢神经肿瘤分类和分级

【分类】

见表 1-6-1。

表 1-6-1　中枢神经系统肿瘤的 WHO 分类(2016)

肿瘤	ICD-O
弥漫性星形细胞和少突胶质细胞瘤	
弥漫性星形细胞瘤,IDH 突变型	9400/3
肥胖细胞型星形细胞瘤,IDH 突变型	9411/3
弥漫性星形细胞瘤,IDH 野生型	*9400/3*
弥漫性星形细胞瘤,非特指型(NOS)	9400/3
间变性星形细胞瘤,IDH 突变型	9401/3
间变性星形细胞瘤,IDH 野生型	*9401/3*
间变性星形细胞瘤,NOS	9401/3
胶质母细胞瘤,IDH 野生型	9440/3
巨细胞胶质母细胞瘤	9441/3
神经胶质肉瘤	9442/3
上皮样胶质母细胞瘤	*9440/3*
胶质母细胞瘤,IDH 突变型	9445/3*
胶质母细胞瘤,NOS	9440/3
弥漫性中线胶质瘤,H3 K27M 突变型	9385/3*
少突胶质细胞瘤,IDH 突变和 1p/19q 联合性缺失	9450/3
少突胶质细胞瘤,NOS	9450/3
间变性少突胶质细胞瘤,IIDH 突变和 1p/19q 联合性缺失	9451/3
间变性少突胶质细胞瘤,NOS	*9451/3*
少突星形细胞瘤,NOS	*9382/3*
间变性少突星形细胞瘤,NOS	*9382/3*
其他星形细胞肿瘤	
毛细胞星形细胞瘤	9421/1
毛细胞黏液性星形细胞瘤	9425/3
室管膜下巨细胞星形细胞瘤	9384/1
多形性黄色星形细胞瘤	9424/3
间变性多形性黄色星形细胞瘤	9424/3
室管膜肿瘤	
室管膜下瘤	9383/1
黏液乳头型室管膜瘤	9394/1
室管膜瘤	9391/3
乳头状室管膜瘤	9393/3
透明细胞型室管膜瘤	9391/3
伸长细胞型室管膜瘤	9391/3
室管膜瘤,RELA 融合阳性	9396/3*
间变型室管膜瘤	9392/3
其他神经胶质瘤	
第三脑室的脊索状胶质瘤	9444/1

（续 表）

肿瘤	ICD-O
血管中心性胶质瘤	9431/1
星形母细胞瘤	9430/3
脉络丛肿瘤	
脉络丛乳头状瘤	9390/0
非典型脉络丛乳头状瘤	9390/1
脉络丛癌	9390/3
神经元和混合神经元-胶质细胞肿瘤	
胚胎发育不良性神经上皮肿瘤	9413/0
神经节细胞瘤	9492/0
节细胞胶质瘤	9505/1
间变性节细胞胶质瘤	9505/3
发育不良小脑神经节细胞瘤（Lhermitte-Duclos 病）	9493/0
婴儿多纤维性星形细胞瘤/节细胞胶质瘤	9412/1
乳头状神经元肿瘤	9509/1
菊形团形成性的胶质神经元肿瘤	9509/1
弥漫性软脑膜胶质神经元肿瘤	*9506/1*
中枢神经细胞瘤	9506/1
脑室外神经细胞瘤	9506/1
小脑脂肪神经细胞瘤	9506/1
副神经节瘤	8693/1
松果体区肿瘤	
松果体细胞瘤	9361/1
中分化松果体实质肿瘤	9362/3
松果体母细胞瘤	9362/3
松果体区乳头状瘤	9395/3
胚胎性肿瘤	
髓母细胞瘤,遗传学分类	
髓母细胞瘤,WNT 活化	9475/3*
髓母细胞瘤,SHH 活化和 TP53 突变型	9476/3*
髓母细胞瘤,SHH 活化和 TP53 野生型	9471/3
髓母细胞瘤,非 WNT/非 SHH	9477/3*
髓母细胞瘤,3 组	
髓母细胞瘤,4 组	
髓母细胞瘤,组织学分类	
髓母细胞瘤,经典型	9470/3
髓母细胞瘤,促纤维增生/结节型	9471/3
髓母细胞瘤,广泛结节型	9471/3
髓母细胞瘤,大细胞/间变型	9474/3

（续　表）

肿瘤	ICD-O
髓母细胞瘤，NOS	9470/3
多层菊形团样胚胎性肿瘤，C19MC 改变	9478/3＊
多层菊形团样胚胎性肿瘤，NOS	9478/3
髓上皮瘤	9501/3
中枢神经系统神经母细胞瘤	9500/3
中枢神经系统神经节神经母细胞瘤	9490/3
中枢神经系统胚胎性肿瘤，NOS	9473/3
非典型胚胎样/横纹肌样肿瘤	9508/3
具有横纹肌样特征的中枢神经系统胚胎性肿瘤	9508/3
脑神经(颅神经)和椎旁神经肿瘤	
神经鞘瘤	9560/0
细胞性神经鞘瘤	9560/0
丛状神经鞘瘤	9560/0
黑色素性神经鞘瘤	9560/1
神经纤维瘤	9540/0
非典型神经纤维瘤	9540/0
丛状神经纤维瘤	9550/0
神经束膜瘤	9571/0
混合性神经鞘肿瘤	
恶性外周神经鞘瘤(MPNST)	9540/3
上皮样型 MPNST	9540/3
神经束膜分化型 MPNST	9540/3
脑膜瘤	
脑膜瘤	9530/0
脑膜上皮型脑膜瘤	9531/0
纤维型(纤维母细胞型)脑膜瘤	9532/0
过渡型(混合型)脑膜瘤	9537/0
砂粒体型脑膜瘤	9533/0
血管瘤型脑膜瘤	9534/0
微囊型脑膜瘤	9530/0
分泌型脑膜瘤	9530/0
淋巴细胞丰富型脑膜瘤	9530/0
化生型脑膜瘤	9530/0
脊索样型脑膜瘤	9538/1
透明细胞型脑膜瘤	9538/1
非典型脑膜瘤	9539/1
乳头型脑膜瘤	9538/3
横纹肌样型脑膜瘤	9538/3

（续　表）

肿瘤	ICD-O
间变型（恶性）脑膜瘤	9530/3
间叶性肿瘤,非脑膜上皮细胞来源肿瘤	
孤立性纤维性肿瘤/血管外周细胞瘤**	
1级	8815/0
2级	8815/1
3级	8815/3
血管母细胞瘤	9161/1
血管瘤	9120/0
上皮样血管内皮瘤	9133/3
血管肉瘤	9120/3
卡波西肉瘤	9140/3
尤因肉瘤/外周原始神经外胚层肿瘤 PNET	9364/3
脂肪瘤	8850/0
血管脂肪瘤	8861/0
冬眠瘤	8880/0
脂肪肉瘤	8850/3
韧带样型纤维瘤病	8821/1
肌纤维母细胞瘤	8825/0
炎性肌纤维母细胞瘤	8825/1
良性纤维组织细胞瘤	8830/0
纤维肉瘤	8810/3
未分化多形性肉瘤/恶性纤维组织细胞瘤	8802/3
平滑肌瘤	8890/0
平滑肌肉瘤	8890/3
横纹肌瘤	8900/0
横纹肌肉瘤	8900/3
软骨瘤	9220/0
软骨肉瘤	9220/3
骨瘤	9180/0
骨软骨瘤	9210/0
骨肉瘤	9180/3
黑色素细胞肿瘤	
脑膜黑色素细胞增多症	8728/0
脑膜黑色素细胞瘤	8728/1
脑膜黑色素瘤	8720/3
脑膜黑色素瘤病	8728/3
淋巴瘤	
中枢神经系统弥漫性大 B 细胞淋巴瘤	9680/3

（续 表）

肿瘤	ICD-O
免疫缺陷相关中枢神经系统淋巴瘤	
AIDS 相关性弥漫性大 B 细胞淋巴瘤	
EBV 阳性弥漫性大 B 细胞淋巴瘤，NOS	
淋巴瘤样肉芽肿	9766/1
血管内大 B 细胞淋巴瘤	9712/3
中枢神经系统低级别大 B 细胞淋巴瘤	
中枢神经系统 T 细胞和 NK/T 细胞淋巴瘤	
间变性大细胞淋巴瘤，ALK 阳性	9714/3
间变性大细胞淋巴瘤，ALK 阴性	9702/3
硬脑膜黏膜相关淋巴组织边缘区淋巴瘤	9699/3
组织细胞肿瘤	
朗格汉斯细胞组织细胞增生症	9751/3
脂质肉芽肿病（Erdheim-Chester 病）	9750/1
巨淋巴结病性窦组织细胞增生症（Rosai-Dorfman 病）	
幼年黄色肉芽肿	
组织细胞肉瘤	9755/3
生殖细胞肿瘤	
生殖细胞瘤	9064/3
胚胎癌	9070/3
卵黄囊瘤	9071/3
绒毛膜癌	9100/3
畸胎瘤	9080/1
成熟型	9080/0
未成熟型	9080/3
畸胎瘤恶变	9084/3
混合性生殖细胞肿瘤	9085/3
鞍区肿瘤	
颅咽管瘤	9350/1
造釉细胞型颅咽管瘤	9351/1
乳头型颅咽管瘤	9352/1
鞍区颗粒细胞瘤	9582/0
垂体细胞瘤	9432/1
梭形细胞嗜酸细胞瘤	8290/0
转移性肿瘤	

肿瘤性疾病的国际分类（the international classification of disease for oncology，ICD-O）建立于 30 多年前，目的是提高肿瘤登记的准确率和促进肿瘤流行病学调查，以及病理学家和肿瘤登记之间的必须界面。ICD-O 组织学编码已被美国病理学家学会出版的系统化医学命名（systematized nomenclature of medicine，SNOMED）所采纳。编码中"……/0"代表良性肿瘤、"……/1"

代表交界性或行为尚不确定的病变、"……/2"代表原位肿瘤、"……/3"代表恶性肿瘤。由于神经系统肿瘤生物学行为的特殊性,无法界定原位肿瘤,所以在 WHO 分类中,没有"……/2"的编码。在 2000 年神经系统肿瘤分类中 ICD2O 编码基础上,新版中枢神经系统肿瘤分类对新纳入的肿瘤和亚型进行了初步编码,并以斜体表示

　　* 这些新编码的词已被 ICD-O 的 IARC/WHO 组委批准

　　** 根据 2013 WHO 软组织和骨肿瘤分级标准进行分级

　　斜体:临时肿瘤实体

【分级】

见表 1-6-2。

表 1-6-2　中枢神经系统肿瘤的 WHO 分级(2016 版)

肿瘤	级别
弥漫星形胶质细胞和少突胶质细胞肿瘤	
弥漫星形胶质细胞瘤,IDH 突变型	II
间变星形胶质细胞瘤,IDH 突变型	III
胶质母细胞瘤,IDH 野生型	IV
胶质母细胞瘤,IDH 突变型	IV
弥漫中线胶质瘤,H3K27M 突变型	IV
少突胶质细胞瘤,IDH 突变型和 1p/19 共缺失	II
间变少突胶质细胞瘤,IDH 突变和 1p/19q 共缺失	III
其他星形胶质细胞瘤	
毛细胞型星形胶质细胞瘤	I
室管膜下巨细胞星形胶质细胞瘤	I
多形性黄色星形胶质细胞瘤	II
间变型多形性黄色星形胶质细胞瘤	III
室管膜肿瘤	
室管膜下瘤	I
黏液乳头型室管膜瘤	I
室管膜瘤	II
室管膜瘤,RELA 融合基因阳性	II 或 III
间变性室管膜瘤	III
其他胶质瘤	
血管中心性胶质瘤	I
第三脑室脊索样胶质瘤	II

（续　表）

肿瘤	级别
脉络丛肿瘤	
脉络丛乳头状瘤	Ⅰ
非典型脉络丛乳头状瘤	Ⅱ
脉络丛癌	Ⅲ
神经元和混合性神经元-胶质肿瘤	
胚胎发育不良性神经上皮瘤	Ⅰ
节细胞瘤	Ⅰ
节细胞胶质瘤	Ⅰ
间变节细胞胶质瘤	Ⅲ
小脑发育不良性节细胞瘤（Lhermitte-Duclos 病）	Ⅰ
婴儿多纤维性星形胶质细胞瘤/节细胞胶质瘤	Ⅰ
乳头状胶质神经元肿瘤	Ⅰ
菊形团形成性胶质神经元肿瘤	Ⅰ
中枢神经细胞瘤	Ⅱ
脑室外中枢神经细胞瘤	Ⅱ
小脑脂肪神经细胞瘤	Ⅱ
松果体区肿瘤	
松果体细胞瘤	Ⅰ
中分化松果体实质肿瘤	Ⅱ 或 Ⅲ
松果体母细胞瘤	Ⅳ
松果体区乳头状肿瘤	Ⅱ 或 Ⅲ
胚胎性肿瘤	
髓母细胞瘤（所有亚型）	Ⅳ
多层菊形团样胚胎性肿瘤，C19MC 改变	Ⅳ
髓上皮瘤	Ⅳ
中枢神经系统胚胎性肿瘤，NOS	Ⅳ
非典型畸胎样/横纹肌样肿瘤	Ⅳ
具有横纹肌样特征的中枢神经系统胚胎性肿瘤	Ⅳ
脑神经和椎旁神经肿瘤	
神经鞘瘤	Ⅰ
神经纤维瘤	Ⅰ
神经束膜瘤	Ⅰ

（续　表）

肿瘤	级别
恶性周围神经鞘瘤（MPNST）	Ⅱ,Ⅲ 或 Ⅳ
脑膜肿瘤	
脑膜瘤	Ⅰ
不典型性脑膜瘤	Ⅱ
间变性（恶性）脑膜瘤	Ⅲ
间叶细胞、非脑膜上皮肿瘤	
孤立性纤维性肿瘤/血管外皮细胞瘤**	Ⅰ,Ⅱ 或 Ⅲ
血管母细胞瘤	Ⅰ
鞍区肿瘤	
颅咽管瘤	Ⅰ
颗粒细胞肿瘤	Ⅰ
垂体细胞瘤	Ⅰ
梭形嗜酸细胞瘤	Ⅰ

** 合并为一类,采用联合术语命名

二、脑胶质瘤

【分级】

见表 1-6-3。

表 1-6-3　胶质瘤分级

级别	特点
Ⅰ级	边界清楚的几种胶质瘤,包括毛细胞型星形细胞瘤,血管中心性胶质瘤,室管膜下巨细胞型星形细胞瘤,黏液乳头型室管膜瘤
Ⅱ级	细胞核的非典型性,一般不出现核分裂象,MIB-1 增殖指数<5%
Ⅲ级	细胞密度增高,具明显的细胞核异形性和分裂象,MIB-1 增殖指数 5%～10%
Ⅳ级	细胞密度增高,明显细胞核异形性,分裂象,微血管增生和（或）坏死,MIB-1 增殖指数>10%

（1）少突胶质细胞瘤和室管膜瘤最高级别为Ⅲ级,在前述Ⅲ级的基础上可以出现微血管增生和（或）坏死,MIB-1 增殖指数>10%

（2）脉络丛肿瘤另有独立的分级标准

【影像学表现】

胶质瘤影像学诊断要点见表 1-6-4。

表 1-6-4　胶质瘤影像学诊断要点

肿瘤种类		影像学特征性表现
低级别胶质瘤（Ⅱ级）	主要指弥漫性星形胶质细胞瘤、少突胶质细胞瘤、少突星形胶质细胞瘤 3 种	弥漫性星形胶质细胞瘤信号相对均匀，T_1WI 低信号，多无强化，T_2WI 和 FLAIR 高信号
	特殊类型还包括：多形性黄色星形细胞瘤（PXA）、第三脑室脊索瘤样胶质瘤和毛黏液样型星形细胞瘤等	少突胶质细胞瘤 MRI 表现同弥漫性星形胶质瘤，但信号不均匀，常有大块状钙化
		PXA 多见于额叶，位置表浅，有多发小囊变、强化显著和邻近脑膜强化是其特征
		第三脑室脊索瘤样胶质瘤位于第三脑室内
		毛黏液样型星形细胞瘤实性为主，常见于鞍上
间变胶质瘤（Ⅲ级）	主要包括间变性星形胶质细胞瘤、间变性少突胶质细胞瘤、间变性少突星形胶质细胞瘤 3 种	当 MRI 考虑的星形细胞瘤或少突细胞瘤出现强化时，提示间变可能性大
Ⅳ级胶质瘤	胶质母细胞瘤 胶质肉瘤	胶质母细胞瘤最主要特征为不规则形周边强化和中央大量坏死，强化外可见脑水肿
		胶质肉瘤依肉瘤或胶质瘤成分优势，分别表现实性不均匀强化肿块或胶母样表现
大脑胶质瘤病	病理上以星形为主，可以为 Ⅱ、Ⅲ 和 Ⅳ 级。诊断依据为病理学 ＋ MRI	MRI 要求累及 2 个脑叶或以上。常见 T_2/FLAIR 弥漫信号异常，或局部脑灰白质增厚。多数无强化，有强化区域提示病理学Ⅲ级或以上
室管膜瘤	主要指Ⅱ级和间变性（Ⅲ型）特殊类型：黏液乳头型室管膜瘤为Ⅰ级	室管膜瘤边界清楚，位于脑室内，信号混杂，出血、坏死、囊变和钙化可并存，瘤体强化常明显
		黏液乳头型室管膜瘤好发于马尾

【影像学评价及结果分类】

1. 影像学评价　推荐使用 RANO 标准评价治疗反应(表 1-6-5)。

表 1-6-5　胶质瘤 RANO 标准

项目	完全缓解(CR)	部分缓解(PR)	稳定(SD)	进展(PD)
T_1 增强	未见	缩小≥50%	变化在−50%~+25%	增加≥25%
T_2/FLAIR	稳定或减小	稳定或减小	稳定或减小	增加*
新增病灶	未见	未见	未见	可见*
皮质激素应用	无需	稳定或减少	稳定或减少	不作为标准
临床表现	稳定或改善	稳定或改善	稳定或改善	恶化*
判断标准所需条件	以上全部	以上全部	以上全部	以上任何一项

含 * 的项目出现任何一项即判为进展

不作为标准:如无临床恶化,单纯皮质激素用量的增加不能判定进展

2. 分级　依据组织学分级推荐检测分子标志见表 1-6-6。

表 1-6-6　依据组织学分级推荐检测分子标志

级别	IDH1/2	MGMT	1p/19q	EGFRvⅢ	TERT	TP53	Ki-67	BRAF
Ⅰ						推荐		推荐
Ⅱ	推荐(与胶质增生鉴别)		推荐(少突*)		推荐(少突*)	推荐	推荐	
Ⅲ	推荐	推荐	推荐		推荐	推荐	推荐	
Ⅳ	推荐(少突**)	推荐	推荐	推荐	推荐	推荐	推荐	推荐

* 少突胶质细胞瘤

** 少突胶质细胞瘤和少突星形细胞瘤

3. 诊断假性进展的影像学方法及其准确性　肿瘤复发、假性进展和远期放射性脑坏死常用鉴别方法见表 1-6-7。

表 1-6-7　肿瘤复发、假性进展和远期放射性脑坏死常用鉴别方法

项目	肿瘤复发	假性进展	远期放射性脑坏死
发生时间	任何时间	多见于放化疗后 3 个月内,少数患者可见于 10 个月内	治疗后数月至数年

（续 表）

项目	肿瘤复发	假性进展	远期放射性脑坏死
临床症状	恶化	不变或恶化	不变或恶化
MRI 增强	多病灶和胼胝体受侵通常是复发	大片的长 T_1 和长 T_2 异常信号灶,内有不规则的强化灶,占位效应显著	MR 增强扫描可见强化。晚期表现为边界清楚的如脑脊液样信号,全脑放疗中颞叶坏死多见
MRI 灌注	通常高灌注	通常低灌注	通常低灌注
MRI 波谱	Cho/NAA, Cho/Cr 较高,常高于 1.71	Cho/NAA,Cho/Cr 较低,常低于 1.71	Cho/NAA,Cho/Cr 较低,常低于 1.71
DWI	高信号	比肿瘤信号低	比肿瘤信号低
葡萄糖 PET	通常高代谢	高代谢或低代谢	通常低代谢
[11]C-methione 和 ^{18}F-FLT 等示踪剂 PET	高代谢	低代谢	低代谢
好发因素	几乎全部复发	RT＋TMZ	RT
发生率	几乎全部	总20％左右,在 RT＋TMZ,特别是 MG-MT 启动子甲基化的患者发生率更高	与剂量有关,在 2％～18％

脑胶质瘤影像学表现见图 1-6-1 至图 1-6-5。

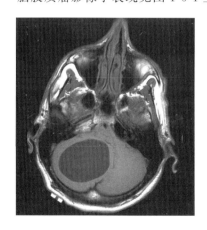

图 1-6-1　右侧小脑半球星形胶质细胞瘤

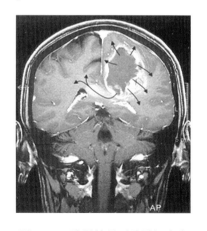

图 1-6-2　弥漫性星形胶质细胞瘤

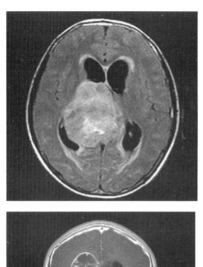

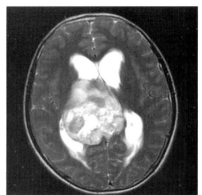

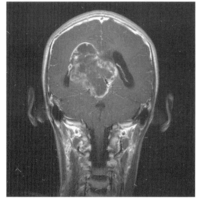

图 1-6-3　右侧顶叶胶质母细胞瘤

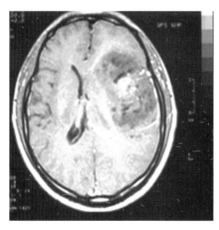

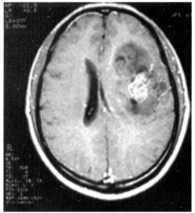

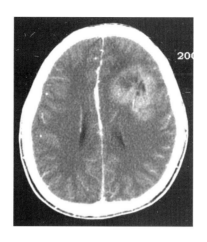

图 1-6-4　少突胶质细胞瘤

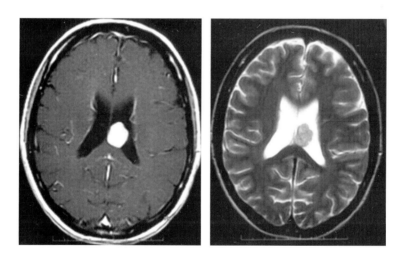

图 1-6-5　室管膜瘤

三、脑膜瘤

【分级】

1. WHO 分级与分型　见表 1-6-8。

表 1-6-8　WHO 定义的脑膜瘤分型与分级(2016)

WHO 分级	WHO 分型	病理特点
Ⅰ级	纤维型	
	上皮型	低有丝分裂率,每 10 个高倍视野下少于 4 个有丝分
	过渡型	裂象;无脑组织侵犯
	砂粒体型	
	血管瘤型	
	分泌型	
	微囊型	
	化生型	
	淋巴细胞丰富型	
	透明细胞型	
	非典型	
Ⅱ级	脊索样型	每10 个高倍视野下 4～19 个有丝分裂象;或者有脑组织侵犯;或者满足以下 5 条中的至少 3 条:①细胞密集;②有高的核/浆比的小细胞成分;③核仁明显而突触;④典型结构消失,呈弥漫状或片状生长;⑤区域性或地图样坏死
Ⅲ级	乳头样型	
	间变型	每 10 个高倍视野下超过 20 个有丝分裂象
	横纹肌样型	

2. 脑膜瘤切除程度的 Simpson 分级

Ⅰ级:肿瘤全切除并切除肿瘤累及的硬膜和颅骨。

Ⅱ级:肿瘤全切除并用激光或电灼肿瘤附着硬膜。

Ⅲ级:肿瘤全切除,肿瘤附着的硬膜或硬膜外的浸润没有任何处理。

Ⅳ级:部分切除肿瘤。

Ⅴ级:活检。

注:有学者通过临床和基础观察提出 Simpson 0 级切除,切除受累硬膜周围 2cm 的正常硬膜。

3. 影像分级　脑膜瘤影像分级及特征性表现见表 1-6-9。

表 1-6-9　脑膜瘤影像分级及特征性表现

肿瘤种类	影像学特征性表现
脑膜瘤（Ⅰ级）	宽基底的、附着于硬脑膜的颅内脑实质外占位；＞90％呈均匀的、浓烈的强化
	CT：高密度（70％～75％）、等密度（25％）、低密度（1％～5％）；颅骨肥厚、皮质不规则、血管标记物增加；钙化（20％～25％）；坏死、囊变常见，出血罕见
	MRI：在脑组织和肿瘤间见脑脊液/血管"裂隙""硬膜尾征"（30％～80％）；采用 PWI MRI 进行肿瘤分级
不典型脑膜瘤（Ⅱ级）	CT"三联征"：颅外肿块、骨质溶解，颅内肿瘤
恶性脑膜瘤（Ⅲ级）	MRI：以硬脑膜为基底的局灶性浸润性病变伴坏死区，显著脑水肿；肿瘤边界不清；肿瘤血管翳显著地从肿瘤向外延伸；显著瘤周水肿；DWI、ADC 与组织学上细胞密度相关

脑膜瘤影像学表现见图 1-6-6 至图 1-6-14。

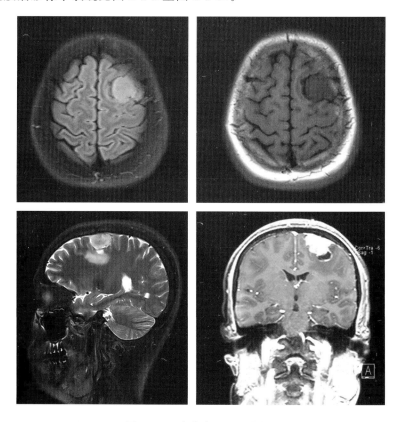

图 1-6-6　脑膜瘤（WHO Ⅰ级）

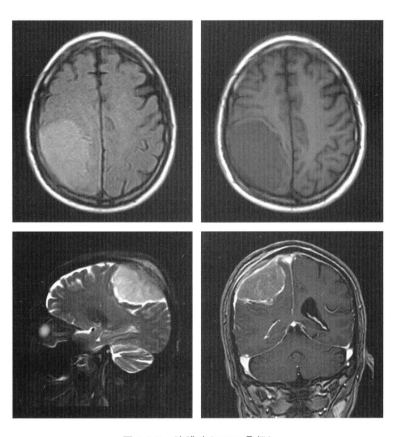

图 1-6-7 脑膜瘤（WHO Ⅱ级）

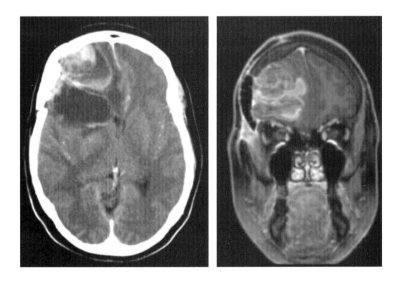

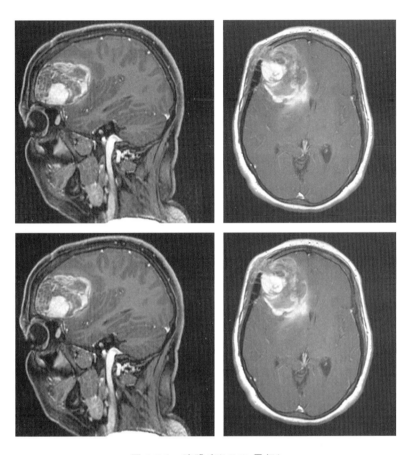

图 1-6-8 脑膜瘤（WHO Ⅲ级）

引自：A. Herbst et al. WHO Grade Ⅲ Anaplastic Meningioma Metastasizing to the Parotid Gland and the Lungs：Case Report and Review of the Literature. J Neurol Surg A，2013，74：197-202.

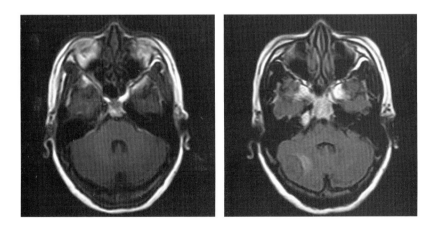

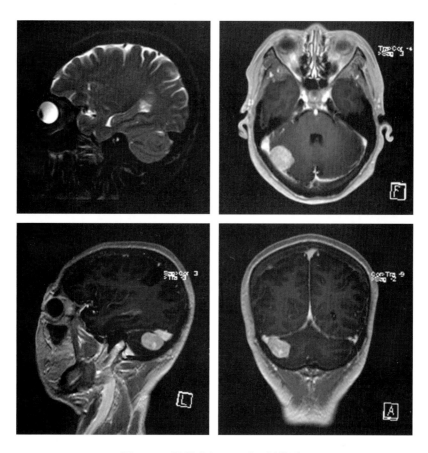

图 1-6-9 脑膜瘤(WHO I 级,纤维型)

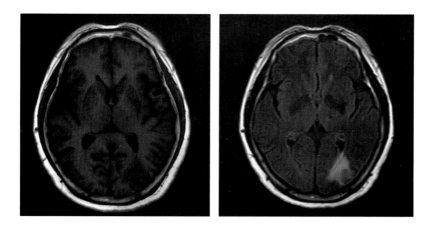

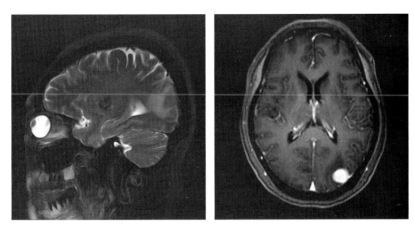

图 1-6-10 脑膜瘤(WHO I 级,砂粒体型)

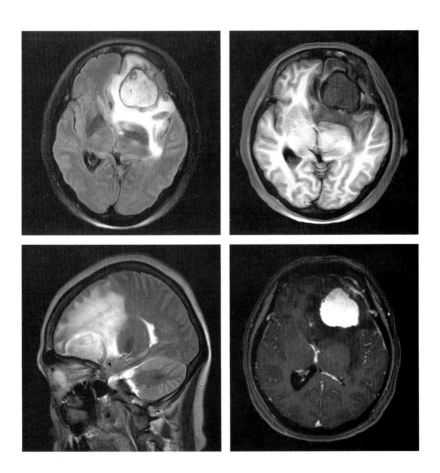

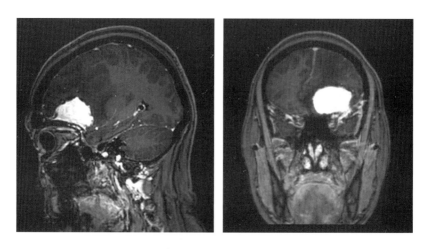

图 1-6-11 脑膜瘤(WHO I 级,上皮型)

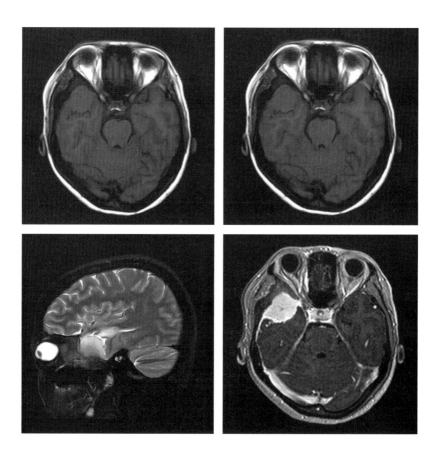

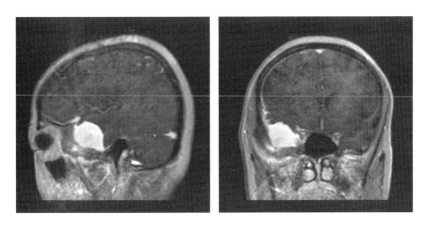

图 1-6-12　脑膜瘤(WHO I 级,过渡型)

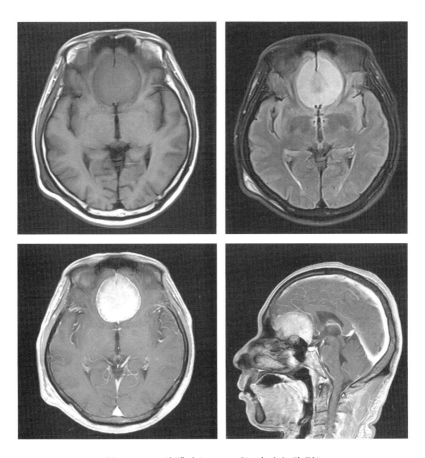

图 1-6-13　脑膜瘤(WHO I 级,内皮细胞型)

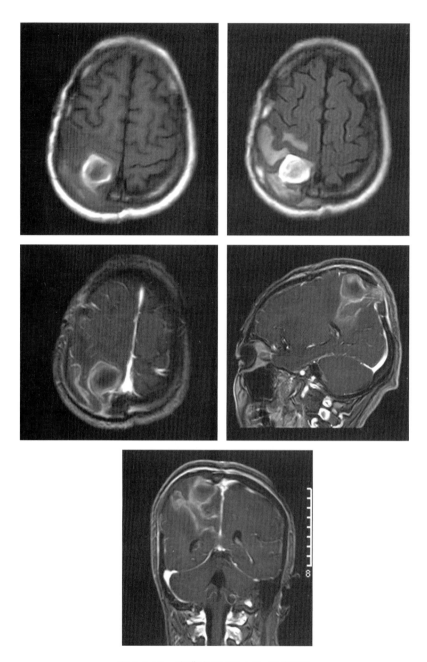

图 1-6-14 脑膜瘤(WHO I 级,微囊型)

【诊断要点】

典型脑膜瘤的诊断并不困难,中老年女性发生于大脑凸面的实质性肿块,具有脑外占位的征象,伴有明显强化时要首先考虑。脑膜瘤发病率高,发病部位多,表现多样,尤其是间变性脑膜瘤、囊性脑膜瘤等表现不典型,出现坏死、出血和囊变时诊断困难。MRS 和 PWI 检查具有一定诊断价值。

【鉴别诊断】

典型脑膜瘤的诊断不难,但需与血管外皮瘤相鉴别。脑室内脑膜瘤需与室管膜瘤、脉络丛乳头状瘤、转移瘤相鉴别;扁平型脑膜瘤需与脑膜淋巴瘤、转移瘤相鉴别;桥小脑角脑膜瘤需与听神经瘤相鉴别;囊性脑膜瘤、间变性脑膜瘤需与胶质瘤、转移瘤相鉴别。

密切结合病史及采用 MRS 等技术可以帮助诊断,鉴别困难时,定向活检是确诊唯一途径。

四、脉络丛肿瘤

【分类】

脉络丛肿瘤分类与影像、病理特征见表 1-6-10。

表 1-6-10　脉络丛肿瘤分类与影像、病理特征

肿瘤分类	影像特点	病理特点
典型脉络丛乳头状瘤(Ⅰ级)	见于儿童,脑室内分叶状肿块,伴显著强化;肿瘤的发生和正常脉络丛数量有关;脉络丛动脉扩张供应侧脑室(三角区)的脉络丛乳头状瘤;脑积水常见	
非典型脉络丛乳头状瘤(Ⅱ级)	儿童脑室内显著强化的分叶状肿块;可见出血和坏死;瘤内血管流空影常见;脑积水常见影像学不能可靠地和脉络丛乳头状瘤或脉络丛癌相鉴别	每10 个高倍镜视野可见≥2 个有丝分裂象:①是区分Ⅰ级和Ⅱ级的唯一镜下标准;②是复发增加相关的最重要因素 非典型特征增加:高细胞密度,细胞核多形性,坏死,实性生长 可表现 Ki-67 和 MIB-1 增殖指数升高
脉络丛癌(Ⅲ级)	5 岁以下,影像学发现可强化的脑室内肿块和室管膜浸润,伴或不伴显著的流空;非对称性脑室周围白质水肿提示浸润 MR 可能难以区分乳头状瘤和脉络丛癌;信号不均匀,脑实质浸润和脑脊液播散提示脉络丛癌 术前行脊髓影像检查重要	细胞密度高,细胞多形性,有丝分裂活跃 ①坏死、出血、微钙化;②脑实质浸润常见 Li-Fraumeni 和 Aicardi 综合征发病率增加

脉络丛乳头状瘤影像学表现见图 1-6-15。

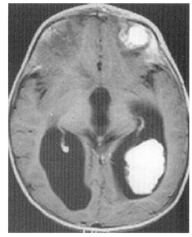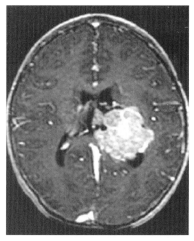

图 1-6-15　脉络丛乳头状瘤

【诊断要点】

典型表现为脑室内等或略高密度分叶状肿块，T_1WI 呈等或低信号，T_2WI 呈等或高信号，瘤内可见点状钙化。增强扫描后显著强化伴交通性脑积水。可发现脑脊液播散转移灶。

【鉴别诊断】

1. 脑室内脑膜瘤　好发于成年女性，肿瘤轮廓光整，呈圆形或椭圆形，不伴脑积水。

2. 室管膜瘤　儿童好发于幕下，成人则好发于侧脑室。发生于侧脑室者常见囊变，位于第四脑室者钙化明显。增强后其强化程度远不如脉络丛肿瘤明显。

3. 髓母细胞瘤　为儿童颅后窝最常见肿瘤，好发于小脑蚓部，典型者为小囊大结节强化。

4. 血管母细胞瘤　好发于成人，位于脑室内者罕见，典型表现为大囊小壁结节强化。

5. 室管膜下巨细胞星形细胞瘤　孟氏孔区强化结节，以肿瘤内及脑室壁的斑块状钙化为特征。

五、颅咽管瘤

【分型】

1. 病理分型　成釉上皮型、鳞状乳头型。

2. QST 分型　基于起源位置和周边膜性结构。

(1)Q 型:起源于鞍膈下,为鞍内、鞍内-鞍上型,可经颅或经蝶进行手术。

(2)S 型:起源于垂体柄蛛网膜袖套内,为鞍上室外型,可经颅或经蝶进行手术。

(3)T 型:起源于结节漏斗部,为结节漏斗型,建议选择经颅或经颅经脑入路,部分叫选择经蝶入路。

【分级】

术后影像学评估分级见表 1-6-11。

表 1-6-11　颅咽管瘤手术后影像学评估

	术后 CT 分级	手术方式	术后 MRI 分级
1 级	正常 CT	全切除	正常 MR1
2 级	残留微小钙化斑		
3 级	残留小钙化块	次全切除	小强化病变,无占位效应
4 级	小强化病变,无占位效应		
5 级	显著强化病变,有占位效应	部分切除	显著强化病变,有占位效应

影像学复查时间在早期建议术后 3 天以内,否则建议术后 3 个月复查,防止术后在术区因炎性反应导致的强化表现干扰手术效果的评估

【影像学表现】

1. X 线表现　X 线平片常显示鞍区钙化,蝶鞍异常(床突消失、扩大等)和颅高压征象等。脑血管造影可见鞍上占位病变,使颈内动脉床突上段伸直抬高,脉络膜前动脉脑池段及后交通动脉水平段常上移。

2. CT 表现　平扫肿瘤以囊性和部分囊性为多,形态呈圆形或类圆形,少数为分叶状。CT 值变化范围大,含胆固醇多则 CT 值低,相反含钙质或蛋白质多则 CT 值高。多数肿瘤的实体部分与囊壁可见钙化。钙化形态不一,可呈沿囊壁的壳状钙化,实体肿瘤内钙化则为点状或不规则形,亦可为堆积至栗子大的团块钙化。增强扫描约 2/3 肿瘤发生强化,实性部分可呈均匀或不均匀强化,囊壁则呈环状强化。一般无脑水肿,室间孔阻塞则出现脑积水。

3. MRI 表现　颅咽管瘤的信号强度复杂:T_1WI 可以是高、等、低或混杂信号,这与病灶内的蛋白质、胆固醇、正铁血红蛋白、钙质的含量多少有关;T_2WI 以高信号多见,但钙化可为低信号。实性肿瘤,T_1WI 为等信号,T_2WI 为高信号。注射 Gd-DTPA 后,在 T_1WI 上肿瘤实质部分呈现均匀或不均匀强化,囊壁呈壳状增强。其他占位征象与 CT 相似。

颅咽管瘤影像学表现见图 1-6-16。

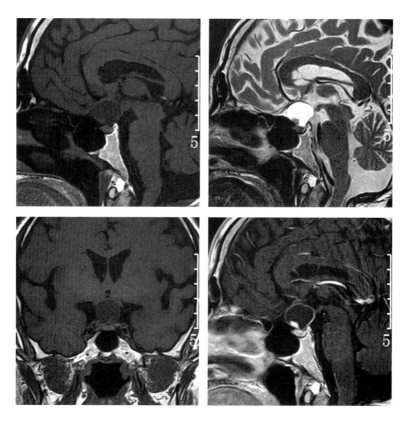

图 1-6-16　颅咽管瘤

【诊断要点】

1. 有两个发病高峰,儿童发病高峰年龄为 5—15 岁,成人发病高峰年龄为 45—60 岁;小儿颅咽管瘤常见类型为牙釉质型,多呈囊性;成人颅咽管瘤常见类型为乳头型,实性较多见。

2. 鞍上是颅咽管瘤的好发部位,约占 75%。

3. CT 显示肿瘤蛋壳样钙化;儿童颅咽管瘤钙化高达 80% 以上,钙化形态多种多样,可呈壳状、点状、斑片状、不规则团块状。颅咽管瘤有 3 个 80%:约 80% 是囊性,约 80% 有钙化,约 80% 有强化。

4. T_1WI 囊液可呈高信号,与其内含有蛋白或出血有关,肿瘤实质部分及囊壁强化。

【鉴别诊断】

颅咽管瘤鉴别诊断见表 1-6-12。

表 1-6-12　颅咽管瘤鉴别诊断

项目	垂体腺瘤	颅咽管瘤	脑膜瘤	鞍区动脉瘤
年龄	20—50 岁	5—15 岁、40—60 岁	40—60 岁	40—70 岁
临床特点	视物障碍,肢端肥大或巨人症,泌乳闭经	视野缺损,尿崩症,性早熟	视物障碍,眶尖及海绵窦综合征	视物障碍,破裂后蛛网膜下腔出血
部位	鞍内-鞍上,可侵犯鞍旁、鞍底、斜坡	鞍上最常见,其次为鞍内-鞍上,少数为异位	鞍结节与蝶骨平台	鞍旁及向鞍内、鞍上扩展
形态	典型呈"8"字形	类圆形,囊变者为囊实性	扁平状,宽基底附着于脑膜	圆形或囊袋状
蝶鞍及骨质改变	蝶鞍气球样扩大,鞍底下陷	蝶鞍扩大,鞍背吸收	骨质增生或侵蚀	有时可见蝶鞍增大及鞍背吸收
密度	等密度或稍高密度,囊变者不均匀	长不均匀,少数为均匀低密度	均匀稍高密度	较高密度
钙化	少见	90%,壳状及颗粒状	点状或结节状	弧形、蛋壳状、分层状
囊变	较大者常见	常见	无	无
海绵窦与颈动脉	可被包绕	无侵犯	少数可包绕	与颈动脉相通
脑膜尾征	少数见细小尾征	无	粗大脑膜尾征	无
增强特点	明显强化,囊变者强化不均匀	环状或结节状强化	明显及均匀强化	均匀强化

第七节　其他颅脑疾病诊断与分型

一、脑白质病变

指多种疾病引起脑脱髓鞘改变的总称。

【分类】

见表 1-7-1。

表 1-7-1 脑白质病变分类

自身免疫性脑白质脱髓鞘疾病

多相	多发性硬化（MS）
	MS 相关性疾病与变异类型：瘤样脱髓鞘疾病（TDLs）、Balo 同心圆硬化、Marburg 病、Schilder 疾病和视神经脊髓炎（NMO）
单相	急性播散性脑脊髓炎（ADEM）
	急性出血性脑脊髓炎（AHL）

感染性脑白质脱髓鞘疾病

多灶型	Lyme 病
融合片状型	进行性多灶性脑白质病（PML）
	艾滋病脑病（HIV encephalopathy）

血管源性白质疾病

小血管硬化（脑小血管病）		
脑淀粉样脑血管病		
遗传性血管病	伴皮质下梗死的常染色体显性遗传性白质脑病（CADASIL）	
	线粒体脑肌病	
	Fabry 病	
	乳酸中毒	
	卒中样发作	
炎性血管病	中枢神经系统原发性血管炎（PACNS）	
	Susac 综合征	
	狼疮脑病	
	白塞病	
	干燥综合征	
静脉胶原性疾病		
其他继发性中枢神经系统血管炎	大动脉炎	巨细胞性动脉炎、大动脉炎
	中动脉炎	结节性多动脉炎、川崎病
	小动脉炎	韦格纳肉芽肿、显微镜下多动脉炎、过敏性紫癜等导致的免疫复合物沉积

中毒代谢性脑白质脱髓鞘疾病

渗透性髓鞘溶解症	
治疗相关性脑白质病	
后部可逆性脑病综合征	

（续　表）

乙醇相关性脑病	原发性胼胝体变性
毒品吸入性脑白质病	
迟发性缺血缺氧性脑病	
CO 中毒性脑病	
亚急性脊髓联合变性	
Wernick 脑病	

（一）多发性硬化

多发性硬化（multiple sclerosis，MS）又称播散性硬化，为常见脑白质病，是以病灶多发，病程缓解与复发为特征的中枢神经系统脱髓鞘疾病。好发于中青年，女性稍多；我国的 MS 以白质软化坏死为主，一般起病快，病程短，症状重。

【分型】

临床分型：复发缓解型、原发进展型、进展复发型、其他型（良性型 MS，恶性型 MS）。

【分期】

急性期、稳定期、恢复期。

【影像学表现】

空间多发性指 CNS5 个部位中（脑室周围、幕下、脊髓、视神经和皮质/近皮质）至少两个部分受累；时间多发性指与基线 MRI 相比较，出现至少 1 个新的 T_2 或钆强化病灶；或在任一时间点同时出现钆强化和不强化病灶；原发进展型多发性硬化空间多发性：颅脑空间多发性，至少 1 个病灶位于 CNS 特异性部位（脑室周、近皮质、幕下）；脊髓空间多发性，至少 2 个脊髓病灶；脑脊液检查阳性，以上 3 条中至少两条。

脑部空间多发性影像表现见图 1-7-1 和图 1-7-2。

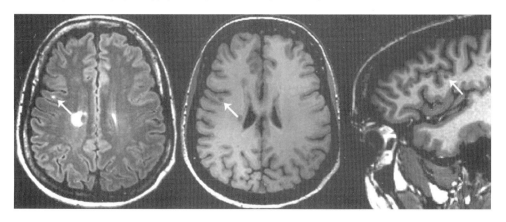

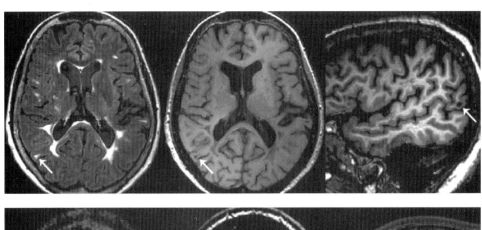

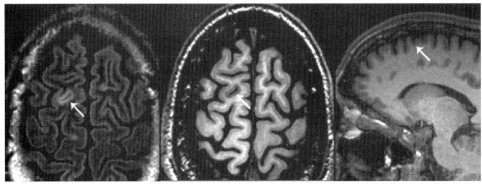

图 1-7-1 皮质及皮层下点片状病灶(白箭)

图片引自：Massimo，et al. MRI criteria for the diagnosis of multiple sclerosis：MAGNIMS consensus guidelines. Lancet Neurol，2016，15(3)：292-303.

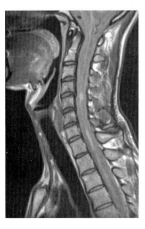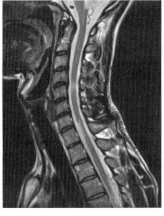

图 1-7-2 脊髓空间多发性

引自：Filippi M，et al. MRI criteria for the diagnosis of multiple sclerosis：MAGNIMS consensus guidelines. Lancet Neurol，2016 Mar，15(3)：292-303.

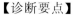

【诊断要点】

1. 常累及神经系统多个部位。

2. CT 平扫双侧侧脑室周围尤以侧脑室前角、后角周围多发低密度斑,病灶新旧不一,MRI T_2WI 呈高信号。

3. 大部分无占位征象。

4. 增强扫描急性期可有强化。

【鉴别诊断】

包括免疫相关脑脊髓炎、转移性肿瘤、多发性胶质瘤、脑白质疏松症、多发性脑梗死、脑炎、肾上腺脑白质营养不良、放化疗反应及结节病等。

(二)视神经脊髓炎

【影像学表现】

视神经脊髓炎临床表现及影像特征见表 1-7-2。

表 1-7-2 视神经脊髓炎及影像特征

疾病	临床表现	MRI 影像特征
视神经炎	可为单眼、双眼同时或相继发病。多起病急,进展迅速。视力多显著下降,甚至失明,多伴有眼痛,也可发生严重视野缺损。部分病例治疗效果不佳,残余视力<0.1	更易累及视神经后段及视交叉,病变节段可大于 1/2 视神经长度。急性期可表现为视神经增粗、强化,部分伴有视神经鞘强化等。慢性期可以表现为视神经萎缩,形成双轨征
急性脊髓炎	多起病急,症状重,急性期多表现为严重的截瘫或四肢瘫,尿、便障碍,脊髓损害平面,常伴有根性疼痛或 Lhermitte 征,高颈髓病变严重者可累及呼吸肌导致呼吸衰竭。恢复期较易发生阵发性痛性或非痛性痉挛、长时期瘙痒、顽固性疼痛等	脊髓病变多较长,纵向延伸的脊髓长节段横贯性损害是 NMOSD 最具特征性的影像表现,矢状位多表现连续病变,其纵向延伸往往超过 3 个椎体节段以上,少数病例可纵贯全脊髓,颈髓病变可向上与延髓最后区病变相连。轴位病变多累及中央灰质和部分白质,呈圆形或 H 型,脊髓后索易受累。急性期,病变可以出现明显肿胀,呈长 T_1 长 T_2 表现,增强后部呈亮斑样或斑片样、线样强化,相应脊膜亦可强化。慢性恢复期:可见脊髓萎缩、空洞,长节段病变可转变为间断、不连续长 T_2 信号。少数脊髓病变首次发作可以小于 2 个椎体节段,急性期多表现为明显肿胀及强化

（续　表）

疾病	临床表现	MRI 影像特征
延髓最后区综合征	可为单一首发症候。表现为顽固性呃逆、恶心、呕吐，不能用其他原因解释	延髓背侧为主，主要累及最后区域，呈片状或线状长 T_2 信号，可与颈髓病变相连
急性脑干综合征	头晕、复视、共济失调等，部分病变无明显临床表现	脑干背盖部、四脑室周边、弥漫性病变
急性间脑综合征	嗜睡、发作性睡病样表现、低钠血症、体温调节异常等。部分病变无明显临床表现	位于丘脑、下丘脑、三脑室周边弥漫性病变
大脑综合征	意识水平下降、认知语言等高级皮层功能减退、头痛等，部分病变无明显临床表现	不符合典型 MS 影像特征，幕上部分病变体积较大，呈弥漫云雾状，无边界，通常不强化。可以出现散在点状、泼墨状病变。胼胝体病变多较为弥漫，纵向可大于 1/2 胼胝体长度。部分病变可沿基底节、内囊后肢、大脑脚锥体束走行，呈长 T_2、高 FLAIR 信号。少部分病变亦可表现为类急性播散性脑脊髓炎、肿瘤样脱髓鞘或可逆性后部脑病样特征

视神经脊髓炎影像特征见图 1-7-3 至图 1-7-5。

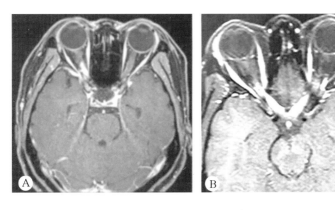

图 1-7-3　视神经炎

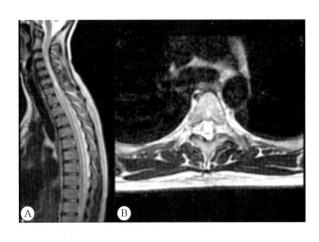

图 1-7-4　急性脊髓炎

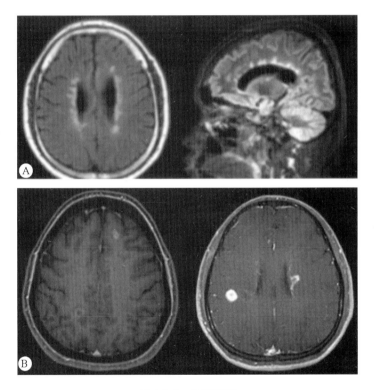

图 1-7-5　脑部病变

(三)脑小血管病

【分类】

病因分类:小动脉硬化或年龄和血管危险因素相关性小血管病、散发性或遗传性脑淀粉样血管病、其他遗传性小血管病、炎性或免疫介导性小血管病、静脉胶原化疾病和其他脑小血管病。

【影像学表现】

包含六种影像学标志:近期皮质下小梗死,假定血管源性的腔隙灶,假定血管源性的白质高信号,血管周围间隙,脑微出血,脑萎缩。

1. 近期皮质下小梗死 轴位切面显示急性期梗死直径<20mm,冠状位或矢状位可以>20mm。DWI对很小的病变也非常敏感,病灶直径没有下限。

2. 假定血管源性的腔隙灶 圆形或卵圆形,直径为3~15mm,分布于皮质下,充满与脑脊液相同的信号,与穿支动脉供血区陈旧梗死或者出血相关。在T_2-FLAIR表现为中心脑脊液样低信号,周边绕以高信号环。

3. 假定血管源性的白质高信号 脑白质异常信号,病变范围可以大小不等,在T_2WI或T_2-FLAIR序列上呈高信号,T_1WI呈等信号或低信号,取决于序列参数和病变的严重程度,其内无空腔,与脑脊液信号不同。

4. 血管周围间隙 血管周围间隙在所有序列上的信号与脑脊液相同。成像平面与血管走行平行时呈线形,与血管走行垂直时呈圆形或卵圆形,直径通常<3mm。可穿过半球白质向心性走行,中脑、小脑罕见。在基底节下部最为明显,局部扩大,甚至可达10~20mm,引起占位效应。

5. 脑微出血 在T_2^*GRE和其他对磁化效应敏感的序列显示出以下变化:①小圆形或卵圆形、边界清楚、均质性、信号缺失灶;②直径2~5 mm,最大不超过10 mm;③病灶为脑实质围绕;④T_2^*GRE序列上显示高光溢出(blooming)效应;⑤相应部位的T_1、T_2序列上没有显示出高信号;⑥与其他类似情况相鉴别,如铁或钙沉积、骨头、血管流空等;⑦排除外伤弥漫性轴索损伤。

6. 脑萎缩 脑体积减小,但与特定的、大体局灶性损伤,如外伤和脑梗死无关。

脑小血管病影像学表现见图1-7-6。

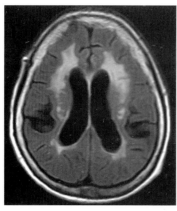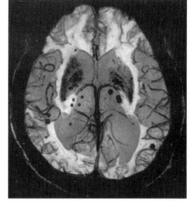

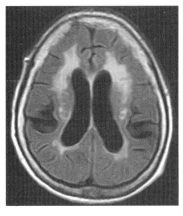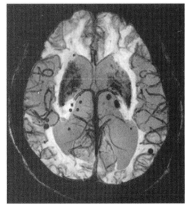

图 1-7-6　脑小血管病

【诊断要点】

1. 好发于中老年患者,常有吸烟、高血压、糖尿病、酗酒等危险因素。

2. 主要临床表现为腔隙性梗死、认知功能下降和精神情感异常,以及步态异常和尿便障碍。

3. 影像学表现为腔隙性梗死、新旧不等的皮层小梗死、脑白质病变、微出血、血管周围间隙扩大、脑萎缩多种影像表现共存的中老年患者。

【鉴别诊断】

1. Binswanger 病　MRI 表现为侧脑室前后角及体部周围呈对称性月晕状长 T_1 长 T_2 异常信号;可伴有多发腔隙性梗死、脑出血残腔、脑室扩大、脑萎缩。

2. 小血管性帕金森综合征　慢性隐匿起病,多以双侧下肢少动/姿态不稳、步态障碍表现,MRI 表现为脑萎缩、白质疏松、基底核多发腔梗。

3. 脑淀粉样血管病　平均发生年龄 69.5 岁,常伴有 Alzheimer 病或卒中后急性痴呆;影像上表现为非外伤性、非高血压性皮质、皮质下脑出血;卒中发作反复。

(四)中枢神经系统原发性血管炎

【分型】

1. 病理分型　肉芽肿性血管炎、淋巴细胞性血管炎、坏死性血管炎、β 淀粉样蛋白相关性脑血管炎(ABRA)。

2. 临床分型　见表 1-7-3。

表 1-7-3　中枢神经系统原发性血管炎(PACNS)临床分型

造影阳性型(中、大血管受累)		
根据受累血管大小分亚型	近端血管受累型	颈内动脉、椎动脉、基底动脉、大脑前中后动脉近端
	远端受累型	颅内动脉及次级分支或更小血管
造影阴性型(小血管受累)		
依据临床表现和组织病理的　　不同分型	肉芽肿性 PACNS	
	淋巴细胞性 PACNS	
	ABRA 型	
脊髓型		

【影像学表现】

1. 同时累及皮层和皮层下的多发梗死:此种情况在 PACNS 中较常见,可呈中血管或其分支供血区梗死,也可表现为小动脉型梗死,常见部位依次为皮层下白质、深部灰质、深部白质、皮层,呈 T_2、FLAIR 高信号。

2. 进行性融合的白质病灶,此表现易被误诊为脱髓鞘疾病。

3. DWI 多发高信号,可见于 PACNS 急性期。

4. 脑实质内大小血肿。

5. 脑实质多发微出血:梯度回旋 MRI SWI 可表现为无症状的多发斑点状微出血灶,结合其他序列的多发缺血证据,更利于诊断 PACNS。

6. 脑实质多发小的强化病灶。

7. 单发或多发大块强化病灶,可伴水肿、小血管强化,易被误诊为肿瘤。

8. 血管周围间隙扩大伴强化。

9. 软脑膜的强化病灶。

PACNS(小血管受累型)影像学表现见图 1-7-7。

PACNS(大血管受累型)影像学表现见图 1-7-8。

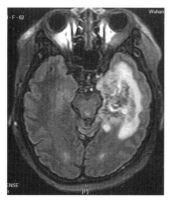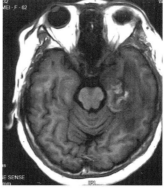

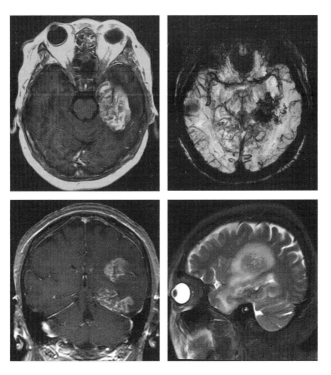

图 1-7-7　PACNS(小血管受累型)

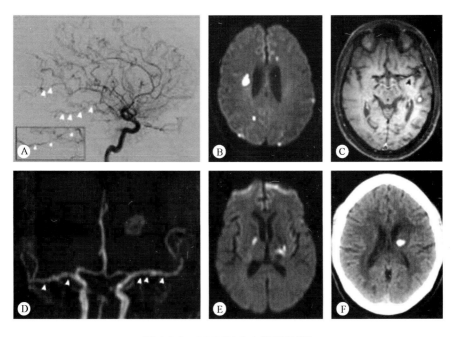

图 1-7-8　PACNS(大血管受累型)

(五)瘤样脱髓鞘病变(TDLs)

【分型】

影像学分型:弥漫浸润样病灶,环样病灶,大囊样病灶。

【分期】

TDLs 的分期 MRI 特征与病理表现见表 1-7-4。

表 1-7-4　TDLs MRI 特征与病理表现

分期	起病时间	MRI 增强扫描病灶形态	病理学改变
急性期	≤3 周	以斑片状/结节状强化为主	显著炎性反应髓鞘大量脱失,轴索损伤
亚急性期	4~6 周	逐步演变为开环、闭合环样、花环样,同时合并斑片样	病灶边缘清晰,轴索相对保留,含髓鞘降解物的巨噬细胞呈放射状聚集在病灶边缘
慢性期	≥7 周	除仍可表现为开环或闭合环形,原有增强信号逐渐变淡呈斑片状或消失	病灶髓鞘部分再生。病灶中心为非活动性者,炎性细胞数很少,周围环绕巨噬细胞和小胶质细胞,但这些细胞内几乎不含有髓鞘降解物

【影像学表现】

急性期与亚急性期 TDLs 影像学表现见图 1-7-9 和图 1-7-10。

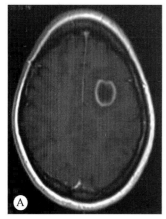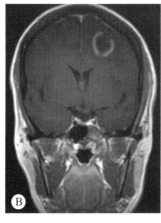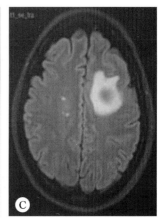

图 1-7-9　急性期 TDLs

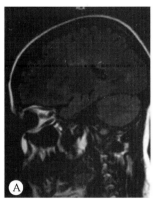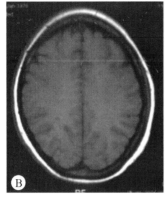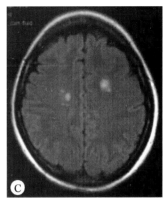

图 1-7-10　亚急性期 TDLs

二、神经系统退行性疾病

多系统萎缩(multiple system atrophy，MSA)

【分型】

1. 橄榄脑桥小脑萎缩、黑质纹状体变性和 Shy-Drager 综合征。

2. Gilman 分型(1998)：MSA-P 亚型和 MSA-C 亚型。

【影像学表现】

1. 结构影像学　MRI 表现为壳核、小脑、脑桥萎缩。T_2WI 脑桥十字形增高影(十字征)、壳核尾部低信号伴外侧缘裂隙状高信号(裂隙征)为 MSA 相对特异的影像学表现。T_2WI 可见壳核背外侧缘条带状弧形高信号、脑桥基底部十字征和小脑中脚高信号。

2. 功能影像学　^{18}F-FDG PET 可显示壳核、脑干或小脑的低代谢。

DWI 对 MSA 具有较高的特异性和敏感性，其 ADC 值可作为诊断 MSA 并区分其亚型的有效指标，MSA-P 患者壳核区域 ADC 值明显升高，而 MSA-C 患者小脑和小脑中脚区域 ADC 值明显增高。

多系统萎缩 MSA-C 型、多系统萎缩 MSA-P 型影像学表现见图 1-7-11 和图 1-7-12。

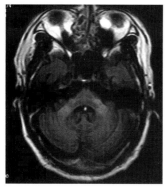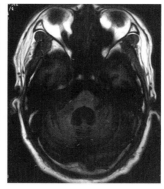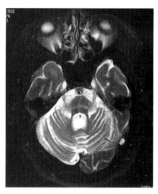

图 1-7-11 多系统萎缩 MSA-C 型

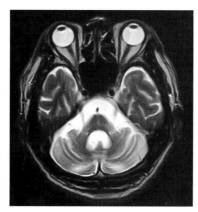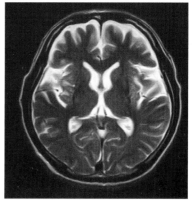

图 1-7-12 多系统萎缩 MSA-P 型

引自：Ueda M et al. Therapeutic response to pramipexole in a patient with multiple system atrophy with predominant parkinsonism：positron emission tomography and pharmacokinetic assessments. Intern Med，2013，52(15)：1731-1735.

三、遗传性疾病

【分型】

1. 线粒体脑肌病分型 线粒体脑肌病伴高乳酸血症及卒中样发作（MELAS），肌阵挛性癫痫伴破碎红纤维（MERRF），Kearns-Sayre 综合征（KSS），线粒体神经胃肠脑肌病（MNGIE）。

2. 脑组织铁沉积神经变性病（NBIA）分型 泛酸激酶相关性神经变性病（PKAN），非钙依赖型磷脂酶 A2 相关性神经变性病（PLAN），线粒体膜蛋白相关性神经变性病(MPAN),β螺旋蛋白相关性神经变性病(BPAN)。

【影像学表现】

MELAS,急性卒中样发作的头颅 MRI 可表现为弥散加权成像 DWI 高信号,以及在 T₂WI 和液体衰减反转恢复(FLAIR)序列上相应的高信号。ADC 图表现可为高信号、低信号或混杂信号,提示细胞毒性水肿(低 ADC)和血管源性水肿(高 ADC)同时存在。MRS 检测乳酸峰。

MELAS MRI 影像学表现见图 1-7-13。

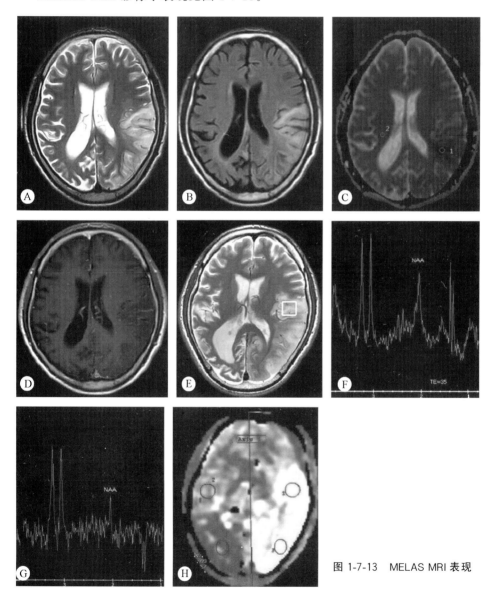

图 1-7-13　MELAS MRI 表现

第2章 脊髓

第一节 脊髓大体解剖定位

脊髓大体解剖定位见表2-1-1。

表 2-1-1 脊髓大体解剖定位

脊髓节段	平对椎体序数
C1-C4	同序数椎骨
C5-T4	同序数椎骨－1
T5-T8	同序数椎骨－2
T9-T12	同序数椎骨－3
L1-L5	第10-12胸椎
S1-S5 Co1	第1腰椎

第二节 脊髓先天疾病诊断与分型

【分类】

脊髓先天疾病分型见表2-2-1。

表 2-2-1 脊髓先天疾病分型

疾病名称	定义	Ⅰ型	Ⅱ型	Ⅲ型	Ⅳ型
脊髓拴系综合征	先天性慢性脊髓牵拉损伤性疾病,属于脊柱闭合不全疾病	圆锥比椎体正常位置低一个节段	终丝明显增粗,直径达2mm,并有脂肪沉积或脂肪瘤形成	圆锥达 L_5 水平,骶段脊髓变细	
脊髓空洞症	脊髓内形成管状空腔以及胶质增生,好发于颈部脊髓	交通性(与蛛网膜下隙或脑室相通)	非交通性(不与蛛网膜下隙或脑室相通)		

（续　表）

疾病名称	定义	Ⅰ型	Ⅱ型	Ⅲ型	Ⅳ型
Chiari 畸形	小脑扁桃体下疝 畸形	小脑扁桃体下 移,疝入颈椎 椎管大于 5mm,常并发 脊髓空洞症	小脑扁桃体疝入 颈椎椎管,有 颅骨、硬膜、脑 实质、脑池 变化	Ⅰ型＋脑膜 膨出	罕见,常伴 小脑发 育不全

【影像学表现】

脊髓拴系,磁共振为最佳检查手段,主要表现脊髓低位(低于第 2 腰椎水平)和终丝增粗(大于 2mm),常伴有脂肪瘤和脊膜膨出,少数表现为脊髓低位而无终丝增粗或终丝增粗而位置正常。行 CT 检查横断像上对终丝径线进行测量,10%～15%圆锥被拉长、变形,与终丝在矢状像上区分困难,因为圆锥有神经根发出,而终丝没有,利用轴位像上这一特点,有助于两者的诊断,有的增粗终丝中可见脂肪信号,为纤维脂肪瘤(图 2-2-1)。

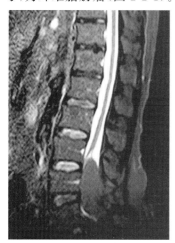
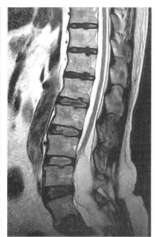
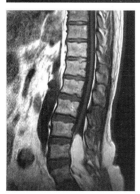
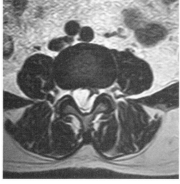

图 2-2-1　脊髓拴系合并脂肪瘤

脊髓圆锥低于第 3 腰椎,腰骶管内合并脂肪瘤

第三节　脊髓肿瘤诊断与分型

【分类】

脊柱肿瘤的分类与影像特点见表 2-3-1。

表 2-3-1　脊柱肿瘤的分类与影像特点

肿瘤种类		影像特点
室管膜瘤	多见于成年人,绝大多数良性,膨胀性生长,好发于腰骶段脊髓及终丝	肿瘤呈长 T_1、T_2 信号,可囊变及周边脊髓空洞形成,瘤周水肿与瘤体不易分辨。增强扫描实质部分明显强化
星型细胞瘤	多见儿童与青少年,好发于颈、胸段	沿纵轴生长,脊髓增粗变形,肿瘤内常伴囊变与继发空洞。增强扫描肿瘤呈不同程度强化,低度恶性肿瘤可暂时不强化,于延时扫描后强化。高度恶性者实质部分强化明显
血管母细胞瘤	髓内肿瘤的 1%～3%,良性,起源于内皮细胞,有丰富的毛细血管网。常发于颈、胸髓,成年人多见	均一明显强化,常合并广泛脊髓水肿或空洞。肿瘤附近可见低信号的流空血管信号。在 T_1 加权像上表现为中心低周边为环状高信号的"环征"
脊髓转移瘤	经血行转移、脑脊液或软脊膜种植	单发或多发,周围常见广泛水肿,增强扫描呈环状、结节状或不均匀强化。肿瘤与水肿间隙清晰,好发于脊髓圆锥部

【分期】

1. Tomita 分期系统　见图 2-3-1 和图 2-3-2。
2. Tomita 分期中的脊柱肿瘤分型　见图 2-3-3。

R
L
7
6
8
5
9
4
10
3
11
2
12
1
A
B
C
D
E

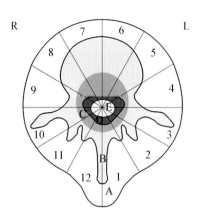

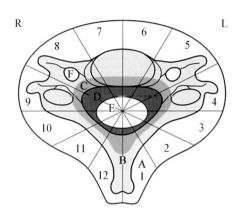

图 2-3-1　改良的 WBB 脊柱肿瘤分期系统将脊柱按照表面等分为 12 区，并且按照从外到内的顺序依次标注为 A-E

R
L
7
6
8
5
F
C
D
E
9
4
10
3
11
2
B
A
12
1

图 2-3-2　颈椎部分在图 1 的基础上增加颈椎间孔 F

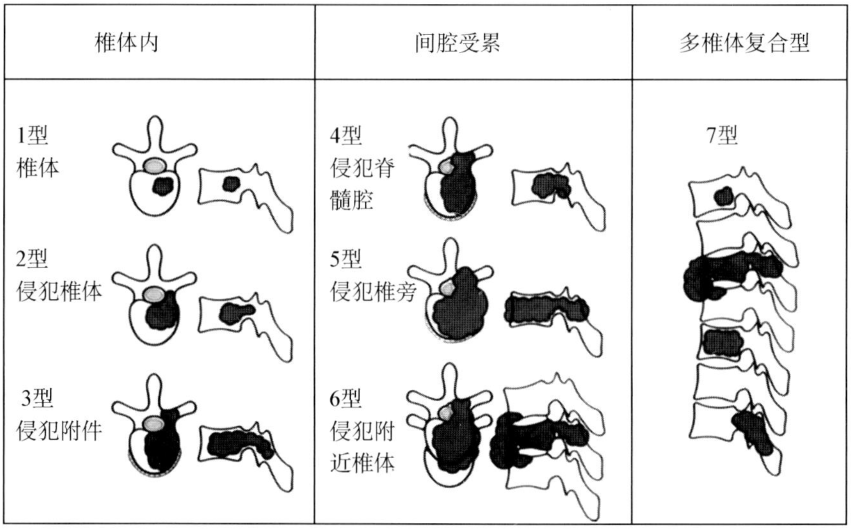

椎体内
间腔受累
多椎体复合型
1型
椎体
2型
侵犯椎体
3型
侵犯附件
4型
侵犯脊
髓腔
5型
侵犯椎旁
6型
侵犯附
近椎体
7型

图 2-3-3　Tomita 分期中的脊柱肿瘤分型

室管膜瘤

【分级】

室管膜瘤分级见表 2-3-2。

表 2-3-2　对室管膜瘤的分级（WHO2016）

肿瘤	级别
室管膜下室管膜瘤	Ⅰ
黏液乳头型室管膜瘤	Ⅰ
室管膜瘤（乳头型、透明细胞型、伸长细胞型）	Ⅱ
室管膜瘤，RELA 融合阳性	Ⅱ-Ⅲ
间变性室管膜瘤	Ⅲ

【影像学表现】

脊髓内室管膜瘤可发生于任何脊髓节段，多见于脊髓中央管以及圆锥、终丝，绝大多数为良性，呈缓慢膨胀生长，一般累及多个节段，压迫邻近脊髓及马尾神经根；为富血管肿瘤，易发生坏死、囊变、种植转移，可伴有脊髓空洞形成及蛛网膜下腔出血。增强扫描肿瘤实质及囊腔的壁明显强化。多数病变 T_1WI 呈等低信号，T_2WI 呈高信号，囊变部分呈更长 T_1WI、更长 T_2WI 信号，增强扫描无强化。实质部分呈不均匀强化，肿瘤壁有明显强化，边界显示非常清楚。

胸段脊髓室管膜瘤影像学表现见图 2-3-4。

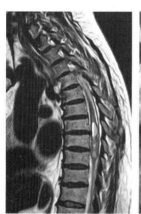
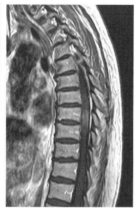
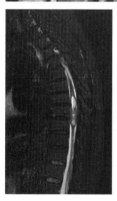
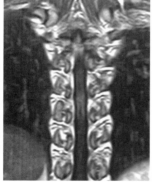

图 2-3-4　胸段脊髓室管膜瘤

胸段脊髓明显增粗，病灶呈等 T_1、长 T_2 信号改变，信号不均，病灶上部可见液化影，增强扫描明显强化，其内可见囊性病灶

【鉴别诊断】

1. **星形细胞瘤**　占髓内肿瘤的 25%，多见儿童，以颈胸段最为常见，一般呈浸润性、偏心性生长。T_1WI 呈低信号，T_2WI 呈明显高信号，病变可出血、坏死、囊变，信号常不均匀，坏死、囊变部分呈更长 T_1WI 和更长 T_2WI 信号。增强扫描一般呈不均匀性轻中度强化。星形细胞瘤与止常脊髓组织分界不清，手术难以完全切除，预后较差。而室管膜瘤多发生于年轻人，可发生于脊髓各段，以腰骶段、脊髓圆锥及终丝较常见，肿瘤呈中心性生长。增强后明显强化，边界清楚，手术易于完全切除，预后较好。

2. **血管母细胞瘤**　脊髓内血管母细胞瘤较少见，位于髓内的血管母细胞瘤也可表现为脊髓的弥漫性增粗、囊变、出血，应与室管膜瘤鉴别。脊髓内血管母细胞瘤占髓内肿瘤的 3%～8%，多见于 40 岁左右患者，儿童少见；血管母细胞瘤属于良性肿瘤，起源不明，无包膜，但与脊髓界限清楚；可发生于脊髓任何节段，以颈段脊髓最为常见，多生长在脊髓内背侧或背外侧；肿瘤在 T_1WI 上呈等或高信号，在 T_2WI 上为高信号，肿瘤内可见流空血管信号影，为其重要特征。另外，有些脊髓血管母细胞瘤也表现出典型颅内血管母细胞瘤大囊小壁结节强化的特点，有助于血管母细胞瘤的诊断。

3. **转移瘤**　髓内转移瘤与室管膜瘤鉴别的主要依据是脊髓增粗不明显，脊髓囊变较少见，而且多有原发灶。

第四节　脊髓炎症及变性疾病

【分类】

脊柱炎症的分类与影像特点见表 2-4-1。

表 2-4-1　脊柱炎症的分类与影像特点

肿瘤种类		影像特点
急性脊髓炎	好发于胸髓，其次为颈髓。病变范围多数达 5 个节段以上	脊髓肿胀增粗，呈长 T_1、T_2 信号。增强扫描一般无明显强化，或呈斑片状轻度强化
脊髓型多发性硬化	好发于 20—40 岁女性颈髓及上胸髓。呈长 T_1、T_2 信号，中心高于周边。病变长度一般不超过 1 个节段，脊髓外形可轻度肿胀	脊髓外形可轻度肿胀。多位于脊髓背侧及外侧。活动期呈环状或结节状轻-中度/明显强化。反复发作者脊髓内遗留多个斑块及脊髓萎缩
脊髓亚急性联合变性	表现为脊髓后索和侧索长 T_1、T_2 信号脱髓鞘变性，好发于胸髓	MRI 表现不特异，临床合并贫血高度怀疑此病，经维生素 B_{12} 治疗后复查病变会明显缩小

（续　表）

肿瘤种类		影像特点
特发性脊髓萎缩	有脊髓病变和体征,临床和辅助检查排除脊髓萎缩的明确病因	脊髓 MRI 显示矢状径＜6mm,脊髓矢状位上前、后径与脊髓蛛网膜下隙前后径比值＜0.5mm

【影像学表现】

脊髓炎:检查可在早期明确脊髓病变的性质、范围、程度,是确诊急性脊髓炎最可靠的措施。早期,脊髓病变段呈弥漫肿胀、增粗。T_1WI 多呈竖条状、斑片状或不规则形稍低信号,边界不清,部分呈等信号。T_2WI 呈弥漫高信号且均匀一致。病变脊髓和正常脊髓无明显界限。MRI 增强检查多数无强化,少数可呈弥漫性、周边性或斑片状强化。后期,脊髓无肿胀,有少部分患者出现脊髓萎缩(图 2-4-1)。

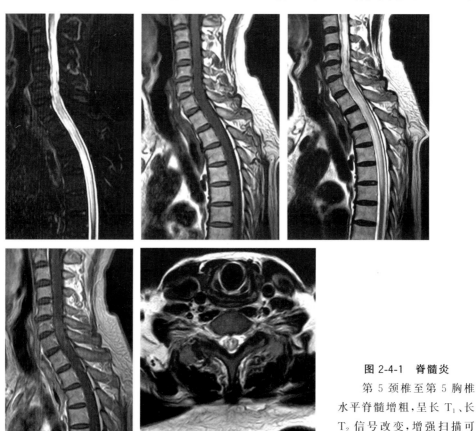

图 2-4-1　脊髓炎
第 5 颈椎至第 5 胸椎水平脊髓增粗,呈长 T_1、长 T_2 信号改变,增强扫描可见少许斑片状强化

【鉴别诊断】

主要需与脊髓压迫症、格林-巴利综合征、视神经脊髓炎等鉴别。

1. 髓内肿瘤　呈局限性增粗,而急性脊髓炎病变范围长、脊髓增粗较轻。肿瘤增强明显、急性脊髓炎多不增强。临床上髓内肿瘤发病缓慢。

2. 格林-巴利综合征　MRI 无特殊改变。

3. 视神经脊髓炎　有合并视神经的损害。

第五节　脊髓血管病变

【分类】

脊柱脊髓血管畸形的分类标准及脊柱脊髓血管畸形 Spetzler 分类见表 2-5-1 和表 2-5-2。

表 2-5-1　脊柱脊髓血管畸形的分类标准

脊柱脊髓血管畸形的分类
硬膜内病变
脊髓海绵状血管瘤
脊髓动静脉畸形(SCAVM)
Ⅰ 髓内型
Ⅱ 髓周型
Ⅲ 髓内-髓周型
髓周动静脉畸形(SMAVF)
Ⅰ 型
Ⅱ 型
Ⅲ 型
脊髓动脉瘤
硬脊膜动静脉瘘(SDAVF)
椎管内硬脊膜外病变
椎管内硬膜外海绵状血管瘤
椎管内硬膜外动静脉畸形
椎管外病变(包括向髓周静脉、硬膜外静脉和椎旁静脉引流的几个亚型)
椎旁动静脉畸形(PVAVM)
椎旁动静脉瘘(PVAVF)
椎体血管瘤
体节性脊柱脊髓血管畸形(Cobb 综合征)

（续　表）

伴有脊髓血管畸形的综合征
Klippel-Trenaunay-Weber(KTW)综合征
Rendu-Osler-Weber 综合征
Robertson 巨肢综合征

表 2-5-2　脊柱脊髓血管畸形 Spetzler 分类

分类	部分疾病名称及分型	
增生性血管性病变	血管母细胞瘤、	
	海绵状血管瘤	
动脉瘤		
AVF	硬膜外	
	硬膜内	腹侧型
		背侧型
	硬膜内外复合型	
AVFS	硬膜内	髓内
		圆锥

【分型】

1. 病理分型　脊柱血管畸形病理分型见表 2-5-3。

表 2-5-3　脊柱血管畸形病理分型

分型	亚型
血管畸形	AVMs
	海绵状血管瘤
	毛细血管扩张症
	静脉畸形
动静脉瘘（AVF）	髓周 AVF
	硬膜 AVF
	混合型
复合型	Cobb 综合征,Rendu-Osler-Weber 综合征,其他
椎体血管瘤	
椎旁血管瘤	

2. 影像学分型　脊髓血管畸形影像学分型见表 2-5-4。

表 2-5-4　脊髓血管畸形影像学分型

分型	影像学特征性表现
I	隐性血管畸形、动静脉畸形和静脉畸形。隐性血管畸形是指血管造影阴性血管畸形，又称血栓化动静脉畸形，以海绵状血管瘤最常见。由于血栓形成并机化、钙化，血管腔闭塞
II	动静脉畸形及静脉畸形又可称非隐性血管畸形，动静脉畸形由供血动脉、畸形血管团和引流静脉组成。供血动脉常来自脊髓前动脉，引流静脉沿脊髓背侧走行，汇入硬膜外静脉
III	静脉畸形由一个扩大的静脉和几个属支组成，或由几个扩大的静脉集合而成

【影像学表现】

髓周动静脉畸形(SMAVF)Ⅲ型影像学表现见图 2-5-1。

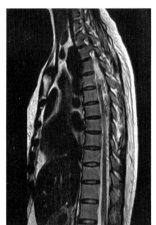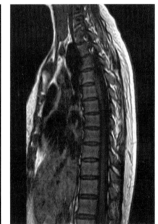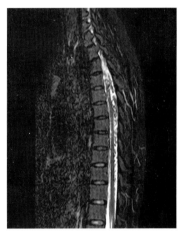

图 2-5-1　髓周动静脉畸形(SMAVF)Ⅲ型

参 考 文 献

［1］　陈艳,胡发云,吴波. 中国脑血管疾病分类 2015 解读. 中国现代神经疾病杂志,2017,17(12):865-868.

［2］　Harold P,Adams Jr,Birgitte H,et al. Classification of Subtype of Acute Ischemic Stroke: Definitions for Use in a Multicenter Clinical Trial. Stroke,1993,24(1):35-41.

［3］　Anthony J,Furlan,Co ftTA. Trial Design and Reporting Standards for Intra-Arterial Cerebral Thrombolysis for Acute Ischemic Stroke. Stroke:Journal of the American Heart Association,2003,34(8):109-137.

[4] Menon BK,d'Esterre CD,Qazi EM,et al. Multiphase CT Angiography:A New Tool for the Imaging Triage of Patients with Acute Ischemic Stroke. Radiology,2015,275(2):510-520.

[5] Bamford J,Sandercock P,Dennis M,et al. Classification and natural history of clinically identifiable subtypes of cerebral infarction. Lancet,1991,337(8756):1521-1526.

[6] 中国医师协会新生儿科医师分会.新生儿缺氧缺血性脑病磁共振诊断与损伤类型的分类建议.中国当代儿科杂志,2017,19(12):1225-1233.

[7] Fisher CM,Kistler JP,Davis JM. Relation of cerebral vasospasm to subarachnoid hemorrhage visualized by computerized tomographic scanning. Neurosurgery,1980,6(1):1-9.

[8] 中华医学会神经病学分会,中华医学会神经病学分会脑血管病学组.中国蛛网膜下腔出血诊治指南 2015.中华神经科杂志,2016,49(3):182-191.

[9] 中华医学会神经病学分会,中华医学会神经病学分会脑血管病学组.中国脑出血诊治指南(2014).中华神经科杂志,2015,48(6):435-444.

[10] 中华医学会神经病学分会,中华医学会神经病学分会脑血管病学组.中国头颈部动脉粥样硬化诊治共识.中华神经科杂志,2017,50(8):572-578.

[11] Lawton MT,Kim H,McCulloch CE,et al. A supplementary grading scale for selecting patients with brain arteriovenous malformations for surgery. Neurosurgery,2010,66(4):702-713;discussion 13.

[12] 烟雾病和烟雾综合征诊断与治疗中国专家共识编写组,国家卫生计生委脑卒中防治专家委员会缺血性卒中外科专业委员会.烟雾病和烟雾综合征诊断与治疗中国专家共识(2017).中华神经外科杂志,2017,33(6):541-547.

[13] 中华医学会结核病学分会,颅内结核影像学分型专家共识编写组.颅内结核影像学分型专家共识.中华结核和呼吸杂志,2015,38(11):805-809.

[14] Louis DN,Perry A,Reifenberger G,et al. The 2016 World Health Organization Classification of Tumors of the Central Nervous System:a summary. Acta neuropathologica,2016,131(6):803-820.

[15] 《中国中枢神经系统胶质瘤诊断和治疗指南》编写组.中国中枢神经系统胶质瘤诊断与治疗指南(2015).中华医学杂志,2016(7):485-509.

[16] Goldbrunner R,Minniti G,Preusser M,et al. EANO guidelines for the diagnosis and treatment of meningiomas. The Lancet Oncology,2016,17(9):e383-91.

[17] 中华医学会神经外科学分会小儿神经外科学组,《颅咽管瘤治疗专家共识》编写委员会.颅咽管瘤治疗专家共识(2016).中华医学杂志,2017,97(17):1283-1289.

[18] 莫雪安.《多发性硬化诊断和治疗中国专家共识(2014 版)》解读.中华医学信息导报,2015,30(19):20.

[19] 中国免疫学会神经免疫学分会,中华医学会神经病学分会神经免疫学组,中国医师协会神经内科分会神经免疫专业委员会.中国视神经脊髓炎谱系疾病诊断与治疗指南.中国神经免疫学和神经病学杂志,2016,23(3):155-166.

[20] 中华医学会神经病学分会,中华医学会神经病学分会脑血管病学组.中国脑小血管病诊治共识.中华神经科杂志,2015,48(10):838-844.

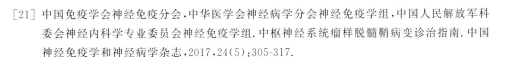

［21］中国免疫学会神经免疫分会，中华医学会神经病学分会神经免疫学组，中国人民解放军科委会神经内科学专业委员会神经免疫学组.中枢神经系统瘤样脱髓鞘病变诊治指南.中国神经免疫学和神经病学杂志，2017，24(5)：305-317.

［22］唐北沙，陈生弟，中华医学会神经病学分会帕金森病及运动障碍学组，中国医师协会帕金森病及运动障碍专业委员会.多系统萎缩诊断标准中国专家共识.中国综合临床，2018，34(5)：385-389.

［23］中华医学会神经病学分会帕金森病及运动障碍学组，中国医师协会神经内科医师分会帕金森病及运动障碍专业.脑组织铁沉积神经变性病诊治专家共识.中华医学杂志，2016，96(27)：2126-2133.

［24］杨强.全脊椎整块切除术在治疗胸腰椎肿瘤中的应用及相关研究.济南：山东大学，2010.

［25］张鸿祺.脊柱脊髓血管畸形的新型分类及其临床应用的研究.北京：北京协和医学院，中国医学科学院，清华大学医学部，中国协和医科大学，2003.

［26］Spetzler RF，Detwiler PW，Riina HA，Porter RW. Modified classification of spinal cord vascular lesions. Journal of neurosurgery，2002，96(2 Suppl)：145-156.

［27］Bao YH，Ling F. Classification and therapeutic modalities of spinal vascular malformations in 80 patients. Neurosurgery，1997，40(1)：75-81.

［28］韩萍.医学影像诊断学.4 版.北京：人民卫生出版社，2017.

［29］冯晓源.现代医学影像学.上海：复旦大学出版社，2016.

［30］American Joint Committee on Cancer. Cancer Staging Manual. Eighth Edition，2016.

［31］Herbst et al. WHO Grade Ⅲ Anaplastic Meningioma Metastasizing to the Parotid Gland and theLungs：Case Report and Review of the Literature. J Neurol Surg A，2013，74：197-202.

［32］Filippi M，et al. MRI criteria for the diagnosis of multiple sclerosis：MAGNIMS consensus guidelines. Lancet Neurol，2016，15(3)：292-303.

第二篇

头 颈 部

Part 2

第 3 章　眼与眼眶

第一节　眼眶与视神经影像分区、
分级、分段及常见变异

一、眼眶的分区

1. 八分区法　见表 3-1-1。

表 3-1-1　眼眶八分区法

分区名称	解剖区域
眶隔前区	眶隔以前的区域,主要包括眼睑
骨膜下区	眶骨膜与眶骨之间的潜在间隙
肌锥外区	肌锥区与眶骨膜之间的区域
肌锥区	眶隔后 4 块眼肌(直肌)组成的区域
肌锥内区	视神经鞘区与肌锥区之间
泪腺区	泪腺
眼球区	眼球
视神经鞘区	视神经及其鞘膜(软脑膜、蛛网膜、硬脑膜)等结构

2. 五分区法　见表 3-1-2。

表 3-1-2　眼眶五分区法

分区名称	解剖区域
眼球区	眼球
视神经鞘区	视神经及其鞘膜(软脑膜、蛛网膜、硬脑膜)等结构
肌锥内区	视神经鞘区与肌锥区之间
肌锥外区	眼外肌及其以外至眼眶筋膜(即眶骨膜)的范围,是八分区法中的眶隔前区、泪腺区、肌锥区、肌锥外区
筋膜外骨膜下区	眶骨膜与眶骨之间的潜在间隙

3. 四分区法 见表 3-1-3。

表 3-1-3 眼眶四分区法

分区名称	解剖区域
眼球区	眼球
视神经区	视神经及其鞘膜(软脑膜、蛛网膜、硬脑膜)等结构
肌锥内区	肌锥及肌锥以内结构的总和(除视神经鞘),即为八分区法中肌锥内区与肌锥区
肌锥外区	眼眶肌锥以外结构的总合,即八分区法中眶隔前区、泪腺区、肌锥外区、骨膜下区

四分区法较简单,但其忽略了眶骨及眶骨膜,将肌锥外区定义为眼眶肌锥以外诸结构的总合,不能很好地解决临床实际问题。

二、视神经的分段

1. 眼内段(视乳头 1mm) 视盘-巩膜脉络膜管。

2. 眶内段(25～30mm) 眼球-视神经管眶口。

3. 颅内段(10mm) 颅腔入口-视交叉。

视神经示意图见图 3-1-1。

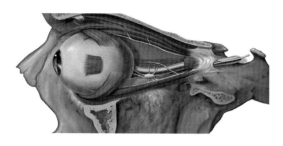

图 3-1-1 视神经示意图

第二节 眼与眼眶内异物分类

1. 金属类

(1)磁性物质,如铁、铁合金等。

(2)非磁性物质,如铜、铅、铝、不锈钢等。

2. 非金属类

(1)植物类,如木制、竹刺类等。

（2）非植物类，如玻璃、石片类等。

第三节 眼眶与视神经管骨折分型

一、国内分型

1. 眼眶骨折临床分型

（1）爆裂性眼眶骨折（单纯性眼眶骨折）：不累及眶缘仅有眶壁骨折，分为单纯内壁骨折、单纯眶底骨折、内下壁骨折（眶底和内壁）。单纯性眼眶骨折（内下壁骨折）影像学表现见图 3-3-1。

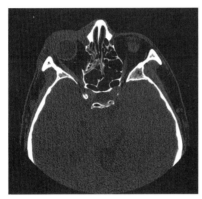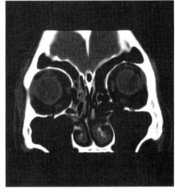

图 3-3-1 单纯性眼眶骨折（内下壁骨折）

（2）复合性眼眶骨折：眶缘和眶壁同时骨折。复合性眼眶骨折（眶缘及眼眶四壁骨折）影像学表现见图 3-3-2。

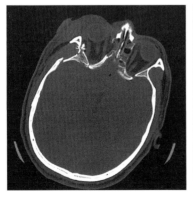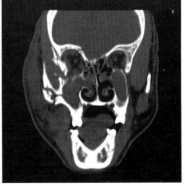

图 3-3-2 复合性眼眶骨折（眶缘及眼眶四壁骨折）

2. 王振常等眼眶骨折分型　王振常等根据受伤机制将眼眶骨折分为以下3型。

(1)爆裂骨折。

(2)直接骨折。

(3)复杂骨折。

3. 巴奇等眼眶骨折分型　根据受力方式及骨折部位、数量将眼眶骨折分为5型。

(1)单眶壁直接骨折:外力直接作用的眶壁骨折,多发生眼眶前缘。

(2)多眶壁直接骨折:外力直接造成的多个眶壁骨折。

(3)单眶壁爆裂骨折:一个眶壁骨折,眶缘完整。

(4)多眶壁爆裂骨折:两个以上的眶壁骨折,眶缘完整。

(5)混合型骨折:眼眶直接骨折与眶壁爆裂骨折同时发生。

4. 高鹤舫等眼眶骨折分型　根据 CT 表现将爆裂骨折分为 3 型:

(1)单眶壁爆裂骨折:眶内壁及眶下壁多见。

(2)双眶壁爆裂骨折:眶内壁及眶下壁均骨折。

(3)非单纯性爆裂骨折:骨折累及眶前缘。

二、国外分型

1. Smith 法

(1)外部骨折,外力直接作用于眶缘而发生眶缘骨折和鼻眶骨折。

(2)内部或爆裂性骨折,外力直接作用于眶壁而发生眶壁骨折。

2. Converse 法

(1)非爆裂性眼眶骨折:包括上颌骨上部及颧骨线状骨折、眶底粉碎性骨折、颧骨骨折及颧额骨分离等。

(2)爆裂性眼眶骨折:其中单纯性爆裂骨折指眶缘完整,仅眶壁骨折;非单纯性爆裂骨折为眼眶附近近颜面部骨折、眶缘骨折、眶底粉碎性骨折。

三、视神经管骨折分型

1. 凹陷型　骨折的尖端朝向蝶窦,一般不伴视神经管的局限性狭窄。

2. 线状型　管壁中断,常合并蝶窦黏膜下血肿。

3. 粉碎型　管壁多个骨折线,视神经受损严重。

4. 嵌入型　骨折片伸入视神经管内,直接损伤视神经。

5. 混合型　两种或以上骨折类型并存。

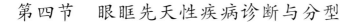

第四节 眼眶先天性疾病诊断与分型

永存原始玻璃体增生症

永存原始玻璃体增生症(persistent hyperplastic primary vitreous, PHPV)为胚胎期供应眼球的血管退缩不全,位于 Cloquet 管内的玻璃体动脉残留(永存玻璃体动脉),原始玻璃体未及时萎缩,次级玻璃体未生成,同时原始玻璃体化纤维组织增生。

【分型】

根据眼部受累情况分为三型。

1. 单纯前部型 约占 25%。仅可见晶体后方较小纤维增殖混合物。

2. 单纯后部型 约占 12%。视盘前部增殖膜状物。

3. 前部伴后部型 约占 63%。表现为大块纤维血管性增殖物,前部附着于晶体后囊和睫状突,后方连于视盘。

【影像学表现】

CT 和 MRI 扫描可见患侧眼球小、前房浅,晶状体较小和模糊,密度和信号异常,玻璃体密度和信号增高,T_1WI 和 T_2WI 均呈高信号;晶状体后方可见三角形或不规则状软组织病灶,其中央向后方有一较细的条索连向视盘,此软组织病灶在 T_1WI 和 T_2WI 呈低或中等信号,中央可见管状结构,增强扫描可见强化,程度取决于残留原始玻璃体血管多少,视网膜常见脱离,并可伴球内积血等表现。

【诊断要点】

患侧眼球小,晶状体与视盘之间可见圆锥形略高密度或者等信号影,增强后明显强化;典型者圆锥形病灶尖端指向视盘,也可局限于晶状体后方或者视盘前方;伴视网膜脱离时,玻璃体内可见 V 字形密度增高影。

【鉴别诊断】

1. 视网膜母细胞瘤 CT 为球内不规则肿块,其内多伴有钙化;眼球大小多正常或增大。

2. 与 Coats 病 4—8 岁发病,眼球大小多正常,影像表现主要为视网膜脱离、视网膜下积液,增强无强化。

第五节 眼与眼眶炎症诊断与分型

特发性眼眶炎症

特发性眼眶炎症(idiopathic orbital inflammation, IOI)又称炎性假瘤(orbital

inflammation pseudotumor),是一种原因不明的非特异性炎症,故诊断时需要排除其他原因引起的炎症。病因不明,可能与自身免疫反应有关。激素治疗有效但容易复发。

【分类】

按病理和发病部位对 IOI 进行复合分类(表 3-5-1)。

表 3-5-1　IOI 的复合分类,按病理和发病部位分类

组织病理学

经典型	慢性炎症浸润伴有小的高分化成熟淋巴细胞,与浆细胞、中性粒细胞和嗜酸性粒细胞混合,偶尔与组织细胞和巨噬细胞混合
肉芽肿型	各种细胞反应,主要是组织细胞浸润和多核巨细胞,有时伴随形成良好的非干酪性肉芽肿
硬化型	间质结缔组织不成比例地增多,少量炎性细胞浸润,包括纤维化(松散附着的未成熟胶原束与多种成纤维细胞)和钙化(大量的透明结缔组织伴随少量成纤维细胞)
其他	未列入的其他种类

发病部位

弥漫型	非局部的强化肿块在不同程度上使得眼眶结构显示不清,可能从眼眶的顶端向后缘扩展,或沿筋膜面、眼球或眶骨蔓延
眼外肌型	一个或多个眼外肌相对弥漫性增大(有或没有相关肌腱的参与)伴随着炎症过程扩散到眼眶脂肪与肌肉的边缘,肌肉的边缘模糊
泪腺型	泪腺弥漫性肿大,保留腺体形状,伴有泪腺周边组织炎症反应,使腺体边缘模糊
视神经型	视神经鞘扩大、强化,不累及神经纤维,并可能在邻近的眼眶脂肪中有条状炎症样密度
巩膜型	巩膜葡萄膜缘增大可能与水肿延伸到 Tenon 间隙有关,包括巩膜周围炎和巩膜筋膜炎
其他	未列入的其他种类

【影像学分型】

1. 肿块型　眶内局限性软组织密度影,边界不清,密度不均,与眼外肌相比呈等或稍高密度;多位于肌锥内外,呈软组织密度,增强呈轻、中度强化。MRI 中呈稍长 T_1 长 T_2 信号,若肿块瘢痕化或纤维组织为主时则呈长 T_1 稍短 T_2 信号(图 3-5-1,图 3-5-2)。

2. 弥漫性眼眶炎症　球后至眶尖弥漫性高密度影,球后脂肪间隙模糊或消失,可呈铸型改变。

3. 泪腺炎型　泪腺弥漫性肿大,与眼外肌相比呈等或稍高密度,密度均匀,压迫眼球向后下移位,可同时伴有眶内其他组织炎症(图 3-5-3)。

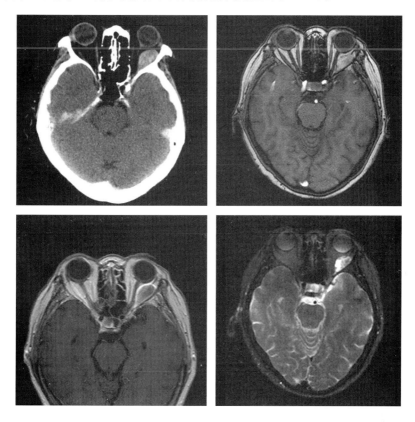

图 3-5-1　肿块型炎性假瘤

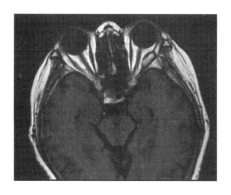

图 3-5-2　肿块型炎性假瘤(治疗后 1 周)

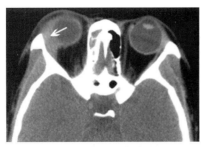
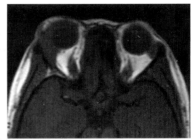
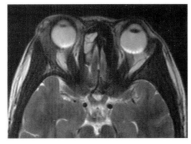

图 3-5-3 泪腺炎型眼眶炎性假瘤

右侧泪腺等密度软组织肿块（箭头），T_1WI 呈等信号，T_2WI 呈稍高信号

引自 Ding Z X. , et al Idiopathic orbital pseudotumour. Clin Radiol, 2011, 66 （9）: 886-892.

4. 肌炎型 眼外肌增粗，特点是肌腹及肌腱同时增粗；以下直肌和内直肌多见，且一般是整条眼肌肥大，以肌腱近眼球处明显，边缘模糊。

5. 巩膜周围炎型及视神经周围炎型 眼球壁增厚，视神经增粗。

【分期】

根据临床表现分急性、亚急性、慢性和复发性四期。

【诊断要点】

泪腺增大、眼外肌肌腹和肌腱增粗、眼睑软组织肿胀增厚、眶内异常密度或信号影、巩膜增厚和视神经增粗，具有上述任何一项并排除肿瘤后即可诊断。

【鉴别诊断】

1. 眼眶肿瘤 眼眶内良性肿瘤常有包膜，边界清晰，很少累及眶内结构；恶性肿瘤累及范围较大，不均质，多伴有骨质破坏，并向周围蔓延。

2. Graves 眼病 双侧眼眶多条眼外肌增厚，边缘较光滑；眼外肌增粗为肌腹增粗，肌腱通常正常；眼球壁一般无异常，眶脂体增多；泪腺少见增大；无眼痛，部分对皮质激素有反应。

第六节 眼与眼眶肿瘤诊断与分型

视网膜母细胞瘤

视网膜母细胞瘤（retinoblastoma）是一种来源于光感受器前体细胞的恶性肿瘤。常见于 3 岁以下儿童，具有家族遗传倾向，可单眼、双眼先后或同时罹患，是婴幼儿最常见的眼内恶性肿瘤,成年人中罕见。

【分型】

1. 病理分型

(1)大体分型(根据肿瘤生长方式):内生型、外生型、弥漫型、混合生长型。

(2)组织学分型

①分化型:又称神经上皮型、菊形团。

②未分化型:假菊形团。

2. 根据形态影像表现分型

(1)肿块型:眼球后部肿块向玻璃体内突出,大小形态变化不一,密度不均,边界较清楚。肿块内钙化发生率达 80%～90%,表现为软组织肿块伴不规则斑点状、斑片状钙化。

(2)弥漫浸润型:眼环不规则增厚,病变范围广泛。

(3)坏死型:除见玻璃体内肿块外,可见眼外密度不均。

(4)退缩型:眼球萎缩,其内密度不均,可有钙化,此型常需结合病史和前后两次对比检查才能确定。

【分期】

1. IIRC 分期　视网膜母细胞瘤 IIRC 分期见表 3-6-1。

2. 临床分期　眼内生长期、眼内压增高期、眼外扩展期、全身转移期。

3. 影像学分期　根据 CT 及 MRI 表现将视网膜母细胞瘤分为三期。

表 3-6-1　视网膜母细胞瘤 IIRC 分期

分期	表现
Group A(风险非常低)	小的独立的远离关键结构的肿瘤(直径≤3 mm,局限于视网膜内,距黄斑>3 mm,距视盘>1.5 mm,无玻璃体、视网膜下播散)
Group B(低风险)	独立的任意大小、部位局限于视网膜内的肿瘤(非 Group A 的,无玻璃体、视网膜下播散、小的局限的视网膜下液距肿瘤≤3 mm)
Group C(中度风险)	独立的任意大小部位的肿瘤,只要有局限播散(任意播散、必须局限,微小<3 mm,任意大小部位的视网膜肿瘤,可出现达到 1/4 的视网膜下液)
Group D(高风险)	肿瘤位于眼内,广泛玻璃体、视网膜下种植和(或)大块、非独立内生或外生肿瘤(播散比 Group C 更广泛,可有细小或油脂样玻璃体播散或者无血管团块视网膜下种植)
Group E(非常高风险)	眼球解剖、功能破坏(具有新生血管性青光眼、大量眼内出血、无菌性眶蜂窝织炎、肿瘤在玻璃体前、肿瘤接触晶状体、弥漫、眼球痨)

Ⅰ期:眼内期,肿瘤局限在眼球内。

Ⅱ期:眼外期,肿瘤经巩膜筛板侵犯视神经致视神经增粗或穿破巩膜形成眶内肿块。

Ⅲ期:眶外期,肿瘤沿视神经侵入脑内,向鞍上区发展,形成哑铃状眶颅联合肿块,同时视神经管扩大也是此期的主要征象。当肿瘤侵犯脉络膜时,瘤细胞经血道发生远处转移,可转移至颅内或其他远隔器官。

视网膜母细胞瘤影像学表现见图 3-6-1 和图 3-6-2。

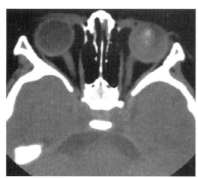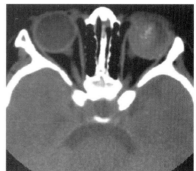

图 3-6-1 视网膜母细胞瘤(Ⅰ期)

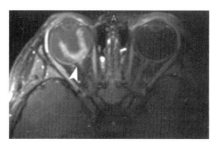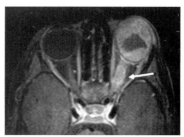

图 3-6-2 视网膜母细胞瘤伴视神经侵犯(Ⅱ期)

左图为横断面 T_1WI 图像,肿瘤侵犯右侧视神经球内段(无尾箭头);右图为 T_1WI 增强图像,肿瘤侵犯左侧视神经大部分(长箭)

引自 Razek,A. A. and S. Elkhamary. MRI of retinoblastoma. Br J Radiol,2011,84 (1005):775-784.

【诊断要点】

婴幼儿患者,眼球内肿块伴钙化,可为双眼病变,肿瘤较大侵犯球外和(或)视神经。

【鉴别诊断】

1. Coats 病 又称为视网膜毛细血管扩张症,以视网膜毛细血管扩张及视网膜内、视网膜下渗出为主要特征。影像表现为视网膜脱离,无明显肿块,罕见钙化。

增强扫描无强化。

2. 永存原始玻璃体增生症　为原始玻璃体纤维和血管残留、广泛结缔组织增生为特点的一种先天性发育异常性病变。单眼发病,出生后即存在,几乎均以白瞳症为主要表现;临床特点为小眼球及视力障碍;MRI 表现为小眼球内倒置的"高脚酒杯征"。

第4章　耳部、鼻与鼻窦及咽喉部

第一节　耳部、鼻与鼻窦及咽喉部影像分区、分级、分段及常见变异

一、耳部畸形分类

1. 外耳及中耳畸形分类　无耳或小耳畸形、外耳道闭锁、中度中耳畸形、重度中耳畸形。

2. 内耳畸形分类

(1)Sennaroglu(2002)分类:迷路未发育,耳蜗未发育,耳蜗发育不良,共同腔畸形,囊性耳蜗前庭畸形,耳蜗不完全分隔Ⅰ型,耳蜗不完全分隔Ⅱ型,大前庭导水管综合征,蜗神经及蜗神经管未发育-发育不良,半规管未发育-发育不良,囊性半规管-前庭畸形。

(2)Jackler(1987)分类:内耳畸形 Jackler 分型(表 4-1-1)。

表 4-1-1　内耳畸形 Jackler 分型

单纯膜迷路畸形	膜迷路完全发育异常
	膜迷路部分发育异常
	听囊发育异常
	耳蜗底转发育异常
骨迷路和膜迷路畸形	迷路未发育
	耳蜗异常
	耳蜗未发育
	耳蜗发育不全
	不完全分隔畸形
	共腔畸形
	半规管异常
	半规管发育异常

（续 表）

半规管未发育
导水管异常
　前庭导水管扩大
　耳蜗导水管扩大
内耳道异常
　内耳道狭窄
　内耳道增宽

内耳畸形影像学表现见图 4-1-1。

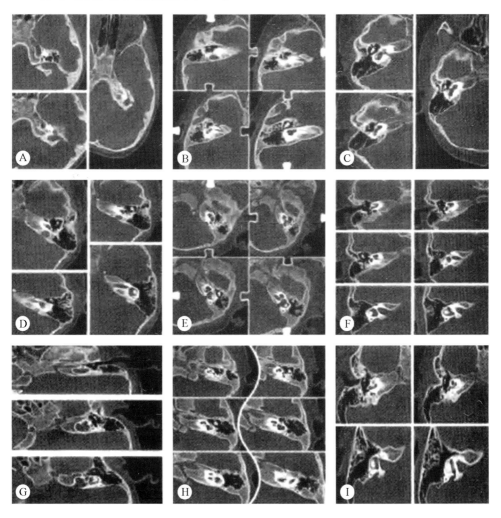

图 4-1-1　内耳畸形

引自王玲，等，先天性内耳畸形［J］．中国医学文摘耳鼻喉科学，2015，30（4）：220-224．

二、鼻及鼻窦部影像分区

鼻分为外鼻、鼻腔和鼻窦三部分。

鼻腔共有 4 对鼻窦,分别为上颌窦、筛窦、额窦和蝶窦。

筛窦依气化程度分型:空泡型、蜂窝型、板障型。

三、咽喉部影像分区

1. 咽的分部　咽根据其位置,自上而下可分为鼻咽、口咽和喉咽三部分。

2. 喉部分区　喉腔分为声门上区(supraglottic portion)、声门区(glottic portion)和声门下区(infraglottic portion)三部。

第二节　耳部疾病诊断与分型

一、急性中耳炎

急性中耳炎(acute otitis media)是中耳黏膜的急性化脓性炎症,化脓性细菌多由咽鼓管侵入鼓室,病变常涉及鼓室、咽鼓管和乳突。好发于婴幼儿,冬春季多见,致病菌多为金黄色葡萄球菌、溶血性链球菌。部分治疗不及时患者可导致鼓膜穿孔,引起患耳流脓及听力下降。

【分类】

1. 中耳炎临床分类　见表 4-2-1。

表 4-2-1　中耳炎临床分类

分泌性中耳炎
化脓性中耳炎
急性化脓性中耳炎
慢性化脓性中耳炎:静止期;活动期
中耳胆脂瘤
特殊类型中耳炎
结核性中耳炎
AIDS 中耳炎
梅毒性中耳炎
真菌性中耳炎
坏死性中耳炎
放射性中耳炎
气压性中耳炎

2. 急、慢性中耳炎影像学分类　见表 4-2-2。

表 4-2-2　急性中耳炎影像学分类

影像学分类	影像学表现(CT/MRI)
急性中耳乳突炎	CT:中耳鼓室及乳突气房浑浊,密度增高,伴有不同程度的乳突小梁或颞骨皮质骨质吸收、侵蚀;周围脓肿形成,包括骨膜下脓肿、Bezold 脓肿(胸锁乳突肌周围脓肿)、颅中窝脓肿、颅后窝脓肿,脓肿深部不同程度的骨皮质破坏;可能伴有颈内静脉或乙状窦的静脉血栓
急性融合性中耳乳突炎	MRI:T_2WI 显示中耳鼓室及乳突窦内高信号充盈,高信号脓肿,乙状窦或颈内静脉内低信号血栓;DWI 显示脓肿内部弥散受限;T_1WI 增强显示中耳鼓室及乳突窦内不同程度强化,脓肿壁强化,乙状窦或颈内静脉血栓造成充盈缺损
伴听小骨侵蚀的慢性中耳乳突炎	中耳鼓室及乳突气房浑浊;听骨链结构不完整,不同程度骨质吸收破坏;乳突气化不良常见
伴鼓室硬化的慢性中耳乳突炎	中耳鼓室及乳突气房浑浊;鼓室硬化,可表现为钙化或骨化,钙化常见于鼓膜、听小骨边缘、镫骨底板、肌腱、听小骨韧带、乳突气房,骨化可发生于任何位置,伴中耳鼓室腔缩小;乳突气化不良常见

【分型】

儿童中耳炎分型如下。

1. 急性化脓性中耳炎:急性非化脓性中耳炎及急性化脓性中耳炎。

2. 分泌性中耳炎。

3. 慢性化脓性中耳炎:伴胆脂瘤型中耳炎和不伴胆脂瘤型中耳炎(不含先天性中耳胆脂瘤)。

【分度】

儿童急性中耳炎分度见表 4-2-3。

表 4-2-3　儿童急性中耳炎分度

评分	耳痛	发热(腋窝温度)	哭闹和(或)脾气差	鼓膜充血	鼓膜突出	耳漏
0分	无	<37.5℃	无	无	无	无
1分	有	37.5~38.5℃	有			
2分	持续严重疼痛	>38.5℃		锤骨或部分鼓膜充血		

（续　表）

评分	耳痛	发热 （腋窝温度）	哭闹和（或） 脾气差	鼓膜充血	鼓膜突出	耳漏
4 分				全鼓膜充血	部分突出	有,但鼓膜可见
8 分					全突出	鼓膜阻挡不可见

小于 24 个月患儿加 3 分。根据总得分分度:轻,≤5 分;中,6～11 分;重,≥12 分

【量化评分表】

儿童急性中耳炎(疗效)量化评分表见表 4-2-4。

表 4-2-4　儿童急性中耳炎(疗效)量化评分表

评分	耳痛	听力下降	发热	鼓膜充血	鼓膜穿孔
0 分	无	无	无	无	无
1 分	偶尔	＞25～35dB	＜38.5℃	中央紧张部	＜2mm
2 分	持续	＞35～45dB	38.5～39.5℃	全鼓膜	2～4mm
3 分	不能耐受	＞45～60dB	＞39.5℃	累及外耳道	＞4mm

【疗效等级评定】

疗效等级评定见表 4-2-5。

表 4-2-5　疗效等级评定

治愈	所有症状消失或治疗前后总评分降低＞80％
好转	症状部分消失或治疗前后总评分降低 30％～80％
无效	症状无改善或治疗前后总评分降低＜30％
加重	症状加重或治疗前后总评分上升

二、胆脂瘤

胆脂瘤(cholesteatoma),又称表皮样瘤,为中耳乳突腔内的角化复层鳞状上皮团块。属于慢性中耳炎类型之一。多数发生在硬化型或板障型乳突,上鼓室是最常见发病部位,途径为上鼓室、乳突窦入口及乳突窦,然后长入乳突。临床表现为长期持续性耳流脓,脓量多少不等,但有特殊恶臭。为混合型耳聋,听力损伤较重。

【分类】

1. 病因分类　胆脂瘤病因分类见表 4-2-6。

表 4-2-6　胆脂瘤病因分类

先天性胆脂瘤	位于完整鼓膜内侧,有着角化鳞状上皮的不断扩张的囊状团块
后天性胆脂瘤	内陷袋性胆脂
	松弛部胆脂瘤(上鼓室胆脂瘤)
	紧张部胆脂瘤
	松弛部和紧张部皆有的胆脂瘤
	非内陷袋性胆脂瘤
	继发于鼓膜穿孔的胆脂瘤(后天继发性胆脂瘤)
	继发于创伤或者耳科手术的胆脂瘤
未划分性	胆脂瘤的来源不明确

2. 影像学分类与表现　胆脂瘤的影像分类与表现见表 4-2-7。

表 4-2-7　胆脂瘤的影像分类与表现

分类	CT 表现	MRI 表现
外耳道获得性胆脂瘤	单侧骨性外耳道内软组织密度占位,骨性外耳道呈扇贝样受压;软组织占位内骨片影(50%);可局部侵犯外耳道下方的骨质结构;不累及鼓膜及中耳	T_1WI,外耳道内软组织信号占位;T_2WI,中等信号;DWI,弥散受限;T_1WI 增强,环形强化的低信号占位
先天性中耳胆脂瘤	小病灶:中耳内境界清晰的软组织密度占位。大病灶:可伴听小骨、中耳鼓室壁、外侧半规管及鼓室盖骨质侵蚀,骨质侵蚀较获得性胆脂瘤少见,砧骨长脚及镫骨上部结构受累最为常见,内耳迷路仅在病变晚期受累。继发或伴发炎性病变不常见,如累及鼓窦入口,可继发乳突气房积液。常见位置:鼓室前上部邻近咽鼓管开口处最为常见,另可见于鼓膜张肌下方,镫骨周围区域,鼓室上隐窝后部	T_1WI,中耳鼓室内等或低信号占位;T_2WI,中耳鼓室内中等信号占位;DWI,弥散受限;T_1WI 增强,边缘轻度强化,如果病灶长期存在,周围瘢痕组织形成可见强化
先天性乳突胆脂瘤	乳突内分叶状软组织密度肿块,伴乳突小梁骨质侵蚀;可突破乳突进入外耳道、腮腺间隙或颈血管间隙	T_1WI,乳突区等或高信号占位;T_2WI,中等或高信号占位;DWI,弥散受限;T_1WI 增强,轻度边缘环形强化
先天性岩尖胆脂瘤	岩尖区境界清晰的膨胀性的分叶状病灶;可同时累及周围结构,包括颈内动脉管岩段、内耳结构、Meckel 腔、乳突气房及面神经管;无强化	T_1WI,均匀或不均匀的低信号病灶;T_2WI,高信号病灶;DWI,弥散受限;T_1WI 增强,轻度边缘强化,内部无强化

（续 表）

分类	CT 表现	MRI 表现
鼓膜松弛部 胆脂瘤		T_1WI,中耳鼓室内低信号占位;T_2WI,中耳鼓室内均匀高信号占位;DWI,弥散受限;T_1WI 增强,病灶边缘及周围肉芽组织强化,内部无强化,如果侵及鼓室盖,可见局部脑膜强化
小松弛部 　胆脂瘤	起源于 Prussak 间隙,向内侧推移听小骨,伴听骨链骨质侵蚀(70%),砧骨长脚最为常见,鼓室盾板骨质侵蚀常见。不伴骨质侵蚀的病灶影像学表现无特征性	
大松弛部 　胆脂瘤	向周围结构局部侵犯,向上累及 Prussak 间隙,向后外侧经过鼓窦开口侵及乳突窦,伴中耳鼓室及乳突腔扩大,壁呈扇贝样受压,容易造成周围骨性结构受累,其中重要结构包括外侧半规管、鼓室盖、面神经管鼓室段、圆窗及卵圆窗(前庭窗),可侵及颅内并继发感染	
鼓膜紧张部 胆脂瘤		T_1WI,中耳鼓室内低信号占位;T_2WI,通常表现为高信号,通常低于继发的乳突积液信号;DWI,弥散受限;T_1WI 增强,病灶边缘及周围肉芽组织强化,内部无强化,如果侵及鼓室盖,可见局部脑膜强化
小紧张部 　胆脂瘤	起源于中鼓室后部的软组织密度肿块,最常见起源于鼓室窦及面神经隐窝,病灶位于听骨链内侧,轻度向外侧推移听小骨,早期即可出现骨质侵蚀	
大紧张部 　胆脂瘤	病灶填充中耳鼓室,由扩大的鼓窦开口侵及乳突,听小骨骨质侵蚀非常常见,最常见沿砧骨长脚内侧、镫骨上部结构及锤骨柄侵犯	

【分期】

1. 中耳空间的划分（STAM 系统）将中耳和乳突腔划分为四个区域（图4-2-1）：手术难以进入的区域（S）、鼓室腔（T）、上鼓室（A）、乳突（M）。S 区域包括 S1（咽鼓管上隐窝，也叫上鼓室前隐窝）和 S2（鼓室窦）。上鼓室的后界是砧骨短脚的末端或者砧骨窝，乳突包括鼓窦和乳突气房。

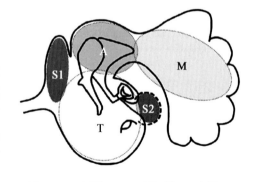

图 4-2-1　中耳 STAM 系统分区示意图

2. EAONO/JOS 分期系统（松弛部胆脂瘤、紧张部胆脂瘤、先天性胆脂瘤和继发于紧张部穿孔的胆脂瘤）

Ⅰ期：胆脂瘤局限于原发部位。①松弛部胆脂瘤位于上鼓室（A）；②紧张部胆脂瘤、先天性胆脂瘤、继发于紧张部穿孔的胆脂瘤位于鼓室腔（T）。

Ⅱ期：包括两个或者两个以上区域。

Ⅲ期：胆脂瘤伴有颅外并发症或者病理状态。包括：面神经麻痹、迷路漏（具有膜迷路损伤的风险状态）、迷路炎、耳郭后脓肿或者漏、颞骨脓肿、颈部脓肿、耳道壁破坏（超过一半长度的骨性外耳道）、天盖的破坏（缺损需要手术修复）、粘连性中耳炎（鼓膜紧张部的完全粘连）。

Ⅳ期：胆脂瘤伴有颅内并发症，化脓性脑膜炎、硬脑膜外脓肿、硬脑膜下脓肿、脑脓肿、乙状窦血栓和进入乳突的脑疝。

注意：此分期系统不能应用于岩骨的胆脂瘤。

3. 各类型胆脂瘤的分期

（1）松弛部胆脂瘤（上鼓室胆脂瘤）

Ⅰ期：胆脂瘤局限于上鼓室。

Ⅱ期：胆脂瘤位于两个或者以上区域。

Ⅲ期：胆脂瘤伴有颅外并发症。

Ⅳ期：胆脂瘤伴有颅内并发症。

（2）紧张部胆脂瘤、继发于紧张部穿孔的胆脂瘤和先天性胆脂瘤

Ⅰ期：胆脂瘤局限于鼓室。

Ⅱ期：胆脂瘤位于两个或者以上区域。

Ⅲ期：胆脂瘤伴有颅外并发症。

Ⅳ期：胆脂瘤伴有颅内并发症。

中耳胆脂瘤影像学表现见图 4-2-2。

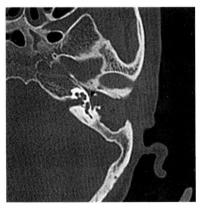
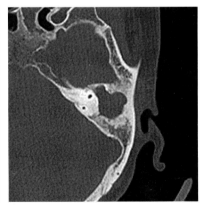

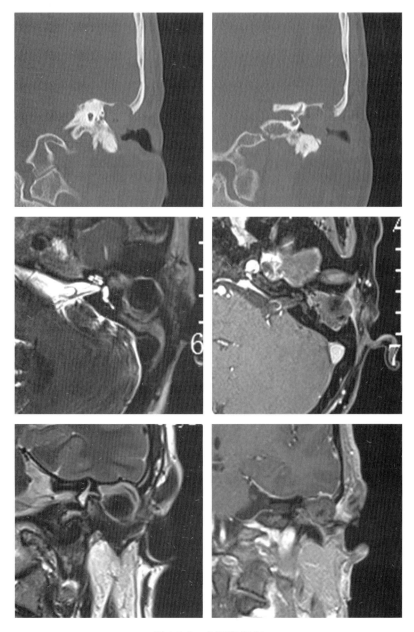

图 4-2-2 中耳胆脂瘤

【诊断要点】

典型的胆脂瘤,X 线平片可提示诊断。对于不典型病例,或疑有颅内并发症,可选用 CT 或 MRI。薄层 CT 可显示较轻微的骨质破坏,显示胆脂瘤从上鼓室、乳突窦入口至乳突窦的发展顺序,明确有无并发症。MRI 对胆脂瘤的显示不如 CT

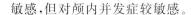

敏感,但对颅内并发症较敏感。

【鉴别诊断】

胆脂瘤应与慢性中耳炎的其他分型(单纯型、肉芽肿型),外耳道、中耳恶性肿瘤,中耳结核等鉴别。

1. 慢性中耳炎单纯型　无软组织肿块及明显骨质破坏。

2. 慢性中耳炎肉芽肿型　主要表现为鼓室内出现肉芽组织,可有听小骨及鼓室壁的吸收破坏,听小骨破坏易累及砧骨短脚,CT 及 MRI 增强后强化与胆脂瘤有鉴别意义。

3. 外耳道及中耳恶性肿瘤性病变　临床症状严重,进展较快,可出现血性分泌物,剧烈耳痛及面瘫,CT 及 MRI 增强后强化与胆脂瘤有鉴别意义。

4. 中耳结核　多继发于肺结核,骨质破坏较广泛,边缘无明显硬化,可有死骨形成,参考临床病史及实验室检查有助于鉴别诊断。

三、内淋巴囊肿瘤

内淋巴囊肿瘤(endolymphatic sac tumor)又称内淋巴囊腺瘤样肿瘤或 Heffner 瘤,是罕见的起源于内淋巴囊上皮的乳头状囊腺瘤样肿瘤。肿瘤早期位于内淋巴囊内,后期可破坏大部分岩骨,包括中耳,并延伸至颅后窝进入 CPA 区。最常见的临床症状是感音神经性聋,也可表现为耳鸣、眩晕,以及面神经麻痹。部分内淋巴囊肿瘤可能为 VHL 表现。

【分期】

Ⅰ度:病灶局限在颞骨、中耳及外耳道。

Ⅱ度:累及颅后窝。

Ⅲ度:累及颅中后窝。

Ⅳ度:累及斜坡及蝶骨翼。

【影像学表现】

内淋巴囊肿瘤是 VHL 病的耳科表现,肿瘤中心多位于内耳道与乙状窦之间岩骨后缘的前庭导水管区,表现为软组织肿块及周围骨质破坏,骨质破坏多为蜂窝状或虫蚀状,中央可有毛刺样钙化,薄层扫描肿瘤后方可见边缘钙化。MRI 信号混杂,T_1WI 序列 80% 病变内可有小灶状高信号,较大者(大于 2cm)可有流空信号显示,T_2WI 序列病变信号不均,T_1WI 增强后病灶呈不均匀强化。

【鉴别诊断】

1. 岩尖胆固醇肉芽肿　病变边缘光滑,呈膨胀样改变,T_1WI 及 T_2WI 序列均呈高信号。

2. 岩尖脑膜瘤　肿块邻近颞骨呈扇贝样受压表现,可伴有骨质硬化,增厚后脑膜瘤通常呈均匀明显强化,并可见脑膜尾征,T_2WI 信号较内淋巴囊肿瘤低。

3. 颈静脉球副节瘤　肿块不伴中央毛刺样钙化,渗透性骨质破坏,T₁WI 高信号及 T₂WI 流空信号罕见。

4. 颞骨转移瘤　结合原发病史。

四、鼓室副神经节瘤

副神经节瘤(paraganglioma)为起源于副神经节细胞的肿瘤,多发生于肾上腺,头颈部少见。发生于颞骨的副神经节瘤根据其部位,分鼓室体瘤、颈静脉球瘤和颈静脉鼓室球体瘤。

【分型】

1. 组织学分型　经典型(实体型),腺泡样型,血管瘤样型,嗜铬细胞瘤型。

2. Glasscock-Jackson 分型

Ⅰ型:局限于耳蜗岬的小病灶。

Ⅱ型:肿瘤完全填充中耳鼓室。

Ⅲ型:肿瘤完全填充中耳鼓室并延伸至乳突气房。

Ⅳ型:肿瘤完全填充中耳鼓室并延伸至乳突气房,±穿过鼓膜延伸至外耳道,±延伸至颈内动脉前方。

【影像学表现】

主要位于耳蜗岬,也可位于耳蜗岬前方、耳蜗匙突下方、或耳蜗岬下方、耳蜗底圈下方隐窝内。CT 表现为以扁平的底部贴近耳蜗岬的局灶性占位,较小时表现为耳蜗岬隐约可见的软组织密度突起,由耳蜗岬突向中鼓室下部,可能向外侧延伸至鼓膜下部。较大病变完全填充中耳腔,可导致鼓室内积液,肿瘤边界可能显示不清,中耳腔底壁完整,如果有缺损或渗透样骨质破坏应诊断为颈静脉球副节瘤,更大的病变可能会表现为更具破坏性的骨质改变。MR 图像 T₁WI 表现为耳岬处的软组织信号占位,小病变内不出现流空信号,T₂WI 较阻塞所致的积液呈相对更低信号。增强后病灶强化较明显,有利于明确肿瘤边界与范围。

【诊断要点】

鼓室内和(或)颈静脉孔区血供丰富的肿块,MRI 检查可见"盐和胡椒征"。

【鉴别诊断】

1. 颈静脉球副节瘤　可见中耳底壁的渗透性骨质破坏,累及颈静脉孔。

2. 异位/迷走颈内动脉　表现为横穿中耳腔的管状占位,与颈内动脉延续。

3. 颈静脉球裂　乙状窦前壁不连续,可见由颈内静脉球外侧突向中耳的静脉影。

4. 中耳先天性胆脂瘤　胆脂瘤一般无强化,或见边缘强化。

5. 面神经鼓室段神经鞘瘤　起自面神经鼓室段带蒂占位,与较大的鼓室球副神经节瘤较难鉴别。

五、外耳道皮肤鳞癌

外耳道皮肤鳞癌(squamous cell carcinoma of skin of external auditory canal)是一种少见的恶性肿瘤,可经淋巴转移至耳后或腮腺淋巴结,术后极易局部复发。

【分期】

无 AJCC/UICC 分期标准,常用 Pittsburgh 系统分期。

T_1:肿瘤局限于外耳道内,不伴周围骨质及软组织侵犯。

T_2:肿瘤局限侵犯外耳道骨质(非全层)或局限性软组织(<5mm)受累。

T_3:肿瘤明显侵犯外耳道骨壁(全层),伴局限性的软组织(<5mm)或肿瘤侵犯中耳和(或)乳突。

T_4:肿瘤侵犯耳蜗、岩尖、中耳内侧壁、颈动脉管、颈静脉孔或硬脑膜,或者伴广泛侵犯周围软组织(>5mm),例如,侵犯颞下颌关节或茎突,或有面瘫的证据。

【影像学表现】

可生长于外耳道任何位置,CT 表现为软组织密度影,增厚后不均匀强化。MR 图像以不均匀 T_2 信号为著,容易出现液化坏死,增强后呈均匀或不均明显强化,侵袭性较强,破坏周围骨质及软组织。

【诊断要点】

老年人,临床有外耳道炎症、溃疡、出血性软组织病变伴骨质破坏时应考虑本病。

【鉴别诊断】

1. 坏死性外耳道炎　多发于老年糖尿病患者,表现为弥漫性坏死肉芽组织伴骨质破坏,可有强化,鳞癌强化较其明显,且周围侵犯明显。

2. 外耳道胆脂瘤　胆脂瘤周围骨质破坏区边缘较光整,增强后中央不强化,周围环形强化较多见。

六、耳硬化症

耳硬化症(otosclerosis)是一种原因不明的青少年慢性进行性听力减退疾病。常始于骨迷路的中层,一般认为本病的发生可能与迷路骨壳的营养障碍、内分泌的影响及遗传因素有关,为常染色体显性遗传。

【分型】

窗型、耳蜗型。

【影像学表现】

1. 窗型　病变累及前庭窗周围骨质及镫骨板。海绵化期 CT 表现为前庭窗前区密度减低,呈斑点状、片状、杵状及条状,密度低于周围正常耳囊内生软骨层,邻近耳囊内膜层常受累,密度减低,连续性中断,病灶可与前庭分界不清;成熟期病变累及镫骨,CT 表现为镫骨板弥漫或局部增厚。

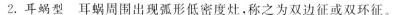

2. 耳蜗型 耳蜗周围出现弧形低密度灶,称之为双边征或双环征。

【诊断要点】

对年轻人不明原因的、双侧进行性混合性耳聋,应怀疑本病。

【鉴别诊断】

1. 鼓室硬化症 圆窗或卵圆窗可见新骨沉积,形态不规则,表面欠光滑,不同于耳硬化症,病变不局限于圆窗、前庭窗,可累及骨膜、鼓室腔、听小骨、乳突等,骨膜增厚、变形,鼓室内存在炎性肉芽组织,多伴慢性中耳炎病史。

2. Paget 病 50 岁以上患者多见,颅骨弥漫性受累,骨迷路弥漫性病变,呈棉絮状改变。

3. 成骨不全 累及骨迷路,可表现为弥漫性密度减低,但该病变累及多骨,结合病史以兹鉴别。

4. 梅毒 可累及骨迷路,结合病史、生化检查及其他部位影像表现鉴别。

第三节 鼻与鼻窦疾病诊断与分型

一、鼻及颅面骨外伤

1. 鼻骨骨折

2. 鼻窦骨折

(1)额窦骨折:多发生在额窦前壁。骨折分为单纯性和复杂性骨折。诊断额窦骨折时注意与眶上切迹变异鉴别。

(2)筛窦骨折:常合并额窦、眼眶和鼻骨的损伤,即所谓鼻额筛眶复合体骨折。

(3)上颌窦骨折:单纯上颌窦骨折少见,多伴有鼻骨、筛骨或颧骨骨折。

(4)蝶窦骨折:多合并颅底骨折、后组筛窦骨折和脑脊液鼻漏或耳漏。

3. 视神经管骨折 视神经全长约 40mm,其颅内段、管段和眶内段三部分中,管段易遭受损伤。

4. 颅面骨骨折

二、鼻炎

【分类】

1. 变应性鼻炎(allergic rhinitis,AR)

(1)按变应原种类分类:季节性 AR、常年性 AR。

(2)按症状发作时间分类:间歇性 AR,每周症状发作<4 天,或连续 4 周持续性 AR,每周症状发作≥4d,或≥连续超过 4 周。

(3)按疾病严重程度分类:轻度,症状轻微,对生活质量未产生明显影响;中-重度,症状较重或严重,对生活质量产生明显影响。

2. 非变应性鼻炎(no-allergic rhinitis)

三、鼻窦炎

(一)急性鼻窦炎

急性鼻窦炎(acute sinusitis),多在病毒感染基础上发生,少数因牙源性或其他感染而导致,炎症改变为可逆性,经治疗后可逐渐消退。

【影像学表现】

1. CT 表现　鼻窦黏膜增厚,部分可出现气液平面,严重者可实变。可仅限于一个鼻窦,也可累及半组或全组鼻窦。

2. MRI 表现　由于水为鼻窦分泌物主要成分,占 95%,仅 5% 为蛋白质,因此,急性鼻窦炎通常在 T_1WI 为低信号,T_2WI 为高信号。

急性鼻窦炎影像学表现见图 4-3-1。

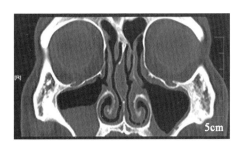

图 4-3-1　急性鼻窦炎

【诊断要点】

有鼻塞和流涕,病程短,可伴全身不适,影像学显示鼻窦黏膜增厚,气-液平面,骨质无增厚硬化。结合临床表现与影像学所见,诊断并无困难。

(二)慢性鼻窦炎

慢性鼻窦炎(chronic sinusitis)是指鼻窦炎治疗不及时或不彻底,反复发作迁延所致。由于反复感染、黏膜增厚、息肉样肥厚、部分萎缩和纤维化,可形成黏膜下囊肿和窦壁骨质增厚、硬化等改变。

【分型】

1. 临床分型

(1)慢性鼻-鼻窦炎不伴鼻息肉(CRSsNP)。

(2)慢性鼻-鼻窦炎伴有鼻息肉(CRSwNP)。

2. 分型分期(以侧计,前后筛窦分开计)

(1)1 型:单纯型慢性鼻窦炎(保守治疗无效)。

1期:单发鼻窦炎。

2期:多发鼻窦炎。

3期:全鼻窦炎。

(2)2型:慢性鼻窦炎伴鼻息肉。

1期:单发鼻窦炎伴单发鼻息肉。

2期:多发鼻窦炎伴多发鼻息肉。

3期:全鼻窦炎伴多发鼻息肉。

(3)3型:多发性鼻窦炎或全组鼻窦炎伴多发性、复发性鼻息肉和(或)筛窦骨质增生。

【评分】

对病变范围的评分多根据鼻窦CT扫描评定。推荐使用Lund-Mackay评分法(表4-3-1)。

表 4-3-1 慢性鼻窦炎 Lund-Mackay 评分法

鼻窦系统	左侧	右侧
上颌窦		
前组筛窦		
后组筛窦		
蝶窦		
额窦		
窦口鼻道复合体		
每侧总分		

评分标准每侧0~12分,总分0~24(分)。①鼻窦,0=无异常,1=部分浑浊,2=全部浑浊。②窦口鼻道复合体,0=无阻塞,2=阻塞

【影像学表现】

1. CT 表现　典型表现为黏膜肥厚,2~5mm 为轻度增厚,5~10mm 为中度增厚,>10mm 为重度增厚;黏膜下囊肿形成;显著黏膜增厚和多发黏膜下囊肿使窦腔实变。窦壁骨质硬化、肥厚,严重者出现窦腔缩小;如果儿童反复炎症,可造成鼻窦发育不良。

2. MRI 表现　由于分泌物中自由水和蛋白质比例不同,信号不定。随着分泌物中自由水吸收,蛋白质含量逐渐增加,当达 5%~25% 浓度时,T_1WI 为高信号,T_2WI 亦为高信号,进一步提高后 T_2WI 信号逐渐降低;当呈半凝固状态时,T_1WI 及 T_2WI 均呈低信号,严重者与窦腔内气体信号相似,易将病变漏诊。增强后边缘强化。

慢性鼻窦炎影像学表现见图 4-3-2。

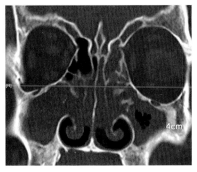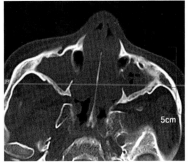

图 4-3-2　慢性鼻窦炎

【诊断要点】

长期反复鼻塞、脓涕、头痛和鼻臭味，影像学显示单个或多个鼻窦黏膜增厚、积液和窦壁骨质硬化。

【鉴别诊断】

需与真菌性鼻窦相鉴别，其 CT 表现为病变窦腔一般无膨大，病变密度多为中等或偏高，可有散在高度钙化灶，窦壁骨质增生硬化显著。

(三)真菌性鼻窦炎

真菌性鼻窦炎(fungal sinusitis)常见致病菌有曲霉菌、毛霉菌和念珠菌。多因长期使用抗生素、类固醇激素、免疫抑制药或患糖尿病、肿瘤等消耗疾病，使机体抵抗力下降，诱发鼻和鼻窦的感染。

【分类】

真菌球、应变性真菌性鼻窦炎、急性暴发性真菌性鼻窦炎和慢性侵袭性真菌性鼻窦炎。

【影像学表现】

1. CT 表现　上颌窦最常见，窦腔实变的中央可见点、细条状或云絮状高密度影，由真菌丝中的钙盐、铁和镁等重金属形成；窦壁骨质破坏多位于上颌窦内壁，尤其近上颌窦自然开口处，其余窦壁骨质增生肥厚。

2. MRI 表现　T_1WI 为低或等信号，T_2WI 为极低信号，甚至无信号，与一般炎症、肿瘤不同，增强无强化，多伴有外周炎症。

真菌性鼻窦炎影像学表现见图 4-3-3。

【鉴别诊断】

1. 慢性鼻窦炎　病变鼻窦窦壁骨质亦见骨质增生硬化改变，但病灶内不伴有高密度钙化灶。

2. 鼻窦囊肿　CT 多为低密度病灶，一般密度较均匀，可见囊壁，一般不强化。

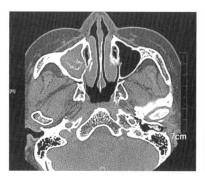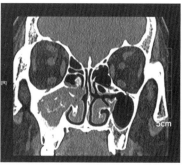

图 4-3-3 真菌性鼻窦炎

3. 鼻窦恶性肿瘤 呈软组织肿块样改变,增强强化不均匀,可伴有窦壁骨质不规则或虫蚀状破坏,肿瘤组织浸润周围组织结构,边界不清。

四、鼻息肉

鼻息肉(nasal polyp)是由鼻腔、鼻窦黏膜高度水肿和组织肥厚形成,原因不明,一般认为是多种因素共同作用的结果,以变态反应性严重或慢性化脓性严重最为重要。

【分期】

Levine 鼻息肉分期法(1990)如下。

Ⅰ期:鼻息肉局限于中鼻道内。

Ⅱ期:鼻息肉向前到达中鼻道前部,向下达下鼻甲,但未遮盖下鼻甲。

Ⅲ期:鼻息肉除中鼻甲前部外,息肉已扩展到中鼻甲的内侧和后部。

Ⅳ期:鼻息肉扩展到鼻底,但还可以见到一部分鼻甲。

Ⅴ期:鼻息肉充满鼻腔,不能见到鼻甲。

【影像学表现】

1. CT 表现 单侧或双侧鼻腔或鼻窦膨胀扩大,充满软组织肿块影;可侵蚀骨质,也可伴有骨质硬化;密度不均,从黏液到软组织密度,中央多为高密度物质,外周伴有低密度环,为炎性病变特征性外观。增强后,可见到轻度强化的弯曲条带状影,其内黏液成分不强化。

2. MRI 表现 T_1WI 和 T_2WI 图像上呈混杂信号,增强扫描可见周边黏膜呈"波浪状"或"锯齿状"强化。出血坏死性息肉强化明显,实性成分呈"脑回样"强化。

鼻息肉影像学表现见图 4-3-4。

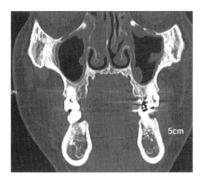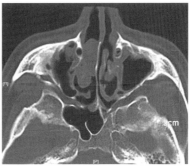

图 4-3-4　鼻息肉

【鉴别诊断】

1. **乳头状瘤**　鉴别较困难,一般广基底、不透明、弥漫性生长,呈软组织肿块,增强有轻中度强化,而息肉为边缘弯曲条带状强化。

2. **鼻咽纤维血管瘤**　近后鼻孔,肿块颜色红,表面见血管。增强后肿块见明显强化改变。

3. **鼻窦恶性肿瘤**　病灶呈软组织肿块改变,增强见不均匀强化,骨质呈不规则或虫蚀状吸收、破坏,肿瘤组织可侵犯周围组织,边界不清。

五、鼻腔、鼻窦肿瘤

WHO 分类见表 4-3-2。

表 4-3-2　鼻腔、鼻窦及颅底肿瘤分类(WHO,2017)

癌			
	鳞状细胞癌		8070/3
		角化型鳞状细胞癌	8071/3
		非角化型鳞状细胞癌	8072/3
		梭形细胞鳞状细胞癌	8074/3
		淋巴上皮样癌	8082/3
		鼻腔鼻窦未分化癌	8020/3
	NUT 癌		8023/3*
	神经内分泌癌		
		小细胞神经内分泌癌	8041/3
		大细胞神经内分泌癌	8013/3

（续　表）

	腺癌		
		肠型腺癌	8144/3
		非肠型腺癌	8140/3
	畸胎癌肉瘤		8081/3
	鼻窦乳头状瘤		
		鼻窦乳头状瘤,内翻型	8121/1
		鼻窦乳头状瘤,嗜酸细胞型	8121/1
		鼻窦乳头状瘤,外生型	8121/0
	呼吸性上皮腺病变		
		呼吸性上皮腺瘤样错构瘤	
		浆黏液性错构瘤	
	唾液腺型肿瘤		
		多形性腺瘤	8940/0
恶性软组织肿瘤			
	纤维肉瘤		8810/3
	未分化多形性肉瘤		8802/3
	平滑肌肉瘤		8890/3
	横纹肌肉瘤,NOS		8900/3
		胚胎性横纹肌肉瘤	8910/3
		腺泡状横纹肌肉瘤	8920/3
		多形性横纹肌肉瘤,成人型	8901/3
		梭形细胞横纹肌肉瘤	8912/3
	血管肉瘤		9120/3
	恶性外周神经鞘膜瘤 （MPNST）		9540/3
	双表型鼻窦癌		9045/3 *
	滑膜肉瘤		9040/3
交界性/低度恶性软组织肿瘤			
	韧带样型纤维瘤病		8821/1
	鼻腔鼻窦血管球周细胞瘤		8150/1
	孤立性纤维肿瘤		8815/1
	上皮样血管内皮细胞瘤		9133/3

（续　表）

良性软组织肿瘤	
平滑肌肿瘤	8890/0
血管瘤	9120/0
神经鞘瘤	9560/0
神经纤维瘤	9540/0
其他肿瘤	
脑膜瘤	9530/0
鼻腔成釉细胞瘤	9310/0
软骨间叶性错构瘤	
淋巴造血系统肿瘤	
结外 NK/T 细胞淋巴瘤	9713/3
骨外浆细胞瘤	9734/3
神经外胚叶/黑色素细胞性肿瘤	
尤因肉瘤/外周原始神经 　　　　外胚层瘤（Ewing 肉 　　　　瘤/PNET）	9364/3
嗅神经母细胞瘤	9522/3
黏膜黑色素瘤	8720/3

＊ 代表临时 ICD-O 编码，由 IARC/WHO 委员会编码批准；NOS. 非特异类型

（一）鼻乳头状瘤

鼻乳头状瘤（nasal papilloma）是鼻腔鼻窦常见的良性肿瘤，具有侵袭性生长、术后高复发率及容易恶变，多发生于鼻腔，进而侵犯鼻窦。人乳头状病毒（HPV）感染与本病的发生密切相关，EB 病毒感染亦相关。

【分型】

1. 病理分型：硬型、软型。硬型多发生在鼻前庭和鼻中隔前部；轻型多发生在鼻腔及鼻窦黏膜，具有破坏力，可侵入颅内。

2. 鼻腔和鼻窦乳头状瘤按照发生的部位、被覆上皮的性质和生长发展的形式，分为三型。

（1）鳞状细胞乳头状瘤，发生于鼻前庭的鳞状上皮或由鼻腔和鼻窦柱状上皮化生而来。

（2）外生性"移行细胞性"乳头状瘤，好发于鼻中隔，肿瘤发生于呼吸型的假复层纤毛柱状上皮，又称柱状细胞乳头状瘤。

(3)内翻性"移行细胞性"乳头状瘤,此型较多见。发生于鼻窦或鼻腔侧壁。

3. 国外亦有人将鼻乳头状瘤分为以下 3 型。

(1)内翻性乳头状瘤:发生于鼻腔外侧壁。

(2)蕈形乳头状瘤:发生于鼻中隔。

(3)圆柱细胞乳头状瘤。

4. 内翻乳头状瘤 Kamel 分型

Ⅰ型:起源于鼻中隔或鼻外侧壁(包括筛窦、额窦、蝶窦)。

Ⅱ型:起源于上颌窦。

【分期】

Krouse(2000)根据内镜、CT/MRI 判断肿瘤的范围而提出了疾病分期系统。

T_1:肿瘤局限于鼻腔内,未侵犯鼻窦,良性。

T_2:肿瘤侵犯鼻道复合体和筛窦,和(或)上颌窦内侧壁,伴或不伴鼻腔的侵犯,良性。

T_3:肿瘤侵犯于上颌窦外、下、上、前、后壁,蝶窦,和(或)额窦,伴或不伴上颌窦内侧壁、筛窦或鼻腔的侵犯,良性。

T_4:任何鼻腔外/鼻窦外的侵犯累及毗邻、相连的结构,如眼眶、颅内或者翼腭间隙,恶性。

【影像学表现】

1. CT 表现　鼻腔软组织肿块影,形态规则或不规则,边界较清楚,密度多较均匀,少数可伴有钙化,小肿瘤局限于鼻腔,大肿瘤常蔓延到邻近鼻窦,增强可见中度强化,骨壁破坏以上颌窦内侧壁为主,晚期可有广泛破坏;窦腔扩大多不明显。CT 是术后随访最重要的影像学检查方法。

2. MRI 表现　信号多均匀,T_1WI 呈与肌肉相似的等信号,T_2WI 表现为较高信号,与炎症易区别。

内翻乳头状瘤影像学表现见图 4-3-5。

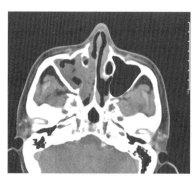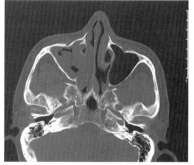

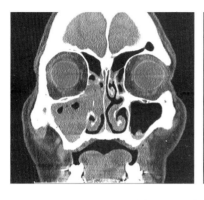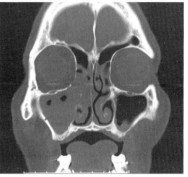

图 4-3-5 内翻乳头状瘤

【鉴别诊断】

1. 鼻息肉 炎性息肉常伴有窦壁骨质增厚硬化,病灶 T_2WI 呈高信号,增强病灶边缘黏膜可见条带状强化。

2. 血管瘤 鼻腔内软组织肿块改变,病灶强化明显,病灶较大时局部骨质受压变形,甚至吸收破坏。有的血管瘤内可见高密度静脉石。

3. 鼻窦癌 多见于中老年患者,病变进展较快,软组织肿块易侵犯周围组织,边界不清,窦壁呈不规则或虫蚀状骨质破坏改变,病灶强化程度不均一。

（二）骨瘤

骨瘤(osteoma)又称象牙状骨瘤、成熟骨瘤、海绵状骨瘤和骨错构瘤等,是成熟致密骨组成的良性肿瘤,几乎均见于颅面骨,其中以鼻旁窦最常见。长发生于额骨软骨内和膜内成骨的胚胎连接处,可能与外伤、炎症和发育因素有关。通常单发,多发者应考虑 Gardner 综合征。

【病理分型】

1. 密质型(硬性或象牙型)。

2. 松质型(软性或海绵型)。

3. 混合型(外硬内松)。

【影像学表现】

1. X 线表现 位于额窦、筛窦或交界区边界清楚的高密度骨肿块,伴或不伴鼻窦炎症。

2. CT 表现 呈圆形、椭圆形、不规则形或分叶状,边界清楚。致密型表现为均匀骨皮质样高密度影;松质型表现为由厚薄不一的骨皮质构成骨壳,内可见骨小梁结构;混合型表现为高密度的瘤体内散在低密度纤维区。

骨瘤影像学表现见图 4-3-6。

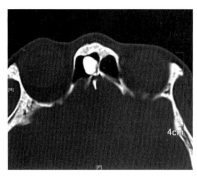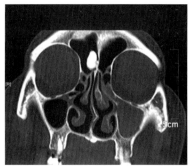

图 4-3-6　骨瘤

【诊断要点】

X线平片和CT平扫可明确诊断,表现为额窦、筛窦或交界区单发、致密、边界清楚的骨肿块。

【鉴别诊断】

鼻窦区骨瘤需要与其他骨肿瘤或骨性病变鉴别。

1. 骨化纤维瘤　表现为一层厚且致密的骨壁包绕中央低密度的肿块。

2. 骨血管瘤　少见,多发生于鼻骨、鼻甲和筛窦,边界清楚,内部呈蜂窝状或放射状改变,增强扫描可见明显强化。

3. 骨肉瘤　多发生于上颌骨,呈侵袭性生长,伴软组织增生,边缘有骨膜反应。

4. 骨纤维结构不良　具有骨体弥漫性肥大伴"磨玻璃样"表现。

(三)鼻腔及鼻窦恶性肿瘤

【分级】

组织病理学分级如下。

G_X:组织分级不能确定。

G_1:高分化。

G_2:中度分化。

G_3:低分化。

【分期】

鼻-鼻窦癌的TNM分期见表4-3-3和表4-3-4。

表 4-3-3 鼻-鼻窦癌的 TNM 分期 I (AJCC 第 8 版,2017 年)

原发肿瘤(T)

T_X 原发肿瘤不能评估

T_{is} 原位癌

上颌窦

T_1 肿瘤局限在上颌窦的黏膜,无骨质侵蚀或破坏

T_2 肿瘤侵蚀或破坏骨质结构,包括侵犯至硬腭和(或)中鼻道,除外侵犯至上颌窦后壁和翼板

T_3 肿瘤侵犯下列任何一部位:上颌窦后壁骨质,皮下组织,眼眶底壁或内侧壁,翼状窝,筛窦

T_4 局部疾病中等晚期或非常晚期

T_{4a} 局部疾病中等晚期

肿瘤侵犯眼眶内容物前部、颊部皮肤、翼板、颞下窝、筛板、蝶窦或额窦

T_{4b} 局部疾病非常晚期

肿瘤侵犯下列任何一个部位:眶尖、硬脑膜、脑组织、颅中窝、脑神经(除外三叉神经上颌支 V2)、鼻咽或斜坡

鼻腔和筛窦

T_1 肿瘤局限于任何一个亚区,伴或不伴有骨质侵蚀

T_2 肿瘤侵犯一个区域的两个亚区,或侵犯至鼻筛复合体内的一个相邻区域,伴或不伴有骨质破坏

T_3 肿瘤侵犯眼眶内侧壁或底壁、上颌窦、腭部或筛板

T_4 局部疾病中等晚期或非常晚期

T_{4a} 局部疾病中等晚期

肿瘤侵犯下列任何一个部位:眼眶内容物前部、鼻部或颊部皮肤、微小侵犯至颅前窝、翼板、蝶窦或额窦

T_{4b} 局部疾病非常晚期

肿瘤侵犯下列任何一个部位:眶尖、硬脑膜、脑组织、颅中窝、脑神经(除外三叉神经上颌支 V2)、鼻咽或斜坡

区域淋巴结(N)临床淋巴结分期(cN)

N_X 区域淋巴结不能评估

N_0 无区域淋巴转移

N_1 同侧单个淋巴结转移,最大径≤3cm,且 ENE(−)

N_2

N_{2a} 同侧单个淋巴结转移,最大径>3cm,但≤6cm,且 ENE(−)

（续　表）

N_{2b}	同侧多发淋巴结转移,最大径≤6cm,且 ENE(-)
N_{2c}	双侧或对侧淋巴结转移,最大径≤6cm,且 ENE(-)
N_3	
N_{3a}	转移淋巴结最大径>6cm,且 ENE(-)
N_{3b}	任何淋巴结转移伴有临床明显的 ENE(+)

区域淋巴结(N)病理淋巴结分期(pN)

N_X	区域淋巴结不能评估
N_0	无区域淋巴结转移
N_1	同侧单个淋巴结转移,最大径≤3cm,且 ENE(-)
N_2	
N_{2a}	单个同侧或者对侧淋巴结转移,最大径≤3cm,并且 ENE(+);或者同侧单个淋巴结转移,最大径>3cm,但≤6cm,且 ENE(-)
N_{2b}	同侧多发淋巴结转移,最大径≤6cm,且 ENE(-)
N_{2c}	双侧或对侧淋巴结转移,最大径≤6cm,且 ENE(-)
N_3	
N_{3a}	转移淋巴结最大径>6cm,且 ENE(-)
N_{3b}	同侧单个淋巴结最大径>3cm,且 ENE(+);或者多个同侧、对侧或双侧淋巴结转移,伴 ENE(+)

远处转移(M)

M_0	无远处转移(没有病理 M0;用临床 M 来完成分期)
M_1	远处转移

美国病理学会将 ENE 定义为淋巴结转移性肿瘤的进一步扩张,即局限在淋巴结内的肿瘤,穿透淋巴结包膜浸润周围结缔组织,伴或不伴间质反应。ENE 又分为病理 ENE 与临床 ENE。病理 ENE 主要依据术后标本的组织学改变,直接观察肿瘤细胞是否穿透淋巴结包膜;临床 ENE 是指根据临床症状和影像学资料判断 ENE 阳性或阴性。与病理 ENE 相比,临床 ENE 特异性较低,因此,临床判断肿瘤 ENE(+)时,需依赖相当可靠的临床或影像学证据(例如:多发结节、皮肤侵犯、浸润肌肉相邻结构,或脑神经、臂丛神经、交感神经、膈神经浸润或功能障碍)

表 4-3-4　鼻-鼻窦癌的 TNM 分期Ⅱ(AJCC 第 8 版,2017 年)

临床分期	TNM 分期
0 期	$T_{is} N_0 M_0$
Ⅰ 期	$T_1 N_0 M_0$
Ⅱ 期	$T_2 N_0 M_0$

（续 表）

临床分期	TNM 分期
Ⅲ期	$T_3 N_{0-1} M_0$，$T_{1-2} N_1 M_0$
ⅣA期	$T_{4a} N_{0-2} M_0$，$T_{1-3} N_2 M_0$
ⅣB期	T_{4b} 任何 N，M_0
	任何 T，$N_3 M_0$
ⅣC期	任何 T，任何 N，M_1

【影像学表现】

1. CT 表现　鼻窦内不规则软组织肿块，平扫呈等密度，其内密度不均匀，可伴有坏死、囊变，其内有时可见残存骨片，增强强化不均匀。大多数患者伴有不同程度骨质破坏。

2. MRI 表现　肿块呈等 T_1 稍长 T_2 信号，骨壁破坏表现为窦壁黑线消失。采用冠状位和矢状位扫描，可明确判定肿瘤扩展范围。

鼻窦癌影像学表现见图 4-3-7。

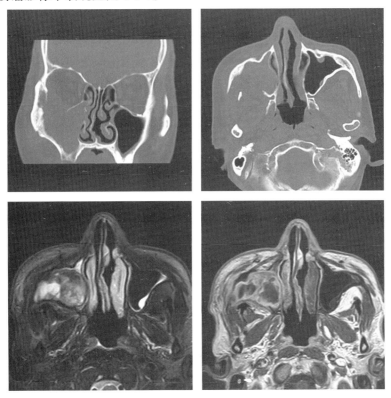

图 4-3-7　鼻窦癌

【鉴别诊断】

1. 真菌性鼻窦炎　病灶内可见斑片状钙化影,可引起窦壁骨质的吸收或窦腔的膨大,一般不引起骨质的破坏。

2. 内翻性乳头状瘤　鼻腔和鼻窦内填充软组织影,边界清楚,呈不规则结节状,可以使鼻甲及鼻窦骨质吸收变薄,增强后肿块有轻中度均匀强化。严重者也可引起窦腔扩大,窦壁骨质吸收破坏,与鼻窦癌有时很难鉴别。

3. 鼻息肉　炎性息肉常伴有窦壁骨质增厚硬化,病灶 T_2WI 呈高信号,增强病灶边缘黏膜可见条带状强化。

4. 血管瘤　鼻腔内软组织肿块影,病灶强化明显,病灶较大时局部骨质受压变形,甚至吸收破坏。有的血管瘤内可见高密度静脉石。

第四节　咽部疾病诊断与分型

一、先天性鳃裂囊肿及瘘管

【分类】

鳃裂囊肿好发于颈侧部,胸锁乳突肌深面。通常以下颌角和舌骨为标志将颈侧分为上中下 3 区,发生于颈上部及腮腺区者,多源于第一鳃裂,但也可能源于颈淋巴结内迷走的腮腺上皮;位于颈中部者为第二鳃裂来源;而颈下部或锁骨附近者则为第三、第四鳃裂起源。

【分型】

Triglia 分型如下。

Ⅰ型:囊肿位于颈深筋膜中层之下、胸锁乳突肌深面前方。

Ⅱ型:囊肿位于颈部大血管上方,常与颈内静脉粘连。

Ⅲ型:囊肿经颈总动脉分叉处扩张到咽侧壁,向上可延伸至寰椎侧方。

Ⅳ型:囊肿位于颈动脉与咽侧壁之间。

以Ⅱ型发病率最高,Ⅰ型次之,Ⅲ、Ⅳ型最低。

【影像学表现】

1. CT 表现　为圆形、椭圆形边界清楚的囊性肿块,可有分隔,部分呈分叶状改变。增强扫描囊壁可见强化,囊内无强化。合并感染时囊肿边界不清,囊壁可增厚,囊肿周边脂肪间隙模糊,囊内密度增高。

2. MRI 表现　T_1WI 多呈均匀低信号,若蛋白、黏液、胆固醇含量较高,可呈高信号。T_2WI 呈均匀高信号。合并感染时,T_1WI 信号呈高信号,囊壁可增厚。增强囊壁强化。

鳃裂囊肿影像学表现见图 4-4-1。

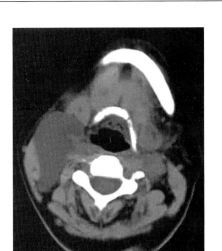

图 4-4-1　鳃裂囊肿

【鉴别诊断】

1. 神经鞘瘤　多位于颈动脉鞘,颈动脉、静脉被推挤向前方移位、分离。

2. 淋巴管瘤　多位于颈后三角,张力低,呈"匍匐"生长。

3. 表皮样囊肿　多位于口底正中部,囊内含皮脂样物,密度较低。

4. 淋巴结结核　常多发结节样,边缘毛糙,环形强化,实性部分为主。

5. 甲状舌管囊肿需与第四鳃裂囊肿鉴别　甲状舌管囊肿位于中线,吞咽有活动,与甲状软骨及舌骨关系密切。

6. 囊性转移瘤　多有原发肿瘤病史,多位于颈动脉鞘外后份,囊壁增厚不规则,可见结节状强化,病变可以多发、单发。

二、鼻咽肿瘤

鼻咽肿瘤分类(WHO,2017)见表 4-4-1。

表 4-4-1　鼻咽肿瘤分类(WHO,2017)

癌		
鼻咽癌		
	非角化性鳞状细胞癌	8072/3
	角化性鳞状细胞癌	8071/3
	基底细胞样鳞状细胞癌	8083/3
	鼻咽部乳头状癌	8060/3

（续 表）

唾液腺型肿瘤	
腺样囊性癌	8200/3
唾液腺原基瘤	
良性和交界性病变	
毛状息肉	
异位垂体腺瘤	9272/0
颅咽管瘤	9350/1
软组织肿瘤	
鼻咽血管纤维瘤	9160/0
淋巴造血系统肿瘤	
弥漫性大 B 细胞淋巴瘤	9680/3
骨外浆细胞瘤	9734/3
骨髓外髓系肉瘤	9930/3
脊索样肿瘤	
脊索瘤	9370/3

（一）鼻咽血管纤维瘤

【临床分型】

根据鼻咽血管纤维瘤的蔓延部位，可分为以下 6 种临床类型。

1. 鼻腔型　肿瘤由鼻咽向前蔓延至鼻腔。

2. 鼻腔筛窦型　肿瘤由鼻咽向前向上蔓延至鼻腔、筛窦。

3. 鼻腔上颌窦型　肿瘤由鼻咽向前向外蔓延至鼻腔上颌窦。

4. 鼻咽上型　肿瘤由鼻咽向上蔓延至蝶窦、颅底。

5. 鼻咽后型　肿瘤由鼻咽向后蔓延至颈前筋膜，有时可下垂至口咽部。

6. 鼻咽外型　肿瘤由鼻咽向眼眶、翼腭窝、颞下窝、面颊部等处蔓延，或同时向两边蔓延。

【分期】

1. Onerci（2006）分期

Ⅰ：局限于鼻腔、鼻咽、筛窦、蝶窦或小范围侵及翼腭窝。

Ⅱ：侵犯上颌窦，整个翼腭窝受侵犯，侵及颅前窝，有限地侵及颞下窝。

Ⅲ：侵犯翼突根部或体部的骨松质、蝶骨大翼，明显侧方侵及颞下窝或翼状板，眼眶，但未侵及海绵窦。

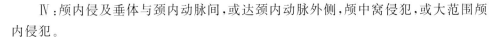

Ⅳ:颅内侵及垂体与颈内动脉间,或达颈内动脉外侧,颅中窝侵犯,或大范围颅内侵犯。

2. Radkowski(1996)临床分期标准

Ⅰa:局限于鼻腔和(或)鼻咽穹隆部。

Ⅰb:扩展入一个或多个鼻窦。

Ⅱa:少部分侵入翼腭窝。

Ⅱb:整个翼腭窝受侵犯,上颌窦后壁前移,眶骨侵蚀、上颌动脉移位。

Ⅱc:颞下窝和(或)颊部受侵犯或侵入翼板后方。

Ⅲa:颅底受侵(颅中窝/翼突根部),小部分颅内扩展。

Ⅲb:颅底受侵,广泛颅内扩展伴有或不伴有海绵窦受侵。

3. Andrews/Fisch(1989)分期

Ⅰ:局限于鼻腔、鼻咽部,无骨质受损。

Ⅱ:侵犯翼腭窝、副鼻窦,骨质受损。

Ⅲ:侵犯颞下窝、眼眶和(或)蝶鞍旁但未侵犯海绵窦。

Ⅳ:侵犯海绵窦、视交叉区域和(或)垂体后窝。

4. Chandler(1984)分期

Ⅰ:局限于鼻咽腔。

Ⅱ:侵及鼻腔和(或)蝶窦。

Ⅲ:侵及筛窦、上颌窦、翼腭窝、颞下窝、眼眶及颊部。

Ⅳ:侵及颅内。

5. Sessions(1980)分期

Ⅰa:局限于后鼻孔和(或)鼻咽顶。

Ⅰb:侵及后鼻孔和(或)鼻咽顶及至少一个鼻窦受累。

Ⅱa:侧方生长突入翼腭窝。

Ⅱb:完全侵入翼腭窝伴或不伴眶上骨损伤。

Ⅲa:颅骨受损(例如颅中窝、蝶骨底),小的颅内侵犯。

Ⅲb:颅内扩展伴或不伴海绵窦受损。

【影像学表现】

1. CT 表现　鼻咽顶部软组织肿块,充满鼻咽腔,并经后鼻孔长入充满同侧鼻腔,肿块边缘清晰,增强可见明显强化,邻近结构受压移位,颅底骨质可有破坏。

2. MRI 表现　病灶呈等 T_1WI、稍高 T_2WI 信号,瘤内或周围大血管因流空效应,可见低信号条状影。

鼻咽纤维血管瘤影像学表现见图 4-4-2。

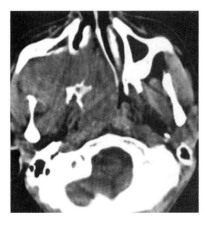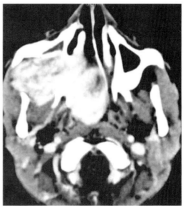

图 4-4-2 鼻咽纤维血管瘤

【鉴别诊断】

1. 鼻咽癌 好发于中老年人,好发部位为咽隐窝,病变弥漫性浸润性生长,边界不清,颅底骨质呈不规则或虫蚀状破坏,伴有颈部淋巴结转移。病灶强化不如鼻咽血管纤维瘤明显。

2. 鼻腔和后鼻孔息肉 鼻腔及鼻咽部可见软组织肿块填塞,但其密度较低,增强后仅边缘黏膜条状强化。

（二）鼻咽癌

【病理分型】

98% 的鼻咽癌属低分化鳞癌。高分化鳞癌、腺癌、泡状核细胞癌等较少见。

【分期】

鼻咽癌的 TNM 分期(AJCC 第 8 版,2017 年)见表 4-4-2 和表 4-4-3。不包括非上皮源性肿瘤,如来源于淋巴组织、软组织、骨及软骨。

表 4-4-2 鼻咽癌的 TNM 分期 I（AJCC 第 8 版,2017 年）

T-原发病灶	
T_x	原发肿瘤无法评估
T_0	未发现肿瘤,但有 EBV 阳性且有颈淋巴结转移
T_{is}	原位癌
T_1	肿瘤局限于鼻咽,或侵犯口咽和(或)鼻腔,无咽旁间隙受累
T_2	肿瘤侵犯咽旁间隙,和(或)邻近软组织受累(翼内肌、翼外肌、椎前肌)
T_3	肿瘤侵犯颅底骨质结构、颈椎、翼状结构,和(或)鼻窦

（续　表）

T_4	肿瘤侵犯至颅内、和（或）脑神经、喉咽、眼眶、腮腺侵犯，和（或）超过翼外肌的外侧缘的广泛软组织侵犯
N-区域淋巴结	
N_X	无法评估区域淋巴结
N_0	无区域淋巴结转移
N_1	单侧颈部淋巴结转移，和（或）咽后淋巴结转移（不论侧数），最大径≤6cm，且位于环状软骨下缘以上区域
N_2	双侧颈部淋巴结转移，最大径≤6cm，且位于环状软骨下缘以上区域
N_3	颈部淋巴结转移（不论侧数）：最大径＞6cm，和（或）位于环状软骨下缘以下区域
远处转移（M）	
M_0	无远处转移
M_1	远处转移

表 4-4-3　鼻咽癌的 TNM 分期 Ⅱ（AJCC 第 8 版，2017 年）

临床分期	TNM 分期
0 期	$T_{is} N_0 M_0$
Ⅰ 期	$T_1 N_0 M_0$
Ⅱ 期	$T_{0-1} N_1 M_0$，$T_2 N_{0-1} M_0$
Ⅲ 期	$T_{0-2} N_2 M_0$，$T_3 N_{0-2} M_0$
ⅣA 期	$T_{0-3} N_3 M_0$，$T_4 N_{0-3} M_0$
ⅣB 期	任何 T，任何 N，M_1

鼻咽癌分期示意图见图 4-4-3。

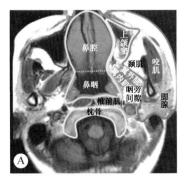
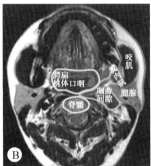
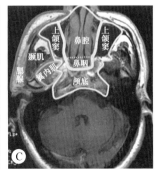

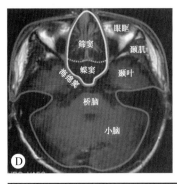
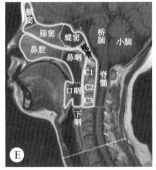
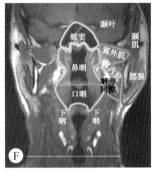

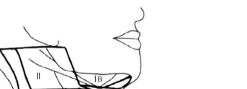

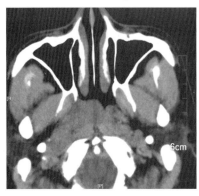

图 4-4-3 中国鼻咽癌分期示意图

A. 鼻咽层面轴位图像；B. 口咽层面轴位图像；C. 颅底层面轴位图像；D. 海绵窦层面轴位图像；E. 正中矢状位图像；F. 冠状位图像

引自：潘建基. 中国鼻咽癌分期 2017 版. 中华放射肿瘤学杂志，2017，26（10）：1119-1125

【影像学表现】

80% 的肿瘤起自咽隐窝及咽侧壁，早期可引起咽隐窝变浅、闭塞，咽侧壁增厚，失去正常对称的外观。中晚期可见明显软组织肿物，肿瘤呈软组织密度，常突入鼻咽腔，致鼻咽腔不对称、狭窄或闭塞。平扫肿物与颈部肌肉密度大致相仿，一般无钙化或囊变，肿瘤呈浸润性生长，与周围组织分界不清。增强扫描肿物可呈轻度或中度强化。肿瘤在 MRI 的 T_1WI 呈低、中等信号，T_2WI 呈中、高信号（图 4-4-4）。

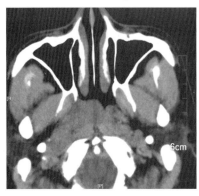
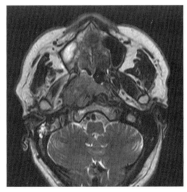

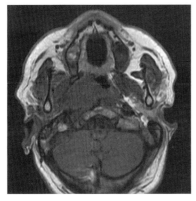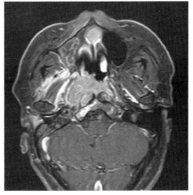

图 4-4-4　鼻咽癌

【诊断要点】

临床表现为回缩涕带血、一侧耳闷、听力下降、复视和头痛等,影像学检查见鼻咽部不规则软组织增厚或肿块,边缘呈浸润状,侵犯深部和周围结构,伴颅底骨质破坏及咽后、颈部淋巴结转移。

【鉴别诊断】

1. 鼻咽血管纤维瘤　常见于青少年,有多次鼻出血病史;鼻咽部软组织肿块,T_2WI 呈高信号,内部可见流空血管影形成的"椒盐征",增强肿块显著强化。多有骨质变形,压迫性骨质吸收破坏。

2. 腺样体肥大　鼻咽顶壁和后壁软组织对称性增厚,病变密度均匀,咽隐窝受压变窄,不累及下方肌肉,无骨质破坏改变。

3. 鼻咽部恶性淋巴瘤　以青壮年多见,淋巴瘤侵犯范围广泛,颅骨破坏少见。肿块信号较均匀,T_1WI 呈等信号,T_2WI 呈等或稍高信号,增强呈轻度强化。颈部淋巴结边缘多规则,内部信号均匀,轻度强化。

4. 腺样囊性癌　密度多不均匀,可有囊性低密度区,其表现有时无法与鼻咽癌鉴别。

（三）口咽癌、喉咽癌

【分级】

病理组织学分级见表 4-4-4。

表 4-4-4　口咽(p16-)、喉咽癌的组织学分级(AJCC 第 8 版,2017 年)

G	组织学分级
G_X	组织分级不能确定
G_1	高分化

（续 表）

G	组织学分级
G_2	中等分化
G_3	低分化
G_4	未分化

【分期】

口咽(p16-)、喉咽癌的 TNM 分期(AJCC 第 8 版,2017 年)见表 4-4-5。

表 4-4-5　口咽(p16-)、喉咽癌的 TNM 分期(AJCC 第 8 版,2017 年)

T-原发病灶

口咽(p16-)

T_X	原发肿瘤无法评估
T_{is}	原位癌
T_1	肿瘤最大径≤2cm
T_2	肿瘤最大径>2cm 且≤4cm
T_3	肿瘤最大径>4cm,或肿瘤侵及会厌舌面
T_4	局部肿瘤中等晚期或非常晚期
T_{4a}	局部肿瘤中等晚期
	肿瘤侵及喉、舌外附肌、翼内肌、硬腭或下颌骨
T_{4b}	局部肿瘤非常晚期
	肿瘤侵及翼外肌、翼板、侧面鼻咽、颅底或者包绕颈动脉

喉咽

T_X	原发肿瘤无法评估
T_{is}	原位癌
T_1	肿瘤局限于一个喉咽亚区和(或)肿瘤最大径≤2cm
T_2	肿瘤侵及大于一个喉咽亚区或相邻亚区,或肿瘤最大径>2cm,但≤4cm,不伴半喉固定
T_3	肿瘤最大径>4cm,或伴有半喉固定,或侵及食管
T_4	局部肿瘤中等晚期或非常晚期
T_{4a}	局部肿瘤中等晚期
	肿瘤侵及甲状软骨/环状软骨、舌骨、甲状腺、食管肌肉或中间区域软组织(包括喉前带状肌群和皮下脂肪)

（续　表）

| T_{4b} | 局部肿瘤非常晚期 |
| | 肿瘤侵及椎前筋膜、包绕颈动脉，或侵及纵隔结构 |

N-区域淋巴结

临床分期（cN）（包括环状软骨下缘以上和以下区域的淋巴结转移）

N_X	区域淋巴结无法评估
N_0	无区域淋巴结转移
N_1	同侧单个淋巴结转移，最大径≤3cm，且 ENE（－）
N_2	或者同侧单个淋巴结转移，最大径>3cm，但≤6cm，且 ENE（－）
	或者同侧多发淋巴结转移，最大径≤6cm，且 ENE（－）
	或者双侧或对侧淋巴结转移，最大径≤6cm，且 ENE（－）
N_{2a}	或者同侧单个淋巴结转移，最大径>3cm，但≤6cm，且 ENE（－）
N_{2b}	同侧多发淋巴结转移，最大径≤6cm，且 ENE（－）
N_{2c}	双侧或对侧淋巴结转移，最大径≤6cm，且 ENE（－）
N_3	单个转移淋巴结最大径>6cm，且 ENE（－）
	任意转移淋巴结，伴 ENE（＋）
N_{3a}	单个转移淋巴结最大径>6cm，且 ENE（－）
N_{3b}	任意转移淋巴结，伴 ENE（＋）

病理分期（pN）（包括环状软骨下缘以上和以下区域的淋巴结转移）

N_X	区域淋巴结无法评估
N_0	无区域淋巴结转移
N_1	同侧单个淋巴结转移，最大径≤3cm，且 ENE（－）
N_2	同侧单个淋巴结转移，最大径≤3cm，且 ENE（＋）
	或者同侧单个淋巴结转移，最大径>3cm，但≤6cm，且 ENE（－）
	或者同侧多发淋巴结转移，最大径≤6cm，且 ENE（－）
	或者双侧或对侧淋巴结转移，最大径≤6cm，且 ENE（－）
N_{2a}	同侧单个淋巴结转移，最大径≤3cm，且 ENE（＋）
	或者同侧单个淋巴结转移，最大径>3cm，但≤6cm，且 ENE（－）
N_{2b}	同侧多发淋巴结转移，最大径≤6cm，且 ENE（－）
N_{2c}	双侧或对侧淋巴结转移，最大径≤6cm，且 ENE（－）
N_3	单个转移淋巴结最大径>6cm，且 ENE（－）
	或者同侧单个淋巴结转移，最大径>3cm，且 ENE（＋）
	或者同侧多发、对侧或双侧淋巴结转移，伴任何一个 ENE（＋）
	或者对侧单个任意大小转移淋巴结，伴 ENE（＋）

（续 表）

N_{3a}	单个转移淋巴结最大径＞6cm，且 ENE(－)
N_{3b}	同侧单个淋巴结转移，最大径＞3cm，且 ENE(＋)
	或者同侧多发、对侧或双侧淋巴结转移，伴任何一个 ENE(＋)
	或者对侧单个任意大小转移淋巴结，伴 ENE(＋)
远处转移(M)	
M_0	无远处转移
M_1	远处转移
预后分期	TNM 分期
0 期	$T_{is} N_0 M_0$
Ⅰ 期	$T_1 N_0 M_0$
Ⅱ 期	$T_2 N_0 M_0$
Ⅲ 期	$T_3 N_{0-1} M_0$，$T_{1-3} N_1 M_0$
Ⅳ A 期	$T_{4a} N_{0-2} M_0$，$T_{1-3} N_2 M_0$
Ⅳ B 期	T_{4b} 任何 N，M_0
	任何 T，$N_3 M_0$
Ⅳ C 期	任何 T，任何 N，M_1

人类乳头状瘤病毒(p16＋)口咽癌的 TNM 分期见表 4-4-6。

表 4-4-6　人类乳头状瘤病毒(p16＋)口咽癌的 TNM 分期

T-原发肿瘤	
T_0	无原发肿瘤
T_1	肿瘤最大径≤2cm
T_2	肿瘤最大径＞2cm，但≤4cm
T_3	肿瘤最大径＞4cm，或肿瘤侵及会厌舌面
T_4	局部肿瘤中等晚期
	肿瘤侵及喉、舌外附肌、翼内肌、硬腭或下颌骨，或超出上述范围
N-区域淋巴结	
临床分期(cN)	
N_X	区域淋巴结无法评估
N_0	无区域淋巴结转移
N_1	同侧单个或多个淋巴结转移，最大径≤6cm

（续 表）

N_2	对侧或双侧淋巴结转移，最大径≤6cm
N_3	转移淋巴结最大径＞6cm
病理分期(pN)	
N_X	区域淋巴结无法评估
pN_0	无区域淋巴结转移
pN_1	≤4 个淋巴结转移
pN_2	＞4 个淋巴结转移
远处转移（M）	
M_0	无远处转移
M_1	远处转移

临床分期	TNM 分期
Ⅰ 期	$T_{0-2} N_{0-1} M_0$
Ⅱ 期	$T_{0-3} N_2 M_0$，$T_3 N_{0-1} M_0$
Ⅲ 期	$T_{0-4} N_3 M_0$，$T_4 N_{0-2} M_0$
Ⅳ 期	任何 T，任何 N，M_1
病理分期	
Ⅰ 期	$T_{0-2} N_{0-1} M_0$
Ⅱ 期	$T_{0-2} N_2 M_0$
Ⅲ 期	$T_{3-4} N_2 M_0$
Ⅳ 期	任何 T，任何 N，M_1

【影像学表现】

1. CT 表现　口咽、喉咽部软组织密度肿块与正常组织界限不清，呈不均匀强化，病灶中央常见低密度坏死。

2. MRI 表现　T_1WI 为等信号，与周围组织难以区分。T_2WI 信号较高，但不均匀，其内常见坏死、囊变。脂肪抑制序列呈以高信号为主的混杂信号。口咽癌易向周围组织侵犯，CT 和 MRI 表现为间隙内的脂肪界面消失，正常结构被异常密度或信号取代。

口咽癌、喉咽癌影像学表现见图 4-4-5。

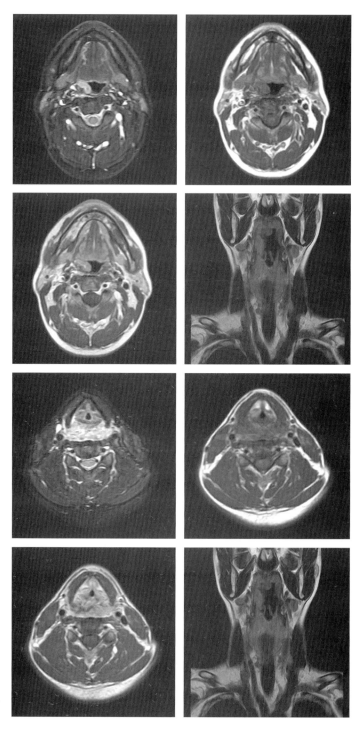

图 4-4-5 口咽癌、喉咽癌

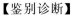

【鉴别诊断】

1. 口咽部恶性淋巴瘤 肿块多位于黏膜下,突向口咽腔,黏膜一般完整。CT平扫病变表现为类圆形均匀等密度影,增强后轻度强化,无钙化、坏死或囊变,轮廓光整。

2. 颈部淋巴结转移 常融合团块状,咽淋巴环各结构之间有诸多淋巴管网相通,典型 CT 表现为不规则环形强化伴中央低密度区,伴有原发肿瘤。

3. 会厌囊肿 与正常组织分界清楚,边界清晰,增强扫描无明显强化。

第五节 喉部疾病诊断与分型

【分类】

下咽部、喉、气管及咽旁间隙肿瘤分类(WHO,2017)见表 4-5-1。

表 4-5-1 下咽部、喉、气管及咽旁间隙肿瘤分类(WHO,2017)

恶性表面上皮性肿瘤		
	普通型鳞状细胞癌	8070/3
	疣状癌	8051/3
	基底样鳞状细胞癌	8083/3
	乳头状鳞状细胞癌	8052/3
	梭形细胞鳞状细胞癌	8074/3
	腺鳞癌	8560/3
	淋巴上皮样癌	8082/3
前驱病变		
	异型增生	
		异型增生,低级别	8077/0
		异型增生,高级别	8077/2
	鳞状细胞乳头状瘤	8052/0
	鳞状细胞乳头状瘤病	8060/0
神经内分泌肿瘤		
	高分化神经内分泌癌	8240/3
	中分化神经内分泌癌	8249/3
	低分化神经内分泌癌	
		小细胞神经内分泌癌	8041/3
		大细胞神经内分泌癌	8013/3

（续 表）

唾液腺型肿瘤	
腺样囊性癌	8200/3
多形性腺瘤	8940/0
嗜酸细胞乳头状囊腺瘤	8290/0
软组织肿瘤	
颗粒细胞瘤	9580/0
脂肪肉瘤	8850/3
炎性肌纤维母细胞肿瘤	8825/1
软骨源性肿瘤	
软骨瘤	9220/0
软骨肉瘤	9220/3
软骨肉瘤,1级	
软骨肉瘤,2/3级	
淋巴造血系统肿瘤	

喉癌

【分级】

组织病理学分级如下

G_X:组织分级不能确定。

G_1:高分化。

G_2:中度分化。

G_3:低分化。

【分期】

1. 解剖分区　详见喉部分区相关内容。

2. TNM 分期　见表 4-5-2。

表 4-5-2　喉癌的 TNM 分期(AJCC 第 8 版,2017 年)

T-原发病灶	
T_X	原发肿瘤无法评估
T_{is}	原位癌
声门上区	
T_1	肿瘤局限于声门上一个亚区,声带活动正常

（续　表）

T₂	肿瘤侵犯声门上一个亚区以上、侵犯声门或侵犯声门上区以外（如舌根黏膜、会厌谷、梨状窝内壁黏膜），无喉固定
T₃	肿瘤局限于喉内，声带固定，和（或）下列部位受侵：环后区、会厌前间隙、声门旁间隙，和（或）甲状软骨内板
T₄	局部肿瘤中等晚期或非常晚期
T_{4a}	局部肿瘤中等晚期
	肿瘤侵犯穿透甲状软骨外板和（或）侵及喉外组织（如：气管、包括深部舌外肌在内的颈部软组织、带状肌、甲状腺或食管）
T_{4b}	局部肿瘤非常晚期
	肿瘤侵及椎前间隙，包绕颈动脉，或侵及纵隔结构

声门区

T₁	肿瘤侵犯声带（可以侵及前联合或后联合），声带活动正常
T_{1a}	肿瘤限于一侧声带
T_{1b}	肿瘤侵犯两侧声带
T₂	肿瘤侵犯声门上区和（或）声门下区，和（或）声带活动受限
T₃	肿瘤局限于喉内，声带固定和（或）侵犯声门旁间隙，和（或）甲状软骨内板
T₄	局部肿瘤中等晚期或非常晚期
T_{4a}	局部肿瘤中等晚期
	肿瘤侵犯穿透甲状软骨外板和（或）侵及喉外组织（如：气管、环状软骨，包括深部舌外肌在内的颈部软组织、带状肌、甲状腺、或食管）
T_{4b}	局部肿瘤非常晚期
	肿瘤侵及椎前间隙、包绕颈动脉，或者侵及纵隔结构

声门下区

T₁	肿瘤局限于声门下区
T₂	肿瘤侵及声带，声带活动正常或受限
T₃	肿瘤局限于喉内，伴声带固定和（或）侵及甲状软骨内板
T₄	局部肿瘤中等晚期或非常晚期
T_{4a}	局部肿瘤中等晚期
	肿瘤侵及环状软骨或甲状软骨，和（或）侵及喉外组织（如：气管、包括深部舌外肌在内的颈部软组织、带状肌、甲状腺或食管）
T_{4b}	局部肿瘤非常晚期
	肿瘤侵及椎前间隙，包裹颈动脉，或侵及纵隔结构

（续　表）

N-区域淋巴结

临床分期（cN）（包括环状软骨下缘以上和以下区域的淋巴结转移）

N_X	区域淋巴结无法评估
N_0	无区域淋巴结转移
N_1	同侧单个淋巴结转移，最大径≤3cm，且 ENE（－）
N_2	同侧单个淋巴结转移，最大径>3cm，但≤6cm，且 ENE（－）
	或者同侧多发淋巴结转移，最大径≤6cm，且 ENE（－）
	或者双侧或对侧淋巴结转移，最大径≤6cm，且 ENE（－）
N_{2a}	同侧单个淋巴结转移，最大径>3cm，但≤6cm，且 ENE（－）
N_{2b}	同侧多发淋巴结转移，最大径≤6cm，且 ENE（－）
N_{2c}	双侧或对侧淋巴结转移，最大径≤6cm，且 ENE（－）
N_3	单个转移淋巴结最大径>6cm，且 ENE（－）
	或者任何淋巴结转移伴有临床明显的 ENE（＋）
N_{3a}	单个转移淋巴结最大径>6cm，且 ENE（－）
N_{3b}	任何淋巴结转移伴有临床明显的 ENE（＋）

病理 N 分期（pN）（包括环状软骨下缘以上和以下区域的淋巴结转移）

N_X	区域淋巴结无法评估
N_0	无区域淋巴结转移
N_1	同侧单个淋巴结转移，最大径≤3cm，且 ENE（－）
N_2	同侧单个淋巴结转移，最大径≤3cm，且 ENE（＋）
	或者同侧单个淋巴结转移，最大径>3cm，但≤6cm，且 ENE（－）
	或者同侧多发淋巴结转移，最大径≤6cm，且 ENE（－）
	或者双侧或对侧淋巴结转移，最大径≤6cm，且 ENE（－）
N_{2a}	同侧单个淋巴结转移，最大径≤3cm，且 ENE（＋）
	或者同侧单个淋巴结转移，最大径>3cm，但≤6cm，且 ENE（－）
N_{2b}	同侧多发淋巴结转移，最大径≤6cm，且 ENE（－）
N_{2c}	双侧或对侧淋巴结转移，最大径≤6cm，且 ENE（－）
N_3	单个转移淋巴结最大径>6cm，且 ENE（－）
	或者同侧单个淋巴结转移，最大径>3cm，且 ENE（＋）
	或者同侧多发、对侧或双侧淋巴结转移，伴任何一个 ENE（＋）
	或者对侧单个任意大小转移淋巴结，伴 ENE（＋）
N_{3a}	单个转移淋巴结最大径>6cm，且 ENE（－）

（续　表）

N_{3b}	同侧单个淋巴结转移,最大径>3cm,且 ENE(+)
	或者同侧多发、对侧或双侧淋巴结转移,伴任何一个 ENE(+)
	或者对侧单个任意大小转移淋巴结,伴 ENE(+)
远处转移(M)	
M_0	无远处转移
M_1	远处转移
预后分期	TNM 分期
0 期	$T_{is} N_0 M_0$
Ⅰ 期	$T_1 N_0 M_0$
Ⅱ 期	$T_2 N_0 M_0$
Ⅲ 期	$T_3 N_{0-1} M_0$,$T_{1-3} N_1 M_0$
ⅣA 期	$T_{4a} N_{0-2} M_0$,$T_{1-3} N_2 M_0$
ⅣB 期	T_{4b} 任何 N,M_0
	任何 T,$N_3 M_0$
ⅣC 期	任何 T,任何 N,M_1

不包括非上皮源性肿瘤,如来源于淋巴组织、软组织、骨及软骨,以及唇和口腔黏膜黑色素瘤

【影像学表现】

1. CT 表现　可见肿瘤部位软组织不规则增厚和肿块,边界欠清,形态不规则的等密度灶,若瘤内有坏死、液化,则呈低密度,周围可有水肿及软组织浸润,增强扫描后有不同程度的强化。声门型癌早期局限于声带内,仅见两侧声带不对称,一侧声带毛糙、增厚或局限的软组织结节,肿瘤易侵犯前联合,然后向对侧声带浸润,前联合厚度正常情况下不超过 2mm,超过即为受累表现,向后可侵犯杓状软骨,向外可侵犯喉旁间隙。

2. MRI 表现　肿瘤呈 T_1 WI 稍低 T_2 WI 稍高信号影,MRI 多平面成像可清楚显示肿块的范围和侵犯情况。

喉癌影像学表现见图 4-5-1。

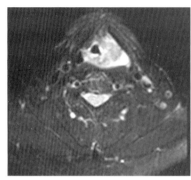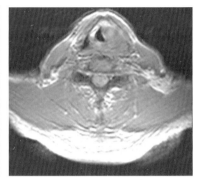

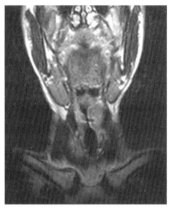

图 4-5-1　喉癌

【鉴别诊断】

1. 喉炎　急性喉炎 CT 表现会厌、杓状会厌皱襞明显弥漫性水肿,以舌面更明显,会厌前间隙变狭或消失,室带也有水肿,而声带及声门下区一般呈正常。慢性喉炎 CT 示喉黏膜不均匀普遍增厚,以杓间区明显,声带也呈不对称增厚,边缘不平。

2. 声带息肉　CT 常表现为一侧声带前中游离缘带蒂结节,其密度与声带相仿,结节边缘常光整。不典型需喉镜活检定性。

3. 喉乳头状瘤　为外生性生长,CT 扫描较小单发型可无明显异常。肿块较大及较广泛者可见室带、声带、前联合及声门下软组织增厚,局部突出良性乳头状瘤很少有浸润至喉旁间隙,当该间隙有浸润时应考虑为癌变。常无颈部淋巴增大。

第5章 颈 部

第一节 颈部淋巴结分区

1. 颈淋巴结分区　颈淋巴结分区示意见图5-1-1。

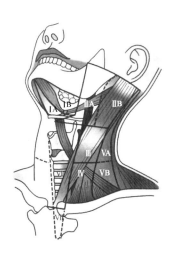

图 5-1-1　颈淋巴结分区示意图

2. 颈淋巴结区域的解剖边界　颈淋巴结区域的解剖边界见表5-1-1。

表 5-1-1 颈淋巴结区域的解剖边界

淋巴结区		上界（头）	下界（胸）	前界	后界	外界	内界
I	I a	下颌舌骨肌	颈阔肌（二腹肌前腹下缘）	下颌联合	舌骨体、下颌舌骨肌	二腹肌前腹内缘	无
	I b	颌下腺上缘、下颌舌骨肌	通过舌骨下缘和下颌骨下缘的平面或颌下腺下缘的层面）、颈阔肌	下颌联合	颌下腺后缘（上）、二腹肌后腹（下）	下颌骨内侧、颈阔肌（下）、翼内肌（后）	二腹肌前腹（下）、二腹肌后腹（上）
II	II a	第1颈椎横突下缘	舌骨体下缘	下颌下腺后缘、二腹肌后腹后缘	颈内静脉后缘	胸锁乳突肌内面、颈阔肌、腮腺、二腹肌后腹	颈内动脉内缘、斜角肌
	II b	第1颈椎横突下缘	舌骨体下缘	颈内静脉后缘	胸锁乳突肌后缘	胸锁乳突肌内面、颈阔肌、腮腺、二腹肌后腹	颈内动脉内缘、斜角肌
III		舌骨体下缘	环状软骨下缘	胸锁乳突肌前缘、甲状舌骨肌后 1/3	胸锁乳突肌后缘	胸锁乳突肌内面	颈总动脉内缘、斜角肌
IV	IV a	环状软骨下缘上 2cm	胸骨柄上缘上 2cm	胸锁乳突肌前缘（上）、胸锁乳突肌肉（下）	胸锁乳突肌后缘（上）、中斜角肌（下）	胸锁乳突肌内面（上）、胸锁乳突肌外缘（下）	颈总动脉内缘、甲状腺外侧缘、中斜角肌、锁骨突肌（下）
	IV b	胸骨柄上缘上 2cm	胸骨柄上缘	胸锁乳突肌内面、锁骨内面	中斜角肌前缘（上）、肺尖、头臂静脉、头臂干（右侧）、左颈总动脉、左锁骨下动脉（下）	斜角肌外侧	VI区外侧界（气管前部分）、颈总动脉内侧缘

（续表）

淋巴结区		上界（头）	下界（脚）	前界	后界	外界	内界
V	Va	舌骨体上缘	环状软骨下缘	胸锁乳突肌后缘	斜方肌前缘	颈阔肌、皮肤	肩甲提肌、斜角肌（下）
	Vb	环状软骨下缘	颈横血管下缘平面	胸锁乳突肌后缘	斜方肌前缘	颈阔肌、皮肤	肩甲提肌、斜角肌（下）
	Vc	颈横血管下缘平面	胸骨柄上缘上 2cm	皮肤	斜方肌前缘（上）、锯肌前 1cm（下）	斜方肌（上）、锁骨（下）	斜角肌、胸锁乳突肌外侧、Ⅳa 区外侧
VI	VIa	舌骨下缘或颌下腺下缘（以最靠下的层面为准）	胸骨柄上缘	皮肤、颈阔肌	甲状下肌群前缘	双侧胸锁乳突肌前缘	无
	VIb	甲状软骨下缘	胸骨柄上缘	喉表面、甲状腺和气管（喉前淋巴结）、前椎前肌（右侧）/食管（左侧）	双侧颈总动脉	气管、食管（下）侧面	
Ⅶ	Ⅶa	第 1 颈椎上缘	舌骨体上缘	上、中咽缩肌后缘	头长肌、颈长肌	颈内动脉内侧	头长肌外侧平行线
	Ⅶb	颅底（颈静脉孔）	第 1 颈椎横突下缘（Ⅱ区上界）	茎突前咽旁间隙后缘	第 1 颈椎椎体、颅底	茎突、腮腺深叶	颈内动脉内缘

（续　表）

淋巴结区	上界（头）	下界（脚）	前界	后界	外界	内界
Ⅷ	颧弓,外耳道	下颌角	下颌骨升支后缘,咀嚼肌后缘（外）,二腹肌后腹（内）	胸锁乳突肌前缘（外）,二腹肌后腹（内）	皮下组织的面部浅表肌肉腱膜系统	茎突,茎突肌
Ⅸ	眼眶下缘	下颌骨下缘	皮下组织的面部浅表肌肉腱膜系统	咀嚼肌前缘,颊质体（Bichat 脂肪垫）	皮下组织的面部浅表肌肉腱膜系统	颊肌
Ⅹ Ⅹa	外耳道上缘	乳突末端	乳突前缘（下）,外耳道后缘（上）	枕淋巴结前缘即胸锁乳突肌后缘	皮下组织	头颈肌（下）,颞骨（头）
Ⅹb	枕外隆突	Ⅴ区上界	胸锁乳突肌后缘	斜方肌前外侧缘	皮下组织	头颈肌

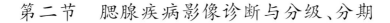

第二节 腮腺疾病影像诊断与分级、分期

一、先天性变异与畸形

单侧或双侧唾液腺不发育或涎腺导管系统不发育为罕见异常,多数囊性病变为继发性的,但也有先天性异常的报道,如鳃裂囊肿。

二、炎性病变

【分类】

急性腮腺炎、慢性腮腺炎、病毒性流行性腮腺炎。

三、腮腺肿瘤

涎腺肿瘤在人群所有肿瘤中所占比例低于 3%,其中多为良性(占 65.5%)。

(一)良性肿瘤

【分类】

分为上皮来源和非上皮来源两大类,其中上皮来源肿瘤占 88%。上皮来源肿瘤包括多形性腺瘤、腺淋巴瘤、基底细胞腺瘤等,其中以多形性腺瘤最为常见,其次是腺淋巴瘤,基底细胞腺瘤最少见,占 1%~2%。

【临床及影像学表现】

临床及影像学表现特点见表 5-2-1。

表 5-2-1 腮腺良性肿瘤临床及影像学表现特点

特点	腮腺多形性腺瘤	腮腺腺淋巴瘤	腮腺基底细胞瘤
发病年龄	30－50 岁青壮年	老年男性,常有吸烟史	最常见于 60 岁以上女性
发病率	占腮腺良性肿瘤 80%	占腮腺良性肿瘤 10%	占腮腺良性肿瘤 1%~2%
发病部位	单侧单发,多见于腮腺浅叶	可单侧也可双侧,可多发也可单发,多见于腮腺浅叶后下极	腮腺浅叶,多为单发
CT 平扫表现	圆形或卵圆形,分叶较多见,边界清,有包膜,囊变少见,可有周边囊变	圆形或卵圆形,边界清,有包膜,病灶边缘可见血管包绕,可有大小不一灶性囊变	圆形或卵圆形软组织肿块,分叶少见,边界清,边缘光整,易发生囊变
CT 强化特点	呈延迟渐近性强化	呈"快进快出"表现	动脉期强化明显,静脉期强化不减退

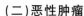

(二)恶性肿瘤

腮腺恶性肿瘤多来源于腮腺腺体或腺管上皮细胞,以黏液表皮样癌、恶性混合瘤、腺样囊性癌和腺癌常见,占 80%～90%。

【分类】

1. 黏液表皮样癌　高分化黏液表皮样癌临床表现与多形性腺瘤类似,低分化黏液表皮样癌生长快,有疼痛,边界不清,与周围组织粘连,常累及面神经,出现淋巴结转移。

2. 腺样囊性癌　肿瘤易沿神经扩散,有神经症状。易侵入血管,造成血行转移,肺转移最常见,颈部淋巴结转移少见。

3. 多形性腺瘤恶变　恶变时包膜消失,与周围组织分界不清,呈浸润性生长。

【分级】

5 个组织病理学特点确定低、中、高分化的级别方法见表 5-2-2。

表 5-2-2　5 个组织病理学特点确定低、中、高分化的级别方法

特点	分值(分)
囊性成分少于 20%	2
神经侵犯	2
坏死	3
4 个以上的核分裂/10 个 HP	3
退行发育	4

0～4 分为低度恶性,5～6 分为中度恶性,>7 分为高度恶性

【分期】

大涎腺肿瘤 TNM 分期(AJCC,第 8 版)(腮腺、颌下腺、舌下腺)见表 5-2-3。

表 5-2-3　大涎腺肿瘤 TNM 分期(AJCC 第 8 版)(腮腺、颌下腺、舌下腺)

T	原发肿瘤
T_x	原发肿瘤不能评估
T_0	没有原发肿瘤证据
T_{is}	原位癌
T_1	肿瘤直径≤2cm,无腺体外侵犯*
T_2	肿瘤最大径>2cm,但≤4cm,无腺体外侵犯*
T_3	肿瘤最大径>4cm,伴或不伴腺体外侵犯*
T_4	中期或者晚期肿瘤肿瘤

（续　表）

T$_{4a}$	中期肿瘤。侵犯皮肤，下颌骨，耳道和（或）面神经
T$_{4b}$	晚期肿瘤。侵犯颅底和（或）翼板和（或）包裹颈动脉

N（临床）：区域淋巴结（cN）

N$_X$	区域淋巴结转移无法确定
N$_0$	无淋巴结转移
N$_1$	同侧单个淋巴结转移最大直径≤3cm，且淋巴结外侵犯（－）
N$_2$	同侧单个淋巴结转移最大径＞3cm，但≤6cm，且淋巴结外侵犯（－）；或者同侧多个淋巴结转移最大径≤6cm，且淋巴结外侵犯（－）；或者双侧或对侧淋巴结转移最大径≤6cm，且淋巴结外侵犯（－）
N$_{2a}$	同侧单个淋巴结转移最大径＞3cm，但≤6cm，且淋巴结外侵犯（－）
N$_{2b}$	同侧多个淋巴结转移最大径≤6cm，且淋巴结外侵犯（－）
N$_{2c}$	双侧或对侧淋巴结转移最大径≤6cm，且淋巴结外侵犯（－）
N$_3$	转移淋巴结最大径＞6cm，且淋巴结外侵犯（－）或任一淋巴结外侵犯（＋）
N$_{3a}$	转移淋巴结最大径＞6cm，且淋巴结外侵犯（－）
N$_{3b}$	任一淋巴结外侵犯（＋）

N（病理）：区域淋巴结（pN）

N$_X$	区域淋巴结转移无法确定
N$_0$	无淋巴结转移
N$_1$	同侧单个淋巴结转移最大直径≤3cm，且淋巴结外侵犯（－）
N$_{2a}$	同侧单个淋巴结转移最大径≤3cm，淋巴结外侵犯（＋） 同侧单个淋巴结转移最大径＞3cm，但≤6cm，且淋巴结外侵犯（－）
N$_{2b}$	同侧多个淋巴结转移最大径≤6cm，且淋巴结外侵犯（－）
N$_{2c}$	双侧或对侧淋巴结转移最大径≤6cm，且淋巴结外侵犯（－）
N$_{3a}$	转移淋巴结最大径＞6cm，且淋巴结外侵犯（－）
N$_{3b}$	同侧单个淋巴结转移最大径＞3cm，淋巴结外侵犯（＋） 同侧多个、对侧、或者双侧淋巴结任一淋巴结外侵犯（＋） 对侧淋巴结（不论大小）出现淋巴结外侵犯

远处转移（M）

M$_0$	无远处转移
M$_1$	无远处转移

(续 表)

分期	T	N	M
I	T_1	N_0	M_0
II	T_2	N_0	N_0
III	T_3	N_0	M_0
	T_0,T_1,T_2,T_3	N_1	M_0
IVa	T_{4a}	N_0,N_1,N_2	M_0
	T_0,T_1,T_2,T_3	N_3	M_0
IVb	T_{4b}	任何 N	M_0
	任何 T	N_3	M_0
IVc	任何 T	任何 N	M_1

＊腺体外受侵是指临床或肉眼可见的软组织或神经受侵证据，显微镜下实质外受侵不作为分期因素

【影像学表现】

边缘不清，轮廓不规则的肿块。增强不均匀轻度、中度强化，周围脂肪间隙消失。

(三)继发性肿瘤

在没有免疫性疾病，如 Sjögren 综合征时，霍奇金型或非霍奇金型全身淋巴病变也可累及腮腺。

第三节 甲状腺疾病影像诊断与分型、分期

甲状腺癌

【分型】

1. 乳头状癌：镜下亚型，乳头状微小癌、滤泡亚型、高细胞亚型；实体亚型、弥漫硬化亚型、柱状细胞亚型、透明细胞亚型、筛状-桑葚状亚型、乳头状癌伴筋膜炎样间质。

2. 滤泡状癌。

3. Hurthle 细胞癌。

4. 髓样癌：镜下亚型，微小髓样癌、梭形细胞亚型、乳头状或假乳头状亚型、嗜酸细胞亚型、透明细胞亚型、腺性/梁状/滤泡样亚型、双重分泌亚型、副神经节瘤样亚型、小细胞亚型、巨细胞亚型、血管肉瘤样亚型、产黑色素亚型、鳞状细胞亚型。

5. 未分化癌。

6. 交界性肿瘤:2017 年第 4 版 WHO 内分泌肿瘤分册对甲状腺肿瘤的分类进行了全面更新,提出了甲状腺交界性肿瘤的概念。甲状腺交界性肿瘤包括原透明变梁状肿瘤、形态和生物学行为介于滤泡腺瘤和滤泡癌/滤泡型乳头状癌之间的其他包裹性滤泡性肿瘤。

【分级】

甲状腺 TI-RADS 分级见表 5-3-1。

表 5-3-1　甲状腺 TI-RADS 分级

分级	
0 级	需要附加其他检查后再评估,一般建议 MRI 检查
1 级	阴性,甲状腺腺体内未见肿块、结构扭曲或微小钙化等任何异常
2 级	良性,单纯囊肿、稳定的术后改变及长期观察没有变化的腺瘤、囊腺瘤、术后瘢痕改变等
3 级	倾向于良性,恶性风险<2%。超声表现:病变形态呈圆形、椭圆形、边缘完整,腺瘤或囊腺瘤可能性大,建议 3～6 个月复查
4 级	恶变可能,恶性风险 3%～94%,需要超声引导穿刺,明确诊断,尤其观察边缘欠规则、毛糙,有明显包膜,内部低回声,出现无回声区或强回声细小钙化
5 级	高度提示恶性,恶性风险>95%,需要尽快采取适当措施。超声表现:病变形态大多不规则,边缘毛刺,呈"蟹足状"等,尤其低回声,内部回声不均匀,可见微小沙砾状钙化、血流信号杂乱等,纵横比>1
6 级	已知活组织检查的恶性病变

【分期】

1. 甲状腺癌 TNM 分期(AJCC,2017 年)　见表 5-3-2。

表 5-3-2　甲状腺癌 TNM 分期(AJCC,2017 年)

T:原发肿瘤

　T_x:原发肿瘤不能评估

　T_0:没有原发肿瘤证据

　T_1:肿瘤直径≤2cm,且在甲状腺内

　　T_{1a}:肿瘤最大直径≤1cm,且在甲状腺内

　　T_{1b}:肿瘤最大直径>1cm 至≤4cm,且在甲状腺内

　T_2:肿瘤最大径>2cm 至≤4cm,且在甲状腺内

（续 表）

T_3:肿瘤最大径＞4cm,且在甲状腺内,或任何肿瘤伴最小甲状腺外浸润(如累及胸骨甲状肌或甲状腺周围软组织)

T_{4a}:适度进展性疾病

任何肿瘤浸润超过包膜浸润皮下软组织、喉、气管、食管、喉返神经

T_{4b}:远处转移

肿瘤浸润椎前筋膜或包绕颈动脉或纵隔血管

所有未分化癌均为 T_4 期

T_{4a}:甲状腺内未分化癌

T_{4b}:未分化癌累及甲状腺外

N:区域淋巴结

区域淋巴结包括颈中央区、颈侧区和纵隔上淋巴结

N_X:区域淋巴结转移不能评估

N_0:无区域淋巴结转移

N_1:区域淋巴结转移

N_{3a}:Ⅳ区转移(气管前、气管旁、喉前/Delphian 淋巴结)

N_{3b}:单侧、双侧或对侧颈部(Ⅰ、Ⅱ、Ⅲ、Ⅳ、Ⅴ区)或咽后壁或纵隔上淋巴结(Ⅷ区)

M:远处转移

M_0:无远处转移

M_1:有远处转移

残余病灶(R)

手术结果影响的相关分期

R_0:无残余肿瘤

R_1:微小肿瘤残留

R_2:肉眼可见肿瘤残留

R_X:无法确定肿瘤残余

2. 甲状腺癌预后分期(JACC,2017 年)　见表 5-3-3。

表 5-3-3　甲状腺癌预后分期(JACC,2017 年)

乳头状或滤泡样癌(分化良好)45 岁以下			
Ⅰ 期	任何 T	任何 N	M_0
Ⅱ 期	任何 T	任何 N	M_0
乳头状或滤泡样癌 45 岁及以上			
Ⅰ 期	T_1	N_0	M_0
Ⅱ 期	T_2	N_0	M_0

Ⅲ期	T_3	N_0	M_0
	T_1	N_{1a}	M_0
	T_2	N_{1a}	M_0
	T_3	N_{1a}	M_0
Ⅳa期	T_{4a}	N_0	M_0
	T_{4a}	N_{1a}	M_0
	T_1	N_{1b}	M_0
	T_2	N_{1b}	M_0
	T_3	N_{1b}	M_0
	T_{4a}	N_{1b}	M_0
Ⅳb期	T_{4b}	任何 N	M_0
Ⅳc期	任何 T	任何 N	M_1
髓样癌（所有年龄）			
Ⅰ期	T_1	N_0	M_0
Ⅱ期	T_2	N_0	M_0
	T_3	N_0	M_0
Ⅲ期	T_1	N_{1a}	M_0
	T_2	N_{1a}	M_0
	T_3	N_{1a}	M_0
Ⅳa期	T_{4a}	N_0	M_0
	T_{4a}	N_{1a}	M_0
	T_1	N_{1b}	M_0
	T_2	N_{1b}	M_0
	T_3	N_{1b}	M_0
	T_{4a}	N_{1b}	M_0
Ⅳb期	T_{4b}	任何 N	M_0
Ⅳc期	任何 T	任何 N	M_1
未分化癌			
所有未分化癌均为 T_4 期			
Ⅳa期	T_{4a}	任何 N	M_0
Ⅳb期	T_{4b}	任何 N	M_0
Ⅳc期	任何 T	任何 N	M_1

【影像学表现】

1. CT 表现 甲状腺癌常表现为形态不规则、呈分叶状、边界不清楚的不均匀低密度区,其内可伴囊变、出血或钙化,表现为相应的密度影。病灶多与周围组织分界不清,并伴有颈部淋巴结增大。增强扫描可见肿瘤呈不均匀明显强化。有时病灶出现瘤周"半岛样"瘤结节和"强化残圈"征,可认为是甲状腺癌的特征性表现。前者为不规则低密度区周边的强化结节影,后者为增强扫描时肿瘤浸润、突破包膜表现的不完整强化环。

2. MRI 表现 肿瘤 T_1WI 表现为境界不规则的低或中等信号,T_2WI 呈高信号,可见不完整低信号包膜。

【鉴别诊断】

主要与甲状腺腺瘤的鉴别,如果伴所属淋巴结增大及软骨破坏,则有利于诊断为恶性。甲状腺癌和良性病变均可出现钙化,但细颗粒状钙化可看作恶性病变的特征性表现,斑片及斑点状粗钙化无鉴别价值。

甲状腺癌影像学表现见图 5-3-1。

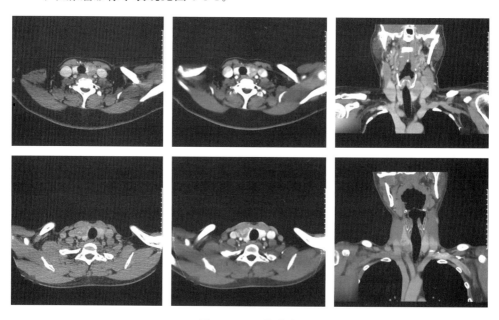

图 5-3-1 甲状腺癌

参 考 文 献

[1] 中华医学会眼科学分会眼整形眼眶病学组. 眼眶爆裂性骨折诊疗专家共识(2014 年). 中华眼科杂志,2014,50(8):624-625.

[2] Bijlsma WR,Van't Hullenaar FC,Mourits MP,et al. Evaluation of classification systems

for nonspecific idiopathic orbital inflammation. Orbit,2012,31(4):238-245.

[3] 中国抗癌协会肿瘤介入分会儿童肿瘤专家委员会.选择性眼动脉化疗术治疗视网膜母细胞瘤中国专家共识.中华介入放射学电子杂志,2016,4(3):129-131.

[4] Huber A. Electrophysiology of the retraction syndromes. The British Journal of Ophthalmology,1974,58(3):293-300.

[5] 李婷怡,邝国平,李建超,等. 先天性眼外肌纤维化综合征的研究进展.临床眼科杂志,2010,18(3):283-285.

[6] 屠文刚.眼眶影像学分区在眶内肿瘤及肿瘤样病变诊断中的价值.合肥:安徽医科大学,2009.

[7] 姚建华,陶晓峰,汤光宇,施增儒,王金林.眼眶影像学新五分区对眼眶占位性病变的诊断价值.第二军医大学学报,2008,29(3):280-285.

[8] 王振常,燕飞,田其昌,等.423 例眼眶骨折的 CT 研究.中华放射学杂志,1995(2):89-94.

[9] 田其昌,王振常,鲜军舫.眼球肿瘤的 CT 和 MRI 表现及其临床价值.临床放射学杂志,2003,22(3):187-190.

[10] M Y,刘志标.欧洲耳科与神经耳科学会和日本耳科学会关于中耳胆脂瘤的定义、分类和分期的联合共识.听力学及言语疾病杂志,2017,25(6):666-667.

[11] 孙建军,刘阳.中耳炎临床分类和手术分型指南(2012)解读.中华耳鼻咽喉头颈外科杂志,2013,48(1):6-10.

[12] 中华耳鼻咽喉头颈外科杂志编辑委员会,中华医学会耳鼻咽喉头颈外科学分会小儿学组.儿童中耳炎诊断和治疗指南(草案).中华全科医师杂志,2012,11(3):174-175.

[13] Kitamura K,Iino Y,Kamide Y,et al. Clinical practice guidelines for the diagnosis and management of acute otitis media (AOM) in children in Japan-2013 update. Auris,nasus,larynx,2015,42(2):99-106.

[14] 中华耳鼻咽喉头颈外科杂志编辑委员会鼻科组,中华医学会耳鼻咽喉头颈外科学分会鼻科学组.血管运动性鼻炎诊断和治疗建议(2013 年,苏州).中华耳鼻咽喉头颈外科杂志,2013,48(11):884-885.

[15] 金加欣,殷敏,程雷.慢性鼻-鼻窦炎诊断和治疗指南(2012 年,昆明)解读.中国中西医结合耳鼻咽喉科杂志,2013(5):388-391.

[16] 附:慢性鼻窦炎鼻息肉临床分型分期及内窥镜鼻窦手术疗效评定标准(1997 年,海口).中华耳鼻咽喉科杂志,1998,133(3).

[17] Krouse JH. Development of a staging system for inverted papilloma. The Laryngoscope,2000,110(6):965-968.

[18] Kamel R,Khaled A,Kandil T. Inverted papilloma:new classification and guidelines for endoscopic surgery. American Journal of Rhinology,2005,19(4):358-364.

[19] 韩冰,毛涌,金玲.鼻窦骨瘤的治疗现状.中国眼耳鼻喉科杂志,2015,15(5):366-369.

[20] 黄方,吴瑞珊.先天性鳃裂囊肿及瘘管的外科治疗(附 67 例分析).山东大学基础医学院学报,2003,17(3):129-131.

[21] Triglia JM,Nicollas R,Ducroz V,et al. First branchial cleft anomalies:a study of 39 cases and a review of the literature. Archives of Otolaryngology——Head & Neck Surgery,1998,

124(3):291-295.

[22] 闫钟钰,梁熙虹,李静,等.鼻咽纤维血管瘤影像学分期研究(附94例分析).临床放射学杂志,2013,32(12):1706-1710.

[23] Radkowski D,McGill T,Healy GB,et al. Angiofibroma. Changes in staging and treatment. Archives of Otolaryngology——head & Neck Surgery,1996,122(2):122-129.

[24] Snyderman CH,Pant H,Carrau RL,et al. A new endoscopic staging system for angiofibromas. Archives of Otolaryngology——Head & Neck Surgery,2010,136(6):588-594.

[25] 李春福,苗凤源,徐冠杰.鼻咽部纤维血管瘤临床分型和手术径路探讨(附54例分析).北京医学,1983(1):6-7,65.

[26] 杨代兴,陈玄珠,郭养淳.关于声带息肉临床病理分型的商榷.中国中西医结合耳鼻咽喉科杂志,1994(1):25-6,3.

[27] 丁洁,韩伟,孙国文.第八版美国癌症联合委员会唇与口腔肿瘤TNM分期更新解读.中华口腔医学杂志,2017,52(8):504-509.

[28] 朱俭,温志波,段承祥,等.鼻窦解剖变异的CT观察.临床放射学杂志,2005,24(5):395-399.

[29] 中国鼻咽癌临床分期工作委员会.中国鼻咽癌分期2017版(2008鼻咽癌分期修订专家共识).中华放射肿瘤学杂志,2017,26(10):1119-1125.

[30] 谭文勇,胡德胜.头颈部肿瘤颈部淋巴结分区指南——2013版更新介绍.肿瘤防治研究,2014,41(1):90-93.

[31] Gregoire V,Ang K,Budach W,et al. Delineation of the neck node levels for head and neck tumors:a 2013 update. DAHANCA, EORTC, HKNPCSG, NCIC CTG, NCRI, RTOG, TROG consensus guidelines. Radiotherapy and oncology:journal of the European Society for Therapeutic Radiology and Oncology,2014,110(1):172-181.

[32] 马步云,Sundar PS,彭玉兰,等.甲状腺影像报告和数据系统在超声检查甲状腺结节中的应用.中国普外基础与临床杂志,2011,18(8):898-901.

第三篇

胸部、心脏大血管与乳腺

Part 3

第6章 气管、支气管与肺部

第一节 肺叶影像分段

肺叶分段原则见表 6-1-1 和图 6-1-1。

表 6-1-1 肺叶分段

分段	上叶	中(舌)叶	下叶
左肺	S1+2:尖后段 S3:前段	S4:舌叶上段 S5:舌叶下段	S6:背段 S7+8:前内基底段 S9:外基底段 S10:后基底段
右肺	S1:尖段 S2:后段 S3:前段	S4:中叶外段 S5:中叶内段	S6:背段 S7:内基底段 S8:前基底段 S9:外基底段 S10:后基底段

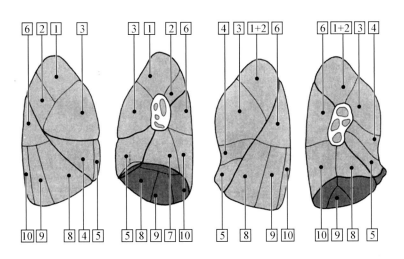

图 6-1-1 肺叶分段

第二节 气管、支气管疾病影像诊断及分型、分期

一、气管支气管先天性疾病

(一)先天性气管性支气管 Ghaye 分型(表 6-2-1)

表 6-2-1 先天性气管性支气管 Ghaye 分型

分型	起源	位于	走向
Ⅰ型	气管右侧壁	气管隆突上	右肺上叶
Ⅱ型	右主支气管近端	右上叶支气管前	右肺上叶
Ⅲ型	右肺中段支气管远端(近中叶支气管起始处)	右肺动脉弓后下方	右肺上叶
Ⅳ型	气管左侧壁	气管隆突上	左肺上叶
Ⅴ型	左主支气管近端	左肺动脉弓后上方	左肺上叶
Ⅵ型	左主支气管远端,左上叶支气管前	左肺动脉弓下方	左肺上叶
Ⅶ型	左肺下叶支气管	左肺动脉弓及正常左上叶支气管下	左肺上叶

(二)先天性囊性腺瘤样畸形(先天性肺气道畸形)

先天性囊性腺瘤样畸形(congenital cystic adenomatoid malformation, CCAM)是指肺局部发育不全,肺组织结构紊乱,终末细支气管过度生长,形成的多囊性不成熟的肺泡组织;是肺内囊肿和腺瘤样改变混合存在的一种畸形,临床表现主要为呼吸障碍伴有发绀等症状。

【影像与分型】

Stocker 分型:分为 3 型。

Ⅰ型(65%):一个或多个囊肿,囊肿直径在 2~10cm,可伴气-液平。

Ⅱ型(20%~25%):囊肿直径在 0.5~2cm,可伴肾及心脏畸形。

Ⅲ型(10%):微囊肿,即显微镜下囊肿,直径<3~5mm,实性肿块。

【鉴别诊断】

先天性肺囊肿、肺隔离症、囊性支气管扩张、先天性大叶性肺气肿、肺脓肿和食管裂孔疝或膈疝。

二、支气管扩张

支气管扩张(bronchiectasis)多继发于急、慢性呼吸道感染或支气管阻塞后,反复发生支气管炎症,致使支气管壁结构破坏,引起支气管异常和持久性扩张。

【分型】

1. 儿童支气管扩张症分型

(1)柱状扩张型:支气管增宽壁增厚,延伸至外带胸膜下。

(2)蔓状扩张型:支气管扩张不规则,呈串珠或蔓状。

(3)囊状扩张型:成串小囊、伴囊内液平。

2. 成年人支气管扩张分型

(1)柱状扩张型:管腔扩张呈柱状,远端稍增大(图 6-2-1)。

(2)囊状扩张型:散在或串珠样分布扩张的囊腔,其内可见液平(图 6-2-2)。

(3)静脉曲张型:扩张支气管轮廓不规则呈波浪且纤曲表现。

(4)混合型:上三者兼具(图 6-2-3)。

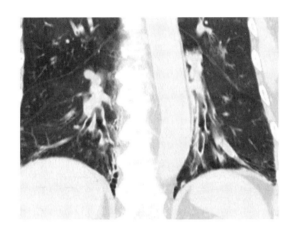

图 6-2-1 柱状支气管扩张

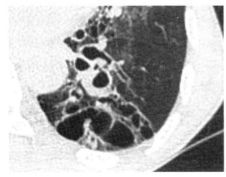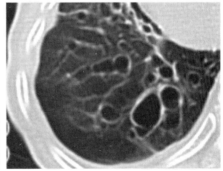

图 6-2-2 囊状支气管扩张

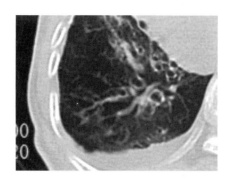

图 6-2-3 混合型

第三节 肺部疾病诊断与分型

一、肺不张

肺不张(atelectasis)是指任何原因引起肺组织不含气或含气量减少,已致肺组织萎缩,体积缩小。

【分类】

1. 按病因分类

(1)再吸收性(阻塞性)肺不张:气道阻塞,24 小时内吸收,肺容积减少不明显。

(2)外压性(被动型)肺不张:胸腔积液、气胸或肿瘤压迫所致,密度增高不明显。

(3)粘连性肺不张:肺泡表面活性物质减少所致,如新生儿呼吸窘迫综合征、急性呼吸窘迫综合征、放射性肺炎(图 6-3-1)。

(4)瘢痕性肺不张:肺纤维化所致(图 6-3-2)。

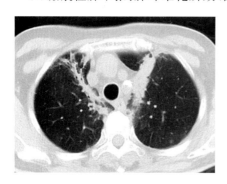

图 6-3-1 粘连性肺不张(甲状腺癌放疗后,放射性肺炎)

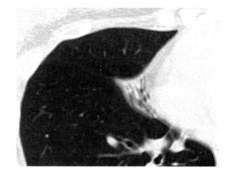

图 6-3-2 瘢痕性肺不张(右肺中叶纤维化导致)

2. 按解剖和 X 线形态分类

（1）一侧性全肺不张：主支气管梗阻或全肺破坏、纤维化（图 6-3-3）。

（2）大叶性肺不张：叶支气管梗阻（图 6-3-4）。

（3）肺段性肺不张：段支气管梗阻（图 6-3-5）。

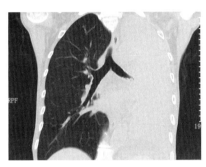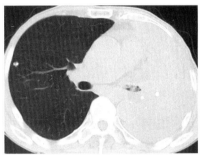

图 6-3-3　一侧性全肺不张

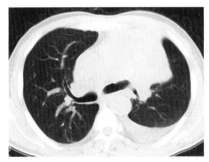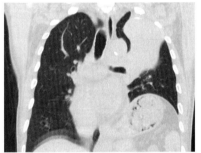

图 6-3-4　大叶性肺不张

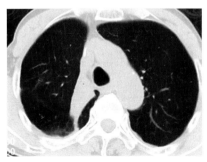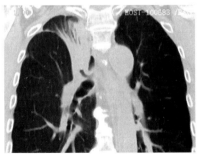

图 6-3-5　肺段性肺不张

（4）小叶性肺不张：多见支气管肺炎和支气管哮喘。

（5）线性或盘状肺不张：多见膈肌升高者（图6-3-6）。

（6）压缩性肺不张：多由气胸、积液、胸壁或纵隔肿瘤、肺大疱引起弥漫性肺不张（限制性肺不张）：各种原因所致弥漫性肺间质纤维化（图6-3-7）。

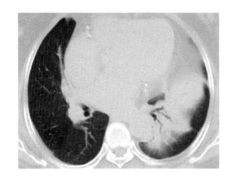

图6-3-6 盘状肺不张（左膈抬高）

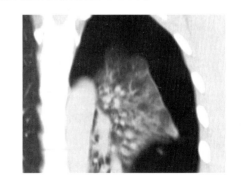

图6-3-7 压缩性肺不张（气胸导致）

二、肺气肿

肺气肿（pulmonary emphysema）是指终末细支气管远端气腔过度充气扩张伴有肺泡壁不可逆性的破坏但无显见的肺纤维化。

【病理分型】

1. 小叶中心型。

2. 全小叶型。

3. 间隔旁型。

4. 瘢痕旁型。

【分级】

1. 肺气肿局部严重程度分级　见表6-3-1。

表6-3-1　肺气肿局部严重程度分级

分级	范围大小	支气管血管束改变
0	无肺气肿	无
1	低密度区直径<5mm	有或无支气管血管束稀疏
2	低密度区直径≥5mm	常有支气管血管束稀疏
3	弥漫性较大范围的低密度区	支气管血管束稀疏和走行纡曲

2. 肺气肿累及范围CT分级（Goddard）　见表6-3-2。

表 6-3-2　肺气肿累及范围分级

分级	范围大小
1	病变累及≤25％肺野
2	25％～50％肺野
3	50％·75％肺野
4	75％～100％肺野

3. 肺气肿 CT 综合评分分度　见表 6-3-3。

表 6-3-3　肺气肿 CT 综合评分分度

CT 得分	肺气肿分度
0 分	无肺气肿
0.1～8 分	轻度
8.1～16 分	中度
16.1～24 分	重度

$\sum Si \times Ai/N$（N 为 CT 扫描总层数，S 为肺气肿严重程度分级，A 为肺气肿范围分级，i 为 CT 扫描相应的层数，范围为 1 至 N）

4. 临床分级

(1)轻中重:根据 FEV_1 50,50～60,70 分Ⅲ级、Ⅱ级、Ⅰ级,对应重度、中度、轻度。

(2)按呼吸困难程度:分 5 度(Ⅰ,Ⅱ,Ⅲ,Ⅳ,Ⅴ)。

【影像学表现】

1. 小叶中心型　见图 6-3-8。

2. 全小叶型　见图 6-3-9。

3. 间隔旁型　见图 6-3-10。

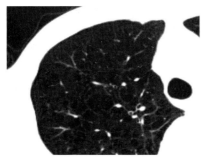
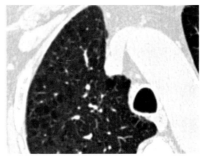

图 6-3-8　小叶中心型

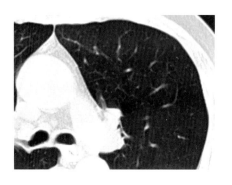

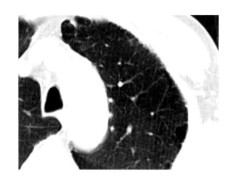

图 6-3-9　全小叶型　　　　　　　　　图 6-3-10　间隔旁型

三、肺水肿

肺水肿(pulmonary edema)是指由于各种病因导致超常的液体积蓄于肺间质和(或)肺泡内,形成间质性和(或)肺泡性肺水肿的综合征。

【分类】

1. 流体静力学增高肺水肿(即心源性肺水肿)

(1)间质性肺水肿:肺门增大,静脉扩张,血管边缘模糊及间隔线影(图 6-3-11)。

(2)肺泡性肺水肿:蝶翼征,气腔实变及磨玻璃影(图 6-3-12)。

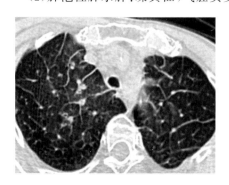

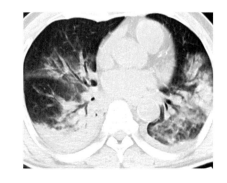

图 6-3-11　间质性肺水肿　　　　　　　图 6-3-12　肺泡性肺水肿

2. 弥漫性肺泡损伤而致的通透性增加肺水肿　见于成年人呼吸窘迫综合征(ARDS),首先出现间质肺水肿,后迅速发展斑片和(或)融合影。

3. 无弥漫性肺泡损伤的通透性增加肺水肿　表现较轻,间质水肿为主,多见于药物、输液、免疫治疗或感染。

4．混合性肺水肿　兼有流体静力学和通透性肺水肿的特点，可见高原性肺水肿、神经源性肺水肿、复张性肺水肿、上气道阻塞后肺水肿。

【病理分期】

Ⅰ：袖口征。

Ⅱ：肺泡间隔肿胀。

Ⅲ：液体集聚在肺泡角。

Ⅳ：肺泡水肿。

四、孤立性肺结节

报告分级 LU-RADS(Canada 2014)：

1 级：未发现肺内结节。

2 级：首次检查可确定类型：叶间裂结节、球形肺不张、伴钙化或脂质结节、中心活检良性结节、＜5mm 任何密度结节，建议年度复查(图 6-3-13)。

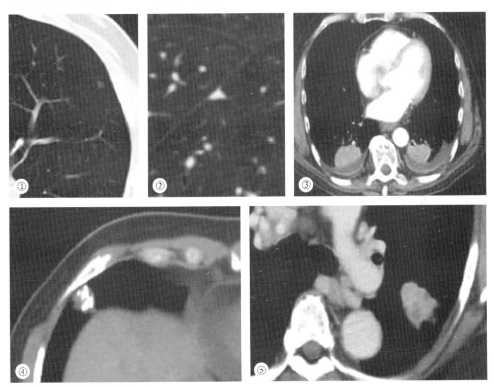

图 6-3-13　孤立性肺结节

①直径＜5mm 结节；②叶间裂结节；③球形肺不张；④肺错构瘤（瘤内伴钙化）；⑤中心活检提示炎性肉芽肿

3 级:无增长实性或亚实性结节,5~9mm,建议年度复查;large,≥10mm,建议 6~12 周复查或根据变化及时调整(图 6-3-14)。

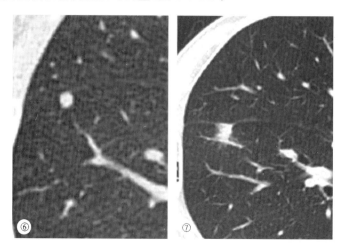

图 6-3-14　孤立性肺结节
⑥实性结节,直径约 8mm;⑦实性结节灶,直径>10mm

4 级:见图 6-3-15。

4A:恶性风险较低,10~25mm,建议 3 个月复查或 PET 检查。

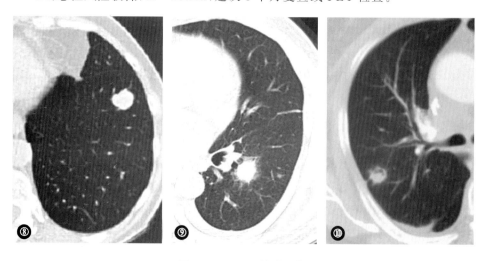

图 6-3-15　孤立性肺结节
⑧实性结节直径>15.0mm,PET 提示良性;⑨实性结节直径约 20.0mm,边缘伴毛刺;⑩伴空泡征、胸膜凹陷征等恶性征象的实性结节

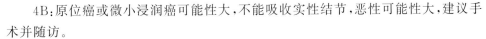

　　4B:原位癌或微小浸润癌可能性大,不能吸收实性结节,恶性可能性大,建议手术并随访。

　　4C:恶性风险高,伴有恶性征象,建议多学科联合分析/治疗。

　　5 级:CT 提示恶性结节,处理同 4C 级结节(图 6-3-16)。

　　6 级:支气管纤维镜、经皮穿刺活检或外科手术证实恶性。

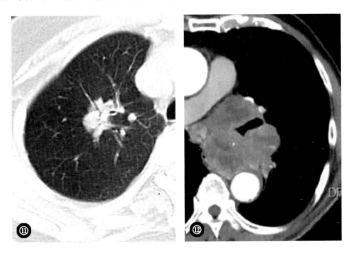

图 6-3-16　孤立性肺结节

⑪恶性结节征象明显;⑫肺癌伴明显纵隔及肺门淋巴结转移

五、肺部感染性疾病

(一)肺结核

　　肺结核(pulmonary tuberculosis)是指由结核分枝杆菌在肺内引起的一种常见的慢性传染性疾病。

【临床分型及影像学表现】

　　Ⅰ型:原发性肺结核(原发综合征及肺内淋巴结结核),表现为斑片状、类圆形或大片实变病灶;肺门、纵隔淋巴结肿大,结核淋巴管炎与原发灶及肺门淋巴肿之间形成特征性"哑铃征"或"双极征"(图 6-3-17)。

　　Ⅱ型:血行播散性肺结核(急性、亚急性和慢性),表现为急性期病灶分布均匀、大小均匀及密度均匀(图 6-3-18);亚急性及慢性期粟粒小结节分布不均、大小不均、密度不均,可伴钙化、纤维化、增殖灶与渗出性病灶并存。

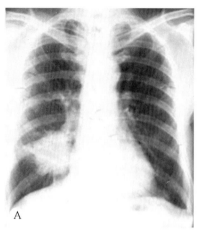
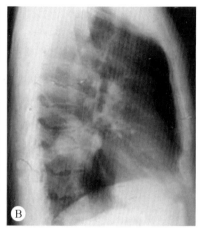

图 6-3-17 哑铃征:肺内原发灶、淋巴管炎及肺门淋巴肿

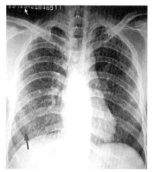
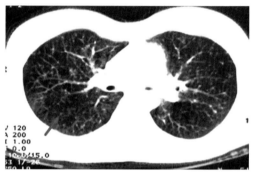

图 6-3-18 急性粟粒型肺结核:三均匀

Ⅲ型:继发性肺结核(浸润性、纤维空洞性、干酪性肺炎),表现可多种形式并存。浸润灶为斑片状或云絮状,边缘模糊(图 6-3-19);干酪性肺炎为肺段或肺叶的实变,其内可见急性透光样空洞形成及支气管充气征(图 6-3-20);结核球多发生在上叶及下叶背段,其内可见钙化,周边可见"卫星灶"(图 6-3-21),结核病灶液化可形成空洞(图 6-3-22)。

Ⅳ型:结核性胸膜炎(干性、渗出性、脓胸),表现为胸腔积液或胸膜增厚(图 6-3-23,图 6-3-24)。

Ⅴ型:其他肺外结核。

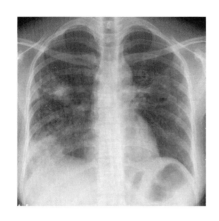

图 6-3-19　浸润性肺结核

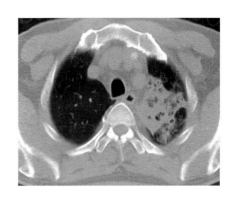

图 6-3-20　干酪性肺炎

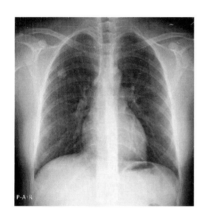

图 6-3-21　右上肺结核球

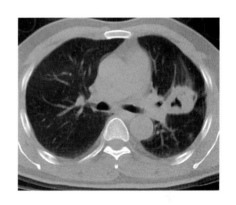

图 6-3-22　结核空洞,开放性结核

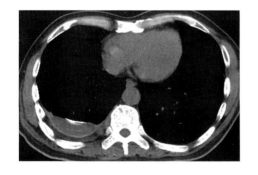

图 6-3-23　渗出性胸膜炎

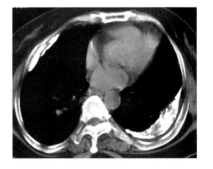

图 6-3-24　陈旧性干性胸膜炎

【临床分期】

1. 进展期。

2. 好转期。

3. 稳定期。

（二）特发性间质性肺炎

特发性间质性肺炎（idiopathic interstitial pneumonia）是指一组原因不明的弥漫性非肿瘤性病变，主要累及肺间质，以肺部炎症及纤维化为主要病理变化。

【分类】

1. 特发性肺纤维化（IPF）　可表现为小叶间隔增厚、牵拉性支气管扩张、胸膜下线、牵拉性肺气肿、磨玻璃密度影、蜂窝肺征或小结节及实变影（图 6-3-25）。

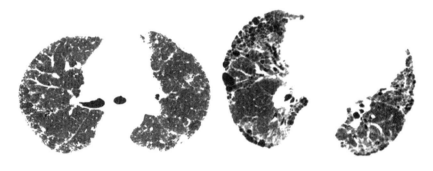

图 6-3-25　特发性肺纤维化

2. 非特异性间质性肺炎（NSIP）　多呈磨玻璃影，较难与 IPF 鉴别（图 6-3-26）。

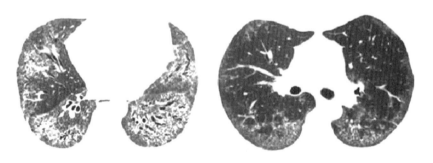

图 6-3-26　非特异性间质性肺炎

3. 急性间质性肺炎（AIP）　早期多为渗出性磨玻璃影，地图样分布，晚期支气管血管束变形伴牵拉性支气管扩张。

4. 剥脱性间质性肺炎（DIP）　表现为磨玻璃影，可伴网状影、线状影（图 6-3-

27）。

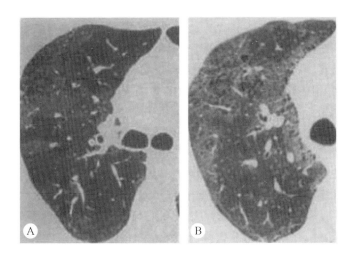

图 6-3-27 剥脱性间质性肺炎

5. 呼吸性细支气管炎性间质性肺病（RBILD） 表现为"脏肺"，磨玻璃斑片影及小叶中心性小结节（图 6-3-28）。

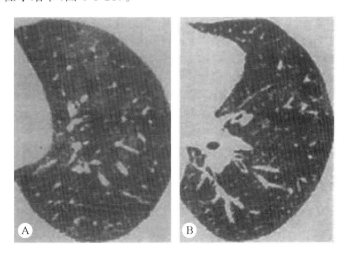

图 6-3-28 呼吸性细支气管炎性间质性肺病

6. 淋巴细胞间质性肺炎（LIP） 多与干燥综合征并存，表现为片状磨玻璃密度影，血管周围囊状或蜂窝影，伴网状影，有纵隔淋巴结肿大。

7. 闭塞性细支气管炎伴机化性肺炎（BOOP）

8. 隐源性机化性肺炎（COP） 表现为实变，多见胸膜下和支气管周围，常伴支气管空气征和柱状支气管扩张，可伴间质小结节（图 6-3-29）。

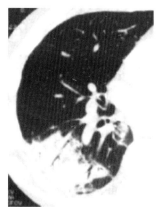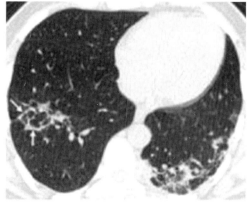

图 6-3-29　隐源性机化性肺炎

六、肺尘埃沉着病

肺尘埃沉着病是指由于在职业活动中长期吸入生产性粉尘并在肺内潴留而引起的以肺组织弥漫性纤维化为主的全身性疾病，主要表现为大阴影（最长径＞10mm）、小阴影（直径＜10mm）、肺气肿、胸膜病变、肺门及纹理改变。

【分级】

0 级：无小阴影或甚少，不足 1 级。

1 级：有一定数量的小阴影，肺纹理清晰。

2 级：有多量的小阴影，肺纹理尚可辨别。

3 级：有很多量的小阴影，肺纹理部分或全部消失。

【分期标准（2002 年）】

0（无肺尘埃沉着病）

0：X 线无肺尘埃沉着病表现。

0＋：X 线尚不够诊断Ⅰ期者。

Ⅰ（Ⅰ期肺尘埃沉着病）

Ⅰ：有总体密度 1 级的小阴影，分布范围至少达 2 个肺区。

Ⅰ＋：有总体密度 1 级的小阴影，分布范围超过 4 个肺区或有总体密度 2 级的小阴影，分布范围达 4 个肺区。

Ⅱ（Ⅱ期肺尘埃沉着病）

Ⅱ：有总体密度 2 级的小阴影，分布范围超过 4 个肺区或有总体密度 3 级的小阴影，分布范围达到 4 个肺区。

Ⅱ＋：有总体密度 3 级的小阴影，分布范围超过 4 个肺区或有小阴影聚集；或有大阴影；但尚不够定为Ⅲ级者。

Ⅲ（Ⅲ期肺尘埃沉着病）

Ⅲ：有大阴影出现，其长径不小于 20mm，短径不小于 10mm。

Ⅲ＋：单个大阴影的面积或多个大阴影面积的总和超过右上肺区面积者。

七、肺结节病

结节病（sarcoidosis）是原因不明的多系统肉芽肿性疾病，一般为良性经过，可累及淋巴结、肺、胸膜、皮肤、骨骼、眼、腮腺、肝及扁桃体等器官。

【分期】

0 期：正常。

Ⅰ期：胸内淋巴结肿大，肺内无病变（图 6-3-30）。

Ⅱ期：肺内有病变，又可分ⅡA 伴淋巴结肿大，ⅡB 不伴淋巴结肿大（图 6-3-31）。

Ⅲ期：肺纤维化内结节。

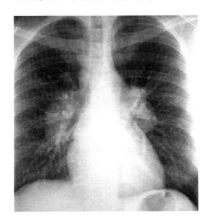

图 6-3-30　Ⅰ期：肺门淋巴肿

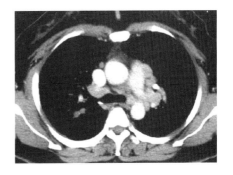

图 6-3-31　ⅡA 期：肺门纵隔淋巴肿伴肺

【影像学表现】

见图 6-3-30 和图 6-3-31。

【诊断要点与鉴别诊断】

结节病典型表现为双侧肺门淋巴结对称性肿大（程度显著），常伴多个淋巴结肿大。肺内病变主要分布于上中肺野、胸膜下区。20－40 岁女性好发，病程进展缓慢，轻者可无症状，临床症状与影像学表现常不相称，Kveim 试验阳性，诊断不难。应与肺门结核、霍奇金淋巴瘤、非霍奇金淋巴瘤及未分化型小细胞肺癌等鉴别。病变发展至纤维化期需与癌性淋巴管炎、间质性肺炎、嗜酸性肉芽肿等鉴别。

八、肺隔离症

肺隔离症（pulmonary sequestration）是指一种少见的先天性肺发育畸形，由异常体循环动脉供血的部分肺组织形成囊性肿块，这部分肺组织可与支气管相通，造成反复发作的局限性感染，不相通时则不会出现任何呼吸道症状，又称为支气管肺隔离症。临床特点为存在异常动脉供血。

【影像与分型】

1. 叶内型 位于肺叶脏层胸膜内，65%位于左肺基底段，75%由主动脉供血，多为肺静脉引流，表现为均匀、边缘清晰的占位，单囊或多囊含气、液病变。

2. 叶外型 包裹在单独的胸膜内，90%发生在左肺底，无肺动脉或支气管支配，大多数由腹主动脉供血，体静脉引流（奇静脉或半奇静脉），表现为边缘清晰肿块，可含囊液型区域。

叶内型和叶外型肺隔离症比较见表 6-3-4。

表 6-3-4 叶内型和叶外型肺隔离症比较

	叶内型	叶外型
年龄	成年人或较大儿童	婴儿或儿童
症状	常见感染	罕见感染
形态结构	肺叶内	包裹在单独的胸膜内
部位	65%位于左肺底	90%位于左肺底
动脉血供	胸主动脉或腹主动脉	腹主动脉
静脉引流表现	肺静脉常见内含气体	体循环静脉罕见内含气体

叶内型肺隔离症及叶外型肺隔离症影像学表现见图 6-3-32 和图 6-3-33。

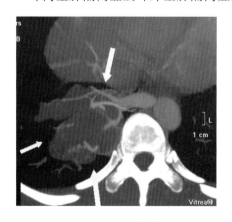

图 6-3-32 叶内型肺隔离症

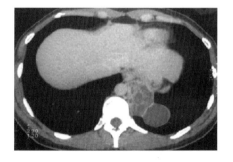

图 6-3-33 叶外型肺隔离症

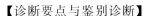

【诊断要点与鉴别诊断】

肺隔离症好发于两下肺后基底段,尤以左下肺多见,位于脊柱旁沟,呈三角形或类圆形,其内可见囊性结构,边界清楚,CT 增强实性部分可强化,提示本病。如发现来自体循环系统的血供则可确诊。当继发感染时,与肺脓肿表现类似,后者多发于上叶后段或下叶背段,很少呈囊状。此外,还需与下叶阻塞性肺不张鉴别,其实变区前缘为斜裂,多呈平直或凹面向前外方的弧形,无异常体循环供血等。

九、原发性肺癌

原发性肺癌(primary lung cancer)是指原发于支气管的上皮、腺上皮或肺泡上皮的恶性肿瘤,也是肺内最常见的恶性肿瘤。

【影像分型(中国抗癌协会)】

1. 按形态

(1)结节型:外周带,直径<5cm,边缘与周围组织分界清晰。

(2)巨块型:直径>5cm,与邻近组织分界不清,坏死多见。

(3)弥漫型:弥漫性肺组织浸润实变,无边界。

(4)支气管内息肉样型:又称管内型,少见,肿瘤呈息肉或菜花状生长突入支气管腔内,可有管外轻微扩散。

(5)管壁浸润型:肿瘤明显破坏支气管并侵入周围肺组织。

2. 按部位

(1)中央型:主要是鳞癌、小细胞癌、大细胞癌和类癌,腺癌较少。

(2)外周型:主要是腺癌、支气管肺泡癌,其他少见。

【肺癌病理分类】

见表 6-3-5。

表 6-3-5　肺癌病理分类

上皮源性肿瘤
腺癌
胚胎型腺癌
腺泡型腺癌
乳头型腺癌
实性型腺癌
浸润型黏液腺癌(黏液/非黏液混合性腺癌)
胶样腺癌
胎儿型腺癌
肠型腺癌

（续　表）

微浸润性腺癌（非黏液型/黏液型）

浸润前病变［不典型腺瘤样增生、原位腺癌（非黏液/黏液性）］

鳞状细胞癌

角化型鳞状细胞癌

非角化型鳞状细胞癌

基底样鳞状细胞癌

浸润前病变（鳞状细胞原位癌）

神经内分泌肿瘤

小细胞肺癌（复合性小细胞癌）

大细胞神经内分泌癌（混合型大细胞神经内分泌癌）

类癌（典型类癌、不典型类癌）

浸润前病变（弥漫性特发性肺神经内分泌细胞增生）

大细胞癌

腺鳞癌

肉瘤样癌

多型细胞癌

梭形细胞癌

巨细胞癌

肉瘤

肺母细胞瘤

未分类的癌（淋巴上皮样癌、NUT 癌）

唾液腺型肿瘤

黏液表皮样癌

腺样囊性癌

上皮-肌上皮癌

多形性腺瘤

乳头状瘤

鳞状细胞乳头状瘤（外生型、内翻型）

腺上皮乳头状瘤

混合性鳞状细胞及腺性乳头状瘤

腺瘤

硬化性肺泡细胞瘤

肺泡性腺瘤

乳头状腺瘤

黏液型腺囊瘤

黏液性腺瘤

(续 表)

间叶性肿瘤

  肺错构瘤

  软骨瘤

  具有血管周上皮样细胞肿瘤分化/特征的肿瘤

    淋巴管平滑肌瘤病

    血管周上皮样细胞肿瘤(良性,透明细胞瘤)

    血管周上皮样细胞肿瘤(恶性)

  先天性支气管周围肌纤维母细胞肿瘤

  弥漫性肺淋巴管瘤病

  炎症性肌纤维母细胞瘤

    上皮样血管内皮瘤

    胸膜肺母细胞瘤

    滑膜肉瘤

    肺动脉内膜肉瘤

    EWSR1-CREB1 易位的肺黏液肉瘤

    肌上皮肿瘤(肌上皮瘤、肌上皮癌)

淋巴瘤

  结外边缘区 B 细胞性淋巴瘤(MALT 淋巴瘤)

  弥漫性大细胞淋巴瘤

  淋巴瘤样肉芽肿

  血管内大 B 细胞淋巴瘤

  肺朗格汉斯细胞组织细胞增生症

  Erdheim-Chester 病

异位起源肿瘤

  生殖细胞瘤(成熟畸胎瘤、未成熟畸胎瘤)

  肺内胸腺瘤

  黑色素瘤

  脑膜瘤

转移性肿瘤

【分期】

原发性肺癌的 TNM 分期(AJCC 第 8 版)见表 6-3-6。

表 6-3-6 原发性肺癌的 TNM 分期(AJCC 第 8 版)

T-原发灶		N-淋巴结		M-远处转移	
T_x	原发肿瘤大小无法测量;或痰脱落细胞、支气管冲洗液中找到癌细胞,但影像学检查和支气管镜检查未发现原发肿瘤	N_x	淋巴结转移情况无法判断	M_x	无法评估有无远处转移
T_0	无原发肿瘤证据	N_0	无区域淋巴结转移	M_0	无远处转移
T_{is}	原位癌				
T_{1a}	原发肿瘤最大径≤1cm局限于肺或脏层胸膜内,未累及主支气管或局限性管壁的肿瘤,不论大小	N_1	转移至同侧气管旁和(或)同侧肺门淋巴结和原发肿瘤直接侵犯肺内淋巴结	M_{1a}	胸膜播散(恶性胸腔、心包积液或胸膜结节)
T_{1b}	原发肿瘤最大径>1cm,≤2cm其他同 T_{1a}			M_{1b}	单发转移灶原发肿瘤对侧出现卫星结节,有远处转移
T_{1c}	原发肿瘤>2cm,≤3cm			M_{1c}	多发转移灶,其余同 M_{1b}
T_{2a}	原发肿瘤最大径>3cm,≤4cm,或具有以下任一情况:累及主支气管但未及隆突;累及脏层胸膜;伴部分或全肺、肺炎或肺不张	N_2	同侧纵隔和(或)隆突下淋巴结转移		
T_{2b}	肿瘤最大径>4cm,≤5cm,其他同 T_{2a}				
T_3	肿瘤最大径>5cm,≤7cm,或具有以下任一情况:累及周围组织胸壁、心包壁;原发肿瘤同一肺叶出现卫星结节	N_3	对侧纵隔和(或)对侧肺门,和(或)同侧或对侧前斜角肌或锁骨上区淋巴结转移		
T_4	肿瘤最大径>7cm 大小,或侵及脏器:心脏、食管、气管、纵隔、横膈、隆突或椎体;原发肿瘤同侧不同肺叶出现卫星结节				

	N_0	N_1	N_2	N_3
T_{1a}	ⅠA1	ⅡB	ⅢA	ⅢB
T_{1b}	ⅠA2	ⅡB	ⅢA	ⅢB
T_{1c}	ⅠA3	ⅡB	ⅢA	ⅢB

（续　表）

T_{2a}	ⅠB	ⅡB	ⅢA	ⅢB
T_{2b}	ⅡA	ⅡB	ⅢA	ⅢB
T_3	ⅡB	ⅢA	ⅢB	ⅢC
T_4	ⅢA	ⅢA	ⅢB	ⅢC
M_{1a}	ⅣA	ⅣA	ⅣA	ⅣA
M_{1b}	ⅣA	ⅣA	ⅣA	ⅣA
M_{1c}	ⅣB	ⅣB	ⅣB	ⅣB

【转移性肿瘤转移方式】

1. 直接蔓延　直接侵犯肺、胸膜或纵隔。

2. 血源性播散　经肺动脉或支气管动脉播散。

3. 淋巴道播散　经淋巴道累及肺、胸膜或纵隔淋巴结。

4. 胸膜腔内播散　侵犯胸膜。

5. 支气管内播散　多见支气管肺泡癌。

【影像表现】

1. 中央型肺癌

（1）直接征象：肺门区肿块影，圆形或不规则形，分叶状；支气管管腔狭窄或闭塞。早期可见支气管腔内结节影。

（2）间接征象：即支气管梗阻征象：①阻塞性肺不张；②阻塞性肺气肿；③阻塞性支气管扩张呈"手套征"；④阻塞性炎症，可见支气管通气征；⑤倒"S"征，不张凹面下缘与肿块下凸下缘形成。CT 增强呈不均匀强化，并可见肿块边缘，实质强化较平扫明显增加。

（3）转移征象：肺门及纵隔内淋巴结肿大，可融合。可见癌性胸腔积液，肋骨、胸骨或椎体转移等（图 6-3-34）。

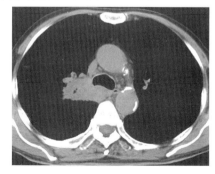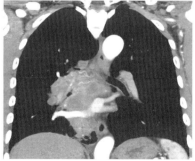

图 6-3-34　中央型肺癌，伴纵隔及肺门淋巴结转移、右主支气管狭窄

2. 周围型肺癌

(1)早期肺癌:肺内<2cm结节,可有分叶、毛刺、胸膜凹陷征或"空泡征"等;CT增强较平扫明显强化。

(2)进展期肺癌:直接征象为直径>3cm,边缘长短不一毛刺、分叶状;不规则空洞影。间接征象可见阻塞性炎症,多为小范围,胸膜凹陷征。

(3)转移征象:肺内似棉团样小结节,大小不等;沿淋巴管扩散为肺内粟粒样小结节影。胸膜转移性结节、胸腔积液、肺门及纵隔淋巴结肿大等(图6-3-35)。

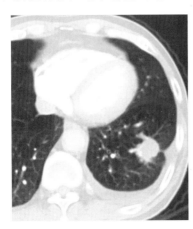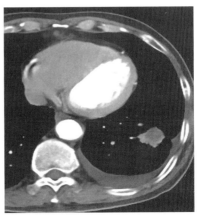

图 6-3-35　周围型肺癌,伴胸膜凹陷征、左侧浸润性胸腔积液

3. 肺泡细胞癌　两肺内弥漫分布结节影或斑片样实变影,粟粒大小,<1cm,分布不均,边缘模糊,以中下肺分布为主;实变区内支气管充气征,伴支气管不规则狭窄、僵直或截断表现;周围肺实质蜂窝状改变,边缘及邻近肺野可见成簇小结节影。

【诊断要点与鉴别诊断】

中央型肺癌主要与结节病、纵隔肿瘤、肺门转移瘤等鉴别;外周性肺癌主要与肉芽肿、炎性假瘤、肺泡细胞瘤、肺隔离症、腺瘤及结节病鉴别;弥漫性肺泡癌主要与弥漫性肺间质性病变、干酪性肺炎及真菌等感染鉴别。

第7章 胸廓、胸膜与纵隔

第一节 胸廓、胸膜与纵隔影像分区、分级、分段及常见变异

一、纵隔分区

九分法：

上纵隔：胸骨柄、体交点至 T_4 下缘。

下纵隔：肺门下缘水平至膈顶部。

中纵隔：两线之间。

前纵隔：胸骨后至气管前壁、心脏、升主动脉缘之前。

后纵隔：食管后壁至后胸壁。

中纵隔：心脏、主动脉弓、气管和肺门等占据的范围。

二、纵隔淋巴结分区与分组

国际肺癌研究协会（IASLC）纵隔淋巴结分区见表 7-1-1。

表 7-1-1 国际肺癌研究协会（IASLC）纵隔淋巴结分区

分区	分布	区名
1	下颈椎、锁骨上和胸骨切迹淋巴结	锁骨上区
2R	上气管旁（右）	纵隔上区
2L	上气管旁（左）	
3A	血管前	
3P	气管后	
4R	下气管旁（右）	
4L	下气管旁（左）	

（续　表）

分区	分布	区名
5	主动脉下	主动脉区
6	主动脉旁（升主动脉或横膈膜）	
7	隆突下	隆突下区
8	气管旁（隆突以下）	纵隔下区
9	肺韧带	
10	肺门	肺门/叶间区
11	肺叶间	
12	肺叶	肺周围区
13	肺段	
14	肺段以下	

第二节　胸壁与胸膜疾病诊断与分型

一、膈膨升症

膈膨升症（diaphragmatic eventration）是指膈因先天发育不良，肌层变薄弱而上抬凸入胸腔。

【分型】

1. 局限型　局限性向胸腔膨出，好发于横膈穹隆部，呈半球（图 7-2-1）。

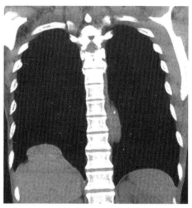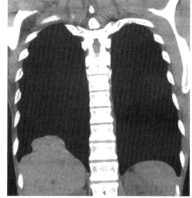

图 7-2-1　膈膨升症（局限型）

2. 弥漫型　一侧横膈升高,需要与膈肌麻痹鉴别(图 7-2-2)。

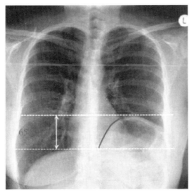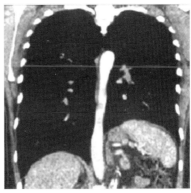

图 7-2-2　膈膨升症(弥漫型)

引自:Visouli AN,Mpakas A,Zarogoulidis P et al. hemidiaphragm in symptomatic eventration in adulthood. J Thorac Dis,2012,4(S1):6-16

【影像学表现】

局限型膈膨升症 X 线表现为右膈前内方半圆形密度增高影向胸腔膨出,吸气时明显,呼气时稍变平坦,密度均匀,边缘光整。

【诊断要点与鉴别诊断】

局限型膈膨升症影像表现典型,诊断容易。弥漫型膈膨升症主要表现为膈位置的升高,伴活动受限或消失,一般诊断不难。有时需要与膈麻痹、膈疝鉴别。

1. 膈麻痹　膈升高不如膈膨升症显著,但膈矛盾运动幅度大。

2. 膈疝　膈疝时膈的高度及整体活动度正常,多表现为局限性升高。

二、膈疝

膈疝(diaphragmatic hernia)是指腹腔脏器和结构通过膈肌进入胸腔内的疾病。

【分型及表现】

1. 食管裂孔疝　疝囊内可为胃或大网膜,分滑动性和非滑动性疝(图 7-2-3)。

2. 胸骨后疝　又称 Morgagni 孔疝,于右前下纵隔心膈角处疝囊,其内可为大网膜、肠管或肝组织(图 7-2-4)。

3. 胸腹裂孔疝　又称 Bochdalek 孔疝,发生左侧,疝囊内多为胃肠或脾(图 7-2-5)。

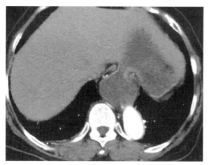
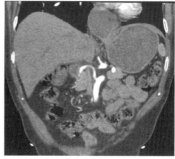

图 7-2-3　食管裂孔疝

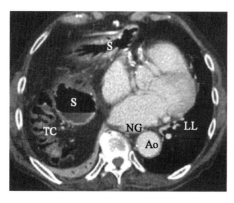
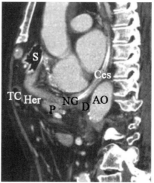

图 7-2-4　胸骨后疝

引自：Rattay T，et al. Morgagni hernia--an uncommon cause of gastric outlet obstruction. BMJ Case Reports，2011，8（24），pii：bcr0520114264

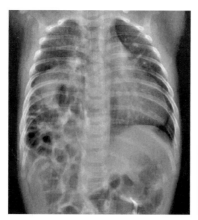
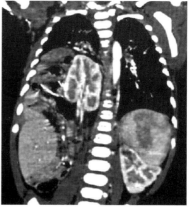

图 7-2-5　胸腹裂孔疝

三、胸膜间皮瘤

胸膜间皮瘤(pleural mesothelioma)是一种来源于胸膜间皮细胞的原发肿瘤,胸膜间皮瘤可发生于脏层胸膜和壁层胸膜的任何部分,多发于脏层胸膜;可发生于任何年龄,常见于 40—60 岁。

【分类】

胸膜肿瘤组织学分类(WHO,2015 年),见表 7-2-1。

表 7-2-1　胸膜肿瘤组织学分类(WHO,2015 年)

分类	ICD-O
间皮瘤	
弥漫性恶性间皮瘤	
上皮样间皮瘤	9052/3
肉瘤样间皮瘤	9051/3
促结缔组织增生性间皮瘤	9051/3
双相型间皮瘤	9053/3
局限性恶性间皮瘤	
上皮样间皮瘤	9052/3
肉瘤样间皮瘤	9051/3
双相型间皮瘤	9053/3
高分化乳头状间皮瘤	9052/1
腺瘤样瘤	9054/0
淋巴增生性病变	
原发性渗出性淋巴瘤	9678/3
伴慢性炎症性弥漫性大 B 细胞淋巴瘤	9680/3
间叶性肿瘤	
上皮样血管内皮瘤	9133/3
血管肉瘤	9120/3
滑膜肉瘤	9040/3
孤立性纤维性肿瘤	8815/1
恶性孤立性纤维性肿瘤	8815/3
韧带样纤维瘤病	8821/1
钙化性纤维性肿瘤	8817/0
促结缔组织增生性圆形细胞肿瘤	8806/3

【分型】

1. 大体分型

(1)局限型:多良性,肺内突出丘状肿物,术后可复发,增强无强化。

(2)弥漫型:多恶性,胸膜广泛结节样增厚,反复胸腔积液,伴骨质破坏。

2. 组织学分型

(1)上皮型:55%~65% 预后较好。

(2)肉瘤型:10%~15% 侵袭性强,生存期<6个月。

(3)混合型:20%~35% 必须包含 10%以上的上皮和肉瘤成分。

【分期】

恶性胸膜间皮瘤分期见表 7-2-2 和表 7-2-3。

表 7-2-2 恶性胸膜间皮瘤 TNM 分期(AJCC 第 8 版)

T	原发肿瘤	
T_X	原发肿瘤无法评估	
T_0	无原发肿瘤证据	
T_1	肿瘤局限于同侧壁胸膜伴或不伴脏胸膜、纵隔胸膜和膈胸膜受累	
T_2	肿瘤累及同侧胸膜面(壁层胸膜、纵隔胸膜、膈胸膜和脏层胸膜)同时至少伴有以下一个受累:膈肌;肿瘤从脏胸膜延伸到肺实质	
T_3	局部晚期但潜在可切除的肿瘤,肿瘤累及所有胸膜面(壁胸膜、纵隔胸膜、膈胸膜和脏胸膜)同时至少有以下一个受累:胸内筋膜,扩散到纵隔脂肪,可完全切除的单发肿瘤扩散到胸壁软组织,心包非透壁性受累	
T_4	局部晚期,技术上不能切除,肿瘤累及所有胸膜面(壁胸膜、纵隔胸膜、膈胸膜和脏胸膜)同时至少有以下一个受累:胸壁肿瘤弥漫性蔓延或多灶性肿块伴或不伴肋骨破坏;直接经膈肌蔓延至腹膜;直接蔓延至对侧胸膜;直接蔓延至纵隔脏器;直接蔓延入脊柱;蔓延至心包内侧面伴或不伴心包积液或肿瘤累及心肌	
N	区域淋巴结	
N_X	区域淋巴结无法评估	
N_0	无区域淋巴结转移	
N_1	转移至同侧支气管肺、肺门或纵隔(包括乳腺内、膈肌周围、心包脂肪间或肋间)淋巴结	
N_2	对侧纵隔、同侧或对侧锁骨上淋巴结转移	
M	转移	
M_0	无远处转移	
M_1	远处转移	

表 7-2-3　恶性胸膜间皮瘤预后分期

分期	T	N	M
I			
I A	T_1	N_0	M_0
I B	$T_2 \sim T_3$	N_0	M_0
II	$T_1 \sim T_2$	N_1	M_0
III			
III A	T_3	N_1	M_0
III B	$T_1 \sim T_3$	N_2	M_0
	T_4	Any N	M_0
IV	Any T	Any N	M_1

【影像学表现】

胸膜增厚伴胸腔积液为特征性表现。也可弥漫性胸膜增厚,厚薄不均或呈波浪状或呈有分叶的丘状凸起,中下胸部侧胸膜多见,范围较广者,患侧胸廓塌陷,纵隔向患侧移位、固定。

【诊断要点】

石棉接触史患者,出现脏层胸膜和壁层胸膜多发肿块,以脏层胸膜为主;胸膜环形增厚且厚度>1cm,包裹肺组织;有时累及叶间裂和纵隔胸膜;伴有大量胸腔积液但无纵隔向对侧移位时,应考虑此病。

【鉴别诊断】

本病需要与其他胸膜弥漫性病变相鉴别,如胸膜转移瘤、胸膜淋巴瘤、胸膜结核等。

弥漫性胸壁间皮瘤影像学表现见图 7-2-6 和图 7-2-7。局限性胸壁间皮瘤影像学表现见图 7-2-8。

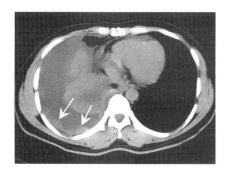

图 7-2-6　右侧弥漫性胸壁间皮瘤平扫

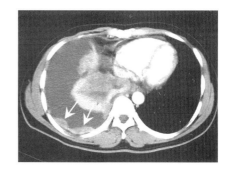

图 7-2-7　右侧弥漫性胸壁间皮瘤增强

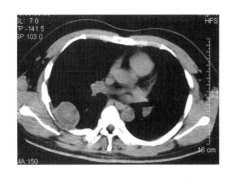

图 7-2-8　右侧局限性胸壁间皮瘤平扫

第三节　胸部外伤诊断与分型

【气胸临床分型】

1. 闭合性(单纯性)气胸　胸膜破裂口较小,随肺萎陷而关闭。
2. 张力性(高压性)气胸　破口呈单向活瓣,气体不能排出。
3. 交通性(开放性)气胸　破口较大或胸膜粘连,空气自由进出胸膜腔。

第四节　纵隔肿瘤诊断与分型

一、支气管源性囊肿

支气管源性囊肿(bronchogenic cyst)是一种先天性良性病变,多由胚胎时期支气管胚芽发育异常所致。

【分型】

根据发生部位分为 3 型。

1. 纵隔型。
2. 肺内型。
3. 异位型。

【诊断要点】

纵隔气管隆突区或肺内均匀液体密度肿块,壁薄;若囊肿内蛋白或草酸盐含量较高时,可呈软组织密度或伴钙化,如伴感染,囊内可见气体密度影,增强扫描囊壁可强化,囊内无强化;异位型支气管囊肿少见。

【鉴别诊断】

纵隔型支气管囊肿需与食管囊肿、心包囊肿、纵隔假性囊肿及淋巴管瘤等鉴别(图 7-4-1);肺内型支气管囊肿需与肺脓肿、局限性肺大疱、感染后空洞、肺隔离症、先天性囊腺瘤样畸形等鉴别(图 7-4-2)。

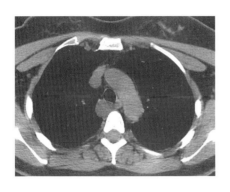

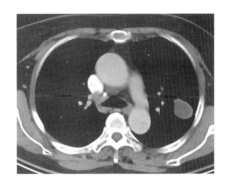

图 7-4-1　纵隔型支气管囊肿　　　　　　图 7-4-2　肺内型支气管囊肿

二、胸腺囊肿

胸腺囊肿(thymic cyst)是指纵隔囊肿的一个类型,多为先天性,少数后天生长,病因不明。

【病理及分型】

1. 先天性胸腺囊肿　可发生下颌角至胸骨柄之间任何部位,最常见前上纵隔胸腺区,成人常见,儿童多见于颈部,单房性。

2. 获得性胸腺囊肿　多继发于感染,多房性囊肿表现,壁可钙化。

3. 囊性胸腺肿瘤　此系胸腺肿瘤囊性变。

【诊断要点】

单纯先天性胸腺囊肿表现为前纵隔偏一侧的均匀水样密度肿块,边缘清晰光滑,囊壁菲薄;获得性胸腺囊肿表现为边界清晰、密度不均匀、单房或多房囊性肿块,以多房者多见,如继发感染或出血,密度可增高,少数囊壁可见弧形钙化(7-4-3)。

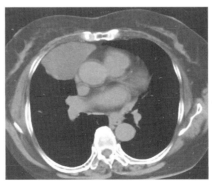

图 7-4-3　胸腺囊肿

【鉴别诊断】

需与良性胸腺瘤、心包囊肿、异位支气管囊肿、肿大淋巴结、胸内甲状腺肿、良性生殖源性肿瘤鉴别。

三、纵隔畸胎瘤

纵隔畸胎瘤(mediastinal teratoma)纵隔内含 2 个或 3 个胚层的几种不同类型组织构成的一种真实性肿瘤,这些组织可以由成熟、非成熟的或混合型成分组成。

【分型及分类】

1. 成熟畸胎瘤　最常见,占胸腺肿瘤 9%～20%。

2. 未成熟畸胎瘤　少见,占纵隔肿瘤 1%,恶性肿瘤。

【影像分类】

1. 囊性畸胎瘤　单房或多房影,囊壁可钙化,特征是囊性和脂肪成分。

2. 实性畸胎瘤　密度/信号不均,瘤内含脂肪、钙化或骨骼成分,不均匀强化,可向周围组织侵犯。

【诊断要点】

良性畸胎瘤(皮样囊肿)常表现为厚壁囊性包块,其内含脂肪、软组织及钙化密度,边缘光滑清晰(图 7-4-4);恶性畸胎瘤表现为不规则形实性软组织肿块,脂肪成分少,与相邻结构分界不清,侵犯、包埋相邻结构(图 7-4-5)。

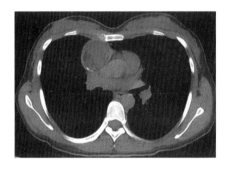

图 7-4-4　良性畸胎瘤

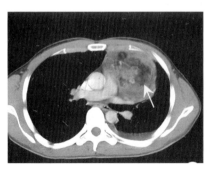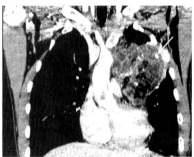

图 7-4-5　恶性畸胎瘤

【鉴别诊断】

良性畸胎瘤含多种混杂密度较具特征性,与前纵隔其他良性病变较易区分;恶性畸胎瘤需与侵袭性胸腺瘤、恶性生殖源性肿瘤、纵隔型肺癌等鉴别。

四、胸腺瘤和胸腺癌

【分类】

胸腺肿瘤组织学分类见表 7-4-1。

表 7-4-1　胸腺肿瘤组织学分类(WHO,2015)

分类	ICD-O
上皮性肿瘤	
胸腺瘤	
A 型胸腺瘤,包括非典型变体	
AB 型胸腺瘤	8582/3
B1 型胸腺瘤	8583/3
B2 型胸腺瘤	8584/3
B3 型胸腺瘤	8585/3
伴淋巴间质的微小结节胸腺瘤	8580/1
化生型胸腺瘤	8580/3
其他罕见胸腺瘤	
显微镜下胸腺瘤	8580/0
硬化型胸腺瘤	8580/3
脂肪纤维腺瘤	9010/0
胸腺癌	
鳞状细胞癌	8070/3
基底细胞样癌	8123/3
黏液表皮样癌	8430/3
淋巴上皮瘤样癌	8082/3
透明细胞癌	8310/3
肉瘤样癌	8033/3
腺癌	
乳头状腺癌	8260/3
伴腺样囊性癌样特征性胸腺癌	8200/3
黏液腺癌	8480/3

（续　表）

分类	ICD-O
腺癌（非特殊型）	8140/3
NUT 癌	8023/3
未分化癌	8020/3
其他罕见胸腺癌	
腺鳞癌	8560/3
肝样腺癌	8576/3
胸腺癌（非特指型）	8586/3
胸腺神经内分泌肿瘤	
类癌	
典型类癌	8240/3
非典型类癌	8249/3
大细胞神经内分泌癌	8013/3
复合性大细胞神经内分泌癌	8013/3
小细胞癌	8041/3
复合性小细胞神经内分泌癌	8045/3
混合性胸腺癌	
纵隔生殖细胞肿瘤	
精原细胞瘤	9061/3
胚胎性癌	9070/3
卵黄囊瘤	9071/3
绒毛膜癌	9100/3
畸胎瘤	
畸胎瘤（成熟型）	9080/0
畸胎瘤（未成熟型）	9080/1
混合性生殖细胞肿瘤	9085/3
伴有体细胞型恶性肿瘤的生殖细胞肿瘤	9084/3
伴有造血恶性肿瘤的生殖细胞肿瘤	9086/3
纵隔淋巴瘤	
原发性纵隔大 B 细胞淋巴瘤	9679/3
胸腺结外边缘区黏膜相关淋巴组织（MALT）B 细胞淋巴瘤	9699/3
其他成熟 B 细胞淋巴瘤	
T 淋巴性白血病/淋巴瘤	9837/3

（续　表）

分类	ICD-O
间变大细胞淋巴瘤和其他罕见成熟 T 和 NK 细胞淋巴瘤	
ALK 阳性间变大细胞淋巴瘤	9714/3
ALK 阴性间变大细胞淋巴瘤	9702/3
霍奇金淋巴瘤	9650/3
B 细胞淋巴瘤,未分类,特征介于弥漫性大 B 细胞和传统霍奇金淋巴瘤之间	9596/3
纵隔组织细胞和树突状细胞肿瘤	
郎汉斯细胞病变	
胸腺郎汉斯细胞组织细胞增生症	9751/1
郎汉斯细胞肉瘤	9756/3
组织细胞肉瘤	9755/3
滤泡树突细胞肉瘤	9758/3
指突树突状细胞肉瘤	9757/3
成纤维细胞网状细胞肿瘤	9759/3
不确定性树突状细胞肿瘤	9757/3
粒细胞肉瘤和髓外急性白血病	9930/3
纵隔软组织肿瘤	
胸腺脂肪瘤	8850/0
脂肪瘤	8850/0
脂肪肉瘤	
高分化	8850/3
去分化	8858/3
黏液型	8852/3
多形性	8854/3
孤立性纤维性肿瘤	8815/1
恶性孤立性纤维性肿瘤	8815/3
滑膜肉瘤	
滑膜肉瘤(非特指型)	9040/3
滑膜肉瘤(梭形细胞型)	9041/3
滑膜肉瘤(上皮细胞型)	9042/3
滑膜肉瘤(双相型)	9043/3

（续　表）

分类	ICD-O
脉管肿瘤	
淋巴管瘤	9170/0
血管瘤	9120/0
上皮样血管内皮细胞瘤	9133/3
血管肉瘤	9120/3
神经源性肿瘤	
外周神经性肿瘤	
节细胞神经瘤	9490/0
节细胞神经母细胞瘤	9490/3
神经母细胞瘤	9500/3
胸腺异位性肿瘤	
甲状腺异位性肿瘤	
甲状旁腺异位性肿瘤	
其他罕见异位肿瘤	

【分型】

A 型：髓质型或梭形细胞胸腺瘤。

AB 型：上皮细胞、淋巴细胞混合型胸腺瘤。

B 型：分 3 个亚型。

B1 型：富含淋巴细胞、淋巴细胞型胸腺瘤、皮质为主型。

B2 型：皮质型胸腺瘤。

B3 型：上皮型、非典型、类鳞状上皮胸腺瘤或分化好的胸腺癌。

C 型：即胸腺癌，组织学较其他类型更具恶性特征。

A 型和 AB 型为良性，B 型和 C 型为恶性。

【分期】

1. 改良的 Masaoka 临床分期　见表 7-4-2。

表 7-4-2　改良的 Masaoka 临床分期

分期	诊断标准
I	大体及镜下包膜完整
IIa	镜下包膜侵犯
IIb	大体观肿瘤侵犯周围胸膜或脂肪组织，但是未通过纵隔胸膜或心包

（续　表）

分期	诊断标准
Ⅲ	大体观肿瘤明显侵犯邻近结构（大血管、心包、肺等）
Ⅲa	未侵犯大血管
Ⅲb	大血管受侵犯
Ⅳa	胸膜或心包广泛播散
Ⅳb	淋巴或血行远处转移

2. TNM 分期　胸腺瘤 TNM 分期见表 7-4-3。

表 7-4-3　胸腺瘤 TNM 分期（AJCC 第 8 版）

T	原发肿瘤	
T_X	原发肿瘤无法评估	
T_0	无原发肿瘤证据	
T_1	肿瘤包膜完整或者延伸到纵隔脂肪；可能累及纵隔胸膜	
T_{1a}	肿瘤未累及纵隔胸膜	
T_{1b}	肿瘤直接侵犯纵隔胸膜	
T_2	肿瘤直接侵犯心包（部分或全层）	
T_3	肿瘤直接侵犯下列任何组织：肺、头臂静脉、上腔静脉、膈神经、胸壁，或者心包外肺动脉或静脉	
T_4	肿瘤直接侵犯下列任何组织：主动脉（升段、弓或降段）、心包内肺动脉、心肌、气管、食管	
N	区域淋巴结	
N_X	区域淋巴结无法评估	
N_0	无区域淋巴结转移	
N_1	前纵隔（胸腺周围）淋巴结转移	
N_2	胸内或颈深淋巴结转移	
M	远处转移	
M_X	远处转移无法评估	
M_0	无胸膜、心包或远处转移	
M_1	胸膜、心包或远处转移	
M_{1a}	（与原发灶）分离的胸膜或心包结节	
M_{1b}	肺实质内结节或远处器官转移	

（续　表）

分期	T	N	M
Ⅰ 期	T_1	N_0	M_0
Ⅱ 期	T_2	N_0	M_0
ⅢA 期	T_3	N_0	M_0
ⅢB 期	T_4	N_0	M_0
ⅣA 期	Any T	N_1	M_0
	Any T	N_0-N_1	M_{1a}
ⅣB 期	Any T	N_2	$M_0 \sim M_{1a}$
	Any T	Any N	M_{1b}

【诊断要点】

1. 良性胸腺瘤　居于前纵隔一侧,圆形或卵圆形肿块,边界清楚,可分叶,包膜完整,软组织密度,肿块内可伴囊变、钙化,增强扫描呈均匀或不均匀轻-中度强化。

2. 恶性胸腺瘤　分叶状或形态不规则肿块,边缘不清,脂肪线消失,包膜不完整,铸型生长,密度不均,易囊变坏死,侵犯胸膜时可见胸膜增厚、胸腔积液,侵犯肺,可见瘤-肺截面有毛刺影,侵犯心包可见心包积液,增强呈不均匀明显强化。

3. 胸腺癌　中老年患者,胸腺肿块边界不清,或具有分叶或毛刺征象,与相邻气管分界不清,脂肪线消失,肿块密度不均,可见坏死囊变、出血,不受纵隔血管及其他组织限制,侵犯、包埋纵隔结构,伴胸膜、心包增厚,出现心包、胸腔积液。

【鉴别诊断】

良性胸腺瘤需与胸腺囊肿、其他纵隔囊肿、肿大淋巴结、胸内甲状腺肿、生殖源性肿瘤鉴别。恶性胸腺瘤需与恶性生殖源性肿瘤、纵隔型肺癌等鉴别。

AB 型胸腺瘤影像学表现见图 7-4-6。

B1 型胸腺瘤影像学表现见图 7-4-7。

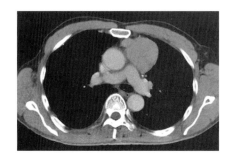

图 7-4-6　AB 型胸腺瘤

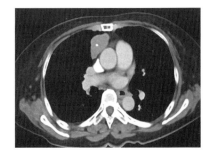

图 7-4-7　B1 型胸腺瘤

B2 型胸腺瘤影像学表现见图 7-4-8。

胸腺鳞状细胞癌影像学表现见图 7-4-9。

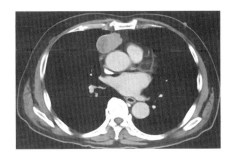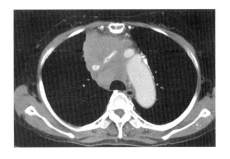

图 7-4-8　B2 型胸腺瘤　　　　　　　　　图 7-4-9　胸腺鳞状细胞癌

第 8 章　心脏大血管

第一节　心脏大血管影像分区、分级、分段及常见变异

一、心脏左心室心肌十七段法分段

1. 基底部前壁。

2. 基底部前间隔壁。

3. 基底部下间隔壁。

4. 基底部下壁。

5. 基底部下侧壁。

6. 基底部前侧壁。

7. 乳头肌水平前壁。

8. 乳头肌水平前间隔壁。

9. 乳头肌水平下间隔壁。

10. 乳头肌水平下壁。

11. 乳头肌水平下侧壁。

12. 乳头肌水平侧壁。

13. 心尖部前壁。

14. 心尖部间隔壁。

15. 心尖部下壁。

16. 心尖部侧壁。

17. 左室心尖。

左心室心肌十七段法分段图见图 8-1-1 和图 8-1-2。

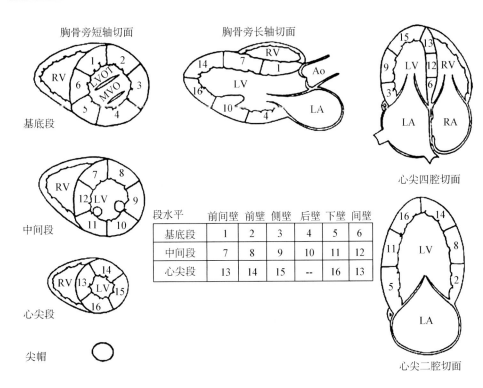

段水平	前间壁	前壁	侧壁	后壁	下壁	间壁
基底段	1	2	3	4	5	6
中间段	7	8	9	10	11	12
心尖段	13	14	15	--	16	13

图 8-1-1　左心室心肌十七段(1)

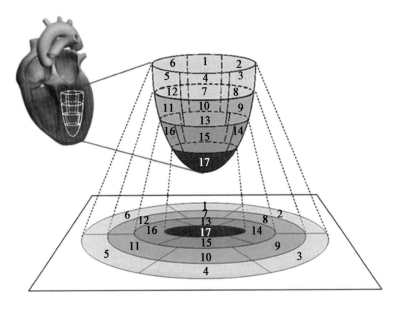

图 8-1-2　左心室心肌十七段(2)

二、冠状动脉分型与分段

1. 冠状动脉优势分型

(1)右优势型:右冠状动脉达到并超过后十字交叉。

(2)左优势型:左冠状动脉回旋支达到并超过后十字交叉。

(3)均衡型:左、右冠状动脉均达到后十字交叉。

冠状动脉的优势类型见图 8-1-3。

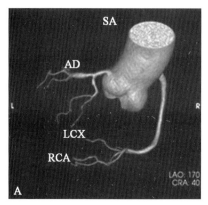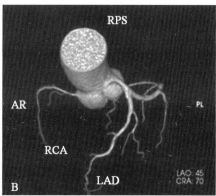

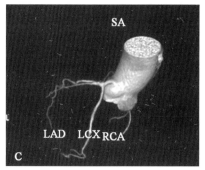

图 8-1-3　冠状动脉的优势类型

A. 右优势型;B. 均衡型;C. 左优势型

2. 冠状动脉十五段分段法

(1)右冠状动脉(RCA):1,2,3,4 段。

(2)左主干(LM):5 段。

(3)左前降支(LAD):6,7,8 段。

(4)对角支(D):9,10 段。

(5)钝缘支(OM):12 段。

(6)左回旋支(LCX):11,13 段。

(7)后侧支(PL):14段。

(8)后降支(PDA):15段。

不同体位冠脉造影模式图见图8-1-4。

冠脉十五段解剖图见图8-1-5。

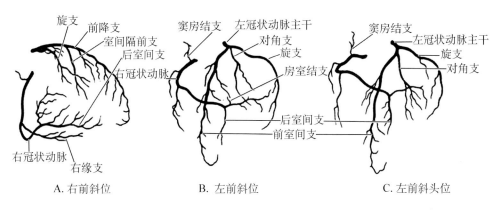

A.右前斜位　　　　　　B.左前斜位　　　　　　C.左前斜头位

图 8-1-4　不同体位冠脉造影模式图

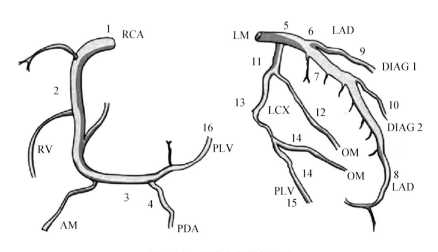

图 8-1-5　冠脉十五段解剖图

三、主动脉分段

1. 广义分段

第一段:升主动脉,从左心室发出,到第2胸肋关节平面移行为主动脉弓。

第二段:主动脉弓,从第2胸肋关节平面,到第4胸椎椎体下缘。

第三段:胸主动脉,从第4胸椎椎体下缘,到膈肌主动脉裂孔。

第四段：腹主动脉，从主动脉裂孔，到分成髂动脉。

2. 精确分段

Z_0 段：主动脉窦上缘至头臂干动脉开口远侧缘水平。

Z_1 段：头臂干动脉开口远侧缘至左颈总动脉开口远侧缘水平。

Z_2 段：左颈总动脉开口远侧缘至左锁骨下动脉开口远侧缘水平。

Z_3 段：左锁骨下动脉开口远侧缘至 T_4 胸椎水平。

Z_4 段：T_4 胸椎以下，按照对应的脊柱水平进行标注。

主动脉精确分段见图 8-1-6 和图 8-1-7。

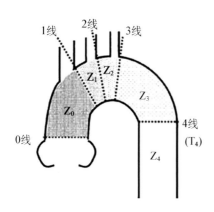

图 8-1-6　主动脉精确分段(1)

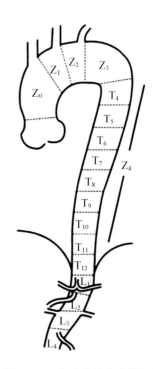

图 8-1-7　主动脉精确分段(2)

第二节　先天性心脏病影像诊断及分型、分期

一、心脏常见畸形分类

· 心脏单发畸形

(一)房间隔缺损

房间隔缺损(atrial septal defect，ASD)是原始房间隔在胚胎发育过程中出现异常，致左、右心房之间遗留孔隙，是临床上常见的先天性心脏病之一，约占先天性

心脏病的 20％,男女发病比例 1∶1.6。

【分型】

1. 原发孔型房间隔缺损。

2. 继发孔中央型房间隔缺损(图 8-2-1)。

3. 静脉窦型房间隔缺损。

4. 下腔静脉型房间隔缺损。

5. 冠状静脉窦型房间隔缺损。

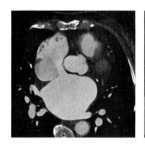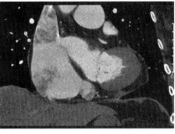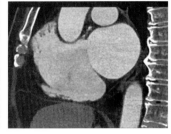

图 8-2-1　继发孔房间隔缺损

【影像学表现】

1. X 线表现　取决于分流量,分流量很少时可以表现为正常,达到一定分流量时,后前位:主动脉结缩小,肺动脉段突出,心尖上翘,肺血增多;左/右前斜位:肺动脉段突出,心前间隙缩小,左心房不大,右心房段延长;侧位:心前缘与胸骨接触面增大,心后三角多发存在。

2. 透视表现　肺动脉波动增强,可见"肺门舞蹈"征。

3. 心脏造影表现　缺损较大时,导管可经缺损处进入左心房;当右心房压力增大并高于左心房时,可见右心房造影剂分流,反流入左心房,左心房提前显影。

4. CT 表现　平扫难以直接显示缺损部位及大小,诊断价值有限,但可显示右心房、右心室增大。MSCT 增强薄层可显示缺损位置及大小,特别是在 MPR 和三维图像上,直接征象为房间隔连续性中断,间接征象有右心房、右心室增大,肺纹理增粗。原发孔型:缺损多位于房间隔下部,其下缘达房室瓣环处;继发孔型:缺损主要位于卵圆窝处,其下缘与房室瓣间尚存在部分房间隔结构。

5. MRI 表现　SE 脉冲序列可直接显示房间隔不连续,缺损处残存边缘厚度常增加;快速成像序列 MRI 电影可在 SE 序列上显示缺损位置、大小,有无左向右、右向左或双向分流情况及分流量大小。

【诊断要点】

X 线平片主要观察心脏大小和肺血量。对于 ASD 伴心外结构异常的患者,需要加做 MSCT 或者 MRI。

【鉴别诊断】

X线平片需要与其他由左向右分流的先天性心脏病鉴别,结合超声、MSCT及MRI和心脏造影能准确诊断 ASD。

(二)室间隔缺损

室间隔缺损(ventricular septal defect,VSD)是室间隔在胚胎时期发育不全,形成异常交通,在心室水平产生左向右分流,约占先天性心脏病的 25%。

【分型】

1. 根据胚胎发育情况及分布部位分型 室间隔缺损分型(胚胎发育情况及分布部位)见表 8-2-1。

表 8-2-1 室间隔缺损分型(胚胎发育情况及分布部位)

分型		发育情况及分布
膜部缺损型	单纯型膜部型	局限于膜部间隔的小缺损
	嵴下型/膜周型	缺损位于室上嵴下方,紧靠三尖瓣前瓣和隔瓣交界区
	隔瓣下型	缺损位于三尖瓣隔瓣下方
漏斗部缺损型	嵴内型	缺损位于室上嵴结构之内,四周为完整的肌肉组织
	干内型	缺损上缘直接与肺动脉瓣及主动脉右冠瓣相连,即缺损与瓣叶之间
肌部缺损型		没有肌性室隔组织,而主动脉瓣与肺动脉瓣之间存在纤维环

2. 根据缺损的位置分型(Kirklin 分型) 室间隔缺损 Kirklin 分 5 型,见表 8-2-2。

3. 根据室间隔缺损形成机制分型 非连接不良型室间隔缺损和连接不良型室间隔缺损。

表 8-2-2 室间隔缺损 Kirklin 分型

分型	缺损位置
室上嵴上缺损	位于右心室流出道,室上嵴上方和主、肺动脉瓣之间
室上嵴下缺损	位于室间隔膜部,此型最多见,占 60%～70%
隔瓣后缺损	位于右心室流入道,三尖瓣隔瓣后方,约占 20%
肌部缺损	位于心尖部,为肌小梁缺损
共同心室	室间隔膜部及肌部均未发育,或为多个缺损,较少见

4. 根据室间隔缺损大小　限制性室间隔缺损和非限制性室间隔缺损。

【影像学表现】

1. X 线表现　后前位：心影正常发展至左心室增大为主，而后发展为右心室增大为主；肺血增多，肺动脉主干及分支呈比例增粗；出现肺动脉高压时，左右心室均可增大，肺动脉段显著突出，远端血管变细，左肺门处呈"残根"征；多有左心房增大，至肺动脉高压时右心房也可增大。左/右前斜位：心前间隙缩小取决于右心室增大程度，左前斜位心后下缘可随缺损程度与肺动脉压力表现为向下或向后上突起。侧位片：心前缘与胸骨接触面增大。

2. 透视表现　肺血增多，肺动脉主干及分支呈比例增粗，肺动脉波动增强，可见"肺门舞蹈"征。

3. CT 表现　增强扫描薄层图像可显示缺损部分及大小。

(1) 直接征象：室间隔连续性中断。嵴上型：于肺动脉下层面显示球部间隔中断；肌部型：常较小，多为 2～3mm，于心室层面靠近心尖肌部室间隔中断；膜部型：于主动脉瓣下层面见室间隔中断；隔瓣后型：多于二尖瓣、三尖瓣层面三尖瓣后方显示两心室交通。

(2) 间接征象：分流量较大时可出现左、右心室增大，肺血增大，肺纹理增多、增粗。

4. MRI 表现　SE 脉冲序列横断位及左心室长轴"四腔心"层面可直接清晰显示缺损位置、大小、左右心室扩大及心室壁增厚情况。GRE 序列 MRI 电影序列可显示左、右心室间的分流情况，表现为亮白色血池中低信号血流束。

【诊断要点】

单纯 X 线平片诊断困难。超声、MSCT 及 MRI 或者造影能准确诊断。室间隔连续性中断为确诊 VSD 的依据（图 8-2-2）。

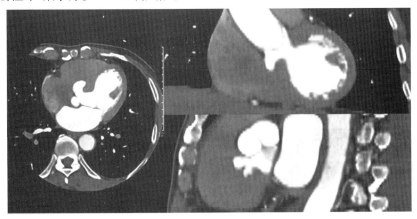

图 8-2-2　室间隔缺损

【鉴别诊断】

X线平片需要与其他由左向右分流的先天性心脏病鉴别,结合超声、MSCT及MRI和心脏造影能准确诊断VSD。

(三)三尖瓣下移畸形(又称Ebstein畸形)

(四)肺动脉瓣狭窄

·心脏复杂或复合畸形

(一)法洛四联症

包括室间隔缺损、主动脉骑跨、右心室肥厚、肺动脉高压。

(二)单心室畸形

左心室单心室、右心室单心室、未定型单心室。

(三)右心室双出口分型

主动脉瓣下室间隔缺损;肺动脉瓣下室间隔缺损、两大动脉瓣下室间隔缺损、远离两大动脉瓣的室间隔缺损。

(四)房室间隔缺损分型

部分型房室间隔缺损、过渡型房室间隔缺损、完全型房室间隔缺损。

(五)大动脉错位

1. 完全型 心房与心室连接一致,但心室与大动脉连接不一致。

2. 矫正型 房室连接及大动脉心室连接均不相适应,即右心房-形态学左心室-肺动脉、左心房-形态学右心室-主动脉。

(六)共同动脉干

Ⅰ型:动脉干分出平行的肺动脉干和主动脉干。

Ⅱ型:左、右肺动脉干起源于动脉干后壁。

Ⅲ型:左、右肺动脉干起源于动脉干侧壁。

Ⅳ型:左、右肺动脉均缺如,肺部由支气管动脉供血(部分学者将其归为肺动脉闭锁)。

共同动脉干分型见图8-2-3。

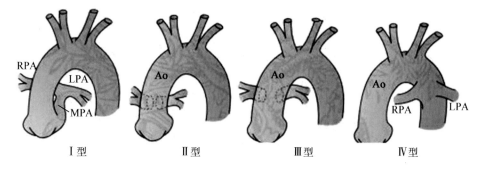

图8-2-3 共同动脉干分型

（七）肺动脉闭锁

（八）三尖瓣闭锁

二、大血管常见畸形分类

（一）动脉导管未闭

动脉导管未闭（patent ductus arteriosus，PDA）约占先天性心脏病的 20%，男女发病之比约 3:1。动脉导管是胎儿期肺动脉与主动脉的交通血管，出生后不久即闭合，如若未闭合，则称为动脉导管未闭，它可单独存在，也可合并其他畸形。

【病理分型（张世泽分型）】

1. 管型　外形如圆管或圆柱，最为常见，如图 8-2-4 所示。

2. 漏斗型　导管的主动脉侧往往粗大，而肺动脉侧则较狭细，因而呈漏斗状，也较多见。

3. 窗型　管腔较粗大但缺乏长度，酷似主肺动脉吻合口，较少见。

4. 哑铃型　导管中段细，主、肺动脉两侧扩大，外形像哑铃，很少见。

5. 动脉瘤型　导管本身呈瘤状膨大，壁薄而脆，张力高，容易破裂，极少见。

【影像表现】

1. X 线表现　在分流量较大的病人，可见肺充血、肺动脉影增粗和搏动、肺动脉总干弧凸起、主动脉弓影明显、左心室增大。近半数病人可见漏斗征，即主动脉在动脉导管附着处呈局部漏斗状凸起。在左前斜位片中见降主动脉开始处主动脉骤然向内收缩。

2. 造影表现　可见主动脉弓显影的同时肺动脉也显影，有时还可显示出未闭的动脉导管和动脉导管附着处的主动脉局部漏斗状膨出，或者近段升主动脉和主动脉弓扩张而远段主动脉管径较细。

3. CTA 和 MRI 表现　均能直接显示动脉导管未闭和血流由主动脉向肺动脉的分流，并且 CTA 能直观清晰地重现未闭的动脉导管以及主、肺动脉的相互位置关系，便于测量动脉导管的径线和长度（图 8-2-4）。

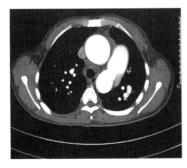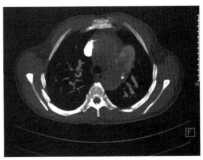

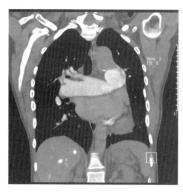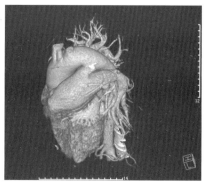

图 8-2-4　肺动脉导管未闭(管型)

【诊断要点与鉴别诊断】

高位室间隔缺损合并主动脉瓣脱垂、主动脉窦瘤破裂、冠状动脉瘘、冠状动脉开口异位。

(二)主动脉缩窄

主动脉缩窄(aortic coarctation)占先天性心脏病的 6％～10％,多见于男性,男女发病之比为 3:1～5:1。约 90％以上缩窄发生左锁骨下动脉开口远端、动脉导管或韧带所在区域(峡部)。

【分型】

1. 国际小儿心脏外科命名与数据库建议分类

(1)主动脉缩窄,单纯。

(2)主动脉缩窄合并室间隔缺损。

(3)主动脉缩窄合并复杂心内畸形。

(4)主动脉峡部发育不良和(或)主动脉弓发育不全。

2. Bonett 分型　1903 年,根据缩窄与动脉韧带关系分为导管前型(婴儿型)、近导管型和导管后型(后二者又称成年人型)。

【影像学表现】

1. X 线表现　"3"字征和反"3"字征,肋骨下缘切迹。由左向右分流者,心影增大,左室大为主,肺血增多,肺动脉段凸出。

2. CT 和 MRI 表现　最大密度投影重建图像可直接显示主动脉缩窄并判断缩窄类型,有无动脉导管未闭以及侧支循环。

【诊断要点】

MSCT 和 MRI 能全面分型缩窄的部位、程度、主动脉弓发育情况,动脉导管及侧支循环情况。

【鉴别诊断】

主要与主动脉弓中断、假性主动脉缩窄和大动脉炎鉴别。

主动脉缩窄并主动脉弓发育不全影像学表现见图 8-2-5。

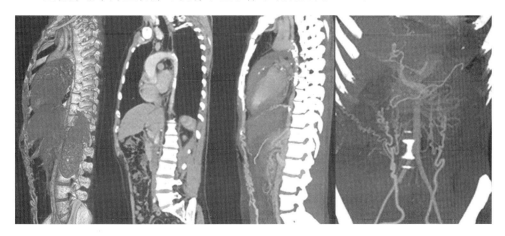

图 8-2-5　主动脉缩窄并主动脉弓发育不全

(三)肺静脉异位连接

肺静脉异位连接(anomalous pulmonary venous connection)是指部分或全部肺静脉未连接至左心房,而是直接或通过体静脉间接连接至右心房系统。

【分型】

1. 完全型肺静脉异位连接(Darling 分型)

(1)心上型:连接至上腔静脉。

(2)心内型:连接至右心房。

(3)心下型:连接至下腔静脉或门静脉。

(4)混合型:连接至两个或多个部位。

完全型肺静脉异位连接的类型见图 8-2-6 和图 8-2-7。

2. 部分型肺静脉异常连接

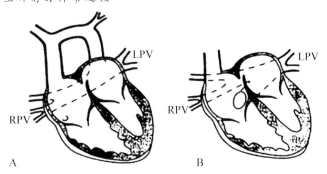

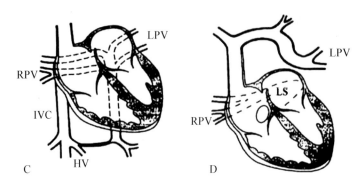

图 8-2-6　完全型肺静脉异位连接的类型(1)

A. 心上型；B. 心内型；C. 心下型；D. 混合型；RPV. 右肺静脉；LPV. 左肺静脉；HV. 肝静脉；IVC. 下腔静脉；(引自 Allen et al. Moss and Adams' Heart disease in infants，children，and adolescents. 6th edition. Philadelphia；Lippincott Williams & Wilkins，2001)

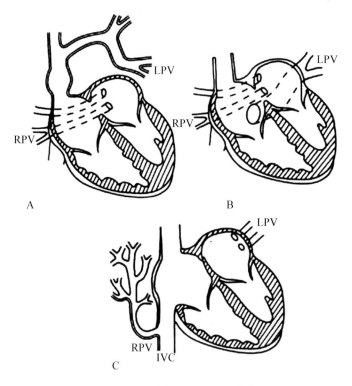

图 8-2-7　完全型肺静脉异位连接的类型(2)

A. 左肺静脉连接无名静脉；B. 左肺静脉连接冠状静脉窦；C. 右肺静脉连接下腔静脉

三、常见先天性心脏病严重程度及预后分级

常见先天性心脏病严重程度及预后分级见表 8-2-3。

表 8-2-3 常见先天性心脏病严重程度及预后分级

低危	中危	高危
室间隔缺损	法洛四联症(轻、中度)	永存动脉干
肺动脉瓣狭窄	单纯性完全性大动脉转位	肺动脉闭锁、室间隔缺损
冠状动脉瘘	完全性房室间隔缺损	法洛四联症(重度)
主动脉缩窄	主动脉缩窄(重度)	法洛四联症合并肺动脉瓣缺如
	右室双出口(部分类型)	肺动脉瓣闭锁或重度肺动脉瓣狭窄(室间隔完整)
	完全性肺静脉异位引流	
	三尖瓣下移(不伴有心脏扩大)	重度主动脉瓣狭窄或主动脉弓中断
	主肺动脉窗	右心室双出口
	左冠状动脉起源于肺动脉	纠正型大动脉转位
		三尖瓣闭锁
		心室双入口
		左心发育不良综合征
		右心发育不良综合征
		完全性房室间隔缺损病右心室双出口
		单心室及只能行单心室手术的心脏畸形
		三尖瓣下移(伴随严重心脏扩大)
		二尖瓣重度狭窄或反流

低危:不影响或较小影响生活质量和寿命。中危:可以治愈,但长期生存率数据不足。高危:手术复杂,部分难以解剖纠治;每种先天性心脏病亦因严重程度不同而转归不同

第三节　动脉粥样硬化

一、斑块

诊断易损斑块的主要标准与次要标准(Naghavi,2003):

1. **主要标准**　包括:①斑块内活动性炎症;②薄纤维帽及大脂质核心;③内皮细胞脱落伴表层血小板聚集;④裂隙斑块与受损斑块;⑤严重狭窄。

2. **次要标准**　包括:①浅表钙化结节;②黄色斑块;③斑块内出血;④内皮功能异常;⑤延展重构(正性重构)。

【病理组织学类型】

1. 以大脂核、薄纤维帽以及巨噬细胞浸润为特征的、有破裂倾向的斑块。

2. 伴有亚阻塞血栓形成及早期机化的破裂斑块。

3. 富含平滑肌细胞、黏蛋白基质的侵蚀性斑块。

4. 伴有亚阻塞血栓形成的侵蚀性斑块。

5. 斑块内出血。

6. 突入血管腔的钙化结节。

7. 伴有严重钙化、陈旧血栓形成及导致血管腔偏心性狭窄的斑块。

【分期】

粥样斑块病理分期见表 8-3-1。

表 8-3-1　粥样斑块病理分期

斑块分期	病变时期	病理特点
Ⅰ期	病变初始	单核细胞黏附在内皮细胞表面并从血管腔面迁移到内膜
Ⅱ期	脂质条纹期	含脂的泡沫细胞在内皮细胞下聚集
Ⅲ期	粥样斑块前期	Ⅱ期病变基础上出现细胞外脂质池
Ⅳ期	粥样斑块期	病变处内皮细胞下出现平滑肌细胞及细胞外脂质池融合成脂核
Ⅴ期	纤维斑块期	病变处脂核表面结缔组织沉着形成斑块的纤维帽
Ⅴa型		明显脂核和纤维帽的斑块
Ⅴb型		明显钙盐沉着的斑块
Ⅴc型		斑块成分主要为胶原和平滑肌细胞组织
Ⅵ期	复杂病变期	
Ⅵa型		斑块成分主要由胶原和平滑肌细胞组织
Ⅵb型		斑块内壁内血肿
Ⅵc型		血栓形成

二、动脉粥样硬化

动脉粥样硬化(atherosclerosis，AS)是冠心病、脑梗死、外周血管病的主要原因。脂质代谢障碍为动脉粥样硬化的病变基础，其特点是受累动脉病变从内膜开始，一般先有脂质和复合糖类积聚、出血及血栓形成，进而纤维组织增生及钙质沉着，并有动脉中层的逐渐蜕变和钙化，导致动脉壁增厚变硬、血管腔狭窄。病变常累及大中肌性动脉，一旦发展到足以阻塞动脉腔，则该动脉所供应的组织或器官将缺血或坏死。

【临床分类】

按受累动脉部位分类，有主动脉及其分支、冠状动脉、颈动脉、脑动脉、肾动脉、肠系膜动脉和四肢动脉硬化等类别。

【分型】

主-髂动脉、股-腘动脉、腘动脉以下病变的分型见表 8-3-2。

表 8-3-2 主-髂动脉、股-腘动脉、腘动脉以下病变的分型

分型	主-髂动脉	股-腘动脉	腘动脉以下
A 型	①单侧或双侧髂动脉狭窄;②单处髂外动脉病变≤3cm(单侧或双侧)	①单侧股动脉狭窄≤10cm;②单处股动脉闭塞≤5cm,未累及骨浅动脉起始部或腘动脉远端	①胫前动脉单处局灶病变≤1cm;②腓动脉单处局灶病变≤1cm
B 型	①肾动脉以下的腹主动脉狭窄≤3cm;②单侧髂总动脉闭塞<3cm;③单处或多处髂外动脉狭窄总长3~10cm,未累及股总动脉;④单处髂外动脉闭塞<3cm,未累及髂内动脉起始部或股总动脉	①多处狭窄或闭塞,每处均<3cm;②单处股动脉狭窄或闭塞≤15cm,未累及膝下腘动脉;③单处或多处病变,远端缺乏颈动脉持续血流供应;④重度钙化闭塞≤5cm	①胫前动脉或腓动脉多处局灶病变≤1cm;②胫前动脉三岔口1处或2处局灶病变≤1cm;③股动脉与腘动脉旁路移植术后胫前动脉或腓动脉狭窄
C 型	①双侧髂动脉闭塞<3cm;②双侧髂外动脉闭塞3~10cm,未累及股总动脉;③单侧髂外动脉闭塞3~10cm,未累及股总动脉;④单侧髂外动脉闭塞<3cm,累及髂内动脉起始部或股总动脉;⑤髂外动脉严重钙化单侧闭塞,伴或不伴髂内动脉起始部和(或)股总动脉受累	①单处狭窄或闭塞>15cm,伴或不伴重度钙化;②单处病变≤15cm,累及膝下腘动脉;③多处病变,每处均3~5cm,伴钙化;④需要治疗的再狭窄或闭塞,2次血管介入治疗后	①胫前动脉或腓动脉狭窄1~4cm,或闭塞1~2cm;②胫前动脉三岔口部位广泛的狭窄病变
D 型	①肾动脉以下的腹主动脉与髂动脉闭塞;②弥漫病变>10cm,累及主动脉和双侧髂动脉;③弥漫性多处狭窄>10cm,累及单侧髂总动脉、髂外动脉和股总动脉;④单侧髂总动脉闭塞累及髂外动脉;⑤双侧髂外动脉闭塞;⑥髂动脉狭窄伴动脉瘤,或存在需要手术治疗的其他主动脉或髂动脉病变	①股动脉全程和(或)股浅动脉慢性闭塞>2cm,累及腘动脉;②完全的腘动脉及三叉血管近端慢性闭塞;③多处严重的弥漫性病变,没有正常血管段	①胫前动脉或腓动脉闭塞>2cm;②胫前动脉或腓动脉弥漫性病变

【分期】

1. 临床分期

(1)无症状期(亚临床期):包括从早期的病理变化到动脉粥样硬化形成,但尚无器官或组织受累的临床表现。

(2)缺血期:由于血管狭窄而产生器官缺血的症状。

(3)坏死期:由于血管内急性血栓形成,使管腔闭塞而产生器官组织坏死的表现。

(4)纤维化期:长期缺血,器官组织纤维化萎缩而引起症状。

2. 下肢动脉粥样硬化性疾病(LEAD)临床分期　　LEAD 严重程度临床分期 Fontaine 法和 Rutherford 法见表 8-3-3。

表 8-3-3　LEAD 严重程度临床分期 Fontaine 法和 Rutherford 法

Fontaine 法		Rutherford 法		
分期	临床表现	分期	类别	临床表现
Ⅰ	无症状	0	0	无症状
Ⅱa	轻度跛行	Ⅰ	1	轻微跛行
Ⅱb	中至重度跛行	Ⅰ	2	中度跛行
		Ⅰ	3	重度跛行
Ⅲ	缺血性静息痛	Ⅱ	4	缺血性静息痛
Ⅳ	溃疡或坏疽	Ⅲ	5	轻度组织丧失
		Ⅳ	6	溃疡或坏疽

【分度】

动脉管腔狭窄分度有以下 2 种方法。

1. 管径法

(1)无狭窄/轻微狭窄:管腔狭窄程度<25%。

(2)轻度狭窄:管腔狭窄程度 25%～50%。

(3)中度狭窄:管腔狭窄程度 50%～75%。

(4)重度狭窄:管腔狭窄程度>75%。

(5)闭塞:管腔狭窄程度近 100%。

2. 管腔面积法

Ⅰ级病变:管腔面积缩小 1%～25%。

Ⅱ级病变:管腔面积缩小 26%～50%。

Ⅲ级病变:管腔面积缩小 51%～75%。

Ⅳ级病变:管腔面积缩小 76%～100%。

【分级】

心肌梗死溶栓治疗(TIMI)血流分级如下。

0 级(无灌注):无血流灌注,闭塞血管远端无血流。

1 级(渗透而无灌注):部分造影剂通过,冠状动脉狭窄的远端不能完全充盈。

2 级(部分灌注):冠状动脉狭窄的远端可以完全充盈,但显影慢,造影剂消除慢。

3 级(完全灌注):冠状动脉远端完全而且迅速充盈与消除,与正常冠状动脉相同。

【影像学表现】

CT 平扫可显示主动脉壁斑点状、线样、弧形及环状钙化。CTA 正常主动脉及其一级分支管壁显示欠清或厚度<1.0mm;发生粥样硬化时表现为管壁多发钙化、非钙化或混合斑块,管壁凹凸不平,管径粗细不均,部分分支可出现闭塞,可出现侧支循环;血管走行僵硬;严重的动脉粥样硬化可引起动脉过度扩张而形成动脉瘤。下肢动脉粥样硬化除可出现上述动脉管壁改变外,狭窄严重者管腔可完全闭塞、截断,成杯口状或鼠尾状改变,周围可见较多侧支循环形成。

第四节　冠心病

冠状动脉粥样硬化性心脏病(coronary atherosclerotic heart disease,CAD)简称冠心病,是指由冠状动脉粥样硬化所致管腔狭窄,导致心肌缺血而引起的心脏病变。

【分型】

1. 根据临床症状和体征分型(1979 年 WHO)　无症状型(隐匿型)、心绞痛型、心肌梗死型、心力衰竭和心律失常型(心肌硬化型)、猝死型。

2. 我国分型　我国参照世界卫生组织的"缺血性心脏病的命名与诊断标准"的意见,将心绞痛型冠心病作如下分类,分为三型:①劳力性心绞痛(稳定型、初发型、恶化型);②自发性心绞痛(卧位型、变异型、中间综合征、梗死后心绞痛);③混合性心绞痛。

3. 壁冠状动脉心肌桥(MCA-MB)分型

(1)浅表型:MCA 部分或全部被浅层心肌包绕,厚度不超过 2mm。

(2)纵深型:MCA 位于较深的心肌中,厚度等于或超过 2mm。

4. 冠脉分叉病变分型

(1)我国陈氏分型:见表 8-4-1。

表 8-4-1 冠脉分叉病变陈氏分型(2003)

分型	主支病变与分支开口的关系
Ⅰ型 分支开口有严重狭窄(≥50%)	
Ⅰa	主支病变横跨分支开口
Ⅰb	主支病变分别位于分支开口上
Ⅰc	主支病变分别位于分支开口下
Ⅰd	主支病变分别位于分支开口左
Ⅰe	主支病变分别位于分支开口右
Ⅱ型 分支开口正常或仅有轻微病变	
Ⅱa	主支病变横跨分支开口
Ⅱb	主支病变分别位于分支开口上
Ⅱc	主支病变分别位于分支开口下
Ⅱd	主支病变分别位于分支开口左
Ⅱe	主支病变分别位于分支开口右
Ⅲ型	仅分支开口有严重狭窄二主支无狭窄病变或仅有轻微病变

(2)其他分型:见图 8-4-1。

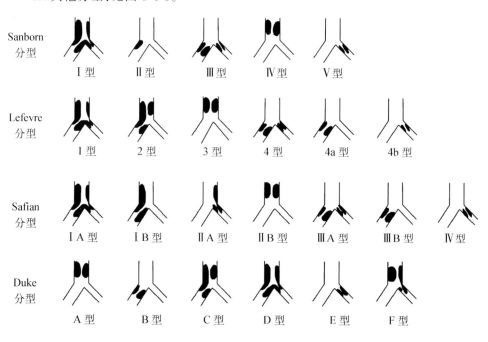

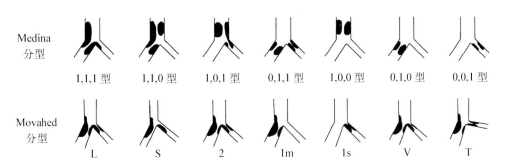

| Medina
分型 | 1,1,1 型 | 1,1,0 型 | 1,0,1 型 | 0,1,1 型 | 1,0,0 型 | 0,1,0 型 | 0,0,1 型 |
| Movahed
分型 | L | S | 2 | 1m | 1s | V | T |

图 8-4-1　目前已知的冠脉病变分型

引自 Movahed MR. Coronary artery bifurcation lesion classifications,interventional tech-niques and clinical outcome. Expert Rev Cardiovasc Ther,2008,6(2):261-274.

【分级】

CAD-RADS 分级系统（2016 版 SCCT 发布）:CAD-RADS 规定了 0（无狭窄）～5（至少一条动脉完全闭塞）的范围,根据分类进行进一步成像或处理。修饰符 S（支架）、G（移植）和 V（易损斑块）用来更好地描述动脉。CAD-RADS 分类取决于狭窄程度。

CAD-RADS 冠脉分级见表 8-4-2。

表 8-4-2　CAD-RADS 冠脉分级

分级	管腔狭窄程度	术语	稳定性胸痛	急性胸痛
0	0	没有斑块及狭窄	证明无 CAD	不可能为 ACS
1	1%～24%	极小狭窄	极小有非梗阻性 CAD	不可能为 ACS
2	25%～49%	轻度狭窄	轻度非梗阻性 CAD	不大可能为 ACS
3	50%～69%	中度狭窄	中度狭窄	可能为 ACS
4	70%～99%	A 重度狭窄;B 左主干＞50% 或三支血管＞70%	重度狭窄	很可能为 ACS
5	100%	闭塞	冠脉完全闭塞	极可能为 ACS
N	运动伪影遮盖	部分不能诊断	不能排除 CAD	不能排除 ACS

第五节　心　肌　病

心肌病（cardiomyopathy）是由不同病因引起心肌机械和（或）心电功能障碍的一组心肌异质性疾病,可分为原发性和继发性心肌病。

【分型】

1. 心肌病的传统分型（WHO/ISFC,1995 年）

（1）原发性心肌病：扩张型心肌病（亚类）、肥厚型心肌病、限制型心肌病、致心律失常型右心室心肌病、未分类心肌病。

① 扩张型心肌病（dilated cardiomyopathy,DCM）：根据病因可分为：特发性DCM、家族遗传性 DCM、继发性 DCM。继发性 DCM 按照病因又可分为：缺血性心肌病、感染/免疫性 DCM、中毒性 DCM、围生期心肌病、部分遗传性心肌病伴DCM（如 Duchenne 肌肉萎缩症、Becker 征）、自身免疫性心肌病、代谢内分泌性和营养性疾病（如嗜铬细胞瘤、甲状腺疾病、肉毒碱代谢紊乱、硒缺乏、淀粉样变性、糖原贮积症）。

② 肥厚型心肌病：影像学表现见图 8-5-1。

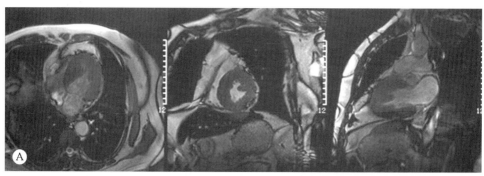
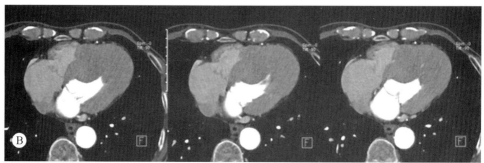

图 8-5-1　肥厚型心肌病

A. 肥厚型心肌病 MR；B. 肥厚型心肌病 CT

（2）继发性心肌病：又称特异性心肌病（亚类）：缺血性心肌病、瓣膜性心肌病、高血压性心肌病、炎症性心肌病、分泌性心肌病、围生期心肌病、过敏性及中毒性心肌病。

2. 心肌病的细化分型

（1）根据 2006 年 AHA（美国心脏协会）标准，心肌病分为原发性心肌病和继发性心肌病。

①原发性心肌病分类:见表 8-5-1。

表 8-5-1 原发性心肌病分类

遗传性原发性心肌病
    肥厚型心肌病(HCM)
    致心律失常性右心室心肌病/发育不良(ARVC/D)
    左心室心肌致密化不全(LVNC)
    糖原贮积症(PRKAG2,Danon)
    传导系统缺陷
    线粒体肌病
    离子通道病
        长 QT 综合征(LQTS)
        Brugada 综合征
        短 QT 综合征(SQTS)
        儿茶酚胺型多形性室性心动过速(CPVT)
        "突然不明原因夜间死亡综合征"(SUNDS)
混合性(遗传性及非遗传性)原发性心肌病
    扩张型心肌病(DCM)
    限制型心肌病(非肥厚非扩张型)
获得性原发性心肌病
    炎症性心肌病(心肌炎)
    应激诱发的心肌病("Tako-Tsubo"心肌病)
    围生期心肌病
    心动过速心肌病
    胰岛素依赖性糖尿病母亲的婴儿的心内膜纤维弹性组织增生症

②继发性心肌病分类:见表 8-5-2。

表 8-5-2 继发性心肌病分类

浸润性心肌病
    淀粉样变(原发性、家族性常染色体显性遗传、老年性、继发性)
    戈谢病(Gaucher disease)
    Hurler 病
    Hunter 病
贮积病
    血色病

（续　表）

Fabry 病

糖原贮积病（Ⅱ型、Pompe）

Niemann-Pick 病

中毒

药物、重金属、化学物品

心内膜疾病

心内膜纤维化

高嗜酸性粒细胞综合征（Löeffer 心肌炎）

炎症性（肉芽肿性）

结节病

内分泌疾病

糖尿病

甲状腺功能亢进症

甲状腺功能减退症

甲状旁腺功能亢进症

嗜铬细胞瘤

肢端肥大症

心脏-颜面（cardiofacial）

Noonan 综合征

着色斑病

神经肌肉性/神经性疾病

弗里德赖希共济失调（Friedreich ataxia）

Duchenne-Becker 肌营养不良

Emery-Dreifuss 肌营养不良

强直性肌营养不良

神经纤维瘤病

结节性硬化症

营养缺乏症

脚气病（硫胺缺乏症）、糙皮病、坏血病、硒缺乏症、肉毒碱缺乏症、夸休可尔症（Kwashiorkor）

自身免疫病/胶原疾病

系统性红斑狼疮

皮肌炎

类风湿关节炎

硬皮病

结节性多发动脉硬化

电解质紊乱

抗肿瘤治疗后果

蒽环类抗生素：多柔比星、柔红霉素

环磷酰胺

放射治疗

（2）根据 2008 年 ESC（欧洲心脏病协会）标准，心肌结构和功能的表型分类。

①ESC 心肌病分类系统：见图 8-5-2。

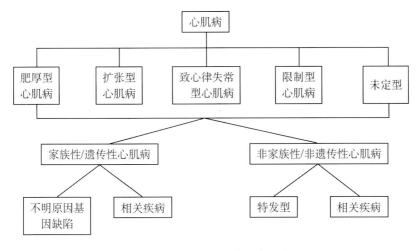

图 8-5-2 ESC 心肌病分类系统

②ESC 心肌病分类：见表 8-5-3。

表 8-5-3 ESC 心肌病分类

肥厚型心肌病（HCM）

家族性

　家族性（未知基因）

　肌原纤维节蛋白变异（G 肌球蛋白重链、心肌肌球蛋白结合蛋白 C、心肌肌钙蛋白 I/T、α 原肌球蛋白、肌球蛋白必需轻链、肌球蛋白调节轻链、心肌肌动蛋白、肌球蛋白重链、肌联蛋白、肌钙蛋白 C、肌肉 U M 蛋白）

　糖原贮积病（如 Pompe、PRKAG2、Forbes、Danon）

　溶酶体贮积病（如 Anderson-Fabry、Hurler）

　脂肪酸代谢障碍、肉毒碱缺乏、磷酸化酶 B 激酶缺乏

　线粒体细胞病

　与 HCM 相关的综合征（努南综合征、豹斑综合征、Friedreich 共济失调、Beckwith-Wieder-mann 综合征、Swyer 综合征）

（续　表）

其他（肌浆网磷酸受纳蛋白启动因子、家族性淀粉样蛋白）

非家族性

肥胖

糖尿病母亲的婴儿

体育训练

淀粉样蛋白（白蛋白/前白蛋白）

扩张型心肌病（DCM）

家族性

家族性（未知基因）

肌原纤维节蛋白变异（见 HCM）；Z 带（肌肉 LIM 蛋白、TCAP）

细胞骨架基因（营养障碍基因、结蛋白、Metavinculin，Sarcolysin 复合体、CRYAB 及 Epicardin）

核膜（核纤层蛋白 A/C、Emerin）；轻度扩张型心肌病

肌间盘蛋白变异（见 ARVC）；线粒体疾病

非家族性

心肌炎（感染性/中毒性/免疫性）

川崎病

嗜酸性疾病（Churg Strauss 综合征）

病毒持续感染；药物；妊娠；内分泌功能障碍

营养不良（维生素 B_1、肉毒碱、硒、低磷酸盐血症、低钙血症）；酒精；心动过速性心肌病

致心律失常右心室心肌病（ARVC）

家族性

家族性（未知基因）

肌间盘蛋白变异（盘状球蛋白、粒桥蛋白、Plakophil in2、桥粒核心糖蛋白 2、桥粒糖蛋白 2）

心肌 ryanodine 受体（RyR2）

转化生长因子（TGF）β

非家族性

炎症

限制型心肌病（RCM）

家族性

家族性（未知基因）

肌原纤维节蛋白变异（肌钙蛋白 I、肌球蛋白必需轻链）

家族性淀粉样变性（转甲状腺素蛋白、载脂蛋白）

（续　表）

结蛋白病；弹性纤维性假黄瘤；血色病

Anderson-Fabry 病

糖原贮积病

非家族性

淀粉样蛋白（白蛋白/前白蛋白）；硬皮病

心肌心内膜纤维化［嗜酸粒细胞增多综合征、特发性疾病、染色体原因、药物（5-羟色胺、美
　　西麦角、麦角胺、汞制剂、白消安）］

类癌心脏病；转移癌

辐射；药物（蒽环类抗生素）

未分类

家族性

左心室（非致密性 Barth 综合征、核纤层蛋白 A/C、ZASP 基因、α-dystrobrevin）

非家族性

Tako-Tsubo 心肌病

【分级】

MOGE(S) 分类（2013）：根据心肌的形态功能特性（M）、累及器官（O）、遗传
模式（G）、明确的病因（包括遗传学或其他的疾病原因）（E）、按照 ACC/AHA 分期
和 NYHA 心功能 Ⅰ～Ⅳ级进行功能状态分级（S）。

【分类】

肥厚型心肌病的亚型分类如下。

1. 根据左心室流出道与主动脉峰值压力阶差（LVOTG）分类

梗阻性：安静时 LVOTG≥30mmHg（1mmHg＝0.133kPa）。

非梗阻性：安静时 LVOTG 正常，负荷运动时 LVOTG≥30mmHg。

隐匿梗阻性：安静或负荷时 LVOTG 均＜30mmHg。

2. 根据累及范围分类　见表 8-5-4。

表 8-5-4　肥厚型心肌病的亚型分类

左心室受累型

非对称性肥厚型心肌病

室间隔肥厚型心肌病

心尖肥厚型心肌病

心室中部肥厚型心肌病

对称性（向心性）肥厚型心肌病

右心室受累型

【肥厚型心肌病的影像诊断标准】

1. 成年人　任意成像手段(超声心动图、心脏磁共振成像或计算机断层扫描)检测显示,并非完全因心脏负荷异常引起的左心室心肌某节段或多个节段室壁厚度≥15 mm。有些遗传或非遗传疾病室壁增厚程度稍弱(13～14mm),需要评估家族病史、非心脏性症状和迹象、心电图异常、实验室检查和多种心脏影像检查。

2. 儿童　LV 室壁厚度≥预测平均值+2SD(即 Z 值>2,Z 值定义为所测数值偏离平均值的 SD 数量)。

3. 亲属　HCM 患者一级亲属,心脏成像(超声心动图、心脏磁共振或 CT)检测发现无其他已知原因的 LV 室壁某节段或多个节段厚度≥13mm(对于遗传性 HCM 的家族成员,任何异常(如心肌多普勒成像和应变成像异常、不完全二尖瓣收缩期前移或延长和乳头肌异常),尤其是心电图异常都会大大增加该成员诊断出 HCM 的可能性。

第六节　心包疾病

1. ESC(2015)分类　急性、持续性、慢性、复发性。
2. 病因分类　感染性和非感染性。

一、心包炎

【分类】

1. 急性心包炎　浆液性心包炎、纤维素性心包炎、浆液纤维素性心包炎、化脓性心包炎、出血性心包炎。

2. 慢性心包炎　缩窄性心包炎。

二、心包积液

【分类】

ESC(2015)分类:起病方式(急性或亚急性,如持续>3 个月为慢性)、分布(心包周围或包裹性)、血流动力学影响(无、心包压塞、积液-缩窄)、成分(渗出液、漏出液、血性、罕见为气性或来自细菌感染的气体)。

【分度】

ESC(2015)分度:轻度(<10mm)、中度(10～20mm)和重度(>20mm)。

【心包疾病影像学诊断】

不同心包疾病中影像学检查方法的诊断性作用见表 8-6-1[ESC(2015)]。

表 8-6-1　不同心包疾病中影像学检查方法的诊断性作用

疾病	CT	CMR	超声心动图
急性心包炎	心包层增厚伴强化;整个心包异常;不同程度心包积液;伴或不伴心包内纤维束	同CT;心肌增强(心肌心包炎);室间隔变平	同CT;高反射回声;部分患者表现正常,室壁运动异常(心肌心包炎)
复发性心包炎	与急性心包炎表现类似;一致性(纤维性黏附);不规则的心包轮廓(纤维化变性)	同CT	与急性心包炎表现类似
缩窄性心包炎	心包层增厚(心室底部、房室沟和心房最明显)伴或不伴钙化;邻近心肌可出现纤维化、钙化;心脏内容物受压;室间隔异常;心房扩张。肝静脉充血;不典型表现:局灶性缩窄型、渗出-缩窄型	心包层增厚(心室底部、房室沟和心房最明显);心包强化;余同CT	心包层增厚,高反射回声;下腔静脉和肝静脉显著扩张;肺动脉瓣提前开放;左、右室舒张期呈限制性充盈模式;早期舒张期二尖瓣流速正常或增加;呼气时舒张期肝静脉流速下降;二尖瓣环流速正常或增加;二尖瓣环反流
心包积液	心包腔内液体集聚、宽度＞4mm 为异常;单纯积液(0～20HU),蛋白性/出血性(＞20HU),极高 CT 值,考虑心包渗漏(如主动脉夹层破裂)、乳糜性心包;心包增厚并强化应疑为炎症;增强并钙化,应排除缩窄性心包炎;可能与心脏压塞相关	同CT;对于评估心肌组织及瓣膜有优势	心包腔内积液;整个心动周期内均存在心包腔无回声区;液体分布;半定量评估积液的严重程度
心脏压塞			半定量评估积液的严重程度;积液分布;评估血流动力学影响;指导和监测心包穿刺;导管撤除时再评估

第七节　风湿性心脏病

【分型】

风湿性心脏病累及的瓣膜部位数量可表现为二尖瓣、三尖瓣、主动脉瓣中的一个或几个瓣膜病变。心脏联合瓣膜病变是指同时累及两个或两个以上心脏瓣膜的疾病。其中最常见的二尖瓣合并主动脉瓣双病变,占联合瓣膜病的 48%～87%。

【分度】

二尖瓣狭窄分度:当瓣口面积减小为 $1.5～2.0cm^2$ 时为轻度狭窄;$1.0～1.5cm^2$ 时为中度狭窄;$<1.0cm^2$ 时为重度狭窄。

【临床分期】

1. 心脏瓣膜疾病分期　见表 8-7-1。

表 8-7-1　心脏瓣膜疾病分期

分期	定义	描述
A	危险期	具有发生瓣膜病危险因素的患者
B	进展期	有进展性瓣膜病的患者(无症状轻至中度瓣膜病变)
C	无症状重度病变期	无症状重度瓣膜病的患者又分为:C1 期左、右心室处于代偿期;C2 期左、右心室失代偿期
D	有症状重度病变期	有瓣膜病症状的患者

2. 二尖瓣狭窄(MS)分期　见表 8-7-2。

表 8-7-2　二尖瓣狭窄(MS)临床分期

分期	定义	瓣膜结构	血流动力学	心脏改变	症状
A	危险期	舒张期二尖瓣轻度隆起	二尖瓣血流速度正常	无	无
B	进展期	二尖瓣发生粘连融合的风湿性改变,舒张期瓣叶隆起 二尖瓣瓣口面积＞ $1.5cm^2$	二尖瓣血流速度增快 二尖瓣瓣口面积＞ $1.5cm^2$ 舒张期压力减半时间＜150 毫秒	轻到中度左房扩大 休息时肺动脉压正常	无

（续　表）

分期	定义	瓣膜结构	血流动力学	心脏改变	症状
C	无症状重度病变期	二尖瓣发生粘连融合的风湿性改变,舒张期瓣叶隆起 二尖瓣瓣口面积≤1.5cm² 重度二尖瓣狭窄时瓣口面积≤1.0cm²	二尖瓣瓣口面积≤1.5cm² 重度二尖瓣狭窄时瓣口面积≤1.0cm² 舒张期压力减半时间≥150毫秒 重度二尖瓣狭窄时舒张期压力减半时间≥220毫秒	左心房重度扩大 肺动脉压力升高＞30mmHg	无
D	有症状重度病变期	二尖瓣发生粘连融合的风湿性改变,舒张期瓣叶隆起 二尖瓣瓣口面积≤1.5cm²	二尖瓣瓣口面积≤1.5cm² 重度二尖瓣狭窄时瓣口面积≤1.0cm² 舒张期压力减半时间≥150毫秒 重度二尖瓣狭窄时舒张期压力减半时间≥220毫秒	左心房重度扩大 肺动脉压力升高＞30mmHg	运动耐量下降 劳力性呼吸困难

3.二尖瓣关闭不全(MR)分期

(1)原发性二尖瓣关闭不全(MR)临床分期:见表8-7-3。

(2)继发性二尖瓣关闭不全(MR)临床分期:见表8-7-4。

4.主动脉瓣狭窄(AS)分期　见表8-7-5。

5.主动脉关闭不全(AR)分期　见表8-7-6。

6.三尖瓣关闭不全(TR)分期　见表8-7-7。

表 8-7-3　原发性二尖瓣关闭不全(MR)临床分期

分期	定义	瓣膜结构	血流动力学	心脏改变	症状
A	危险期	二尖瓣轻度脱垂，交界无粘连 二尖瓣轻度增厚，瓣叶活动度减低	无二尖瓣反流，或少量中心性反流，反流面积<心房的20% 反流束口宽度<0.3cm	无	无
B	进展期	二尖瓣中度脱垂，交界无粘连 二尖瓣发生风湿性改变，瓣叶活动度减低，中心对合不良 曾患感染性心内膜炎	中心性反流面积占左心房的20%~40%或收缩晚期偏心性反流 反流束口宽度<0.7cm 反流容量<60ml 反流分数<50% 反流口面积<0.40cm² 血管造影等级 +~++	轻度左心房扩大 无左心室扩大 肺动脉压正常	无
C	无症状重度病变期	二尖瓣重度脱垂，中心对合不良或瓣叶在左房摆动 二尖瓣发生风湿性改变，瓣叶活动度减低，中心对合不良 曾患感染性心内膜炎 放射性心脏病瓣叶增厚	中心性反流面积占左心房的>40%或全收缩期偏心性反流 反流束口宽度≥0.7cm 反流容量≥60ml 反流分数≥50% 反流口面积≥0.40cm² 血管造影等级 III~IV	左心房中到重度扩大 左心室扩大 静息或运动时肺动脉压力升高 C1：LVEF>60% LVESD<40mm C2：LVEF≤60% LVESD≥40mm	无
D	有症状重度病变期	二尖瓣重度脱垂，中心对合不良或瓣叶在左房摆动 二尖瓣发生风湿性改变，瓣叶活动度减低，中心对合不良 曾患感染性心内膜炎 放射性心脏病瓣叶增厚	中心性反流面积占左心房的>40%或全收缩期偏心性反流 反流束口宽度≥0.7cm 反流容量≥60ml 反流分数≥50% 反流口面积≥0.40cm² 血管造影等级 III~IV	左心房中到重度扩大 左心室扩大 肺动脉压力升高	运动耐量下降 劳力性呼吸困难

表 8-7-4　继发性二尖瓣关闭不全 (MR) 临床分期

分期	定义	瓣膜结构	血流动力学	心脏改变	症状
A	危险期	冠心病或心肌病的患者具有正常的瓣叶、腱索和瓣环	无二尖瓣反流，或少量中心性反流，反流面积<左心房的20%，反流束口宽度<0.3cm	左心室正常或缺血导致特定的室壁运动不正常导致左心室轻度扩大，原发性心肌病导致左心室扩大和收缩功能正常	可能存在冠脉缺血或心力衰竭的症状，需要进行血管重建术和合适的药物治疗
B	进展期	局部的室壁运动不正常，通过牵拉导致二尖瓣瓣叶轻度关闭不全，二尖瓣瓣环扩大、轻度瓣叶中心对合不良	反流口面积<0.20cm²，反流容量<30ml，反流分数<50%	局部的室壁运动不正常，心室收缩功能降低，由于原发性心肌病导致左心室扩大和收缩失代偿	可能存在冠脉缺血或心力衰竭的证状，需要进行血管重建术和合适的药物治疗
C	无症状重度病变期	局部的室壁运动不正常，伴随或无左心室扩大，通过牵拉导致二尖瓣瓣叶重度关闭不全，二尖瓣瓣环扩大、重度瓣叶中心对合不良	反流口面积≥0.20cm²，反流容量≥30ml，反流分数≥50%	局部的室壁运动不正常，心室收缩功能降低，由于原发性心肌病导致左心室扩大和收缩失代偿	可能存在冠脉缺血或心力衰竭的证状，需要进行血管重建术和合适的药物治疗
D	有症状重度病变期	局部的室壁运动不正常，左心室扩大，通过牵拉导致二尖瓣瓣叶重度关闭不全，二尖瓣瓣环扩大、重度瓣叶中心对合不良	反流口面积≥0.20cm²，反流容量≥30ml，反流分数≥50%	局部的室壁运动不正常，心室收缩功能降低，由于原发性心肌病导致左心室扩大和收缩失代偿	血管重建术和合适的药物治疗后仍存在心力衰竭症状，运动耐量下降，劳力性呼吸困难

表 8-7-5 主动脉瓣狭窄临床分期

分期	定义	瓣膜结构	血流动力学	心脏改变	症状
A	危险期	主动脉瓣二瓣化或其他先天性改变	主动脉瓣最大流速（V_{max}）≤2 m/s	无	无
B	进展期	主动脉瓣硬化 二瓣化瓣叶有轻中度钙化或三叶瓣叶在收缩期动幅度减低 风湿性瓣叶发生融合	轻度 AS： 主动脉瓣最大流速（V_{max}）2.0～2.9 m/s 平均跨瓣压差<20mmHg 中度 AS： 主动脉瓣最大流速（V_{max}）3.0～3.9 m/s 平均跨瓣压差 20～39mmHg	出现早期左心室舒张功能障碍 左心室射血分数正常	无
C	无症状重度病变期				
C1	无症状重度病变期的无症状严重病变期	瓣膜严重钙化或严重的瓣叶开放受限继发狭窄	主动脉瓣最大流速（V_{max}）≥4 m/s 平均跨瓣压差≥40mmHg 主动脉瓣口面积≤1.0cm²或标准瓣口面积≤0.6cm² 重度狭窄是指主动脉瓣最大流速（V_{max}）≥5 m/s 或平均跨瓣压差≥60mmHg	左心室舒张功能障碍 左心室轻度肥大 左心室射血分数正常	推荐检查确定瓣膜病变情况
C2	伴左心室功能失代偿的无症状重度病变期	瓣膜严重钙化或严重的瓣叶开放受限继发狭窄	主动脉瓣最大流速（V_{max}）≥4 m/s 或平均跨瓣压差≥40mmHg 主动脉瓣口面积≤1.0cm²或标准瓣口面积≤0.6cm²	左心室射血分数 EF≤50%	无

（续　表）

分期	定义	瓣膜结构	血流动力学	心脏改变	症状
D	有症状重度病变期				
D1	高压力阶差型	瓣膜严重钙化或严重的瓣叶开放受限继发狭窄	主动脉瓣最大流速(V_{max})≥4 m/s 平均跨瓣压差≥40mmHg 主动脉瓣口面积≤1.0cm²，当狭窄合并关闭不全时瓣口面积可能更大	左心室舒张功能障碍 左心室肥大 可能出现肺动脉高压	劳力性呼吸困难或运动耐量下降 劳累性心绞痛 劳力性晕厥或晕厥前期
D2	低流速/低压力阶差伴左心室射血分数降低低型	瓣膜严重钙化伴随严重的瓣叶运动降低	主动脉瓣口面积≤1.0cm² 合并主动脉瓣最大流速(V_{max})<4 m/s 或平均跨瓣压差<40mmHg 当任何剂量多巴酚丁胺负荷试验超声心动图显示主动脉瓣口面积≤1.0cm² 合并主动脉瓣最大流速(V_{max})≥4 m/s	左心室舒张功能障碍 左心室肥大 左心室射血分数< 50%	左心室舒张功能障碍得 左心室肥大 左心室射血分数< ≤50%
D3	低压力阶差伴左心室射血分数正常或矛盾性低流速低型	瓣膜严重钙化伴随严重的瓣叶运动降低	主动脉瓣口面积≤1.0cm² 合并主动脉瓣最大流速(V_{max})<4 m/s 或平均跨瓣压差<40mmHg 标准瓣口面积≤0.6cm²，并且心搏量指数<35ml/m² 血压正常的病人测量收缩血压<140mmHg	相对壁厚度的左心室扩大 低心搏量的小左心室 左心室舒张充盈受限 左心室射血分数≥ 50%	心力衰竭 心绞痛 晕厥或晕厥前期

表 8-7-6 主动脉瓣关闭不全(AR)临床分期

分期	定义	瓣膜结构	血流动力学	心脏改变	症状
A	危险期	主动脉瓣二瓣化或其他先天性改变 主动脉瓣硬化 主动脉窦或升主动脉疾病 风湿热或风湿性心脏病史 感染性心内膜炎	主动脉瓣关闭不全严重度:无或轻微	无	无
B	进展期	主动脉瓣二瓣化或其他先天性改变的瓣叶有轻中度钙化 主动脉窦扩张 瓣叶风湿性改变 曾患感染性心内膜炎	轻度 AR 反流束宽度占左心室流出道<25% 反流束口宽度<0.3cm 反流容量每搏<30ml 反流分数<30% 反流口面积<0.10cm² 血管造影等级+ 中度 AR 反流束宽度占左心室流出道 25%~64% 反流束口宽度<0.3~0.6cm 反流容量每搏 30~59ml 反流分数 30%~49% 反流口面积 0.10~0.29cm² 血管造影等级++	左心室收缩功能正常 左心室容积正常或轻度扩张	无

（续　表）

分期	定义	瓣膜结构	血流动力学	心脏改变	症状
C	无症状重度病变期	钙化性主动脉瓣疾病 主动脉瓣二瓣化或其他先天性改变 主动脉窦或升主动脉扩张 瓣叶风湿性改变 感染性心内膜炎导致瓣叶关闭异常或穿孔	重度 AR 反流束宽度占左心室流出道＞65% 反流束口宽度≥0.6cm 在近端腹主动脉出现全舒张期反向血流 反流容量每搏≥60ml 反流分数≥50% 反流口面积≥0.3cm² 血管造影等级Ⅲ～Ⅳ 另外，诊断慢性主动脉瓣严重关闭不全需要左心室扩大的证据	C1：左心室射血分数正常EF≥50%，并且出现左心室轻中度扩大LVESD≤50mm C2：左心室收缩功能异常伴随左心室射血分数降低EF＜50%，或者出现左心室严重扩大，标准化LVESD＞50mm，或LVESD＞25mm/m²	无。应用运动试验确定症状程度是合理的
D	有症状重度病变期	钙化性主动脉瓣疾病 主动脉瓣二瓣化或其他先天性改变 主动脉窦或升主动脉扩张 瓣叶风湿性改变 感染性心内膜炎导致瓣叶关闭异常或穿孔	重度 AR 反流束宽度占左心室流出道＞65% 反流束口宽度≥0.6cm 在近端腹主动脉出现全舒张期反向血流 反流容量每搏≥60ml 反流分数≥50% 反流口面积≥0.3cm² 血管造影等级Ⅲ～Ⅳ 另外，诊断慢性主动脉瓣严重关闭不全需要左心室扩大的证据	有症状重度主动脉瓣关闭不全可伴随正常的左心室收缩功能EF≥50%，或轻中度的左心室功能失代偿，EF40%～50%可出现中重度左心室扩张	劳力性呼吸困难，或心绞痛，或更严重的心力衰竭症状

表 8-7-7　三尖瓣关闭不全（TR）分期

分期	定义	瓣膜结构	血流动力学	心脏改变	症状
A	危险期	**原发性** 轻度风湿性改变 轻度瓣脱垂 其他：感染性心内膜炎种植，早期癌细胞沉积，放射损伤 经导管右心室起搏器或 ICD 导管移植 心脏移植（活检取材） **功能性** 正常 早期瓣环扩张	无或有 TR 迹象	无	无，或与心、肺/肺血管疾病相关症状
B	进展期	**原发性** 进展性瓣叶退化或破环 中到重度脱垂，部分腱索断裂 **功能性** 早期瓣环扩张 中度瓣叶活动降低	**轻度 TR** 中心反流面积 $<5.0\mathrm{cm}^2$ 没有明确的束缩面边界 连续射流密度和形态：低密度和抛物线状 肝静脉血流：收缩期明显 **中度 TR** 中心反流面积 $5.0\sim10.0\mathrm{cm}^2$ 没有明确的束缩面边界但 $<0.7\mathrm{cm}$ 连续射流密度和形态：密集和可变轮廓 肝静脉血流：收缩期变钝	**轻度 TR** 右心室、右心房，下腔静脉尺寸正常 **中度 TR** 右心室不扩大 右心房无或轻度扩大 在下腔静脉血流正常吸呼时相变动时下腔静脉无或轻度扩大 右心房压力正常	无，或与心、肺/肺血管疾病相关症状

（续　表）

分期	定义	瓣膜结构	血流动力学	心脏改变	症状
C	无症状重度病变期	**原发性** 瓣叶乱摆或严重扭曲 **功能性** 瓣环严重扩张（>40mm 或>21mm/m²） 明显的瓣叶约束固定	中心反流面积>10.0cm² 束缩面宽度>0.7cm 连续射流密度和形态：密集和有早高峰的三角形 肝静脉血流：收缩期反向	在下腔静脉血流呼吸时相变动降低时右心室、右心房、下腔静脉扩大 右心房压力升高并有 C-V 波形 可能存在舒张期室间隔变平	无，或与左心、肺/肺血管疾病相关症状
D	有症状重度病变期	**原发性** 瓣叶乱摆或严重扭曲 **功能性** 瓣环严重扩张（>40mm 或>21mm/m²） 明显的瓣叶约束固定	中心反流面积>10.0cm² 束缩面宽度>0.7cm 连续射流密度和形态：密集和有早高峰的三角形 肝静脉血流：收缩期反向	在下腔静脉血流呼吸时相变动降低时右心室、右心房、下腔静脉扩大 右心房压力升高并有 C-V 波形 可能存在舒张期室间隔变平 晚期右室收缩功能降低	疲劳、心悸、气短、腹胀、厌食、水肿

第八节　主动脉夹层

主动脉夹层(aortic dissection,AD)是指由于各种原因使主动脉内膜撕裂,血液进入主动脉壁中膜,使撕裂的主动脉壁中膜形成管套结构。男性发病率约比女生高2～3倍,其中约90%患者伴发原发性高血压和主动脉粥样硬化,40岁以下患者多见于主动脉囊性中层坏死。

【分型】

1. DeBakey分型(根据AD破口位置及夹层累及范围,1965年)

Ⅰ型:内膜裂口位于升主动脉,向下延伸可累及降主动脉、腹主动脉及髂动脉。

Ⅱ型:内膜裂口位于升主动脉,夹层范围仅限于升主动脉。

Ⅲ型:内膜裂口位于锁骨下动脉以远的降主动脉,夹层范围局限于膈上降主动脉为Ⅲa,夹层范围扩展到膈下降主动脉为Ⅲb。

主动脉夹层DeBakey分型见图8-8-1。

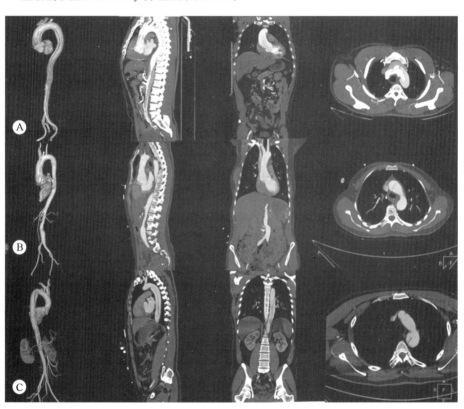

图 8-8-1　主动脉夹层 DeBakey 分型

A. DeBakeyⅠ型;B. DeBakeyⅡ型;C. DeBakeyⅢ型

2. Stanford 分型

A 型:夹层范围累及升主动脉。

B 型:夹层范围累及降主动脉,升主动脉不受累。

3. **主动脉夹层的细化分型(孙氏分型)**

(1)Stanford A 型夹层的细化分型:根据主动脉根部病变情况,分为 A1 型、A2 型、A3 型,并据此规范近心端主动脉的处理方法,夹层剥离的远端范围不影响此分型(图 8-8-2)。

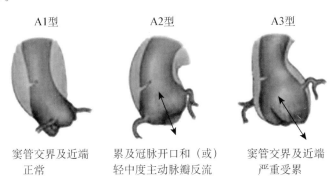

A1型　　　　　A2型　　　　　A3型

窦管交界及近端　　累及冠脉开口和(或)　　窦管交界及近端
正常　　　　轻中度主动脉瓣反流　　严重受累

图 8-8-2　Stanford A 型夹层的孙氏细化分型

A1 型:主动脉窦部正常型,窦管交界和其近端正常或仅有一个主动脉瓣交界撕脱,无明显主动脉瓣关闭不全。

A2 型:主动脉窦部轻度受累型,主动脉窦部直径<3.5cm,夹层累及右冠状动脉导致其开口处内膜部分剥离或全部撕脱,有 1 或 2 个主动脉瓣交界撕脱导致轻至中度主动脉瓣关闭不全。

A3 型:主动脉窦部重度受累型,窦部直径>5.0cm,或 3.5～5.0cm,但窦管交界结构因内膜撕裂而破坏,有严重主动脉瓣关闭不全。

根据病因及弓部病变情况分为 C 型(复杂型)和 S 型(简单型)。

C 型:符合以下任意一项者。

原发内膜破口在弓部或其远端,夹层逆行剥离至升主动脉或近端主动脉弓。

弓部或其远端有动脉瘤形成(直径>5.0cm)。

头臂动脉有夹层或动脉瘤形成。

TEVAR 术后逆撕 A 型 AD。

套筒样内膜剥脱和广泛壁内血肿。

主动脉根部或升主动脉术后残余夹层或新发夹层。

病因为遗传性结缔组织病,如 Marfan 综合征。

S 型:原发内膜破口位于升主动脉且不合并上述任何一种 C 型病变。

根据实际情况排列组合,如 A1C 型。弓部无内膜剥离的病例,即 DeBakey Ⅱ

型夹层为 S 型;弓部有内膜剥离的按上述方法分型。

（2）Stanford B 型夹层的细化分型:根据主动脉扩张(≥4.0cm)部位,将其分成 B1 型、B2 型、B3 型。

B1 型:降主动脉近端型,主动脉无扩张或仅有降主动脉近端扩张,中远段直径接近正常。

B2 型:全胸降主动脉型,整个胸降主动脉均扩张,腹主动脉直径接近正常。

B3 型:全胸降主动脉、腹主动脉型,胸降主动脉和腹主动脉均扩张。

根据主动脉弓部有无内膜撕裂累及,分为 C 型、S 型。

C 型:符合以下任意一项者。

夹层累及左锁骨下动脉开口或远端主动脉弓。

合并心脏疾病,如瓣膜病、冠心病等。

合并近端主动脉病变,如主动脉根部瘤、升主动脉或主动脉弓部瘤等。

病因为遗传性结缔组织疾病,如 Marfan 综合征。

S 型:不合并上述任何一种情况者。

4. 主动脉夹层腔内隔绝术后内漏的分型

Ⅰ型:漏位于支架和动脉壁的贴合位置(Ⅰa:近端贴合位置;Ⅰb:远端贴合位置)。

Ⅱ型:动脉瘤囊腔被分支血管反流充盈,单根分支(Ⅱa)或多根分支(Ⅱb)。

Ⅲ型:漏来源于支架的机械缺损,支架主体和分支接口处的机械缺陷(Ⅲa),或者支架覆膜的断裂、孔洞(图 8-8-3)。

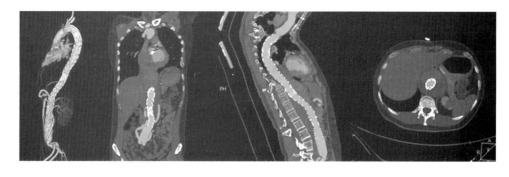

图 8-8-3　主动脉夹层支架术后Ⅲ型内漏

Ⅳ型:支架覆膜的多孔性导致的覆膜织物漏。

Ⅴ型:动脉瘤囊扩张,影像学检查未发现显著的漏(内扩张,尚存争议)。

5. 主动脉夹层急性主动脉综合征的分型

1 型:典型主动脉夹层有真腔及假腔,两个腔之间有或没有血液交通。

2 型:血管壁内血肿。

3 型:轻微的不连续夹层使主动脉壁膨出。

4 型:血液通过斑块破裂进入主动脉壁溃疡中。

5 型:医源性或外伤性夹层。

【分期】

1. 2010AHA 分期:急性期(发病时间≤2 周);亚急性期(发病时间 2～6 周);慢性期(发病时间＞6 周)。

2. 2014ESC 分期:急性期(发病时间≤14 天);亚急性期(发病时间 15～90 天);慢性期(发病时间＞90 天)。

【影像学表现】

1. CT 表现　CT 平扫表现为受累主动脉管径增宽,主动脉内膜钙化斑块内移;MSCT 能清楚显示病变主动脉真假双腔结构;增强扫描和 MSCTA 发现真假双腔之间低密度的撕裂内膜片,是诊断主动脉夹层最具特征性的依据。此外,增强扫描和 MSCTA 还可显示受累分支血管开口位于真腔还是假腔,以及所属终末器官的缺血情况。部分患者可见心包或纵隔积液、积血。

2. MRI 表现　多平面重建可明确显示内膜片、内膜破口,无需对比剂即可显示真假腔、腔内血栓及分支受累情况。

第九节　真性动脉瘤

真性主动脉瘤(aneurysm)是指主动脉血管管腔扩大,超出邻近正常主动脉管腔的 1.5 倍以上。瘤壁为正常主动脉壁的延续,瘤壁三层结构完整。常见病因有动脉粥样硬化、感染(真菌、梅毒)、中膜囊性坏死等。多见于中老年男性,其中动脉中层囊性坏死多见于 40 岁以下。

【分型】

真性动脉瘤分型见表 8-9-1。

表 8-9-1　真性动脉瘤分型

按病变部位	降主动脉瘤
升主动脉瘤	腹主动脉瘤
主动脉根部瘤、马方综合征	按瘤体形态
窦上升主动脉瘤	囊状动脉瘤
弥漫性升主动脉瘤	梭形动脉瘤
主动脉弓部瘤	梭囊状混合型动脉瘤

【影像学表现】

1. CT 表现　主动脉管腔局部扩大：胸主动脉直径＞4cm，腹主动脉直径＞3cm，或大于邻近主动脉管径的 1/3；附壁血栓：增强扫描见主动脉管壁周围新月形或环状低密度影，多数伴有主动脉内膜粥样硬化，表现为附壁血栓外周性钙化，此征象是鉴别真性动脉瘤与主动脉夹层的依据；动脉瘤破裂：CT 平扫表现为稍高密度心包积液或胸腔积液，增强扫描表现为造影剂外溢。此外，胸主动脉瘤可引起邻近气管、血管等结构受压，部分患者可出现邻近骨质受压呈侵蚀样改变。

2. MRI 表现　无须对比剂三维重建可清晰显示动脉瘤位置、形态、大小、瘤体范围、瘤腔内附壁血栓、瘤壁及邻近结构受压情况。

真性主动脉瘤影像学表现见图 8-9-1。

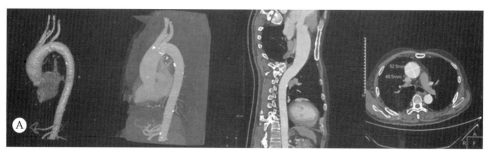
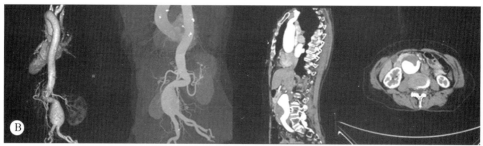

图 8-9-1　真性主动脉瘤

A. 升主动脉瘤；B. 腹主动脉瘤

第9章 乳　腺

第一节　乳腺影像分区、分级、分段及常见变异

一、乳腺分区

以乳头为中心,做一条水平线和一条垂直线,将乳房分为外上、外下、内上、内下、中央5个区。

二、乳腺实质构成分类(ACR 2013 年版)

1. 脂肪类　双乳几乎都为脂肪(图 9-1-1)。

2. 散在纤维腺体类　纤维腺体密度小,区域性分散存在(图 9-1-2)。

3. 不均匀致密类　双乳不均匀性致密,可遮盖小肿块,可为弥漫和局限两种情况(图 9-1-3)。

4. 极度致密类　双乳极度致密,使乳腺 X 线摄影敏感度降低(图 9-1-4)。

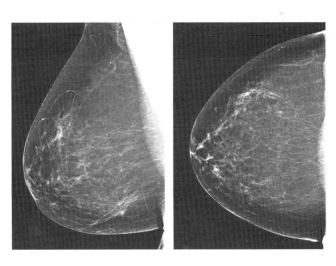

图 9-1-1　乳腺实质构成分类:脂肪类

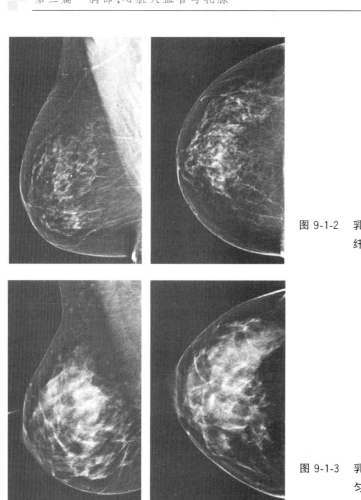

图 9-1-2 乳腺实质构成分类:散在纤维腺体类

图 9-1-3 乳腺实质构成分类:不均匀致密类

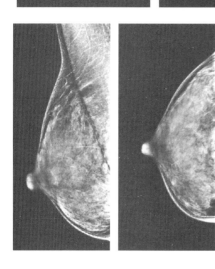

图 9-1-4 乳腺实质构成分类:极度致密类

图 9-1-1 至图 9-1-4 引自 ACR BI-RADS AT-LAS-MAMMOGRAPHY Ⅱ REPORTING SYS-TEM,2013

第二节　乳腺影像报告和数据系统
（ACR 2013 年版）

一、乳腺 X 线摄影 BI-RADS（第 5 版）

0 类：未定类——需结合旧片或其他影像学检查（恶性可能性视情况填写）。

1 类：阴性（恶性可能性 0）。

2 类：良性（恶性可能性 0）。

3 类：可能良性——建议短期随访（6 个月）后复查或继续乳腺 X 线摄影监测（恶性可能性＞0 但≤2％）。

4 类：拟似恶性——需要组织学诊断（恶性可能性＞2％但≤95％）。

4A 类：低度拟似恶性——需要组织学诊断（恶性可能性＞2％但≤10％）。

4B 类：中度拟似恶性——需要组织学诊断［（恶性可能性＞10％但≤50％），图 9-2-1］。

4C 类：高度拟似恶性——需要组织学诊断［（恶性可能性＞50％但≤95％），图 9-2-2］。

5 类：高度提示恶性——需要组织学诊断（极高恶性可能≥95％）。

6 类：活检已证实恶性——临床择期手术（恶性可能性视情况填写）。

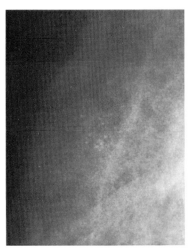

无定性钙化（硬化性腺病）

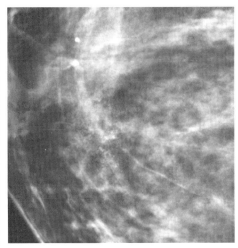

无定性钙化（良性导管内钙化）

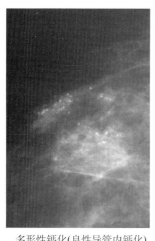
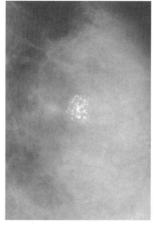
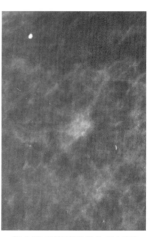

多形性钙化(良性导管内钙化)　　多形性钙化(硬化性腺病)　　假血管瘤样间质增生(PASH)

图 9-2-1　乳腺 X 线摄影 BI-RADS:4B 类

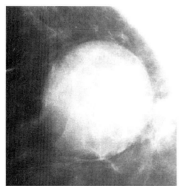
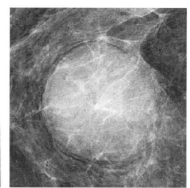

囊肿　　　　　　　　　　纤维腺瘤

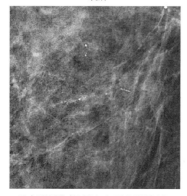
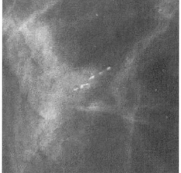

无定型钙化(导管上皮不典型增生)　　细小多形性钙化(导管原位癌)

图9-2-2　乳腺 X 线摄影 BI-RADS:4C 类

图 9-2-1 和图 9-2-2 引自 ACR BI-RADS ATLAS-MAMMOG-RAPHY Ⅱ REPORT-ING SYSTEM,2013

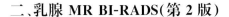

二、乳腺 MR BI-RADS(第 2 版)

0 类:评估不完全,乳腺 MRI 尽量不使用,但当磁共振检查不确定而辅助其他检查有可能避免活检时可定为 0 类。

1 类:阴性,恶性可能性 0,无异常发现,常规随访。

2 类:良性,恶性可能性 0,常规随访。

3 类:可能良性,恶性可能性≤2%(有一定的数据统计支持,但 3 类的使用仍较主观,一定程度依赖于对每一类型病变的个人经验)。

①背景强化:一般不归为 3 类,但当背景强化超过正常范围或考虑背景强化与激素治疗有关,可归为 3 类,2～3 个月复查。

②点状强化:新出现或较前增大者应仔细评价;肿块,视情况而定;非肿块样强化、线样强化、集丛强化、段样强化不应归为 3 类。

③随访时间:随访间隔依次是:6 个月、6 个月、12 个月或以上。经过这样 2～3 年的随访,病灶表现稳定,则应评定为良性(2 类)。

4 类:可疑恶性,需组织学诊断,恶性可能性>2%且<95%。

①可疑的非肿块样强化,线样强化,集丛强化,段样强化。

②不规则,不均匀或环形强化的肿块。

③具有任何可疑形态或血流动力学特点的局灶点状强化。

④活检方法:超声引导活检、X 线立体定位活检、MR 引导活检。

5 类:高度提示恶性,临床应采取适当措施,恶性可能性≥95%。

①谨慎使用。

②通常单项的 MRI 恶性征象不足以归类为 5 类,综合多个征象的阳性预测值可能≥95%。

6 类:已活检证实为恶性。

①活检组织学已证实为恶性的,术前。

②恶性病变已切除或乳腺成功切除者不应使用 6 类。

③除已知的恶性病变外,另见其他可疑病变者应归为 4 或 5 类,以便相应治疗。

第三节　乳腺癌分型与分期

【组织学类型】

乳腺癌组织病理学类型见表 9-3-1。

表 9-3-1 乳腺癌组织病理学类型

原位癌	黏液癌 乳头状癌(微乳头状癌为主型)
导管原位癌	导管癌
Paget 病	小叶癌
浸润性癌	伴浸润性癌的 Paget 病
NOS(非特殊型)	未分化癌
导管内癌	鳞状细胞癌
炎性癌	腺样囊性癌
髓样癌(非特殊型)	分泌性癌
髓样癌伴淋巴细胞浸润	筛状癌

【组织学分级】

1. 浸润性癌组织学分级　Nottingham 改良的 SBR 分级系统。

G_X:不能判断分级。

G_1:组织学分级综合评分低(预后好);SBR,3～5分。

G_2:组织学分级综合评分中(预后中);SBR,6～7分。

G_3:组织学分级综合评分高(预后差);SBR,8～9分。

2. 导管原位癌:核分级

G_X:分级不能评估。

G_1:核分级低。

G_2:核分级中。

G_3:核分级高。

【分期】

乳腺癌 TNM 分期系统见表 9-3-2。

表 9-3-2 乳腺癌 TNM 分期系统(UICC/AJCC 第 8 版)

原发肿瘤(T)	临床(cT)与病理(pT)均采用相同的 T 分类标准,测量应准确至毫米。对于略微超过 T 分类临界值者(如 1.1mm 或 2.01 cm)可记录为 1 mm 或 2.0cm。与第 6 版相比,T 分类标准没有变化
T_X	原发肿瘤无法评估
T_0	无原发肿瘤证据
T_{is}	原位癌
T_{is}(DCIS)	导管原位癌
T_{is}(Paget)	乳头 Paget 病,与乳腺实质内的浸润性癌和(或)原位癌(DCIS)无关,与 Paget 病有关的乳腺实质内的癌应根据实质内肿瘤的大小和特征进行分类,尽管仍需注明存在 Paget 病

（续 表）

T_1	肿瘤最大直径≤20 mm
T_{1mi}	肿瘤最大直径≤1 mm
T_{1a}	肿瘤最大直径>1 mm 而≤5 mm
T_{1b}	肿瘤最大直径>5 mm 而≤10 mm
T_{1c}	肿瘤最大直径>10 mm 而≤20 mm
T_2	肿瘤最大直径>20 mm 而≤50 mm
T_3	肿瘤最大直径>50 mm
T_4	不论肿瘤大小,直接侵犯胸壁和(或)皮肤(溃疡或皮肤结节);单纯侵犯真皮不作为 T_4
T_{4a}	侵犯胸壁;胸壁结构侵犯时胸肌的侵犯和黏附不作为 T_4
T_{4b}	乳房皮肤溃疡和(或)同侧乳房皮肤的卫星结节和(或)皮肤水肿(包括橘皮样变),但不符合炎症型乳腺癌标准
T_{4c}	T_{4a} + T_{4b}
T_{4d}	炎症型乳腺癌

区域淋巴结临床分类（N）

临床分类（cN）

cN_X	区域淋巴结无法评估(例如,既往已切除)
cN_0	无区域淋巴结转移(影像和临床检查)
cN_1	同侧Ⅰ级、Ⅱ级腋窝淋巴结转移,可活动
cN_{1mi}	微转移(大约 200 个细胞,0.2～2.0mm)
cN_2	同侧Ⅰ级、Ⅱ级腋窝淋巴结转移,临床表现为固定或融合;或缺乏腋窝淋巴结转移的临床证据,但有同侧内乳淋巴结转移
cN_{2a}	同侧Ⅰ级、Ⅱ级腋窝淋巴结转移,淋巴结彼此间或与其他组织结构固定、融合
cN_{2b}	缺乏腋窝淋巴结转移的临床证据,仅有同侧内乳淋巴结转移
cN_3	同侧锁骨下淋巴结(Ⅲ级腋窝淋巴结)转移,伴或不伴Ⅰ级、Ⅱ级腋窝淋巴结转移;或有同侧内乳淋巴结转移伴Ⅰ级、Ⅱ级腋窝淋巴结转移;或同侧锁骨上淋巴结转移,伴或不伴腋窝或内乳淋巴结转移
cN_{3a}	同侧锁骨下淋巴结转移
cN_{3b}	同侧内乳淋巴结转移伴腋窝淋巴结转移
cN_{3c}	同侧锁骨上淋巴结转移

病理分类（pN）

pN_X	区域淋巴结无法评估(例如,淋巴结切除未进行病理检查或既往已切除)
pN_0	无明确的区域淋巴结转移或只有孤立的肿瘤细胞群(ITCs)
$pN_{0(i+)}$	区域淋巴结中仅有孤立的肿瘤细胞群(恶性细胞群≤0.2mm)

（续　表）

pN$_{0(mol+)}$	分子学检测（RT-PCR）阳性，无 ITCs
pN$_1$	微转移；或 1～3 枚腋窝淋巴结转移；和（或）经前哨淋巴结活检发现内乳淋巴结微转移或大转移，但临床上未发现
pN$_{1mi}$	微转移（200 细胞，>0.2mm，但<2mm）
pN$_{1a}$	1～3 枚腋窝淋巴结转移，至少 1 处转移灶>2mm
pN$_{1b}$	同侧内乳前哨淋巴结转移，包括 ITCs
pN$_{1c}$	pN$_{1a}$＋pN$_{1b}$
pN$_2$	4～9 枚腋窝淋巴结转移；或影像学显示未发现腋窝淋巴结转移的前提下，同侧内乳淋巴结转移
pN$_{2a}$	4～9 枚腋窝淋巴结转移，至少 1 处转移灶>2mm
pN$_{2b}$	临床上发现内乳淋巴结转移伴或不伴镜下确认；病理上证实腋窝淋巴结转移
pN$_3$	10 枚及以上腋窝淋巴结转移；或锁骨下淋巴结（Ⅲ级腋窝淋巴结）转移；或影像学发现有同侧内乳淋巴结转移并伴有至少 1 枚Ⅰ级、Ⅱ级腋窝淋巴结转移；或 3 枚以上腋窝淋巴结转移伴临床阴性而前哨淋巴结活检发现同侧内乳淋巴结微转移或大转移；或同侧锁骨上淋巴结转移
pN$_{3a}$	10 枚及以上腋窝淋巴结转移（至少 1 处转移灶>2mm），或锁骨下淋巴结（Ⅲ级腋窝淋巴结）转移
pN$_{3b}$	cN$_{2b}$（内乳淋巴结影像学阳性）前提下的 pN$_{1a}$ 或 pN$_2$；或 pN$_{1b}$ 前提下的 pN$_{2a}$
PN$_{3c}$	同侧锁骨上淋巴结转移

远处转移（M）

M$_0$	临床或影像学检查未见远处转移
cM$_{0(i+)}$	临床或影像学检查未见远处转移证据及征象，在无症状和体征的患者循环血、骨髓或其他非区域淋巴结组织中，用显微镜或分子学技术发现不超过 0.2mm 的肿瘤细胞或病灶
cM$_1$	临床及影像学发现远处转移
pM$_1$	任何组织学证实远处器官转移；或如果在非区域淋巴结转移灶>0.2mm

分期	T	N	M
0	T$_{is}$	N$_0$	M$_0$
Ⅰ A	T$_1$	N$_0$	M$_0$
Ⅰ B	T$_0$	N$_{1mi}$	M$_0$
Ⅰ B	T$_1$	N$_{1mi}$	M$_0$
Ⅱ A	T$_0$	N$_1$	M$_0$
Ⅱ A	T$_1$	N$_1$	M$_0$

（续　表）

分期	T	N	M
ⅡA	T_2	N_0	M_0
ⅡB	T_2	N_1	M_0
ⅡB	T_3	N_0	M_0
ⅢA	T_0	N_2	M_0
ⅢA	T_1	N_2	M_0
ⅢA	T_2	N_2	M_0
ⅢA	T_3	N_1	M_0
ⅢA	T_3	N_2	M_0
ⅢB	T_4	N_0	M_0
ⅢB	T_4	N_1	M_0
ⅢB	T_4	N_2	M_0
ⅢC	Any T	N_3	M_0
Ⅳ	Any T	Any N	M_1

分期	T	N	M	G	HER2	ER	PR
0	0	N_0	M_0	1～3	Any	Any	Any
ⅠA	T_1	N_0	M_0	1	P	Any	Any
ⅠA	T_1	N_0	M_0	1～2	N	P	P
ⅠA	T_1	N_0	M_0	2	P	P	P
ⅠA	T_1	N_0	M_0	3	P	P	Any
ⅠA	$T_{0～1}$	N_{1mi}	M_0	1	P	Any	Any
ⅠA	$T_{0～1}$	N_{1mi}	M_0	1～2	N	P	P
ⅠA	$T_{0～1}$	N_{1mi}	M_0	2	P	P	P
ⅠA	$T_{0～1}$	N_{1mi}	M_0	3	P	P	Any
ⅠA	$T_{1～2}$	N_0	M_0	1～3	N	P	Any
ⅠB	T_1	N_0	M_0	1	N	P	N
ⅠB	T_1	N_0	M_0	1	N	N	P
ⅠB	T_1	N_0	M_0	2	P	P	N
ⅠB	T_1	N_0	M_0	2	P	N	Any
ⅠB	T_1	N_0	M_0	2	N	N	P
ⅠB	T_1	N_0	M_0	3	P	N	Any

（续　表）

分期	T	N	M	G	HER2	ER	PR
ⅠB	T_1	N_0	M_0	3	N	P	P
ⅠB	$T_{0\sim1}$	N_{1mi}	M_0	1	N	P	N
ⅠB	$T_{0\sim1}$	N_{1mi}	M_0	1	N	N	P
ⅠB	$T_{0\sim1}$	N_{1mi}	M_0	2	P	P	N
ⅠB	$T_{0\sim1}$	N_{1mi}	M_0	2	P	N	Any
ⅠB	$T_{0\sim1}$	N_{1mi}	M_0	2	N	N	P
ⅠB	$T_{0\sim1}$	N_{1mi}	M_0	3	P	N	Any
ⅠB	$T_{0\sim1}$	N_{1mi}	M_0	3	N	P	P
ⅠB	T_2	N_0	M_0	$1\sim3$	P	P	P
ⅠB	T_2	N_0	M_0	1，2	N	P	P
ⅠB	T_1	N_1	M_0	$1\sim3$	P	P	P
ⅠB	T_1	N_1	M_0	$1\sim2$	N	P	P
ⅠB	T_2	N_1	M_0	1	N	P	P
ⅠB	T_2	N_1	M_0	2	P	P	P
ⅠB	$T_{0\sim2}$	N_2	M_0	$1\sim2$	P	P	P
ⅠB	T_3	$N_{1\sim2}$	M_0	1	P	P	P
ⅠB	T_3	$N_{1\sim2}$	M_0	2	P	P	P
ⅡA	T_1	N_0	M_0	1	N	N	N
ⅡA	T_1	N_0	M_0	2	N	N	N
ⅡA	T_1	N_0	M_0	3	N	P	N
ⅡA	T_1	N_0	M_0	3	N	N	P
ⅡA	T_1	N_0	M_0	3	N	N	N
ⅡA	$T_{0\sim1}$	N_{1mi}	M_0	1	N	N	N
ⅡA	$T_{0\sim1}$	N_{1mi}	M_0	2	N	N	N
ⅡA	$T_{0\sim1}$	N_{1mi}	M_0	3	N	P	N
ⅡA	$T_{0\sim1}$	N_{1mi}	M_0	3	N	N	P
ⅡA	$T_{0\sim1}$	N_{1mi}	M_0	3	N	N	N
ⅡA	$T_{0\sim1}$	N_1	M_0	1	P	P	N
ⅡA	$T_{0\sim1}$	N_1	M_0	$1\sim2$	P	N	Any
ⅡA	$T_{0\sim1}$	N_1	M_0	1	N	P	N

（续　表）

分期	T	N	M	G	HER2	ER	PR
ⅡA	$T_{0\sim1}$	N_1	M_0	1	N	N	P
ⅡA	$T_{0\sim1}$	N_1	M_0	3	N	P	P
ⅡA	T_2	N_0	M_0	1	P	P	N
ⅡA	T_2	N_0	M_0	$1\sim2$	P	N	Any
ⅡA	T_2	N_0	M_0	1	N	P	N
ⅡA	T_2	N_0	M_0	1	N	N	P
ⅡA	T_2	N_0	M_0	3	N	P	P
ⅡA	$T_{0\sim2}$	N_2	M_0	1	N	P	P
ⅡA	T_3	$N_{1\sim2}$	M_0	1	N	P	P
ⅡB	$T_{0\sim1}$	N_1	M_0	1	N	N	N
ⅡB	$T_{0\sim1}$	N_1	M_0	2	P	P	N
ⅡB	$T_{0\sim1}$	N_1	M_0	2	N	P	N
ⅡB	$T_{0\sim1}$	N_1	M_0	2	N	N	P
ⅡB	$T_{0\sim1}$	N_1	M_0	3	P	P	N
ⅡB	$T_{0\sim1}$	N_1	M_0	3	P	N	Any
ⅡB	T_2	N_0	M_0	1	N	N	N
ⅡB	T_2	N_0	M_0	2	P	P	N
ⅡB	T_2	N_0	M_0	2	N	P	N
ⅡB	T_2	N_0	M_0	2	N	N	P
ⅡB	T_2	N_0	M_0	3	P	P	N
ⅡB	T_2	N_0	M_0	3	P	N	Any
ⅡB	T_2	N_1	M_0	1	P	Any	Any
ⅡB	T_2	N_1	M_0	1	N	N	P
ⅡB	$T_{0\sim2}$	N_2	M_0	2	N	P	P
ⅡB	$T_{0\sim2}$	N_2	M_0	3	P	P	P
ⅡB	T_3	$N_{1\sim2}$	M_0	2	N	P	P
ⅡB	T_3	$N_{1\sim2}$	M_0	3	P	P	P
ⅢA	$T_{0\sim1}$	N_1	M_0	2	N	N	N
ⅢA	$T_{0\sim1}$	N_1	M_0	3	N	P	N
ⅢA	$T_{0\sim1}$	N_1	M_0	3	N	N	Any

（续　表）

分期	T	N	M	G	HER2	ER	PR
ⅢA	T_2	N_0	M_0	2	N	N	N
ⅢA	T_2	N_0	M_0	3	N	P	N
ⅢA	T_2	N_0	M_0	3	N	N	Any
ⅢA	T_2	N_1	M_0	1	N	P	N
ⅢA	T_2	N_1	M_0	2	P	N	N
ⅢA	T_2	N_1	M_0	2	N	P	N
ⅢA	T_2	N_1	M_0	3	P	P	N
ⅢA	T_2	N_1	M_0	3	P	N	N
ⅢA	T_3	N_0	M_0	1	N	P	N
ⅢA	T_3	N_0	M_0	2	P	N	N
ⅢA	T_3	N_0	M_0	2	N	P	N
ⅢA	T_3	N_0	M_0	3	P	P	N
ⅢA	T_3	N_0	M_0	3	P	N	N
ⅢA	$T_{0\sim2}$	N_2	M_0	1	P	P	N
ⅢA	$T_{0\sim2}$	N_2	M_0	1	P	N	Any
ⅢA	$T_{0\sim2}$	N_2	M_0	1	N	P	N
ⅢA	$T_{0\sim2}$	N_2	M_0	1	N	N	P
ⅢA	$T_{0\sim2}$	N_2	M_0	2	P	P	N
ⅢA	$T_{0\sim2}$	N_2	M_0	2	P	N	Any
ⅢA	T_3	$N_{1\sim2}$	M_0	1	P	P	N
ⅢA	T_3	$N_{1\sim2}$	M_0	1	P	N	Any
ⅢA	T_3	$N_{1\sim2}$	M_0	1	N	P	N
ⅢA	T_3	$N_{1\sim2}$	M_0	1	N	N	P
ⅢA	T_3	$N_{1\sim2}$	M_0	2	P	P	N
ⅢA	T_3	$N_{1\sim2}$	M_0	2	P	N	Any
ⅢA	T_4	$N_{0\sim2}$	M_0	1	N	P	P
ⅢA	Any	N_3	M_0	1	N	P	P
ⅢB	T_2	N_1	M_0	$1\sim2$	N	N	N
ⅢB	T_2	N_1	M_0	3	N	P	N
ⅢB	T_3	N_0	M_0	$1\sim2$	N	N	N

（续 表）

分期	T	N	M	G	HER2	ER	PR
ⅢB	T_3	N_0	M_0	3	N	P	N
ⅢB	$T_{0\sim2}$	N_2	M_0	2	N	P	N
ⅢB	$T_{0\sim2}$	N_2	M_0	2	N	N	P
ⅢB	$T_{0\sim2}$	N_2	M_0	3	P	P	N
ⅢB	$T_{0\sim2}$	N_2	M_0	3	P	N	Any
ⅢB	$T_{0\sim2}$	N_2	M_0	3	N	P	P
ⅢB	T_3	$N_{1\sim2}$	M_0	2	N	P	N
ⅢB	T_3	$N_{1\sim2}$	M_0	2	N	N	P
ⅢB	T_3	$N_{1\sim2}$	M_0	3	P	P	N
ⅢB	T_3	$N_{1\sim2}$	M_0	3	P	N	Any
ⅢB	T_3	$N_{1\sim2}$	M_0	3	N	P	P
ⅢB	T_4	$N_{0\sim2}$	M_0	1	P	Any	Any
ⅢB	T_4	$N_{0\sim2}$	M_0	2	P	P	P
ⅢB	T_4	$N_{0\sim2}$	M_0	2	N	P	P
ⅢB	T_4	$N_{0\sim2}$	M_0	3	P	P	P
ⅢB	Any	N_3	M_0	1	P	Any	Any
ⅢB	Any	N_3	M_0	2	P	P	P
ⅢB	Any	N_3	M_0	2	N	P	P
ⅢB	Any	N_3	M_0	3	P	P	P
ⅢC	T_2	1	M_0	3	N	N	Any
ⅢC	T_3	N_0	M_0	3	N	N	Any
ⅢC	$T_{0\sim2}$	N_2	M_0	2	N	N	N
ⅢC	$T_{0\sim2}$	N_2	M_0	3	N	P	N
ⅢC	$T_{0\sim2}$	N_2	M_0	3	N	N	Any
ⅢC	T_3	$N_{1\sim2}$	M_0	2	N	N	N
ⅢC	T_3	$N_{1\sim2}$	M_0	3	N	P	N
ⅢC	T_3	$N_{1\sim2}$	M_0	3	N	N	Any
ⅢC	T_4	$N_{0\sim2}$	M_0	1	N	P	N
ⅢC	T_4	$N_{0\sim2}$	M_0	1	N	N	Any
ⅢC	T_4	$N_{0\sim2}$	M_0	2	P	P	N

（续 表）

分期	T	N	M	G	HER2	ER	PR
ⅢC	T_4	$N_{0\sim2}$	M_0	2	P	N	Any
ⅢC	T_4	$N_{0\sim2}$	M_0	2	N	P	N
ⅢC	T_4	$N_{0\sim2}$	M_0	2	N	N	Any
ⅢC	T_4	$N_{0\sim2}$	M_0	3	P	P	N
ⅢC	T_4	$N_{0\sim2}$	M_0	3	P	N	Any
ⅢC	T_4	$N_{0\sim2}$	M_0	3	N	Any	Any
ⅢC	Any	N_3	M_0	1	N	P	N
ⅢC	Any	N_3	M_0	1	N	N	Any
ⅢC	Any	N_3	M_0	2	P	P	N
ⅢC	Any	N_3	M_0	2	P	N	Any
ⅢC	Any	N_3	M_0	2	N	P	N
ⅢC	Any	N_3	M_0	2	N	N	Any
ⅢC	Any	N_3	M_0	3	P	P	N
ⅢC	Any	N_3	M_0	3	P	N	Any
ⅢC	Any	N_3	M_0	3	N	Any	Any
Ⅳ	AnyT	AnyN	M_1	1～3	Any	Any	Any

【影像学表现】

1. X 线表现 包括肿块、钙化、肿块伴钙化、结构扭曲或结构扭曲伴钙化等。

肿块是乳腺癌常见的 X 线征象。肿块在 X 线上显示率因乳腺腺体类型及肿瘤病理类型而异,脂肪型乳腺显示率高,致密型乳腺显示率相对较低。肿块的形状多呈分叶状或不规则形。肿块的边缘多呈小分叶、毛刺,或兼而有之,毛刺的形态表现多样,可为较短小的尖角状突起或呈粗长触须状、细长状、蟹状足、火焰状、不规则形等。肿块密度多较高,通常高于同等大小的良性肿块,其内可伴或不伴多发细小钙化。肿块大小对良、恶性的鉴别并无意义,但当临床检查测量的肿块明显大于 X 线所示时,则恶性可能性较大。

钙化是乳腺癌另一个常见的 X 线征象。乳腺癌的钙化形态多呈细小砂粒状、线样或线样分支状,大小不等,浓淡不一。分布上常成簇或呈线性或段性分布。钙化可单独存在,亦可位于肿块内。钙化的形态和分布是鉴别良、恶性病变的重要依据。大多数的导管原位癌是由乳腺 X 线检测发现特征性钙化而诊断,临床触及不到肿块。

结构扭曲是指乳腺实质与脂肪间界面发生扭曲、变形、紊乱,但无明显肿块,可伴或不伴有钙化。结构扭曲可见于乳腺癌,也可见于良性病变,如慢性炎症、脂肪坏死、手术后瘢痕、放疗后改变等,应注意鉴别。此征象易与乳腺内正常的重叠纤维结构相混淆,需在两个投照体位上均显示时方能判定。对于结构扭曲,如能除外手术或放疗后改变,应考虑乳腺癌,需行活检。

X 线上,与以上常见表现相伴随的乳腺癌异常征象还包括局限性不对称致密、导管征、血供增加、皮肤增厚和局限凹陷、乳头内陷和淋巴结肿大等,这些征象可以单独出现,也可以伴随出现。

2. CT 表现 乳腺癌的 CT 表现与 X 线表现基本相同,但在某些征象的显示上,各有优缺点。对致密型乳腺,因 CT 为体层扫描,较少受相邻结构的重叠干扰,故发现病变的能力优于 X 线检查。X 线片所显示的微小钙化在乳腺癌诊断中占有重要地位,CT 虽有较高的密度分辨力,但由于电压高、穿透力强,且受部分容积效应的影响,对微小钙化的显示较 X 线检查并无优势。对于乳腺癌其他征象,如毛刺、皮肤增厚、乳头内陷、血供增加、乳腺后脂肪间隙与胸大肌侵犯及腋下淋巴结肿大等,CT 较 X 线检查显示得更明确和可靠。动态增强 CT 检查乳腺癌多有明显强化,且表现为"快进快出"类型,CT 值常增高 50HU 以上。但有少数良性肿瘤亦可为较明显强化,此时需结合病变的形态学表现进行综合判断。

3. MRI 表现 乳腺癌在平扫 T_1WI 上表现为低信号,当病变周围有高信号脂肪组织围绕时,则轮廓清楚;弱病变周围为与之信号强度类似的腺体组织,则轮廓不清楚。肿块形态不规则,呈星芒状或蟹足样,边缘可见毛刺。在 T_2WI 上,其信号通常不均匀且信号强度取决于肿瘤内部成分,成胶原纤维所占比例越大则信号强度越低,细胞和水含量高则信号强度亦高。

动态增强 MRI 检查是乳腺癌诊断和鉴别诊断必不可少的步骤,不仅使病灶显示较平扫更为清楚,且可发现平扫上不能检出的肿瘤。动态增强 MRI 检查时,乳腺癌信号强度趋于快速明显增高且快速减低,时间-信号强度曲线常呈流出型。表现为肿块性病变的乳腺癌强化多不均匀或呈边缘强化,部分病变强化方式可由边缘强化向中心渗透,呈向心样强化;而表现为非肿块性病变的乳腺癌,尽管 MRI 检查不能直接显示乳腺癌的微小钙化,但可显示肿瘤组织的情况,根据其形态学、内部信号特征、强化特点,通常也可对其作出正确诊断。

在 DWI 上,乳腺癌多呈高信号,ADC 值较低。在 ^{1}H-MRS 上,部分乳腺癌于 3.2×10^{-6} 处可出现增高胆碱峰。

由于 MRI 对比剂 Gd-DTPA 对乳腺肿瘤并无特异性,其强化方式并不完全取决于良、恶性,而与微血管的数量及分布有关,因此,良、恶性病变在强化表现上仍存在一定的重叠,某些良性病变可表现类似恶性肿瘤的强化方式,反之亦然,故诊断时除评价病灶增强后血流动力学表现外,还需结合形态学、DWI 和 MRS 进行综合考虑。

乳腺癌影像学表现见图 9-3-1 至图 9-3-6。

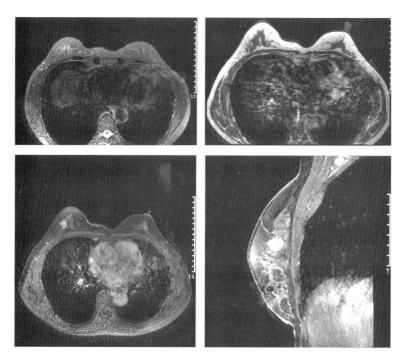

图 9-3-1　右乳原位癌

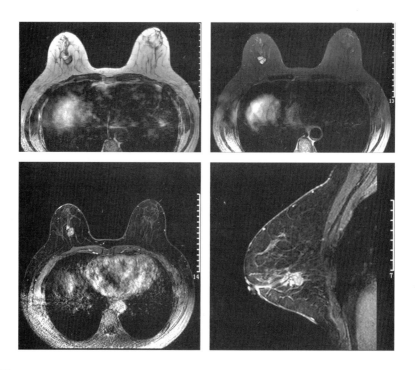

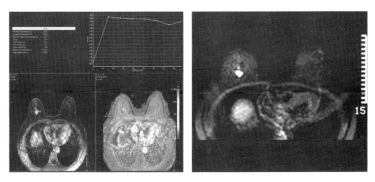

图 9-3-2　右乳 Paget 病

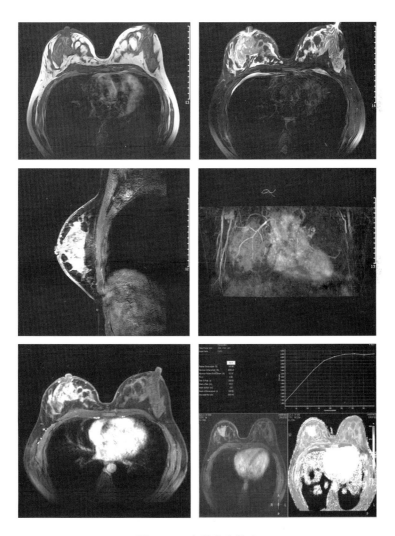

图 9-3-3　右乳乳头状癌

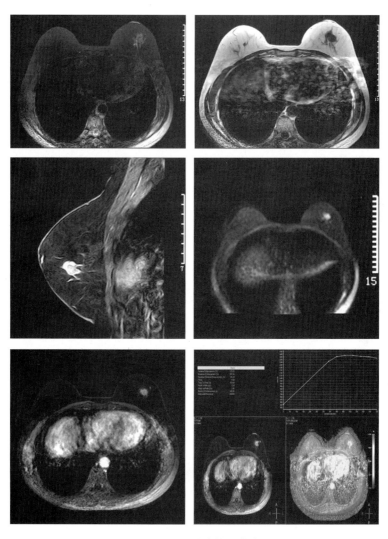

图 9-3-4　左乳鳞状细胞癌

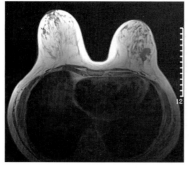
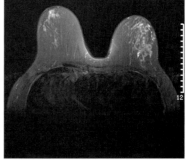

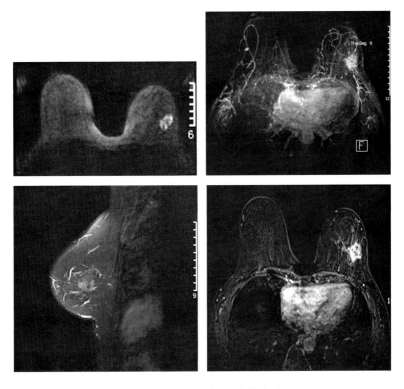

图 9-3-5　左侧乳腺癌（非特殊型）

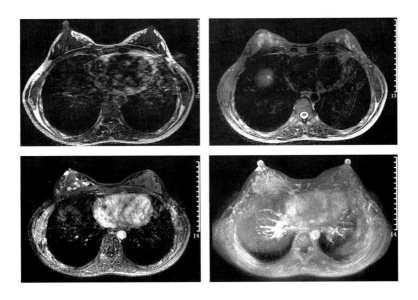

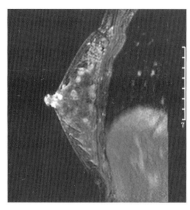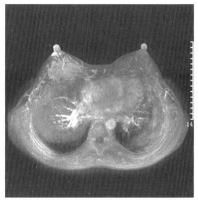

图 9-3-6 右乳筛状癌

【诊断要点】

1. 患者多为 40—60 岁的妇女,有相应的临床症状。

2. X 线上,肿块形状不规则,边缘不光滑,多有小分叶或毛刺,密度高。钙化形态上常表现为细小砂粒状、线样或线样分支状,大小不等,浓淡不一,分布上常成簇或呈线性走行,也可呈段性分布。

3. MRI 及 CT 增强检查,病变信号强度或密度趋向快速明显增高且快速减低,MRI 动态增强检查时间-信号强度曲线常为流出型,强化方式多由边缘强化向中心渗透,呈向心样强化。

【鉴别诊断】

乳腺癌需与纤维腺瘤鉴别。纤维腺瘤多发生于 40 岁以下,无明显症状,多为偶然发现;影像学表现为类圆形肿块,边缘光滑、锐利、密度均匀且近似正常腺体密度,部分可见粗颗粒状钙化;MRI 动态增强检查,大多数纤维腺瘤表现为缓慢渐进性的均匀强化或由中心向外围扩散的离心样强化,DWI 上 ADC 值较高。

参 考 文 献

[1] 中华医学会儿科学分会呼吸学组疑难少见病协作组,国家呼吸系统疾病临床医学研究中心,《中华实用儿科临床杂志》编辑委员会.儿童支气管扩张症诊断与治疗专家共识.中华实用儿科临床杂志,2018,33(1):21

[2] 成人支气管扩张症诊治专家共识编写组.成人支气管扩张症诊治专家共识.中华结核和呼吸杂志,2012,35(7):485

[3] 高永华,崔娟娟,刘绍霞,等.支气管扩张症严重程度的评价.中华结核和呼吸杂志,2017,40(1):58

[4] 张世明,李平升.80 例肺不张纤维支气管镜检查的分型及其诊断价值的探讨.解放军医学

杂志,1984(3):210

[5] 刘德学.慢性阻塞性肺疾病肺气肿表型的 CT 肺功能临床评估研究.中国医药指南,2016,14(7):12

[6] 李北平.慢性阻塞性肺疾病肺气肿表型的 CT 肺功能研究.中国中西医结合影像学杂志,2016,14(4):455

[7] Manos D,Seely JM,Taylor J,et al. The Lung Reporting and Data System (LU-RADS):a proposal for computed tomography screening. Canadian Association of Radiologists journal = Journal l'Association canadienne des radiologistes,2014,65(2):121

[8] Lynch DA,Sverzellati N,Travis WD,et al. Diagnostic criteria for idiopathic pulmonary fibrosis:a Fleischner Society White Paper. The Lancet Respiratory Medicine,2018,6(2):138

[9] 中华医学会儿科学分会心血管学组,中国医师协会儿科医师分会先天性心脏病专家委员会,《中华儿科杂志》编辑委员会.胎儿先天性心脏病诊断及围产期管理专家共识.中华儿科杂志,2015,53(10):728

[10] 张润泽,崔智,朱志成,等.主动脉缩窄诊治进展.中国实验诊断学,2014,18(1):160

[11] 安冬青,吴宗贵.动脉粥样硬化中西医结合诊疗专家共识.中国全科医学,2017,20(5):507

[12] 洪燕,黄熙.冠状动脉粥样硬化性心脏病分型进展.心脏杂志,2002,14(6):530

[13] 中华医学会心血管病学分会,中华心血管病杂志编辑委员会,中国心肌病诊断与治疗建议工作组.心肌病诊断与治疗建议.中华心血管病杂志,2007,35(1):5

[14] Richardson P,McKenna W,Bristow M,et al. Report of the 1995 World Health Organization/International Society and Federation of Cardiology Task Force on the Definition and Classification of cardiomyopathies. Circulation,1996,93(5):841

[15] Elliott P,Andersson B,Arbustini E,et al. Classification of the cardiomyopathies:a position statement from the European Society of Cardiology Working Group on Myocardial and Pericardial Diseases. European Heart Journal,2008,29(2):270

[16] Elliott PM,Anastasakis A,et al. 2014 ESC Guidelines on diagnosis and management of hypertrophic cardiomyopathy. Kardiologia Polska,2014,72(11):1054

[17] Adler Y,Charron P,Imazio M,et al. 2015 ESC Guidelines for the diagnosis and management of pericardial diseases. Kardiologia Polska,2015,73(11):1028

[18] Nishimura RA,Otto CM,Bonow RO,et al. 2014 AHA/ACC guideline for the management of patients with valvular heart disease:a report of the American College of Cardiology/American Heart Association Task Force on Practice Guidelines. Journal of the American College of Cardiology,2014,63(22):e57

[19] 中国医师协会心血管外科分会大血管外科专业委员会.主动脉夹层诊断与治疗规范中国专家共识.中华胸心血管外科杂志,2017,33(11):641

[20] Erbel R,Aboyans V,Boileau C,et al. 2014 ESC Guidelines on the diagnosis and treatment of aortic diseases. Kardiologia Polska,2014,72(12):1169

[21] Fowler EE,Sellers TA,Lu B,Heine JJ. Breast Imaging Reporting and Data System (BI-RADS) breast composition descriptors:automated measurement development for full field digital mammography. Medical Physics,2013,40(11):113502

［22］冯晓源. 现代医学影像学. 上海：复旦大学出版社，2016

［23］朱铭. 中华临床医学影像学儿科分册. 北京：北京大学医学出版社，2016

［24］American Joint Committee on Cancer. Cancer Staging Manual. Eighth Edition，2016

［25］ACR BI-RADS® ATLAS Breast Imaging Reporting and Data System，2013

第10章 消化道

第一节 消化道影像分区、分级、分段及常见变异

一、食管分段（AJCC,2009）

1. 颈段食管 上接下咽,向下至胸骨切迹平面的胸廓入口,内镜检查距门齿15～20cm。

2. 胸上段食管 上自胸廓入口,下至奇静脉弓下缘水平,内镜检查距门齿20～25cm。

3. 胸中段食管 上自奇静脉弓下缘,下至下肺静脉水平,内镜检查距门齿25～30cm。

4. 胸下段食管 上自下肺静脉水平,向下终于胃,内镜检查距门齿30～40cm。

5. 食管胃交界 凡肿瘤中心位于食管下段、食管胃交界及胃近端5cm,并已侵犯食管下段或食管胃交界者,均按食管腺癌 TNM 分期标准进行分期;胃近端5cm内发生的腺癌未侵犯食管胃交界者,可称为贲门癌,连同胃其他部位发生的肿瘤,皆按胃癌 TNM 分期标准进行分期。

食管分段见图 10-1-1。

二、食管淋巴结

食管癌分期区域淋巴结站点见图 10-1-2:左面观（A）、右面观（B）及前面观（C）。

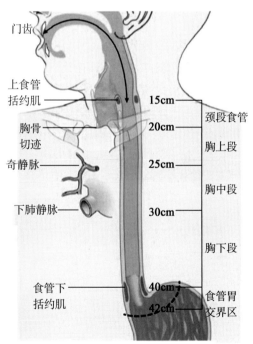

图 10-1-1 食管分段

引自:Rice TW, et al. Cancer of the Esophagus and Esophagogastric Junction:An Eighth Edition Staging Primer [J]. J Thorac Oncol,2017,12(1):36

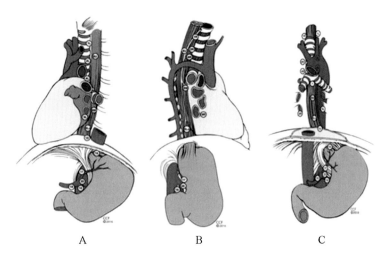

图 10-1-2 食管淋巴结

引自：Rice TW，et al. Cancer of the Esophagus and Esophagogastric Junction：An Eighth Edition Staging Primer［J］. J Thorac Oncol，2017，12（1）：36

1R：右侧下颈段气管旁淋巴结，位于锁骨气管旁与肺尖之间。

1L：左侧下颈段气管旁淋巴结，位于左侧相同位置。

2L：左上气管旁淋巴结，位于主动脉顶点与肺尖之间。

4R：右下气管旁淋巴结，位于头臂动脉的尾部边缘气管交叉点与奇静脉的头部边缘之间。

4L：左下气管旁淋巴结，位于主动脉顶点与隆突之间。

7：隆突下淋巴结，气管隆突下方。

8U：上胸段食管旁淋巴结，自肺尖至气管分叉。

8M：中胸段食管旁淋巴结，自气管分叉处至下肺静脉边缘。

8Lo：下胸段食管旁淋巴结，位于自下肺静脉尾部边缘至食管胃交界区。

9R：右下肺韧带淋巴结，在右下肺韧带内。

9L：左下肺韧带淋巴结，在左下肺韧带淋巴结内。

15：膈肌淋巴结，位于膈穹隆及膈脚后面或连接处。

16：贲门旁淋巴结，紧邻胃食管交界区。

17：胃左淋巴结，沿胃左动脉走行分布。

18：肝总动脉淋巴结，位于近端肝总动脉。

19：脾淋巴结位于近端脾动脉。

20：腹腔淋巴结，位于腹主动脉旁。

颈段食管旁 5、6 级淋巴结根据头颈部淋巴结命名法命名。

第二节 食管疾病诊断与分型

【食管肿瘤分类】

食管肿瘤分类见表 10-2-1。

表 10-2-1 食管肿瘤分类(WHO,2010)

上皮性肿瘤	
癌前病变	
鳞状上皮	
上皮内瘤变(异型增生),低级别	8077/0*
上皮内瘤变(异型增生),高级别	8077/2
腺上皮	
异型增生(上皮内瘤变),低级别	8148/0*
异型增生(上皮内瘤变),高级别	8148/2
癌	
鳞状细胞癌	8077/3
腺癌	8140/3
腺样囊性癌	8200/3
腺鳞癌	8560/3
基底细胞样鳞状细胞癌	8083/3
黏液表皮样癌	8430/3
梭形细胞(鳞)癌	8074/3
疣状(鳞)癌	8051/3
未分化癌	8020/3
神经内分泌肿瘤	
神经内分泌瘤(NET)	
NET G_1(类癌)	8240/3
NET G_2	8249/3
神经内分泌瘤(NEC)	8246/3
大细胞 NEC	8013/3
小细胞 NEC	8041/3
混合性腺神经内分泌癌	8244/3

（续　表）

间叶性肿瘤	
颗粒细胞瘤	9580/0
血管瘤	9120/0
平滑肌瘤	8890/0
脂肪瘤	8850/0
胃肠间质肿瘤	8936/3
Kaposi 肉瘤	9140/3
平滑肌肉瘤	8890/3
恶性黑色素瘤	8720/3
横纹肌肉瘤	8900/3
滑膜肉瘤	9040/3
淋巴瘤	
继发性肿瘤	

一、食管癌

食管癌（esophageal carcinoma）是我国常见的恶性肿瘤之一，治疗效果差，多见于 40 岁以上的男性，50－70 岁之间占多数。

【分类】

食管鳞癌定位分类如下。

1. X　定位未知。

2. 高位　胸廓入口至奇静脉弓下缘。

3. 中段　奇静脉弓下缘至下肺静脉水平下缘。

4. 低位　下肺静脉水平下缘至胃，包括食管胃交界。

【分型】

1. 病理形态分型

（1）病理早期形态分型：隐伏型、糜烂型、斑块型、乳头型。

（2）病理中、晚期形态分型：髓质型、蕈伞型、溃疡型、缩窄型、腔内型。

2. 病理组织分型　鳞状细胞癌、腺癌、腺样囊性癌、腺鳞癌、基底细胞样鳞状细胞癌、黏液表皮样癌、梭形细胞（鳞）癌、疣状（鳞）癌、未分化癌。

【分级】

G_x：分化程度不能确定。

G_1：高分化癌。

G_2：中分化癌。

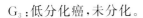

G_3:低分化癌,未分化。

【分期】

1. TNM 分期 见表 10-2-2。

表 10-2-2 食管癌 TNM 分期(UICC/AJCC,2017)

原发肿瘤		区域淋巴结		M-远处转移	
T_x	原发肿瘤不能确定	N_x	无法评估	M_0	无远处转移
T_0	无原发肿瘤证据	N_0	无区域淋巴结转移	M_1	有远处转移
T_{is}	重度不典型增生	N_1	1 或 2 枚区域淋巴结转移		
T_1	肿瘤侵犯黏膜固有层、黏膜肌层或黏膜下层	N_2	3~6 枚区域淋巴结转移		
T_{1a}	肿瘤侵犯黏膜固有层或黏膜肌层	N_3	≥7 枚区域淋巴结转移		
T_{1b}	肿瘤侵犯黏膜下层				
T_2	肿瘤侵犯肌层				
T_3	肿瘤侵犯食管纤维膜				
T_4	肿瘤侵犯邻近组织				
T_{4a}	肿瘤侵犯胸膜、心包、奇静脉、膈肌或腹膜				
T_{4b}	肿瘤侵犯其他邻近结构如主动脉、椎体、气管				

分期	pT	pN	M	G
0	T_{is}	N_0	M_0	N/A
I A	T_{1a}	N_0	M_0	G_1,G_X
I B	T_{1a}	N_0	M_0	G_2
	T_{1b}	N_0	M_0	$G_{1\sim2}$,G_X
I C	T_1	N_0	M_0	G_3
	T_2	N_0	M_0	$G_{1\sim2}$
II A	T_2	N_0	M_0	G_3,G_X
II B	T_1	N_1	M_0	任何
	T_3	N_0	M_0	任何
III A	T_1	N_2	M_0	任何
	T_2	N_1	M_0	任何
III B	T_2	N_2	M_0	任何
	T_3	N_1,N_2	M_0	任何

（续　表）

分期	pT	pN	M	G
	T_{4a}	N_0，N_1	M_0	任何
ⅣA	T_{4a}	N_2	M_0	任何
	T_{4b}	$N_{0\sim2}$	M_0	任何
	任何 T	N_3	M_0	任何
ⅣB	任何 T	任何 N	M_1	任何

分组	pT	pN	M	G	定位
0	T_{is}	N_0	M_0	N/A	任何
ⅠA	T_{1a}	N_0	M_0	G_1，G_X	任何
ⅠB	T_{1a}	N_0	M_0	$G_{2\sim3}$	任何
	T_{1b}	N_0	M_0	$G_{1\sim3}$，G_X	任何
	T_2	N_0	M_0	G_1	任何
ⅡA	T_2	N_0	M_0	$G_{2\sim3}$，G_X	任何
	T_3	N_0	M_0	任何	下段
	T_3	N_0	M_0	G_1	上段/中段
ⅡB	T_3	N_0	M_0	$G_{2\sim3}$	上段/中段
	T_3	N_0	M_0	G_X	任何
	T_3	N_0	M_0	任何	无法评估
	T_1	N_1	M_0	任何	任何
ⅢA	T_1	N_2	M_0	任何	任何
	T_2	N_1	M_0	任何	任何
ⅢB	T_2	N_2	M_0	任何	任何
	T_3	N_1，N_2	M_0	任何	任何
	T_{4a}	N_0，N_1	M_0	任何	任何
ⅣA	T_{4a}	N_2	M_0	任何	任何
	T_{4b}	$N_{0\sim2}$	M_0	任何	任何
	任何 T	N_3	M_0	任何	任何
ⅣB	任何 T	任何 N	M_1	任何	任何

2. 食管腺癌及鳞癌新辅助病理 TNM（ypTNM）分期　见表 10-2-3。

表 10-2-3 食管腺癌及鳞癌新辅助病理 TNM(ypTNM)分期(UICC/AJCC,2017)

	N_0	N_1	N_2	N_3	M_1
T_0	I	IIIA	IIIB	IVA	IVB
T_{is}	I	IIIA	IIIB	IVA	IVB
T_1	I	IIIA	IIIB	IVA	IVB
T_2	I	IIIA	IIIB	IVA	IVB
T_3	II	IIIB	IIIB	IVA	IVB
T_{4a}	IIIB	IVA	IVA	IVA	IVB
T_{4b}	IVA	IVA	IVA	IVA	IVB

3. 食管腺癌临床 TNM(cTNM)分期 见表 10-2-4。

表 10-2-4 食管腺癌临床 TNM(cTNM)分期(UICC/AJCC,2017)

分期	T	N	M
0	T_{is}	N_0	M_0
I	T_1	N_0	M_0
IIA	T_1	N_1	M_0
IIB	T_2	N_0	M_0
III	T_2	N_1	M_0
	T_3,T_{4a}	N_0,N_1	M_0
IVA	$T_1 \sim T_{4a}$	N_2	M_0
	T_{4b}	N_0,N_1,N_2	M_0
	任何 T	N_3	M_0
IVB	任何 T	任何 N	M_1

4. 食管鳞癌临床 TNM(cTNM)分期 见表 10-2-5。

表 10-2-5 食管鳞癌临床 TNM(cTNM)分期(UICC/AJCC,2017)

分组	T	N	M
0	T_{is}	N_0	M_0
I	T_1	N_0,N_1	M_0
II	T_2	N_0,N_1	M_0
	T_3	N_0	M_0
III	T_3	N_1	M_0
	$T_{1\sim3}$	N_2	M_0
IVA	T_{4a},T_{4b}	N_0,N_1,N_2	M_0
	任何 T	N_3	M_0
IVB	任何 T	任何 N	M_1

【影像学表现】

1. 早期食管癌 食管黏膜皱襞纤曲、中断。单发或多发小龛影。可见局限性充盈缺损和局限性管壁僵硬。钡流速度减缓或一过性滞留。以上均系早期食管癌的诊断或高度可疑征象，必要时须进一步做食管镜与脱落细胞检查。

2. 进展期（中、晚期）食管癌 总的表现黏膜皱襞破坏，可见充盈缺损，管壁僵硬，管腔狭窄，钡剂通过受阻。部分病例可见软组织肿块形成。

3. 中、晚期食管癌各型的表现 见图 10-2-1。

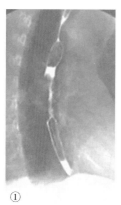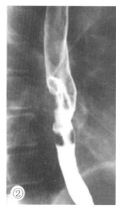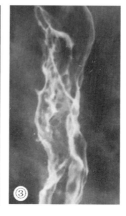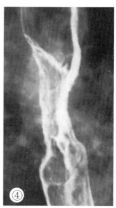

图 10-2-1 食管癌 X 线形态分型

图①髓质型：表现为管腔内较大的充盈缺损，病变段管腔狭窄，管壁僵硬，上部管腔扩张；图②蕈伞型：表现为管腔内充盈缺损，边缘不整，病变常见表浅溃疡，晚期出现管腔偏侧性狭窄；图③溃疡型：显示为大小和形态不同的腔内龛影，边缘不光整，溃疡沿食管长轴破溃伴边缘隆起时，出现"半月征"，周围可见环堤；图④缩窄型：表现为病变食管呈环状对称性狭窄或漏斗状梗阻，管壁僵硬，边缘多较光整，上部食管显著扩张

(1)蕈伞型：以肿瘤向腔内生长为主，呈不规则或菜花状充盈缺损，合并偏心性管腔狭窄僵硬，肿瘤区与正常食管分界清楚，狭窄上方食管扩张。

(2)浸润型：以环形狭窄为主要特点。有时呈漏斗状狭窄，病变范围短，管壁僵硬，肿瘤区与正常食管分界清楚，上段食管明显扩张。

(3)溃疡型：以长条扁平龛影为主，周围隆起，黏膜皱襞破坏，管壁僵硬，扩张度差，无明显梗阻。

(4)髓质型：病变范围一般较大，管腔内可见显著的充盈缺损，使管腔闭塞，病变上方食管扩张。X 线上见梭形软组织肿块影。

【诊断要点】

钡剂造影是主要检查方法。局部管壁轮廓毛糙僵硬，扩张受限，蠕动消失。管腔狭窄，钡剂通过受阻。黏膜皱襞破坏，可有结节状隆起或充盈缺损。CT 和 MRI

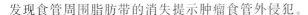

发现食管周围脂肪带的消失提示肿瘤食管外侵犯。

【鉴别诊断】

食管癌常需与以下疾病鉴别。

1. 消化性食管炎　形成的溃疡较小,黏膜皱襞无破坏中断,虽有管腔变窄但尚能扩张,据此可与溃疡型食管癌的大而不规则的龛影及黏膜中断、管壁不规则僵硬区别。

2. 硬化型食管癌　典型的局限环形狭窄与良性狭窄,如腐蚀性食管炎的长段呈向心性狭窄截然不同,且后者有明确的病史。

3. 髓质型食管癌　有时食管下段静脉曲张应与髓质型食管癌鉴别,前者具有肝硬化病史,且蚯蚓状与串珠状之充盈缺损、管壁柔软无梗阻为其特征性表现。

二、食管静脉曲张

食管静脉曲张(esophageal varices)是由食管任何部位的静脉血量增加和(或)回流障碍所致的疾病。

【分型】

1. 我国分型:内镜下静脉曲张“LDRf”分型　即 L-位置,D-直径,Rf-危险因素,统一表示方法为:LXx D 0.3～5,Rf 0,1,2,第一个 X 为脏器的英文首字母,第二个 x 为该器官的哪一段,D0.3～5 表示所观察到曲张静脉的最大直径,而危险因素表示观察到的曲张静脉出血的风险指数。

2. 根据其与食管静脉曲张的关系及其在胃内的位置进行分型

1 型静脉曲张(GOV1):最常见,表现为连续并沿胃小弯伸展至胃食管交界处以下 2～5cm,这种静脉曲张较直。

2 型静脉曲张(GOV2):沿胃底大弯延伸,超过胃食管结合部,通常更长、更纡曲或贲门部呈结节样隆起。

3 型静脉曲张(GOV3):既向小弯侧延伸,又向胃底延伸。

3. 孤立胃静脉曲张(IGV)　不伴有食管静脉曲张,可分为 2 型。

1 型(IGV1):位于胃底,纡曲交织,呈串珠样、瘤样和结节样等。

2 型(IVG2):罕见,常位于胃体、胃窦或者幽门周围。若出现 IGV1 胃底静脉曲张时,需排除脾静脉受压或血栓形成。

【分级】

1. 轻度 G_1　食管静脉曲张呈直线形或略有纡曲,无红色征。

2. 中度 G_2　食管静脉曲张呈直线形或略有纡曲,有红色征或食管静脉曲张呈蛇形纡曲隆起,但无红色征。

3. 重度 G_3　食管静脉曲张呈蛇形纡曲隆起且有红色征或食管静脉曲张呈串珠状,结节状或瘤状(无论有无红色征)。

【影像学表现】

1. 轻度 食管下段黏膜皱襞增宽或纡曲。

2. 中度 随着静脉曲张进展,病变可延伸到食管中段,表现为纵向走行粗大结节或蚯蚓状充盈缺损,最后表现为串珠状充盈缺损。

3. 重度 静脉曲张延伸至中上段甚至食管全长。由于肌层退化,食管扩张,不易收缩,管壁蠕动明显减弱,钡剂排空迟缓,但无梗阻现象。

食管静脉曲张常与胃底静脉曲张合并出现,亦可单独存在。后者表现为胃底和贲门部呈葡萄状、息肉状、圆形、分叶状充盈缺损。

食管静脉曲张影像学表现(图 10-2-2)。

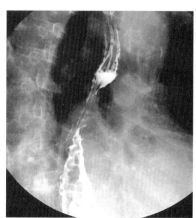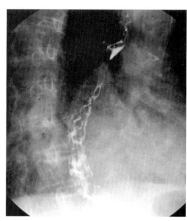

图 10-2-2 食管静脉曲张

示食管边缘锯齿状改变,黏膜增粗,呈蚯蚓状充盈缺损

【诊断要点】

钡剂检查较为典型,食管中下段黏膜皱襞增粗纡曲,呈蚯蚓状、串珠状充盈缺损,管壁边缘呈锯齿状。有明确的肝硬化病史及典型的钡剂食管造影表现者较易明确诊断。

【鉴别诊断】

本病应与如下情况鉴别。

1. 如检查过程中由于唾液与气泡形成的充盈缺损,但其多随钡剂的下移而消失,而食管静脉曲张的充盈缺损持续存在且不会移位。

2. 食管裂孔疝膈上的疝囊也会出现粗大纡曲或颗粒状胃黏膜皱襞形成的充盈缺损,但当胃内充盈钡剂后则较易区别。

3. 食管下段癌出现充盈缺损时,也需与食管静脉曲张区别,前者管壁僵硬,管腔狭窄不能扩张,易与静脉曲张区分。

三、贲门失弛缓症

贲门失弛缓症(achalasia of the cardia)是指食管下端及贲门部的神经肌肉功能障碍,以吞咽动作时弛缓不良,食管缺乏有力蠕动为特征的病变。

【分型】

Ⅰ型:为经典的失弛缓症,表现为食管蠕动显著减弱而食管内压不高。

Ⅱ型:表现为食管蠕动消失以及全食管压力明显升高。

Ⅲ型:表现为造成管腔梗阻的食管痉挛。

【分级】

1. 临床分级(根据 Eckardt 评分)

0 级:0～1 分。

Ⅰ级:2～3 分。

Ⅱ级:4～6 分。

Ⅲ级:>6 分。

2. 食管扩张分级(Henderson,影像学分级)

Ⅰ级(轻度):食管直径<4cm。

Ⅱ级(中度):食管直径为 4～6cm。

Ⅲ级(重度):食管直径>6cm,甚至弯曲呈"S"形(乙状结肠型)。

【评分】

贲门失弛缓症临床症状评分系统见表 10-2-6。

表 10-2-6　贲门失弛缓症临床症状评分系统(Eckardt 评分)

评分	症状			
	体重减轻(kg)	吞咽困难	胸骨后疼痛	反流
0	无	无	无	无
1	<5	偶尔	偶尔	偶尔
2	5～10	每天	每天	每天
3	>10	每餐	每餐	每餐

【影像学表现】

1. 胸部 X 线片　上纵隔增宽,其内可见液平面,钡剂呈雪花状缓慢下沉。

2. 食管钡剂造影　食管呈一致性高度扩张,为正常食管的 4～5 倍。食管下端变细呈鸟嘴状或大萝卜根状。少数食管呈囊袋状横卧于横膈面上,蠕动减弱或消失,尚可见无规律性收缩。钡剂到达狭窄端后,由于重力影响而使贲门轻度开放,少量钡剂呈喷射状进入胃内。食管狭窄段的管腔形态随呼吸而改变。

贲门失弛缓症影像学表现见图 10-2-3。

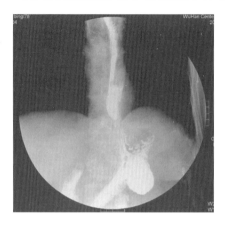

图 10-2-3 贲门失弛缓症
胃肠钡剂显示食管下端变细呈鸟嘴状，
食管呈一致性高度扩张，钡剂通过困难

【诊断要点及鉴别诊断】

典型的 X 线表现结合临床长期间歇性下咽困难，伴胸骨下疼痛，多在情绪激动或食刺激性食物而加重者不难诊断本病。常需与本病鉴别的主要为食管下端浸润型癌。后者的主要特点为癌灶近端与正常部分分界截然，狭窄段呈硬管状，走行不自然、可成角，狭窄段并不随呼吸动作、钡剂量的多少或解痉药的应用而有改变，狭窄段内黏膜破坏、消失。

四、食管损伤

食管损伤（esophageal injury）是一种常由于器械或异物引起的以食管破裂、穿孔为主要病变的疾病

【分级】

食管损伤分级见表 10-2-7。

表 10-2-7 食管损伤分级

级别	伤情	AIS-90
I	挫伤或血肿	2
	部分撕裂	3
II	撕裂＜50％周径	4
III	撕裂＞50％周径	4
IV	组织丧失或失血供≤2cm	5
V	组织丧失或失血供＞2cm	5

Ⅲ级以下多处伤分级增加一级

第三节 胃疾病诊断与分型

一、胃肿瘤

【分类】

胃肿瘤分类见表10-3-1。

表 10-3-1 胃肿瘤分类(WHO,2010)

上皮性肿瘤	
癌前病变	
腺瘤	8140/0
异型增生(上皮内瘤变),低级别	8148/0*
异型增生(上皮内瘤变),高级别	8148/2
癌	
腺癌	8140/3
乳头状腺癌	8260/3
管状腺癌	8211/3
黏液腺癌	8480/3
低黏附性癌(包括印戒细胞癌和其他亚型)	8490/3*
混合性腺癌	8255/3
腺鳞癌	8560/3
伴有淋巴样间质的癌(髓样癌)	8512/3
肝样腺癌	8576/3
鳞状细胞癌	8070/3
未分化癌	8020/3
神经内分泌肿瘤	
神经内分泌瘤(NET)	
NET G$_1$(类癌)	8240/3
NET G$_2$	8249/3
神经内分泌瘤(NEC)	8246/3
大细胞 NEC	8013/3
小细胞 NEC	8041/3

（续 表）

混合性腺神经内分泌癌	8244/3
EC 细胞、5-羟色胺生成性 NET	8241/3
胃泌素生成性 NET（胃泌素瘤）	8153/3
间叶性肿瘤	
球瘤	8711/0
颗粒细胞瘤	9580/0
平滑肌瘤	8890/0
丛状纤维黏液瘤	8811/0
神经鞘瘤	9560/0
炎性纤维母细胞瘤	8825/1
胃肠间质肿瘤	8936/3
Kaposi 肉瘤	9140/3
平滑肌肉瘤	8890/3
滑膜肉瘤	9040/3
淋巴瘤	
继发性肿瘤	

（一）胃癌

胃癌（gastric carcinoma）是我国最常见的恶性肿瘤之一，病因不明，好发年龄为 40-60 岁，可以发生在胃的任何部位，以胃窦、小弯和贲门区常见。

【分型】

1. 胃癌病理形态学分型 见表 10-3-2。

表 10-3-2 胃癌病理形态学分型

早期胃癌大体分型	微小癌（肿瘤范围≤0.5cm）
隆起型（肿瘤凸起于黏膜表面≥0.5cm）	小胃癌（肿瘤范围≤1.0cm）
浅表型	多发性早期胃癌（≥2 个独立 EGC 病灶）
Ⅱa：浅表隆起型（肿瘤凸起于黏膜表面<	残胃早期癌
0.5cm）	**进展期胃癌（AGC）大体分型（Borrmann 分型）**
Ⅱb：浅表平坦型	结节隆起型
Ⅱc：浅表凹陷型（肿瘤凹陷于黏膜表面≥	局限溃疡型
0.5cm）	浸润溃疡型
凹陷型（肿瘤凹陷于黏膜表面≥0.5cm）	弥漫浸润型（局部 Borrmann Ⅳ型，革囊胃）
混合型	
特殊类型早期胃癌大体分型	
浅表扩散型（肿瘤最大径≥4cm）	

2. 病理组织分型　腺癌(乳头状腺癌、管状腺癌、黏液腺癌、低黏附性癌、混合性腺癌)、腺鳞癌、伴有淋巴样间质的癌(髓样癌)、肝样腺癌、鳞状细胞癌、未分化癌。

【分级】

G_x:分化程度不能确定。

G_1:高分化癌。

G_2:中分化癌。

G_3:低分化癌。

【肿瘤术前辅助治疗效果评估(肿瘤退缩分级)】

胃癌退缩分级见表 10-3-3。

表 10-3-3　胃癌退缩分级(TRG)

分级	光镜下所见
0(完全退缩)	无肿瘤细胞残留(包括淋巴结)
1(中等退缩)	仍见单个或小灶癌细胞残留
2(轻微退缩)	肿瘤残留但少于纤维化间质
3(无退缩)	广泛肿瘤残留,无或少量肿瘤细胞坏死

1. TRG 评分仅限于原发肿瘤病灶;2. 肿瘤细胞是指存活的瘤细胞,不包括退变、坏死细胞;3. 放/化疗后可能出现大的无细胞黏液湖,不能将其认为肿瘤残余

【分期】

1. 胃癌 TNM 分期　见表 10-3-4。

表 10-3-4　胃癌 TNM 分期(UICC/AJCC,2017)

T-原发肿瘤		N-区域淋巴结		M-远处转移	
T_x	原发肿瘤无法评估	N_x	区域淋巴结无法评估	M_0	无远处转移
T_0	无原发肿瘤证据	N_0	无区域淋巴结转移	M_1	有远处转移
T_{is}	原位癌:上皮内肿瘤,未侵及固有层,高度不典型增生	N_1	1~2 枚区域淋巴结转移		
T_1	肿瘤侵犯黏膜固有层、黏膜肌层或黏膜下层	N_2	3~6 枚区域淋巴结转移		
	T_{1a}:肿瘤侵犯黏膜固有层或黏膜肌层	N_3	≥7 枚区域淋巴结转移		
	T_{1b}:肿瘤侵犯黏膜下层	N_{3a}	7~15 枚区域淋巴结转移		

（续 表）

T-原发肿瘤	N-区域淋巴结	M-远处转移
T_2 肿瘤侵犯肌层	N_{3b} ≥16枚区域淋巴结转移	
T_3 肿瘤侵犯浆膜下结缔组织,未侵犯脏层腹膜或邻近结构		
T_4 肿瘤侵犯浆膜或邻近组织		
T_{4a}:肿瘤侵犯浆膜(脏层腹膜)		
T_{4b}:肿瘤侵犯邻近组织		

2. 胃癌病理学 TNM 分期　见表 10-3-5。

表 10-3-5　胃癌病理学 TNM 分期(UICC/AJCC,2017)

分期	pT	pN	M
0	T_{is}	N_0	M_0
ⅠA	T_1	N_0	M_0
ⅠB	T_1	N_1	M_0
	T_2	N_0	M_0
ⅡA	T_1	N_2	M_0
	T_2	N_1	M_0
	T_3	N_0	M_0
ⅢB	T_1	N_{3a}	M_0
	T_2	N_2	M_0
	T_3	N_1	M_0
	T_{4a}	N_0	M_0
ⅢA	T_2	N_{3a}	M_0
	T_3	N_2	M_0
	T_{4a}	$N_1 、N_2$	M_0
	T_{4b}	N_0	M_0
ⅢB	$T_1 、T_2$	N_{3b}	M_0
	$T_3 、T_{4a}$	N_{3a}	M_0
	T_{4b}	$N_1 、N_2$	M_0
ⅢC	$T_3 、T_{4a}$	N_{3b}	M_0
	T_{4b}	$N_{3a} 、N_{3b}$	M_0
Ⅳ	任何 T	任何 N	M_1

3. 胃癌临床 TNM 分期　见表 10-3-6。

表 10-3-6　胃癌临床 TNM 分期(UICC/AJCC,2017)

分期	cT	cN	M
0	T_{is}	N_0	M_0
I	T_1,T_2	N_0	M_0
II A	T_1,T_2	N_1,N_2,N_3	M_0
II B	T_3,T_{4a}	N_0	M_0
III	T_3,T_{4a}	N_1,N_2,N_3	M_0
IV A	T_{4b}	任何 N	M_0
IV B	任何 T	任何 N	M_1

4. 胃癌新辅助治疗后 TNM 分期　见表 10-3-7。

表 10-3-7　胃癌新辅助治疗后 TNM 分期(UICC/AJCC,2017)

分期	yp T	yp N	M
I	T_1	N_0	M_0
	T_2	N_0	M_0
	T_1	N_1	M_0
II	T_3	N_0	M_0
	T_2	N_1	M_0
	T_1	N_2	M_0
	T_{4a}	N_0	M_0
	T_3	N_1	M_0
	T_2	N_2	M_0
	T_1	N_3	M_0
III	T_{4a}	N_1	M_0
	T_3	N_2	M_0
	T_2	N_3	M_0
	T_{4b}	N_0	M_0
	T_{4b}	N_1	M_0
	T_{4a}	N_2	M_0
	T_3	N_3	M_0
	T_{4b}	N_2	M_0
	T_{4b}	N_3	M_0
	T_{4a}	N_3	M_0
IV	任何 T	任何 N	M_1

5. 胃癌 cT 分期及报告参考　见表 10-3-8。

表 10-3-8　**胃癌 cT 分期及报告参考**

cT 分期	病理学定义	常规参考征象	辅助参考征象
cT_1	侵犯黏膜或黏膜下层	内层高强化癌肿与外层稍高强化肌层间可见连续完整的低强化条带	高强化癌肿不超过胃壁总厚度的 50%
cT_2	侵犯固有肌层	中层低强化条带中断消失，外层残余部分稍高强化肌层	高强化癌肿超过胃壁总厚度 50%
cT_3	肿瘤穿透浆膜下结缔组织，未侵犯脏层腹膜	高强化癌肿侵犯胃壁全层，浆膜面光滑或少许短细索条	浆膜模糊或短细索条范围＜1/3 全部病变面积
cT_{4a}	侵犯浆膜（脏层腹膜）但未侵犯邻近结构/器官	浆膜面不规则或结节样形态，周围脂肪间隙密集毛刺或条带状浸润	浆膜高强化线样征断层分区法
cT_{4b}	侵犯邻近结构/器官	与邻近脏器结构脂肪间隙消失，指状嵌插或直接浸润为确切侵犯征象	
cN 分期	根据淋巴结转移数目分为 $N_0 \sim N_3$	类圆形肿大淋巴结，短径＞1cm	高强化或强化不均短长径比＞0.7 多发簇集
报告内容	原发灶：部位（食管胃交界区、胃底、胃体、胃窦、幽门管、大弯、小弯、前壁、后壁）、形态（肿块、局部溃疡、浸润溃疡、弥漫增厚）、厚度、密度（黏液腺癌等特异征象）、强化特征、黏膜及浆膜面情况、近/远端累及边界位置、与正常胃壁交界情况、与邻近脏器关系 淋巴结：参照日本胃癌学会胃癌处理规约分组报告，报告有明确转移征象的淋巴结的数目（或参照 N 分期的数目范围），最大淋巴结长短径，形态、边界、强化 远处转移：转移灶位置、分布、形态、大小、密度及强化特征，腹膜形态及腹水情况		

6. **胃癌超声内镜（EUS）分期征象**　见表 10-3-9。

表 10-3-9　**胃癌超声内镜（EUS）分期**

uT 分期	病理学定义	主要参考征象	
uT_{1a}	侵犯固有层或黏膜肌层	第二层（黏膜层）暗区增厚	
uT_{1b}	侵犯黏膜下层	增厚的暗区自第二层（黏膜层）扩展至第三层（黏膜下层）但未达第四层（固有肌层）	采用高频（12MHz 以上）EUS 探头理论上有助于区别 uT_{1a} 与 uT_{1b}

（续 表）

uT 分期	病理学定义	主要参考征象	
uT_2	侵犯固有肌层	增厚的暗区达到但尚未穿透第四层，且外层保留有光滑的回声边界	
uT_3	肿瘤穿透浆膜下结缔组织，未侵犯脏层腹膜	各层结构完全消失，但最外侧保留有光滑的高回声带（浆膜层）	
uT_{4a}	侵犯浆膜（脏层腹膜）但未侵犯邻邻结构/器官	各层结构消失，同时浆膜层高回声带消失，或可见明确浆膜层强回声线突破的"毛刺征"或"蟹足征"	
uT_{4b}	侵犯邻近结构/器官	全层受累，且与邻近脏器结构（主动脉、胰腺、肝等）间的回声界线消失	
uN 分期	根据淋巴结转移数目分为 $N_0 \sim N_3$	类圆形、边界清晰且直径＞10mm 的低回声结果通常提示为恶性淋巴结	如果能够不经过瘤体实施穿刺，强烈推荐采用 EUS-FNA 明确淋巴结转移情况
uM 分期	根据是否远处转移分为 M_0 及 M_1	EUS 有时可探及部分肝内转移灶，或发现胃周腹水，这些有可能作为 M_1 的表现	肝内转移灶可通过 EUS-FNA 明确，但通过存在腹水征象诊断 M_1 有时并不可靠

【影像学表现】

胃肠钡剂检查示黏膜皱襞消失、中断、破坏，代之以异常粗大、僵硬的皱襞。皱襞近病灶处增大如杵状或结节状，胃腔狭窄，壁僵硬，与正常区分界截然，癌瘤区蠕动消失，腔内不规则充盈缺损和龛影（半月综合征）胃癌。CT 和 MRI 检查可见大小不等的软组织影固定于胃壁，胃壁厚且柔韧度消失呈僵直硬化，凹凸不平或结节状（图 10-3-1，图 10-3-2）。

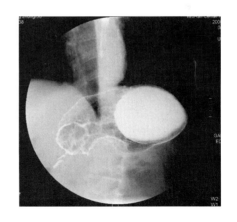

图 10-3-1 胃癌

胃肠钡剂可见胃大弯处一巨大充盈缺损

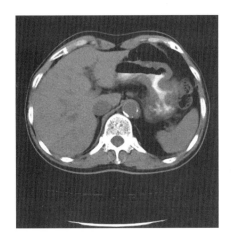

图 10-3-2 胃癌

CT 示胃壁明显增厚,胃大弯处可见多个小隆起

【诊断要点】

进展期胃癌,多有各种不同征象为主的典型 X 线造影表现,一般较易诊断。

【鉴别诊断】

1. Ⅰ型 即蕈伞型或肿块型者应与其他良、恶性肿瘤、腺瘤性息肉等鉴别,后者均可见充盈缺损,但大多外形光整,尽管有时也有分叶表现,结合临床特征不难鉴别。

2. Ⅱ型、Ⅲ型胃癌 均有不规则形的扁平溃疡表现,主要应与良性溃疡鉴别。

3. Ⅳ型胃癌 胃窦部的浸润型癌需与肥厚性胃窦炎区别,后者黏膜正常,胃壁有弹性而不僵硬,低张造影可扩张,狭窄的境界不清,无袖口征或肩胛征。

此外,淋巴瘤也可引起胃腔不规则狭窄变形,但仍有舒张伸展性,并非皮革胃固定不变。

(二)胃淋巴瘤

胃淋巴瘤(gastric lymphoma)是胃肠道器官中发生淋巴瘤最多的部位。在胃的恶性肿瘤中发病率仅次于胃癌,好发于 40-59 岁,男性多于女性,以幽门部及胃体多见。

【分型】

1. 形态分型 溃疡型、浸润型、结节型、息肉型、混合型。

2. 病理组织分型 低度恶性黏膜相关淋巴组织淋巴瘤、套细胞淋巴瘤、弥漫大 B 细胞淋巴瘤、Burkitt 淋巴瘤、T 细胞淋巴瘤、霍奇金病。

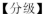

【分级】

1. 高分化淋巴细胞型。

2. 低分化淋巴细胞型。

3. 混合细胞型。

4. 组织细胞型。

5. 未分化型。

【分期】

1. AnnArbor 分期 见表 10-3-10。

表 10-3-10 胃淋巴瘤 AnnArbor 分期(1971)

AnnArbor 分期	外部器官受累情况
Ⅰ 期	侵及一个淋巴结区或一个结外器官或部位
Ⅱ 期	横膈一侧,侵及两个或更多个淋巴结区或外加侵犯一个结外器官
Ⅲ 期	侵犯横膈两侧淋巴结区或外加局限性侵犯一个结外器官或部位或脾
Ⅳ 期	弥漫性或播散性侵犯一个或多个结外器官,同时伴有或不伴有淋巴结侵犯

2. Musshoff 分期 见表 10-3-11。

表 10-3-11 胃淋巴瘤 Musshoff 分期(1994)

Musshoff 分期	外部器官受累情况
Ⅰ 期	肿瘤局限于胃肠道在横膈一侧,无淋巴结转移
	I_1病变局限于黏膜层和黏膜下层
	I_2病变累及肌层、浆膜及浆膜下
Ⅱ 期	肿瘤从病变部位侵犯腹腔,淋巴结受累
	$Ⅱ_1$引流区淋巴结转移(胃旁淋巴结)
	$Ⅱ_2$远处淋巴结转移
	$Ⅱ_E$病变穿透浆膜层并累及邻近器官或组织
Ⅲ 期	肿瘤局限于胃肠道有(或)横膈两侧淋巴结转移
Ⅳ 期	肿瘤巨大,伴有或不伴有淋巴结转移和弥漫性非肠道器官或组织受累

【影像学表现】

胃肠钡剂示局限或广泛的浸润性表现,漏斗状狭窄,巨大黏膜皱襞的改变,排列紊乱,胃腔缩窄或变形,不规则的龛影及菜花样充盈缺损(图 10-3-3)。CT 和 MRI 示胃壁增厚为特征,或表现为局部肿块,可观察胃周及腹膜后转移性淋巴结肿大。

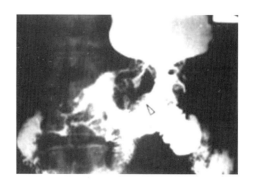

图 10-3-3 胃淋巴瘤

胃肠钡剂示胃黏膜皱襞增粗纡曲,胃体部可见一 3.2cm×3.9cm 充盈缺损,其中心部位还可见不规则龛影

【诊断要点】

肿块轮廓清晰,邻近黏膜粗大、扭曲或呈结节状,溃疡浅而大,病变周围脂肪间隙清晰,腹膜后淋巴结肿大。

【鉴别诊断】

主要与胃癌相鉴别,胃癌病变范围较局限,胃壁增厚程度不及淋巴瘤。胃壁僵硬、黏膜破坏常见于胃癌。胃淋巴瘤淋巴结转移范围更广。

(三)胃神经内分泌肿瘤

胃神经内分泌肿瘤(gastric neuroendocrine neoplasm,G-NEN)是指发生于胃部的起源于具有胺前体摄取和脱羧能力的神经内分泌细胞,是一组具有显著异质性的肿瘤。

【分型】

Ⅰ型:与自身免疫性慢性萎缩性胃炎(A-CAG)有关。

Ⅱ型:与多发性内分泌肿瘤Ⅰ型和 Zollinger-Ellison 综合征有关。

Ⅲ型:散发型,与高胃泌素血症或 A-CAG 无关。

【病理组织分型】

神经内分泌瘤、神经内分泌癌、混合性腺神经内分泌癌、EC 细胞,5-羟色胺生成性神经内分泌瘤、胃泌素生成性神经内分泌瘤。

【分级】

G_1:<2 个核分裂象(10HPF),和(或)Ki-67 指数≤2%。

G_2:2~20 个核分裂象(10HPF),和(或)Ki-67 指数为 3%~20%。

G_3:>20 个核分裂象(10HPF),和(或)Ki-67 指数>20%。

【分类】

胃神经内分泌肿瘤 TNM 分类见表 10-3-12。

表 10-3-12　胃神经内分泌肿瘤 TNM 分类(UICC/AJCC,2017)

T-原发肿瘤		N-区域淋巴结		M-远处转移	
T_x	原发肿瘤不能确定	N_x	区域淋巴结无法评估	M_0	无远处转移
T_0	无原发肿瘤证据	N_0	无区域淋巴结转移	M_1	有远处转移
T_1	肿瘤侵犯固有层或黏膜下层,最大直径≤1cm	N_1	有区域淋巴结转移	M_{1a}	肝转移
T_2	肿瘤>1cm 并浸润固有肌层			M_{1b}	肝外转移
T_3	肿瘤浸润浆膜下层			M_{1c}	肝内外转移
T_4	肿瘤穿透脏层腹膜(浆膜)或邻近结构				

【分期】

胃神经内分泌肿瘤 TNM 分期见表 10-3-13。

表 10-3-13　胃神经内分泌肿瘤 TNM 分期(UICC/AJCC,2017)

分期	T	N	M
I	T_1	N_0	M_0
II	T_2,T_3	N_0	M_0
III	T_4	N_0	M_0
	Any T	N_1	M_0
IV	Any T	Any N	M_1

【影像学表现】

直径>1cm 的胃神经内分泌肿瘤在 CT 上常表现为壁的局部增厚、隆起、软组织肿块,体积大者常见坏死,中度强化(图 10-3-4)。

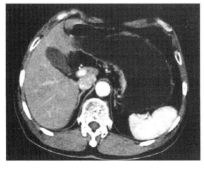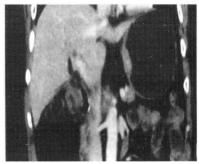

图 10-3-4　胃部 CT 增强

示胃体部小弯侧壁局限性增厚,边缘清晰,增强动脉期明显强化

【诊断要点及鉴别诊断】

胃神经内分泌肿瘤以腔内局部结节样生长。主要与胃间质瘤鉴别,间质瘤具有沿胃壁垂直方向生长,瘤体较大但附着点较局限。

(四)胃肠道间质瘤

胃肠道间质瘤(gastrointestinal stromal tumors,GIST)是消化道最常见的原发性间叶源性肿瘤,起源于胃肠道未定向分化的间质细胞。60%~70%发生于胃,50岁以上中老年人好发,男女比例相近。

【分类】

梭形细胞型(70%)、上皮样细胞型(20%)、梭形细胞-上皮样细胞混合型(10%)。

【分型】

病理组织分型:平滑肌分化、神经分化、平滑肌和神经双向分化、未分化。

【分级】

1. 病理分级

(1)低有丝分裂率≤5/50HPF。

(2)高有丝分裂率>5/50HPF。

2. 原发性胃肠间质瘤切除术后危险度分级　见表10-3-14。

表 10-3-14　原发性胃肠间质瘤(GIST)切除术后危险度分级(NIH2008 改良版)

危险度分级	肿瘤大小(cm)	核分裂象技术(50HPF)	肿瘤原发部位
极低	≤2	≤5	任何部位
低	2.1~5	≤5	任何部位
中等	2.1~5	6~10	胃
	<2	6~10	任何部位
	5.1~10	≤5	胃
高	任何	任何	肿瘤破裂
	>10	任何	任何部位
	任何	>10	任何部位
	>5	>5	任何部位
	>2 且≤5	>5	非胃原发
	>5 且≤10	≤5	非胃原发

【分类分期】

1. 胃肠道间质瘤 TNM 分类　见表10-3-15。

表 10-3-15 胃肠道间质瘤 TNM 分类(UICC/AJCC,2016)

T-原发肿瘤		N-区域淋巴结		M-远处转移	
T_x	原发肿瘤不能确定	N_x	区域淋巴结无法评估	M_0	无远处转移
T_0	无原发肿瘤证据	N_0	无区域淋巴结转移	M_1	有远处转移
T_1	肿瘤长径≤2cm	N_1	有区域淋巴结转移		
T_2	肿瘤长径>2cm 但≤5cm				
T_3	肿瘤长径>5cm 但≤10cm				
T_4	肿瘤长径>10cm				

2. 胃肠道间质瘤 TNM 分期 见表 10-3-16。

表 10-3-16 胃肠道间质瘤 TNM 分期(UICC/AJCC,2016)

分期	T	N	M	有丝分裂率
ⅠA	T_1,T_2	N_0	M_0	低
ⅠB	T_3	N_0	M_0	低
Ⅱ	T_1,T_2	N_0	M_0	高
	T_4	N_0	M_0	低
ⅢA	T_3	N_0	M_0	高
ⅢB	T_4	N_0	M_0	高
Ⅳ	任何 T	N_1	M_0	任何有丝分裂率
	任何 T	任何 T	M_1	任何有丝分裂率

【原发 GIST 疾病进展分型评价】

原发 GIST 疾病进展分型评价见表 10-3-17。

表 10-3-17 原发 GIST 疾病进展分型评价(AFIP 分类)

核分裂象计数(50HPF)	大小(cm)	胃	十二指肠	空/回肠	直肠
≤5	≤2	无(0)	无(0)	无(0)	无(0)
	2~5	极低度(1.9%)	低度(4.3%)	低度(8.3%)	低度(8.5%)
	5~10	低度(3.6%)	中度(24%)	—	—
	>10	中度(10%)	高度(52%)	高度(34%)	高度(57%)
>5	≤2	—	—	—	高度(57%)
	2~5	中度(16%)	高度(73%)	高度(50%)	高度(52%)
	5~10	高度(55%)	高度(85%)	—	—
	>10	高度(86%)	高度(90%)	高度(86%)	高度(71%)

【GIST 的生物学行为预测】

胃 GIST 的生物学行为预测见表 10-3-18。

表 10-3-18　胃 GIST 的生物学行为预测

肿瘤大小(cm)	核分裂象计数(50HPF)	预测的生物学行为
≤2	≤5	转移发生率:0
≤2	>5	转移发生率:0[1]
>2 且≤5	≤5	转移发生率:1.9%
>2 且≤5	>5	转移发生率:16%
>2 且≤10	≤5	转移发生率:3.6%
>5 且≤10	>5	转移发生率:55%
>10	≤5	转移发生率:12%
>10	>5	转移发生率:86%

GIST. 胃肠间质瘤;HPF. 高倍镜视野;(1)预测的转移发生率是基于极小样本量肿瘤类别的数据

【非胃 GIST 生物学行为预测】

中小肠 GIST 生物学行为预测见表 10-3-19。

表 10-3-19　中小肠 GIST 生物学行为预测

肿瘤大小(cm)	核分裂象计数(50HPF)	预测的生物学行为
≤2	≤5	转移发生率:0
≤2	>5	转移发生率:50%～54%
>2 且≤5	≤5	转移发生率:1.9%～8.5%
>2 且≤5	>5	转移发生率:50%～73%
>2 且≤10	≤5	转移发生率:24%
>5 且≤10	>5	转移发生率:85%
>10	≤5	转移发生率:34%～52%
>10	>5	转移发生率:71%～90%

【影像学表现】

1. X线　胃间质瘤钡剂检查时显示黏膜下肿瘤的特点,即黏膜展平,但无黏膜僵硬、破坏,局部胃壁柔软,钡剂通过顺畅。如有溃疡或窦道形成,可表现为钡剂外溢至胃轮廓外。向腔外生长且肿瘤较大时,显示周围肠管受压。胃肠道造影检查难以显示肿瘤的全貌以及评价肿瘤的良恶性。

2. CT　肿瘤可发生于胃的各个部位,但以胃体部大弯侧最多,其次胃窦部。肿瘤呈软组织密度,圆形或类圆形,少数呈不规则或分叶状,向腔内、腔外或同时向腔内外突出生长。良性者,肿块直径多＜5cm,密度均匀,与周围结构界限清楚,偶可见小点状钙化;恶性者,直径多＞5cm,形态欠规则,可呈分叶状,密度多不均匀,可出现坏死、囊变及陈旧出血形成的低密度灶,中心多见,与周围结构分界欠清楚,有时可见邻近结构受侵及肝等实质脏器转移表现。如有溃疡及窦道形成,可见胃内对比剂进入肿块内。增强扫描多呈中等或明显强化,有坏死囊变者肿瘤周边实体部分强化明显,有时可见索条状细小血管影。肿块表面有时可见强化明显、完整的黏膜面(图 10-3-5)。

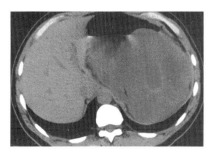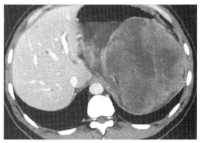

图 10-3-5 胃底恶性间质瘤(腔外型)

胃部 CT 增强示胃底部巨大肿块,向腔外突出,其内密度不均,增强明显不均匀强化

3. MRI 与 CT 相似,MRI 对肿块的坏死、囊变、出血,邻近结构的侵犯范围,肝等脏器的转移显示要明显优于 CT。

【诊断要点】

CT 和 MRI 检查是检出和诊断胃间质瘤的主要方法。胃壁黏膜下软组织肿块,有外生性倾向,多数较大、密度和信号不均,临床很少引起幽门梗阻症状,常提示为胃间质瘤,但确诊需病理免疫组织化学检查,KIT 蛋白(CD117)阳性表达是其确诊的指标。

【鉴别诊断】

鉴别诊断包括胃的其他间叶性肿瘤,如真性平滑肌瘤、平滑肌肉瘤、神经鞘瘤、神经纤维瘤,以及其他黏膜下病变如类癌等,上述病变影像学表现与胃间质瘤可相似,但发生率却较低,病理免疫组织化学检查明显不同。胃淋巴瘤呈息肉样肿块时多突入腔内,黏膜下弥漫浸润致胃壁增厚广泛,常伴有其他部位淋巴结肿大,与胃间质瘤不同。胃癌主要向胃腔内生长,X 线造影上有黏膜破坏、恶性溃疡征象,胃壁僵硬;CT 和 MRI 上显示胃腔肿块常呈菜花状,邻近的胃壁常受侵而呈现增厚,胃腔变窄和幽门梗阻等。

二、胃损伤

胃损伤分级见表 10-3-20。

表 10-3-20 胃损伤分级

级别	伤情	AIS-90
I	挫伤或血肿部分撕裂	2
II	贲门或幽门部撕裂≤2	3
	胃近端 1/3 撕裂≤5cm	3
	胃远端 2/3 撕裂≤10cm	3
III	贲门或幽门部撕裂>2cm	3
	胃近端 1/3 撕裂>5cm	3
	胃远端 2/3 撕裂>10cm	3
IV	组织缺失或失血供≤2/3 胃	4
V	组织缺失或失血供>2/3 胃	5

III 级以下多处伤分级增加一级

第四节 十二指肠疾病诊断与分型

一、壶腹部肿瘤分类

壶腹部肿瘤分类见表 10-4-1。

表 10-4-1 壶腹部肿瘤分类(WHO,2010)

上皮性肿瘤	
癌前病变	
肠型腺瘤	8140/0
管状腺瘤	8211/0
管状绒毛状腺瘤	8263/0
绒毛状腺瘤	8261/0
伴有轻度异型增生的非浸润性	
胰胆管乳头状肿瘤(低级别上皮内瘤变)	8163/0*
伴有重度异型增生的非浸润性	
胰胆管乳头状肿瘤(低级别上皮内瘤变)	8163/2*

(续　表)

扁平上皮内瘤变(异型增生),高级别	8148/2
癌	
腺癌	8140/3
浸润性肠型	8144/3
胰胆管型	8163/3
腺鳞癌	8560/3
透明细胞癌	8310/3
肝样腺癌	8576/3
浸润性乳头状腺癌	8260/3
黏液腺癌	8480/3
印戒细胞癌	8490/3
鳞状细胞癌	8070/3
未分化癌	8020/3
伴有破骨细胞样巨细胞的未分化癌	8035/3
神经内分泌肿瘤	
神经内分泌瘤(NET)	
NET G_1(类癌)	8240/3
NET G_2	8249/3
神经内分泌瘤(NEC)	8246/3
大细胞 NEC	8013/3
小细胞 NEC	8041/3
混合性腺神经内分泌癌	8244/3
EC 细胞,5-羟色胺生产性 NET	8241/3
神经节细胞副神经节瘤	8683/0
生长抑素生成性 NET	8156/3
间叶性肿瘤	
继发性肿瘤	

二、壶腹周围癌

壶腹周围癌(periampullary carcinoma,VPC)是生长在乏特壶腹、十二指肠乳头、胆总管下端、胰管开口处、十二指肠内侧壁癌的总称。发病年龄多在 40-70 岁,男性居多。

【分型】

1. 病理大体分型　壶腹内型、壶腹周型、混合型。

2. 腺癌分型　肠型、胆胰型。

3. 病理组织分型　腺癌、腺鳞癌、透明细胞腺癌、肝样腺癌、浸润性乳头状腺癌、黏液癌、印戒细胞癌、鳞状细胞癌、未分化癌、伴有破骨细胞样巨细胞的未分化癌。

【分级】

G_x：分化程度不能确定。

G_1：高分化癌。

G_2：中分化癌。

G_3：低分化癌。

【分类分期】

1. 壶腹周围癌 TNM 分类　见表 10-4-2。

表 10-4-2　壶腹周围癌 TNM 分类(UICC/AJCC,2017)

原发肿瘤		区域淋巴结		M-远处转移	
T_x	原发肿瘤不能确定	N_x	区域淋巴结转移无法评估	M_0	无远处转移
T_0	无原发肿瘤证据	N_0	无区域淋巴结转移	M_1	有远处转移
T_{is}	原位癌	N_1	1～2 区域淋巴结转移		
T_{1a}	肿瘤局限于壶腹部或胆总管括约肌	N_2	≥3 枚区域淋巴结转移		
T_{1b}	肿瘤侵犯胆总管括约肌和(或)进入十二指肠黏膜下层				
T_2	肿瘤侵犯十二指肠固有肌层				
T_3	肿瘤直接侵犯胰腺				
T_{3a}	肿瘤直接侵犯胰腺(不超过0.5cm)				
T_{3b}	肿瘤侵犯胰腺超过 0.5cm,或者扩展到胰腺周围组织或者十二指肠浆膜,无腹腔干或肠系膜上动脉受累				
T_4	肿瘤侵犯肠系膜上动脉、腹腔干或肝总动脉				

2. 壶腹周围癌 TNM 分期　见表 10-4-3。

表 10-4-3 壶腹周围癌 TNM 分期(UICC/AJCC,2017)

分期	T	N	M
0	T_{is}	N_0	M_0
I A	T_{1a}	N_0	M_0
I B	T_{1b},T_2	N_0	M_0
II A	T_{3a}	N_0	M_0
II B	T_{3b}	N_0	M_0
III A	T_{1a},T_{1b},T_2,T_3	N_1	M_0
III B	任何 T	N_2	M_0
III B	T_4	任何 N	M_0
IV	任何 T	任何 N	M_1

【影像学表现】

1. CT 直接征象为壶腹部圆形或类圆形软组织肿块、十二指肠内类圆形充盈缺损、局部肠黏膜破坏和中断、胆总管末端壁不规则增厚及肿块不同程度强化。可出现肝内外胆管扩张、胆囊增大、双管征、胰体尾部萎缩等间接征象。

2. MRI 可显示壶腹区异常信号肿块,T_1WI 稍低信号,T_2WI 稍高信号,MRCP 显示双管征(图 10-4-1)。

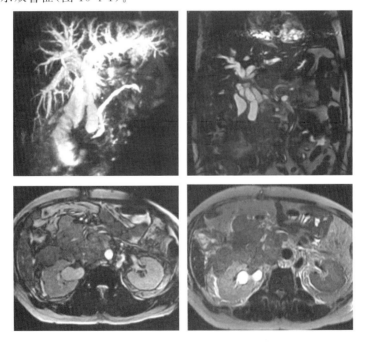

图 10-4-1 壶腹周围癌

上腹 MR 及 MRCP 示肝内外胆管及胰管明显扩张,呈双管征。
胆总管远端逐渐变细,十二指肠处见一界限不清的软组织肿块

【诊断要点及鉴别诊断】

壶腹区肿块及肝内外胆管、胰管梗阻为诊断要点。本病主要与胰头癌鉴别,胰头癌多为乏血供肿瘤,大部分在动脉期和门脉期胰腺实质强化的背景下呈低密度肿块,而壶腹癌、十二指肠乳头癌及胆总管下端癌肿块多呈明显强化。

三、十二指肠损伤

十二指肠损伤(duodenal injury)是一种严重的腹内伤,占腹内脏器伤的 3%~5%。十二指肠与肝、胆、胰及大血管毗邻,因此,十二指肠损伤常合并一个或多个脏器损伤。十二指肠损伤后,多数患者立即出现剧烈的腹痛和腹膜刺激征。常见原因为穿透性、钝性和医源性损伤。

【分级】

十二指肠损伤分级见表 10-4-4。

表 10-4-4　十二指肠损伤分级

级别	损伤类型	伤情	AIS-90
I	血肿	限于一段	2
	撕裂	部分增厚、无穿孔	3
II	血肿	大于一段	2
	撕裂	<1/2 周径	4
III	撕裂	D2 段 1/2~3/4 周径破坏	4
		D1,D3,D4 段 1/2 至全周径破坏	4
IV	撕裂	D2 段>3/4 周径破坏	5
		累及壶腹或胆总管	5
V	撕裂	十二指肠胰头部毁损	5
		血管十二指肠完全失血供	5

多处伤分级增加一级

四、小肠肿瘤

【分类】

小肠肿瘤分类见表 10-4-5。

表 10-4-5 小肠肿瘤分类(WHO,2010)

上皮性肿瘤	
癌前病变	
腺瘤	8140/0
管状腺瘤	8211/0
管状绒毛状腺瘤	8263/0
绒毛状腺瘤	8261/0
异型增生(上皮内瘤变),低级别	8148/0*
异型增生(上皮内瘤变),高级别	8148/2
错构瘤	
幼年性息肉	
Peutz-Jeghers 息肉	
癌	
腺癌	8140/3
黏液腺癌	8480/3
印戒细胞癌	8490/3
腺鳞癌	8560/3
髓样癌	8510/3
鳞状细胞癌	8070/3
未分化癌	8020/3
神经内分泌肿瘤	
神经内分泌瘤(NET)	
NET G_1(类癌)	8240/3
NET G_2	8249/3
神经内分泌瘤(NEC)	8246/3
大细胞 NEC	8013/3
小细胞 NEC	8041/3
混合性腺神经内分泌癌	8244/3
EC 细胞,5-羟色胺生产性 NET	8241/3
神经节细胞副神经节瘤	8683/0
胃泌素瘤	8153/3
L 细胞,胰高血糖素样肽和 PP/PYY 生成性 NET	8152/1*
生长抑素生成性 NET	8156/3

（续　表）

间叶性肿瘤	
平滑肌瘤	8890/0
脂肪瘤	8850/0
血管肉瘤	9120/3
胃肠间质肿瘤	8936/3
Kaposi 肉瘤	9140/3
平滑肌肉瘤	8890/3
淋巴瘤	
继发性肿瘤	

小肠癌：小肠癌（small intestine cancer）是指发生于十二指肠、空肠与回肠的恶性肿瘤，较少见。小肠恶性肿瘤占胃肠道全部恶性肿瘤的 2%～3%。男性发病高于女性约 2 倍，在 45 岁以后患病率上升，60－70 岁较多。

【分型】

1. 大体标本分型

（1）肿块型：肿瘤起源于黏膜上皮，向肠腔内息肉状突起或向腔内、外生长。

（2）浸润狭窄型：肿瘤沿着肠管壁轴向浸润，管壁增厚。

2. 病理组织分型　腺癌（黏液腺癌、印戒细胞癌）、腺鳞癌、髓样癌、鳞状细胞癌、未分化癌。

【分级】

G_X：分化程度不能确定。

G_1：高分化癌。

G_2：中分化癌。

G_3：低分化癌。

G_4：未分化癌。

【分期】

小肠腺癌的 TNM 分期见表 10-4-6。

表 10-4-6　小肠腺癌的 TNM 分期（UICC/AJCC，2017）

T-原发病灶		N-区域淋巴结		M-远处转移	
T_x	原发肿瘤无法评价	N_x	区域淋巴结无法评估	M_0	无远处转移
T_0	无原发肿瘤的证据	N_0	无区域淋巴结转移	M_1	有远处转移
T_{is}	高级别不典型增生/原位癌	N_1	有 1～3 枚区域淋巴结转移		

（续　表）

T-原发病灶		N-区域淋巴结	M-远处转移
T_1	肿瘤侵犯黏膜固有层或黏膜下层	N_2 有 4 枚以上区域淋巴结转移	
T_{1a}	肿瘤侵犯黏膜固有层		
T_{1b}	肿瘤侵犯黏膜下层		
T_2	肿瘤侵犯固有肌层		
T_3	肿瘤穿透固有肌层到达浆膜下层,或侵犯非腹膜性肌肉旁组织(肠系膜或腹膜后腔),不伴浆膜穿透		
T_4	肿瘤穿透腹膜脏层或直接侵犯、粘连于其他器官或结构(包括其他小肠肠襻、肠系膜相邻肠襻或由浆膜侵及壁层腹膜;对于十二指肠,侵及胰腺或胆管)		

临床分期	T	N	M
0 期	T_{is}	N_0	M_0
Ⅰ 期	T_1	N_0	M_0
	T_2	N_0	M_0
Ⅱ A 期	T_3	N_0	M_0
Ⅱ B 期	T_4	N_0	M_0
Ⅲ A 期	任何 T	N_1	M_0
Ⅲ B 期	任何 T	N_2	M_0
Ⅳ 期	任何 T	任何 N	M_1

【影像学表现】

1. X 线表现　胃肠钡剂表现为肠管黏膜破坏,局限性狭窄,管壁僵硬,可见不规则充盈缺损及龛影,常伴有肠梗阻。

2. CT 及 MRI 表现　为肠壁的增厚或肿块,增强呈中等及以上程度强化,伴有近端肠管扩张。亦可显示肠腔外有无浸润和(或)淋巴结有无转移(图 10-4-2)。

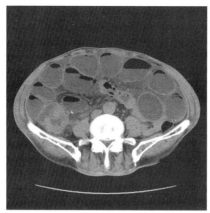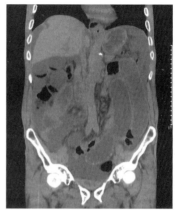

图 10-4-2 小肠腺癌

【诊断要点与鉴别诊断】

需与恶性淋巴瘤、克罗恩病鉴别。恶性淋巴瘤好发于回肠且可多发,可见单发或多发息肉状充盈缺损,黏膜破坏轻于腺癌,也较少伴肠管狭窄形成。克罗恩病特征性表现为管腔呈偏心性、节段性狭窄,伴卵石征、纵行溃疡、假憩室等。

五、小肠损伤

小肠损伤(small intestine injury)分为闭合性、开放性和医源性肠损伤。患者可表现为剧烈的腹痛,伴有恶心、呕吐。查体可见患者面色苍白、皮肤湿冷、脉搏微弱、呼吸急促、血压下降。可有全腹压痛、反跳痛、腹肌紧张等。

【分级】

小肠损伤分级见表 10-4-7。

表 10-4-7 小肠损伤分级

级别	损伤类型	伤情	AIS-90
I	血肿	不影响血供的挫伤或血肿	2
II	撕裂	肠壁部分撕裂,无穿孔	2
	撕裂	全层,$<1/2$ 周径	3
III	撕裂	全层,$>1/2$ 周径,但未横断	3
IV	撕裂	横断	4
V	撕裂	横断伴组织缺损	4
	血管	系膜血管损伤,肠管失血供	4

多处伤分级增加一级

第五节　大肠疾病诊断与分型

【分类】

大肠肿瘤分类见表 10-5-1。

表 10-5-1　大肠肿瘤分类(WHO,2010)

上皮性肿瘤	
癌前病变	
腺瘤	8140/0
管状腺瘤	8211/0
管状绒毛状腺瘤	8263/0
绒毛状腺瘤	8261/0
异型增生(上皮内瘤变),低级别	8148/0*
异型增生(上皮内瘤变),高级别	8148/2
锯齿状病变	
增生性息肉	
无蒂(广基)锯齿状腺瘤/息肉	8213/0*
传统型锯齿状腺瘤	8213/0*
错构瘤	
Cowden 相关性息肉	
幼年性息肉	
Peutz-Jeghers 息肉	
癌	
腺癌	8140/3
筛状粉刺型腺癌	8201/3*
髓样癌	8510/3
微乳头状癌	8265/3*
黏液腺癌	8480/3
锯齿状腺癌	8123/3*
印戒细胞癌	8490/3
腺鳞癌	8560/3
梭形细胞癌	8032/3
鳞状细胞癌	8070/3
未分化癌	8020/3
神经内分泌肿瘤	
神经内分泌瘤(NET)	
NET G_1(类癌)	8240/3
NET G_2	8249/3

（续　表）

神经内分泌瘤（NEC）	8246/3
大细胞 NEC	8013/3
小细胞 NEC	8041/3
混合性腺神经内分泌癌	8244/3
EC 细胞,5-羟色胺生产性 NET	8241/3
L 细胞,胰高血糖素样肽和 PP/PYY 生成性 NET	8152/1*
间叶性肿瘤	
平滑肌瘤	8890/0
脂肪瘤	8850/0
血管肉瘤	9120/3
胃肠间质肿瘤	8936/3
Kaposi 肉瘤	9140/3
平滑肌肉瘤	8890/3
淋巴瘤	
继发性肿瘤	

一、结、直肠癌

结、直肠癌（colorectal carcinoma）是最常见的胃肠道恶性肿瘤之一,多见于老年人,常发生于 50 岁以上者,发病高峰年龄为 60－70 岁,男∶女为3∶2。70%～80%发生于直肠和乙状结肠,以直肠最为好发。通常有数年的潜伏期,最常见的症状是大便带血,可表现为缺铁性贫血或不明原因的低热、不明原因的腹痛或粪便塑形的改变等。

【分型】

1. 大体标本分型

（1）早期结、直肠癌

Ⅰ型（隆起型）:分为有蒂的Ⅰp型和广基的Ⅰs型。

Ⅱ型（表浅型）:分为Ⅱa型（表浅隆起型）、Ⅱb型（表浅平坦型）、Ⅱc型（表浅凹陷型）。

Ⅲ型（凹陷型）。

（2）进行期结、直肠癌。

Borrmann 1 型（蕈伞型）:癌肿向腔内形成大的隆起,表面不伴有大的溃疡。

Borrmann 2 型（局限溃疡型）:癌肿形成明显的溃疡并伴有境界清楚的环堤。

Borrmann 3 型（浸润溃疡型）:癌性溃疡周围的环堤破溃,环堤境界不清。

Borrmann 4 型（浸润型）:癌肿不形成明显的溃疡和环堤,沿黏膜下或深层广泛浸润。

2. 病理组织分型 腺癌（筛状粉刺型腺癌、髓样癌、微乳头状癌、黏液腺癌、锯齿状腺癌、印戒细胞癌）、腺鳞癌、梭形细胞癌、鳞状细胞癌、未分化癌。

【分级】

G_X：分化程度不能确定。

G_1：高分化癌。

G_2：中分化癌。

G_3：低分化癌。

G_4：未分化癌。

【分期】

1. 结、直肠癌的 TNM 分期 见表 10-5-2。

表 10-5-2 结、直肠癌的 TNM 分期（UICC/AJCC，2017）

T-原发病灶		N-区域淋巴结		M-远处转移	
T_x	原发肿瘤无法评价	N_x	区域淋巴结无法评估	M_0	无远处转移
T_0	无原发肿瘤的证据	N_0	无区域淋巴结转移	M_1	有远处转移或明确
T_{is}	原位癌：局限于上皮内或侵犯黏膜固有层不伴黏膜肌层受累	N_1	有 1～3 枚区域淋巴结转移		的腹膜转移
		N_{1a}	有 1 枚区域淋巴结转移	M_{1a}	转移限于 1 个器官，无腹膜转移
		N_{1b}	有 2～3 枚区域淋巴结转移		
T_1	肿瘤侵犯黏膜下层	N_{1c}	1 个或多个肿瘤结节，即：浆膜下层、非腹膜覆盖的结肠或直肠周围软组织的卫星肿瘤结节	M_{1b}	2 个或多个器官的转移，无腹膜转移
T_2	肿瘤侵犯固有肌层				
T_3	肿瘤穿透固有肌层到达浆膜下层，或侵犯非腹膜覆盖的结肠周围或直肠周围组织			M_{1c}	单独明确的腹膜表面转移或伴其他部位或器官的转移
		N_2	有 4 枚以上区域淋巴结转移		
		N_{2a}	4～6 枚区域淋巴结转移		
T_{4a}	肿瘤穿透脏层腹膜（包括肿瘤引起的肠管大穿孔和持续性肿瘤侵犯区引起的脏层腹膜炎症）	N_{2b}	7 枚及更多区域淋巴结转移		
T_{4b}	肿瘤直接侵犯或粘连于其他器官或结构				

2. 结、直肠癌的 TNM，Dukes，MAC 分期 见表 10-5-3。

表 10-5-3 结、直肠癌的 TNM,Dukes,MAC 分期(UICC/AJCC,2017)

临床分期	T	N	M	Dukes	MAC
0 期	T_{is}	N_0	M_0	—	—
Ⅰ 期	T_1	N_0	M_0	A	A
	T_2	N_0	M_0	A	B_1
ⅡA 期	T_3	N_0	M_0	B	B_2
ⅡB 期	T_{4a}	N_0	M_0	B	B_2
ⅡC 期	T_{4b}	N_0	M_0	B	B_3
ⅢA 期	$T_{1\sim2}$	$N_{1/1c}$	M_0	C	C_1
	T_1	N_{2a}	M_0	C	C_1
ⅢB 期	$T_{3\sim4a}$	$N_{1/1c}$	M_0	C	C_2
	$T_{2\sim3}$	N_{2a}	M_0	C	C_1/C_2
	$T_{1\sim2}$	N_{2b}	M_0	C	C_1
ⅢC 期	T_{4a}	N_{2a}	M_0	C	C_2
	$T_{3\sim4a}$	N_{2b}	M_0	C	C_2
	T_{4b}	$N_{1\sim2}$	M_0	C	C_3
ⅣA 期	任何 T	任何 N	M_{1a}	—	—
ⅣB 期	任何 T	任何 N	M_{1b}	—	—
ⅣC 期	任何 T	任何 N	M_{1c}	—	—

【影像学表现】

1. X 线表现 胃肠钡剂表现为以下几型:蕈伞型,向腔内生长的菜花状或息肉状充盈缺损,外缘不规整,境界清楚,局部黏膜皱襞破坏消失,肿块较大引起钡剂通过受阻,可扪及肿块。溃疡型,肿瘤生长如扁平碟状,主要表现为腔内不规则龛影,在肠壁一侧可出现半月征,龛影周围有宽狭不一的环堤,有指压迹。浸润型,多呈向心性环形狭窄,僵硬,边缘光滑,病变区与正常肠管分界清楚,黏膜皱襞破坏消失,结肠袋消失,常伴有梗阻。

2. CT 及 MRI 表现 浆膜与周围脏器受侵可表现为浆膜面模糊、毛糙,肠周脂肪密度、信号增高,其内见索条、小斑片影。肿块累及周围器官时可见肿块与周围脏器间脂肪间隙模糊或消失、邻近器官浆膜面毛糙、结节状,肿块与之完全融合,致邻近器官或组织内部出现异常肿块,或体积显著增大和密度、信号改变。输尿管受侵时常出现一侧肾盂、输尿管积水。淋巴结转移时则常为肠上和肠旁淋巴结,肠系膜血管周围和肠系膜血管根部淋巴结(图 10-5-1,图 10-5-2)。

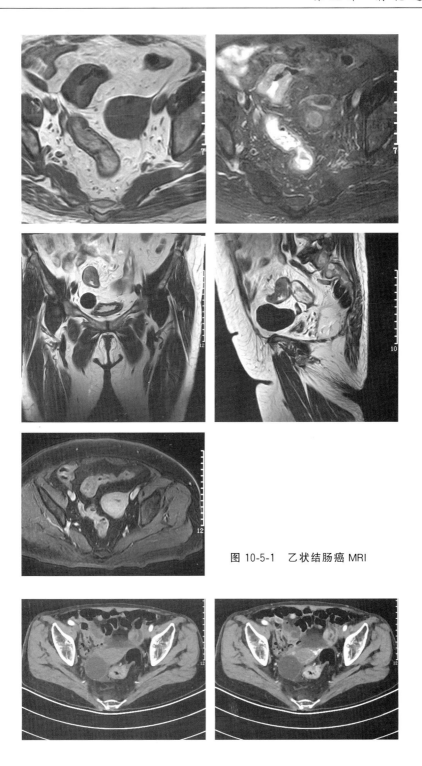

图 10-5-1 乙状结肠癌 MRI

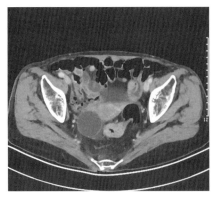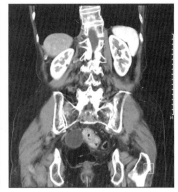

图 10-5-2　乙状结肠癌

【诊断要点与鉴别诊断】

需与良性肿瘤及息肉、增殖型的回盲部结核鉴别。良性肿瘤及息肉形成光滑整齐的充盈缺损,黏膜规整,肠道蠕动正常。增殖型的回盲部结核常有回肠末段与盲肠同时受累,盲肠挛缩向上。

二、结、直肠损伤

结、直肠损伤(colorectal injury)多因工农业生产外伤、交通事故、生活以外等所致,以腹部闭合性损伤为多见。其损伤的危险性在于伤后内容物流入腹腔,引起严重的细菌性腹膜炎,时间较久或肠内容物较多者会发生感染中毒性休克。

【分级】

1. 结肠损伤分级　见表 10-5-4。

表 10-5-4　结肠损伤分级

级别	损伤类型	伤情	AIS-90
I	血肿	不影响血供的挫伤或血肿	2
II	撕裂	肠壁部分撕裂,无穿孔	2
	撕裂	全层,<1/2 周径	3
III	撕裂	全层,>1/2 周径,但未横断	3
IV	撕裂	横断	4
V	撕裂	横断伴组织缺损	4
	血管	系膜血管损伤,肠管失血供	4

多处伤分级增加一级

2. 直肠损伤分级　见表 10-5-5。

表 10-5-5　直肠损伤分级

级别	损伤类型	伤情	AIS-90
Ⅰ	血肿	不影响血供的挫伤或血肿	2
Ⅱ	撕裂	肠壁部分撕裂,无穿孔	2
	撕裂	全层,<1/2 周径	3
Ⅲ	撕裂	全层,>1/2 周径	4
Ⅳ	撕裂	全层,累及会阴	5
Ⅴ	血管	血管损伤致肠管失血供	5

多处伤分级增加一级

三、直肠癌

(一)直肠癌 MRI 结构式报告

肿瘤 T 分期

病变定位

腹膜反折

　腹膜反折以上、未受累

　腹膜反折以下、未受累

　跨腹膜反折、未受累

　腹膜反折受累

参照肿瘤下缘至肛直肠环(ARG)距离定位

　上段直肠癌:10~15cm 以内

　中段直肠癌:5~10cm 以内

　下段直肠癌:5cm 以内

大小测量

　肿块型:斜轴位测量:mm×mm;矢状位测量(纵径):mm

　肠壁浸润型:斜轴位测量肠壁最厚:mm;矢状位测量(纵径):mm

病变环绕肠周径

　<1/4 周

　1/4~1/2 周

　1/2~3/4 周

　3/4~1 周

肿瘤浸润程度描述-T 分期

　T_1:肿瘤侵犯至黏膜下层

　T_2:肿瘤侵犯固有肌层,但未穿透肌外膜

　T_3:肿瘤突破固有肌层外膜,到达直肠周围系膜脂肪内(mm)

T_{3a}:肿瘤突破肌外膜<1mm

T_{3b}:肿瘤突破肌外膜 1～5mm

T_{3c}:肿瘤突破肌外膜 5～15mm

T_{3d}:肿瘤突破肌外膜>15mm

T_{4a}:肿瘤累及腹膜或浆膜(上段直肠)

T_{4b}:肿瘤侵犯毗邻脏器

淋巴结 N-分期(需综合淋巴结边缘、形态、内部信号特征评价)

直肠上动脉周围 LN	可疑淋巴结数量	最大短径
直肠系膜筋膜内 LN	可疑淋巴结数量	最大短径
髂内血管旁 LN	可疑淋巴结数量	最大短径

备注

髂外血管旁 LN	可疑淋巴结数量	最大短径
腹股沟 LN	可疑淋巴结数量	最大短径

备注

直肠系膜筋膜(MRF)状态

阳性:前后左右　导致 MRF 阳性原因:肿瘤、淋巴结、癌结节、阳性 EMVI

阴性

备注

直肠壁外血管浸润(EMVI)

有:前后左右　部位:参考肿瘤定位(上段、中段、下段)

无

备注

其他异常征象 提示黏液腺癌可能

诊断意见:mrT(　)N(　)M(　),MRF(　),EMVI(　)。

(二)直肠癌 T 分期

直肠癌 T 分期见图 10-5-3。

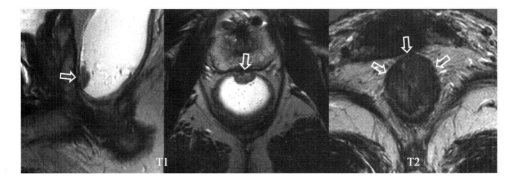

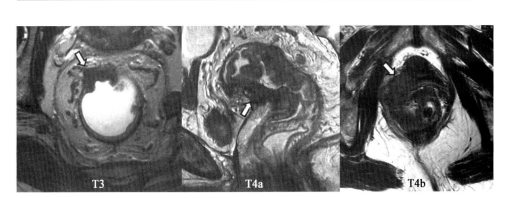

图 10-5-3　直肠癌 T 分期

第 11 章　肝胆胰脾

第一节　肝胆胰脾影像分区、分级、分段及常见变异

一、肝分段

Couinaud肝分段法是依据功能将肝分为 8 个独立的段,每段有自己的流入和流出血管以及胆管系统。在每一段的中心有门静脉、肝动脉及胆管分支,每一段的外围有通过肝静脉的流出血管。

1. 肝右静脉将肝分为右前段和右后段。

2. 肝中静脉将肝分为左叶和右叶(或者说右半肝和左半肝),此面从下腔静脉到胆囊窝通过。

3. 肝左静脉将肝左叶分为内侧段和外侧段。

4. 门静脉将肝分为上、下段,左、右门静脉发出上、下分支分别进入每段的中心。

因此对应分区分别为:S1Ⅰ:尾状叶;S2Ⅱ:外侧上段;S3Ⅲ:外侧下段;S4Ⅳ:S4a 上部为内侧上段;S4b 下部为内侧下段;S5Ⅴ:前下段;S6Ⅵ:后下段;S7Ⅶ:后上段;S8Ⅷ:前上段(图 11-1-1)。

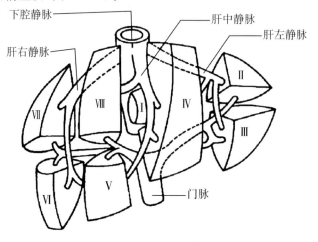

图 11-1-1　肝分段

二、胆囊分部

胆囊位于右季肋区,肝下面的胆囊窝内。胆囊上面借结缔组织与肝相连,下面被覆有腹膜。

胆囊可分为胆囊底、胆囊体、胆囊颈和胆囊管四部分。胆囊底的体表投影在右锁骨中线与右肋弓下缘交点处。

第二节　肝疾病影像诊断及分型、分期

【分类】

肝和肝内胆管肿瘤分类见表 11-2-1。

表 11-2-1　肝和肝内胆管肿瘤分类(WHO,2010)

上皮性肿瘤:肝细胞性	
良性	
肝细胞腺瘤	8170/0
局灶性结节状增生	
恶性相关和恶性前病变	
大细胞改变	
小细胞改变	
异型增生结节	
低级别	
高级别	
恶性	
肝细胞肝癌	8170/3
肝细胞肝癌,纤维板层亚型	8171/3
肝母细胞瘤,上皮亚型	8970/3
未分化癌	8020/3
上皮性瘤:胆管性	
良性	
胆管腺瘤(胆管周腺错构瘤和其他)	8160/0
微囊性腺瘤	8202/0
胆管腺纤维瘤	9013/0
恶性前病变	
胆管上皮内瘤变,3 级(BillN-3)	8148/2*
胆管内乳头状肿瘤伴低或中级别上皮内瘤变	8503/0
胆管内乳头状肿瘤伴低或高级别上皮内瘤变	8503/0*
黏液性囊性肿瘤伴低或中级别上皮内瘤变	8470/0

(续 表)

黏液性囊性肿瘤伴低或高级别上皮内瘤变	8470/2
恶性	
肝内胆管癌	8160/3
胆管内乳头状肿瘤伴相关的浸润性癌	8503/3*
黏液性囊性肿瘤伴相关的浸润性癌	8470/3
混合性或来源不明的恶性肿瘤	
钙化性卵巢状上皮间质肿瘤	8975/1*
癌肉瘤	8980/3
混合型肝细胞和胆管癌	8180/3
肝母细胞癌,上皮-间质混合型	8970/3
恶性横纹肌样瘤	8963/3
间质肿瘤	
良性	
血管平滑肌脂肪瘤(PEComa)	8860/0
海绵状血管瘤	9121/0
婴儿型血管瘤	9131/0
炎性假瘤	
淋巴管瘤	9170/0
淋巴管血管瘤	
间质错构瘤	
孤立性纤维肿瘤	8815/0
恶性	
血管肉瘤	9120/3
胚胎型肉瘤(未分化肉瘤)	8991/3
上皮样血管内皮瘤	9133/3
Kaposi 肉瘤	9140/3
平滑肌肉瘤	8890/3
横纹肌肉瘤	8900/3
滑膜肉瘤	9040/3
生殖细胞肿瘤	
畸胎瘤	9080/1
卵黄囊瘤(内胚窦瘤)	9071/3
淋巴瘤	
继发性肿瘤	

一、肝癌

肝癌(hepatocellular carcinoma，HCC)是一种起源于肝细胞的恶性上皮性肿瘤，亦称原发性肝癌或肝细胞癌，好发于 30－60 岁，男性多见，发病与乙型、丙型肝炎及肝硬化密切相关。

【分型】

肝癌分型见表 11-2-2。

表 11-2-2　肝癌分型

大体标本分型	胆管细胞癌大体分型
肝细胞癌大体分型	块状型
微小癌(单个肿瘤直径≤1.0 cm)	管周浸润型
小肝癌(直径在 1.0～3.0 cm)	管内生长型
中肝癌(直径在 3.0～5.0 cm)	病理分型
大肝癌(直径在 5.0～10.0 cm)	肝细胞型
巨块型肝癌(直径≥10.0cm)	胆管细胞型
弥漫型肝癌(全肝散在分布小癌灶)	混合型

几种特殊组织学类型：透明细胞型、多形细胞型、小细胞型、硬化型、纤维板层样型、血管扩张型、含类黑色素型、富脂质型。

【分级】

1. 组织学分级

G_X：分级无法评估。

G_1：高分化。

G_2：中分化。

G_3：低分化。

G_4：未分化。

2. Edmondson-Steiner 分级

Ⅰ级：高分化，细胞无明显异型，细梁状。

Ⅱ级：中分化，细胞轻度异型，细梁或腺泡。

Ⅲ级：低分化，细胞异型明显，瘤巨细胞。

Ⅳ级：未分化或间变，高度异型，瘤巨或怪异核。

【分期】

原发性肝癌的 TNM 分期见表 11-2-3。

表 11-2-3　原发性肝癌的 TNM 分期(UICC/AJCC,2017)

T-原发病灶		N-区域淋巴结		M-远处转移	
T_x	原发肿瘤无法评估	N_x	区域淋巴结无法评估	M_x	远处转移无法评估
T_0	无原发肿瘤的证据	N_0	无淋巴结转移	M_0	无远处转移
T_1	孤立肿瘤≤2cm,或者>2cm 无血管受侵	N_1	区域淋巴结转移	M_1	有远处转移
T_{1a}	孤立肿瘤≤2cm				
T_{1b}	孤立肿瘤>2cm 无血管受侵				
T_2	孤立肿瘤>2cm 伴血管受侵,或多发肿瘤,直径均≤5cm				
T_3	多发肿瘤,至少一个直径>5cm				
T_4	孤立肿瘤或多发肿瘤侵及门静脉或肝静脉主要分支,肿瘤直接侵犯胆囊外的邻近器官,或伴脏层腹膜的穿孔				

临床分期	T	N	M
Ⅰ A 期	T_{1a}	N_0	M_0
Ⅰ B 期	T_{1b}	N_0	M_0
Ⅱ 期	T_2	N_0	M_0
Ⅲ A 期	T_3	N_0	M_0
Ⅲ B 期	T_4	N_0	M_0
Ⅳ A 期	Any T	N_1	M_0
Ⅳ B 期	Any T	Any N	M_1

【影像学表现】

1. CT 表现

(1)分型

巨块型:形成巨块状,占据肝一叶或一叶之大部分,因向周围浸润而边缘不锐利,肿瘤内多有坏死而呈不规则之更低密度区域,病灶周围常有子灶。

结节型:与周围正常肝组织分界清楚,呈类圆形,部分病灶周围可见完整或不完整的更低密度环状带,即假包膜,肿瘤内可因缺血坏死而呈更低密度。

弥漫型:为弥漫性小结节,平扫难以显示。因肝癌血供丰富且主要由肝动脉供血,故增强扫描动脉期即可见肿瘤明显强化。

小型肝癌常呈均一浓染,体积较大者由于内部存在不同血管结构而呈不均匀强化,病灶内有坏死囊变者强化亦不均匀。门脉期肿瘤增强效果减弱,密度减低,而此时 80% 由门静脉供血的正常肝组织强化达峰值,因此门脉期病灶境界更加清晰。

(2)肿瘤包膜强化:主要有三种形式。①平扫时表现为低于肿瘤密度之环状带,增强后与肿瘤呈等密度。②平扫时于肿瘤呈等密度,增强后为高于肿瘤密度的环状带。③平扫时呈低于肿瘤密度的环状带,增强后呈高于肿瘤密度的环状带。从包膜增强的时间来看,一般动脉期不被增强,在门脉期或静脉期强化逐渐明显。

(3)肝癌的其他 CT 表现:①肝癌破裂出血时表现为肿瘤内斑片状高密度影,也可表现为包膜下新月形高密度影或腹腔内广泛出血;②门静脉、肝静脉或下腔静脉内有癌栓形成时 CT 增强扫描可见血管腔内充盈缺损;③当出现肝内转移灶时可见肿瘤周围肝实质内单发或多个子灶形成,平扫或增强之后的密度变化特点基本与原发灶相同。

2. MRI 表现 平扫原发性肝癌多为 T_1WI 低信号,T_2WI 高信号表现。< 3cm 的病灶内部信号通常较均匀,而>3cm 的多数病灶内部因质地不均形成不均匀信号表现。囊变坏死区在 T_1WI 呈更低信号,T_2WI 呈更高信号表现。肿瘤内出血则据时间长短而呈高信号或低信号表现。有包膜的癌肿灶境界多较清晰,因包膜样结构由纤维组织构成,故均呈低信号表现。其余无包膜的病灶通常为轮廓可辨但边界欠清。当门静脉、肝静脉或下腔静脉内有癌栓形成时,MR 平扫表现为相应血管径增粗,原来流空的分支状低信号被癌栓组织取代,变成与肝癌组织相似的信号。增强扫描强化特征与 CT 相同,亦呈"快进快出"表现,强化高峰出现在肝动脉期,强化程度高于正常肝实质,门脉期以后又呈现相对于正常肝实质的低信号表现。大的病灶通常为不规则且不均匀的强化,呈放射状或网格状等,其内部无强化的坏死囊变区显示更清晰,静脉内的癌栓在增强扫描也可得到更好地显示。肿瘤假包膜通常在延迟期强化较明显。

肝右叶巨块型肝癌见图 11-2-1;肝左叶肝癌伴门脉癌栓形成见图 11-2-2。

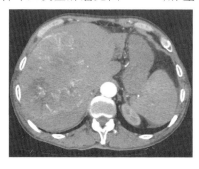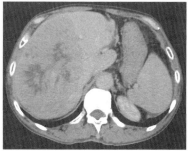

图 11-2-1 肝右叶巨块型肝癌

肝右叶肿瘤灶于动脉早期即可见较明显不规则强化。门静脉期肿瘤强化程度弱于正常肝实质,病灶内液化坏死区显示更清晰

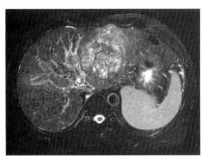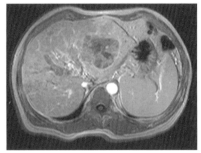

图 11-2-2　肝左叶肝癌伴门脉癌栓形成

T_2WI 示肝左叶占位灶,门脉主干管径增粗,其内血液流空信号被中等信号
肿瘤组织取代,同一病例增强扫描后门脉期,肿瘤灶呈不均匀强化,强化程度弱
于正常肝实质,门脉内因癌组织侵犯无造影剂充填

【诊断要点】

在慢性肝炎、肝硬化基础上发生的肝占位,CT 和 MRI 动态增强表现为"快进快出"特点,T_2WI 上有高信号和"镶嵌征",包膜的出现均提示 HCC 的诊断。血清学指标 AFP 水平升高或持续升高对 HCC 诊断和治疗后随访有一定价值。

【鉴别诊断】

1. 良性病变　主要需与肝腺瘤、血管瘤及局灶性结节增生(FNH)鉴别。

(1)腺瘤:一般发生于无肝硬化背景或有糖原累积症的患者,常有出血。

(2)血管瘤:动态增强扫描特征为"早进晚出"或"晚进晚出",且动脉期强化强度与主动脉一致或相接近。FNH 在动脉期呈现除了中心瘢痕病灶均匀一致明显强化,中心瘢痕延迟强化。

2. 恶性病变　主要需与胆管细胞癌鉴别,后者动脉期扫描病灶轻至中度强化,门静脉期和延迟期扫描时病灶往往呈持续强化,但始终无充填改变,伴延迟强化区内见到扩张的胆管。

3. 多发病灶　主要需与转移性肝癌鉴别,一般有原发瘤病史,大多数病灶动脉强化不明显或呈环状强化,后期强化更明显。

4. 弥漫性肝癌　主要需与肝多发性硬化结节鉴别,硬化结节平扫时为高密度结节影,动脉期无强化表现;对于门静脉期时仍为弥漫分布的低密度硬化结节,与弥漫性肝癌鉴别主要看是否有癌栓形成。

二、肝硬化

肝硬化(cirrhosis)是多种原因长期作用下肝细胞出现弥漫性变性、坏死,进一步发生纤维组织增生和肝细胞结节状再生。最终肝小叶结构和血液循环途径改建,导致肝变形、变硬,引起门静脉高压和肝功能损害,为肝终末期病变。

【分型】

1. 病因分型　可分为病毒性肝炎肝硬化、酒精性肝硬化、代谢性肝硬化、胆汁淤积性肝硬化、肝静脉回流受阻性肝硬化、自身免疫性肝硬化、毒物和药物性肝硬化、营养不良性肝硬化、隐源性肝硬化等。

2. 国内分型(病因、病变特点、临床表现)　门脉性肝硬化,坏死后肝硬化,胆汁性肝硬化。

3. 国际分型(根据形态,也叫病理分型)

(1)小结节型肝硬化:其特点为结节大小比较一致,多数结节直径为 1～3mm。纤维隔的宽窄也比较一致,多在 2mm 以内。

(2)大结节型肝硬化:结节的大小不等,直径一般超过 3mm。大的可达 3cm。常由许多小叶构成。纤维隔宽窄不等,一般较宽。

(3)混合型肝硬化:兼有大小结节的肝硬化。大小结节接近等量。

【分级】

Child-Pugh 分级评分见表 11-2-4。

表 11-2-4　Child-Pugh 分级评分

临床生化指标	1 分	2 分	3 分
肝性脑病(期)	无	1～2	3～4
腹水	无	轻度	中重度
总红素(μmol/L)	<34	34～51	>51
白蛋白(g/L)	>35	28～35	<28
凝血酶原时间延长(秒)	<4	4～6	>6

A 级:5～6 分,手术危险度小,预后最好,1～2 年存活率 100%～85%。

B 级:7～9 分,手术危险度中等,1～2 年存活率 80%～60%。

C 级:≥10 分,手术危险度较大,预后最差,1～2 年存活率 45%～35%。

【分期】

1. 代偿期　一般属 Child-Pugh A 级。

2. 失代偿期　一般属 Child-Pugh B 级、C 级。

【影像学表现】

1. CT 表现　肝各叶比例失常,体积常缩小,但肝左叶外侧和尾状叶可代偿性增大。肝表面凸凹不平,边缘变钝。肝实质密度一般无明显异常改变,有脂肪浸润区密度减低。肝硬化再生结节显示为相对高密度,增强扫描时强化较明显。脾大,密度多较均匀。腹水形成。门静脉、脾静脉扩张,门静脉直径>1.3cm,脾静脉直径>0.8cm;脾门、贲门附近,食管下段,腹壁可见侧支循环形成,平扫时呈团状或条索状软组织影,增强后可证实为血管影像。

2. MRI 表现　肝硬化的 MRI 表现在形态学方面与 CT 相似。肝硬化再生结节的 MR 表现则较具特征性,在 T_1WI 呈中等或稍高信号,T_2WI 呈低信号表现。T_2WI 低信号可能与结节内含铁血黄素增多有关,借此可与肝癌等鉴别。如果发现低信号灶内出现高信号灶或原有的低信号结节转变为高信号灶,多提示结节癌变。借助 MR 的血管流空效应,门脉高压所致的静脉曲张改变无需造影剂即可识别,较 CT 平扫更具特征性。

肝硬化影像学表现见图 11-2-3 和图 11-2-4。

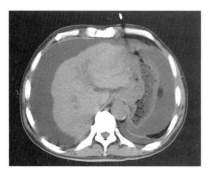
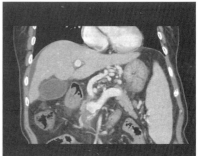

图 11-2-3　肝硬化

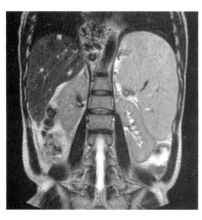
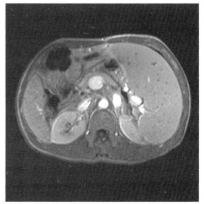

图 11-2-4　肝硬化门脉高压

【诊断要点与鉴别诊断】

典型的肝硬化表现为肝体积缩小、肝小叶比例失调、肝裂增宽,以及肝表面"波浪"状形态改变,肝密度或者信号的改变,门静脉的改变及侧支循环开放。肝硬化影像学表现典型,但需与血液病、代谢性疾病引起的肝改变相鉴别;再生结节与小肝癌的鉴别。

三、脂肪肝

脂肪肝(fatty liver)是指由于各种原因引起的肝细胞内脂肪堆积过多的病变,正常肝脂肪含量低于 5%,超过 5% 则可导致脂肪肝。

【分类】

根据脂肪肝发病原因,脂肪肝分为肥胖性脂肪肝、酒精性脂肪肝、营养失调性脂肪肝、药物性脂肪肝、妊娠急性脂肪肝、糖尿病性脂肪肝等。

【分级】

1. 轻度脂肪肝　肝内的脂肪含量达到肝湿重 10%。

2. 中度脂肪肝　肝内的脂肪含量达到肝湿重 10%～25%。

3. 重度脂肪肝　肝内的脂肪含量超过肝湿重 25%。

【病理学分期】

Ⅰ期:不伴有肝组织炎症反应的单纯性脂肪肝。

Ⅱ期:伴有肝组织炎症和纤维化的脂肪性肝炎。

Ⅲ期:脂肪性肝硬化。

【影像学表现】

1. CT 表现　对于脂肪肝诊断的敏感性和特异性均甚佳,脂肪比正常肝实质的 CT 值明显减低,肝细胞脂肪变性后,肝实质密度减低。弥漫性脂肪肝者,平扫时,门静脉、肝静脉及下腔静脉等在肝实质低密度背景衬托下,呈中等甚至高密度影像,与正常情况下的对比关系相反。同时脾密度也高于肝。局限性脂肪肝者 CT 表现为局灶性圆形,类圆形或不规则形低密度区域,增强扫描后病变范围及形态不变,无显著增强效果。另外需要注意的是弥漫性脂肪肝中残存局限性正常肝组织者,它表现为相对高密度,增强后,强化程度较周围脂肪变肝组织明显,仍呈高密度表现。

2. MRI 表现　脂肪变肝组织在 T_1WI 呈均匀或不均匀信号增高表现,压脂序列则肝组织呈均一低信号,注射 Gd-DTPA 后不发生异常的对比增强。正反相位成像可定量检测脂肪肝程度。

脂肪肝影像学表现见图 11-2-5 和图 11-2-6。

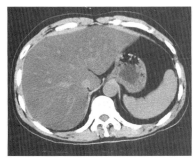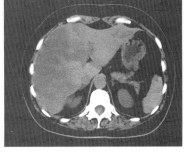

图 11-2-5　脂肪肝

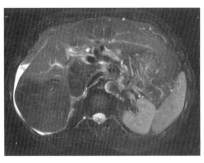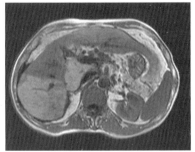

图 11-2-6　脂肪肝

【诊断与鉴别诊断】

脂肪肝的影像学检查主要是 CT,常规 MRI 检出率不及 CT。弥漫性脂肪肝根据典型 CT 表现,诊断不难。局灶性脂肪肝需与肝癌等肝占位性病变相鉴别。局灶性脂肪肝呈片状、楔形低密度,CT 增强扫描可见病灶内血管正常分布,无占位效应,MRI 检查可以明确显示无肿瘤性病变征象。

第三节　胆道疾病的诊断与分型

一、胆结石

胆结石又称胆结石症(cholelithiasis),是指胆道系统包括胆囊或胆管内发生结石的疾病,我国以胆色素结石常见。

【分类】

1. 根据成分分为胆固醇性胆结石、胆色素性胆结石、混合型胆结石。

2. 根据分布部位分为肝内胆管结石、胆囊结石、肝外胆管结石。

【影像学表现】

1. CT 表现　因结石成分不同,在 CT 上可表现为均匀高密度结石、等密度结石、环状结石(中央低密度,周围呈高密度环状)或低密度结石。对于等密度结石 CT 易于漏诊。

2. MRI 表现　胆囊结石通常在 T_1WI 及 T_2WI 均表现为低信号,少数情况下结石内可存在 T_1WI、T_2WI 高信号区域,可能与结石成分有关(图 11-3-1,图 11-3-2)。

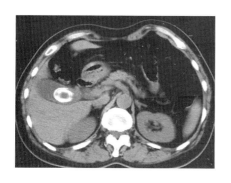

图 11-3-1　胆囊结石

胆囊内环形高密度影,为胆囊结石表现

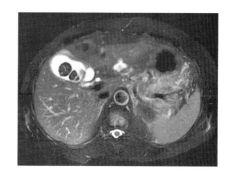

图 11-3-2　胆囊结石

胆囊腔内充满低信号结石,胆汁呈高信号表现

【诊断要点与鉴别诊断】

X 线片显示胆结石有很大限度,超声简便易行,可靠性高,是胆囊结石的首选检查,但 CT 显示胆管结石优于超声。诊断困难时,可行 MRCP 或 PTC 与 ERCP 检查。胆囊结石影像学诊断一般不难,CT 发现胆囊内高密度影或致密影,即可诊断。

胆管结石常引起胆道梗阻,需与胆管肿瘤、胆管炎等鉴别。

二、急性胆囊炎

急性胆囊炎(acute cholecystitis)为常见急腹症,由于胆结石嵌顿,引起胆囊管阻塞,胆汁瘀滞,胆囊内压力增高,压迫胆囊壁血管和淋巴管,引起胆囊血供障碍而导致炎症。

【分型】

急性单纯性胆囊炎、急性化脓性胆囊炎、急性坏死型胆囊炎、胆囊穿孔。

【分度】

急性胆囊炎严重程度见表 11-3-1。

表 11-3-1　急性胆囊炎严重程度

严重程度	评估标准
轻度	胆囊炎症较轻,未达到中、重度评估标准
中度	1. 白细胞>18×10⁹/L
	2. 右上腹可触及包块
	3. 发病持续时间>72h
	4. 局部炎症严重:坏疽性胆囊炎,胆囊周围脓肿,胆源性腹膜炎,肝脓肿

（续 表）

严重程度	评估标准
重度	1. 低血压,需要使用多巴胺>5μg/(kg·min)维持,或需要使用多巴酚丁胺
	2. 意识障碍
	3. 氧合指数<300mmHg
	4. 凝血酶原时间国际标准化比值>1.5
	5. 少尿(尿量<17ml/h),血肌酐>20mg/L
	6. 血小板<10×10⁹/L

【影像诊断依据】

急性胆囊炎影像诊断依据见表 11-3-2。

表 11-3-2　急性胆囊炎影像诊断依据

检查	表现	证据等级
腹部超声	Murphy 征阳性(用超声探头压迫胆囊时出现疼痛),胆囊壁增厚(在不伴有慢性肝疾病和(或)腹水或右心衰竭时,胆囊壁厚度>4mm),胆囊增大(长轴>8cm、短轴>4cm),胆囊颈部结石嵌顿,胆囊周围积液,胆囊壁呈"双边征"	4 级
CT	胆囊周围液体聚集、胆囊增大、胆囊壁增厚、胆囊周围脂肪组织出现条索状高信号区	3 级
MRI	胆囊周围高信号、胆囊增大、胆囊壁增厚	1 级

【影像学表现】

急性胆囊炎 CT 和 MRI 主要表现为胆囊体积增大,胆囊壁弥漫性增厚,增强扫描可呈较明显强化,且持续时间较长。胆囊周围可见水肿带,CT 表现为低密度,MRI 的 T_2W 则呈高信号表现(图 11-3-3)。

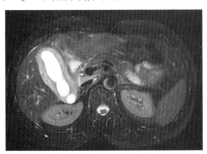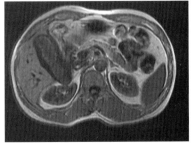

图 11-3-3　胆囊体积增大,胆囊壁弥漫性均匀增厚

【诊断要点与鉴别诊断】

急性胆囊炎主要依靠临床表现和 B 超诊断,CT 对显示胆囊窝液体潴留、胆囊穿孔或合并肝脓肿、气肿性胆囊炎的检出价值较高。MRI 诊断信息临床应用较少。

急性胆囊炎应与慢性胆囊炎、胆囊癌相鉴别,急性胆囊炎胆囊壁增厚往往较广泛且均匀,胆囊癌胆囊壁增厚不均匀,较局限,并可见肿块。

三、胆管炎

胆管炎(cholangitis)为胆管的炎症,病因主要是胆管的梗阻与感染。

【分度】

急性胆管炎严重程度见表 11-3-3。

表 11-3-3　急性胆管炎严重程度

严重程度	评估标准
轻度	对于支持治疗和抗菌治疗有效
中度	对于支持治疗和抗菌治疗无效,但不合并 MODS
重度	1. 低血压,需要使用多巴胺>5μg/(kg·min)维持,或需要使用多巴酚丁胺
	2. 意识障碍
	3. 氧合指数<300mmHg
	4. 凝血酶原时间国际标准化比值>1.5
	5. 少尿(尿量<17ml/h),血肌酐>20mg/L
	6. 血小板<$10×10^9$/L

【急性化脓性胆管炎分级】

Ⅰ级:单纯急性重症胆管炎,有感染中毒症状、腹痛、黄疸,右上腹压痛或肝大、叩击痛;B 超发现胆管有扩张、蛔虫或结石;ERCP 或 PTC 或手术证实胆道高压及脓胆汁。

Ⅱ级:感染性休克,低血压,脉搏细,神志变化及内环境紊乱。

Ⅲ级:合并肝脓肿。

Ⅳ级:多器官功能衰竭。

【影像学表现】

急性梗阻性化脓性胆管炎临床症状比较典型。CT 和 MRI 检查主要表现为胆管扩张,胆管壁增厚,增强扫描可呈较明显持续性强化。CT 显示胆管内积气较敏感。MRI 检查易于发现肝内多发小脓肿形成。MRCP 检查在了解胆道梗阻的原因、程度及明确梗阻部位方面可提供更有价值的信息。

【诊断要点与鉴别诊断】

胆管炎常可见胆内外多发结石,胆管扩张伴脓性分泌物,可有胆管积气;受累胆管周围肝实质炎性渗出或肝脓肿;受累肝局限性积液。

胆管炎需与胆管癌、胆管结石相鉴别;多发胆源性肝脓肿需与肝内多发转移灶鉴别,鉴别要点为肝脓肿有环形强化及沿扩张胆管区分布,形态变化快,位置不恒定。

四、胆囊癌

【组织学分类】

胆囊和肝外胆管肿瘤组织学分类见表 11-3-4。

表 11-3-4　胆囊和肝外胆管肿瘤组织学分类(WHO,2010)

上皮性肿瘤	
癌前病变	
腺瘤	8140/0
管状腺瘤	8211/0
乳头状腺瘤	8260/0
管状乳头状腺瘤	8263/0
胆管内上皮内瘤变,3 级(BilIN-3)	8148/2
囊内(胆囊)或导管内(胆管)乳头状肿瘤伴上皮内瘤变	8503/2*
黏液性囊性肿瘤伴低级别或中级别上皮内瘤变	8470/0
黏液性囊性肿瘤伴高级别上皮内瘤变	8470/2
癌	
腺癌	8140/3
腺癌(胆管型)	8140/3
腺癌(胃小凹型)	8140/3
腺癌(肠型)	8144/3
透明细胞腺癌	8310/3
黏液腺癌	8180/3
印戒细胞癌	8190/3
腺鳞癌	8560/3
囊内(胆囊)或导管内(胆管)乳头状肿瘤伴浸润癌	8503/3*
浸润型黏液性囊性癌	8470/3*
鳞状细胞癌	8070/3
未分化癌	8020/3
神经内分泌肿瘤	
神经内分泌肿瘤(NET)	
NET G_1(类癌)	8240/3

（续　表）

NET G$_2$	8249/3
神经内分泌癌（NET）	8246/3
大细胞 NEC	8013/3
小细胞 NEC	8041/3
混合型腺神经内分泌癌	8244/2
杯状细胞癌	8243/3
管状类癌	8245/1
间叶肿瘤	
颗粒细胞瘤	9580/0
平滑肌瘤	8890/0
Kaposi 肉瘤	9140/3
平滑肌瘤	8890/3
横纹肌肉瘤	8900/3
淋巴瘤	
继发性肿瘤	

【分型】

1. CT 分型　胆囊壁增厚型、腔内型和肿块型。

2. 超声分型　息肉型、肿块型、厚壁型、弥漫型。

【组织学分级】

G$_X$：分级无法评估。

G$_1$：高分化。

G$_2$：中分化。

G$_3$：低分化。

【分期】

胆囊癌的 TNM 分期见表 11-3-5。

表 11-3-5　胆囊癌的 TNM 分期（AJCC 第 8 版，2017）

原发肿瘤（T）	
T$_X$	原发肿瘤无法评估
T$_0$	无原发肿瘤的证据
T$_{is}$	原位癌
T$_1$	肿瘤浸润固有层或肌层
T$_{1a}$	肿瘤浸润固有层
T$_{1b}$	肿瘤浸润肌层

（续 表）

T_2	肿瘤浸润腹膜侧肌层周围结缔组织,未累及浆膜(脏层腹膜)或者肿瘤浸润肝侧肌层周围结缔组织,未累及肝
T_{2a}	肿瘤浸润腹膜侧肌层周围结缔组织,未累及浆膜(脏层腹膜)
T_{2b}	肿瘤浸润肝侧肌层周围结缔组织,未累及肝
T_3	肿瘤穿透浆膜(脏层腹膜),和(或)直接浸润肝,和(或)其他邻近器官或结构,如胃、十二指肠、结肠、胰腺、网膜、肝外胆管
T_4	肿瘤直接侵犯门静脉或肝动脉或侵犯两个及以上肝外器官或结构

区域淋巴结(N)

N_X	区域淋巴结转移无法评估
N_0	无区域淋巴结转移
N_1	1～3 个区域淋巴结转移
N_2	≥4 个区域淋巴结转移

远处转移(M)

M_0	无远处转移
M_1	远处转移

分期	T	N	M
0 期	T_{is}	N_0	M_0
Ⅰ 期	T_1	N_0	M_0
ⅡA 期	T_{2a}	N_0	M_0
ⅡB 期	T_{2b}	N_0	M_0
ⅢA 期	T_3	N_0	M_0
ⅢB 期	$T_{1\sim3}$	N_1	M_0
ⅣA 期	T_4	$N_{0\sim1}$	M_0
ⅣB 期	Any T	N_2	M_0
	Any T	Any N	M_1

【影像学表现】

1. CT 表现 胆囊癌根据其病理类型,可有以下几种表现。

(1)肿块型:胆囊腔大部分或完全消失,被实质性密度肿块代替,病灶与周围肝组织分界不清。

(2)浸润型:表现为胆囊壁局限性或弥漫性不规则增厚。

(3)结节型:表现为从胆囊壁向腔内突出的乳头状或菜花状肿块,单发或多发。

上述肿瘤部分增强扫描后均可呈较明显强化。另外因大多数胆囊癌确诊时已为晚期,故可见胆囊床周围肝组织密度不规则减低,肝内多发转移灶,肝门区淋巴结肿大等扩散征象,也可见肝内外胆管的扩张。

2. MRI 表现　胆囊癌 MRI 检查的形态学改变同 CT,肿瘤在 T_1WI 呈稍低或等信号,T_2WI 呈不均匀较高信号表现。增强扫描后瘤体强化明显,且持续时间较长,病灶显示较平扫更加清晰。由于 MRI 软组织分辨率高,因此对于肝及其他相邻脏器受累、转移,淋巴结侵犯等的显示更加敏感(图 11-3-4)。

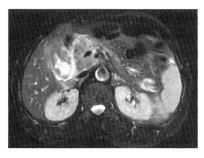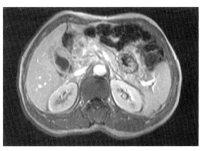

图 11-3-4　胆囊癌

胆囊壁不规则增厚,呈结节状隆起,增强扫描延迟期癌肿组织呈持续性较均匀强化

【诊断要点与鉴别诊断】

超声和 CT 为目前胆囊癌最常用的影像学检查,胆囊癌可表现为胆囊壁局限性或弥漫性不规则增厚、胆囊腔内肿块或胆囊窝软组织肿块;晚期,MRCP 对观察胆囊癌侵犯胆管有诊断价值。

对累及肝实质周围的肿块型胆囊癌,易与肝癌混淆。胆囊癌引起的胆道侵犯,扩张比较明显;肝癌引起胆道扩张较轻,出现门静脉侵犯、瘤栓较多。胆囊癌还需与胆囊炎相鉴别,急性胆囊炎胆囊壁增厚往往较广泛且均匀,胆囊癌胆囊壁增厚不均匀,较局限,并可见肿块。

五、胆管癌

胆管癌(cholangiocarcinoma)指源于肝外胆管包括肝门区至胆总管下端的胆管的恶性肿瘤。其病因可能与胆管结石、原发性硬化性胆管炎等疾病有关。50—70 岁好发,男性多于女性。

【分型】

1. 病理分型　胆管癌病理分型见表 11-3-6。

表 11-3-6 胆管癌病理分型

	大体分型	组织学分型
肝内胆管癌	肿块型	腺癌
	周围浸润型	腺鳞癌
	管内生长型	鳞癌
		黏液表皮样癌
		神经内分泌肿瘤
		未分化癌
肝外胆管癌	息肉型	腺癌(胆管型、胃小凹型、肠型)
	结节型	黏液腺癌
	硬化缩窄型	透明细胞腺癌
	弥漫浸润型	印戒细胞癌
		腺鳞癌
		未分化癌

2. Bismuth-Corlett 分型 肝门部胆管癌 Bismuth-Corlett 分型见表 11-3-7。

表 11-3-7 肝门部胆管癌 Bismuth-Corlett 分型

Ⅰ型	肿瘤位于肝总管,左右肝管汇合部通畅
Ⅱ型	肿瘤侵及左右肝管汇合部,累及左右肝管开口
Ⅲ型	肿瘤侵及肝内一、二级肝管
Ⅲa 型	累及右肝管
Ⅲb 型	累及左肝管
Ⅳ型	肿瘤侵及左右一级肝管

3. 根据发生部位大体分型 周围型、肝门型、肝外胆管型、壶腹型。

【组织学分级】

G_X:分级无法评估。

G_1:高分化。

G_2:中分化。

G_3:低分化。

【分期】

1. 肝内胆管癌的 TNM 分期 见表 11-3-8。

表 11-3-8 肝内胆管癌的 TNM 分期(AJCC 第 8 版,2017)

原发肿瘤(T)	
T_X	原发肿瘤无法评估
T_0	无原发肿瘤的证据

（续　表）

T_{is}	原位癌（胆管内）
T_1	孤立性肿瘤，无血管浸润，≤5cm 或 >5cm
T_{1a}	孤立性肿瘤直径≤5cm，无血管浸润
T_{1b}	孤立性肿瘤直径>5cm，无血管浸润
T_2	孤立性肿瘤伴肝内血管浸润或多发肿瘤，伴或不伴血管浸润
T_3	肿瘤侵犯脏层腹膜
T_4	肿瘤直接浸润肝外结构

区域淋巴结（N）

N_X	区域淋巴结转移无法评估
N_0	无区域淋巴结转移
N_1	区域淋巴结转移

远处转移（M）

M_0	无远处转移
M_1	远处转移

分期	T	N	M
0 期	T_{is}	N_0	M_0
ⅠA 期	T_{1a}	N_0	M_0
ⅠB 期	T_{1b}	N_0	M_0
Ⅱ 期	T_2	N_0	M_0
ⅢA 期	T_3	N_0	M_0
ⅢB 期	T_4	N_0	M_0
	Any T	N_1	M_0
Ⅳ 期	Any T	Any N	M_1

2. 肝门部胆管癌的 TNM 分期　见表 11-3-9。

表 11-3-9　肝门部胆管癌的 TNM 分期（AJCC 第 8 版，2017）

原发肿瘤（T）

T_X	原发肿瘤无法评估
T_0	无原发肿瘤的证据
T_{is}	原位癌/重度不典型增生
T_1	肿瘤局限于胆管，可达肌层或纤维组织

（续 表）

T_2	肿瘤浸润超过胆管壁到达周围脂肪组织,或者肿瘤浸润邻近肝实质
T_{2a}	肿瘤浸润超过胆管壁到达周围脂肪组织
T_{2b}	肿瘤浸润邻近肝实质
T_3	肿瘤侵及门静脉或肝动脉的单侧分支
T_4	肿瘤侵及门静脉主干或门静脉的双侧分支,或肝总动脉,或一侧的二级胆管和对侧的门静脉,或肝动脉

区域淋巴结（N）

N_X	区域淋巴结转移无法评估
N_0	无区域淋巴结转移
N_1	1～3 个区域淋巴结转移,通常累及肝门、胆囊管、胆总管、肝动脉、胰十二指肠后、门静脉淋巴结
N_2	4～7 个区域淋巴结转移,通常累及肝门、胆囊管、胆总管、肝动脉、胰十二指肠后、门静脉淋巴结

远处转移（M）

M_0	无远处转移
M_1	远处转移

分期	T	N	M
0 期	T_{is}	N_0	M_0
Ⅰ 期	T_1	N_0	M_0
Ⅱ 期	$T_{2a\sim b}$	N_0	M_0
ⅢA 期	T_3	N_0	M_0
ⅢB 期	T_4	N_0	M_0
ⅢC 期	Any T	N_1	M_0
ⅣA 期	Any T	N_2	M_0
ⅣB 期	Any T	Any N	M_1

3. 远端胆管癌的 TNM 分期　见表 11-3-10。

表 11-3-10　远端胆管癌的 TNM 分期（AJCC 第 8 版,2017）

原发肿瘤（T）	
T_X	原发肿瘤无法评估
T_{is}	原位癌/重度不典型增生

（续　表）

T_1	肿瘤浸润胆管壁＜5mm		
T_2	肿瘤浸润胆管壁 5～12mm		
T_3	肿瘤浸润胆管壁＞12mm		
T_4	肿瘤浸润腹腔干,肠系膜上动脉,和(或)肝总动脉		

区域淋巴结（N）

N_X	区域淋巴结转移无法评估		
N_0	无区域淋巴结转移		
N_1	1～3 个区域淋巴结转移		
N_2	≥4 个区域淋巴结转移		

远处转移（M）

M_0	无远处转移		
M_1	远处转移		

分期	T	N	M
0 期	T_{is}	N_0	M_0
Ⅰ 期	T_1	N_0	M_0
ⅡA 期	T_1	N_0	M_0
	T_2	N_1	M_0
ⅡB 期	T_2	N_0	M_0
	T_3	N_1	M_0
ⅢA 期	T_1	N_2	M_0
	T_2	N_2	M_0
	T_3	N_2	M_0
ⅢB 期	T_4	N_0	M_0
	T_4	N_1	M_0
	T_4	N_2	M_0
Ⅳ 期	Any T	Any N	M_1

【影像学表现】

1. CT 表现　由于肝门区胆管内径较小,因此肝门区的胆管癌早期即可造成胆管的完全梗阻,表现为肝内胆管明显扩张。肿瘤本身体积较小,表现为病变区胆管壁增厚,或为局部管腔内结节状软组织肿块影,增强扫描后可强化。发生在一侧肝管的肝门部胆管癌可表现为该侧肝内胆管的明显扩张和肝叶萎缩,较具特征性。

胆总管癌主要沿胆管内壁浸润性生长,造成管壁增厚,可呈偏心性,胆管腔狭窄,甚至闭塞。胆囊可明显增大。增强扫描增厚的胆管壁可强化。壶腹部胆管癌多呈乳头型,大部分分化良好,易于侵犯邻近胰头及十二指肠等结构,可造成胆总管和胰管的扩张,即所谓"双管征"。增强扫描可见扩张的胆管腔内乳头状强化的肿块。

2. MRI 表现 主要为不同程度和范围的胆管扩张,胆管壁的增厚和(或)肿块。胆管癌在 T_1WI 上多表现为低信号或等信号,T_2WI 表现为稍高信号。增强扫描,动脉早期少部分病例呈不规则中等程度强化,多数病灶在门脉期和静脉期强化,且强化持续时间较长(图 11-3-5)。

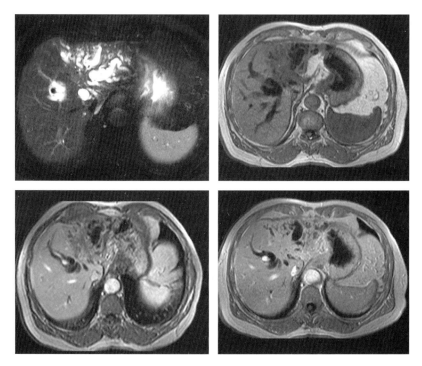

图 11-3-5 胆管癌
肝左叶肝门区不规则肿块影,与周围肝实质分界不清,在 T_1WI 呈低信号,T_2WI 呈稍高信号,左叶肝内胆管明显扩张。动态增强扫描,瘤灶早期呈轻度强化,延迟期强化较明显,且持续

MRCP 检查可较好地显示胆管扩张的程度和范围及梗阻的形态特点,胆管癌所致的胆管扩张多为中、重度,扩张的胆管呈软藤状,病变区则呈鼠尾状或残根状。

【诊断要点】

主要表现为胆管壁不规则增厚或腔内软组织肿块,增强或扫描显示胆管壁和肿块明显强化,常见胆道梗阻。

【鉴别诊断】

1. 肝门部胆管癌需与肝细胞癌侵犯肝门胆管区别。肝癌影像学表现为增强扫描动脉期强化的"快进快出"改变,胆管癌为门脉期强化明显,且胆管癌较容易引起胆管高度扩张。

2. 肝外胆管癌需与胆总管结石或炎症造成的胆管梗阻鉴别。壶腹型胆管癌需与胰头癌相鉴别。

第四节　胰腺疾病的诊断与分型

【胰腺肿瘤分类】

胰腺肿瘤分类见表 11-4-1。

表 11-4-1　胰腺肿瘤分类(WHO,2010)

上皮性肿瘤	
良性	
腺泡细胞囊腺瘤	8551/0
浆液性囊腺瘤	8441/0
癌前病变	
胰腺上皮内瘤变(PanIN-3)	8148/2
胰腺导管内乳头状黏液性肿瘤(IPMN)伴轻度或中度异型增生	8453/0
IPMN 伴重度异型增生	8453/2
导管内乳头状肿瘤	8503/2
黏液性囊性肿瘤伴低至中度异型增生	8470/0
黏液性囊性肿瘤伴高度异型增生	8470/2
恶性	
导管腺癌	8500/3
腺鳞状癌	8560/3
胶样癌(黏液性非囊性癌)	8480/3
肝样癌	8576/3
髓样癌	8510/3
印戒细胞癌	8490/3
未分化癌	8020/3
伴破骨细胞样巨细胞的未分化癌	8035/3
腺泡细胞癌	8550/3
腺泡细胞囊腺癌	8551/3
IPMN 相关浸润性癌	8453/3
混合性腺泡-导管癌	8552/3

（续　表）

混合性腺泡-神经内分泌癌	8154/3
混合性腺泡-神经内分泌-导管癌	8154/3
混合性导管-神经内分泌癌	8154/3
黏液性囊性肿瘤相关浸润性癌	8470/3
胰母细胞瘤	8971/3
浆液性囊腺癌	8441/3
实性假乳头瘤	8452/3
神经内分泌肿瘤	
胰腺神经内分泌微腺瘤	8150/0
胰腺内分泌瘤（NET）	
无功能性 NET,G_1,G_2	8150/3
NET G_1	8240/3
NET G_2	8249/4
神经内分泌癌（NEC）	8246/3
大细胞 NEC	8013/3
小细胞 NEC	8041/3
EC 细胞,产 5-羟色胺的 NET	8241/3
胃泌素瘤	8153/3
胰高血糖素瘤	8152/3
胰岛素瘤	8156/3
生长抑素瘤	8156/3
血管活性肠肽瘤	8155/3
成熟性畸胎瘤	9080/0
间叶肿瘤	
淋巴瘤	
继发性肿瘤	

一、胰腺癌

胰腺癌（pancreatic carcinoma）是胰腺最常见的肿瘤,大部分起源于腺管上皮的导管腺癌,多发生于 40 岁以上的中老年人,男性高于女性。

【分级】

G_X:分级无法评估。

G_1:高分化。

G_2:中等分化。

G_3:低分化。

【分期】

1. 胰腺癌的 TNM 分期　见表 11-4-2。

表 11-4-2　胰腺癌的 TNM 分期(UICC/AJCC,2017)

T-原发病灶		N-区域淋巴结		M-远处转移	
T_x	原发肿瘤无法评估	N_x	区域淋巴结无法评估	M_x	远处转移无法评估
T_0	无原发肿瘤	N_0	无区域淋巴结转移	M_0	无远处转移
T_{is}	原位癌,包括胰腺上皮内瘤变	N_1	1～3 个区域淋巴结转移	M_1	有远处转移
	(PanIN-3),导管内乳头状黏液	N_2	≥4 个区域淋巴结转移		
	性肿瘤(IPMN)伴重度不典型				
	增生,导管内管状乳头状瘤伴				
	重度不典型增生,黏液性囊腺				
	瘤伴重度不典型增生				
T_1	肿瘤最大径≤2cm				
T_{1a}	肿瘤最大径≤0.5cm				
T_{1b}	>0.5cm,肿瘤最大径<1cm				
T_{1c}	≥1cm,肿瘤最大径≤2cm				
T_2	>2cm,肿瘤最大径≤4cm				
T_3	肿瘤最大径>4cm				
T_4	肿瘤侵犯腹腔干,肠系膜上动				
	脉,和(或)肝总动脉,不论大小				

临床分期	T	N	M
0 期	T_{is}	N_0	M_0
ⅠA 期	T_1	N_0	M_0
ⅠB 期	T_2	N_0	M_0
ⅡA 期	T_3	N_0	M_0
ⅡB 期	$T_1 \sim T_3$	N_1	M_0
Ⅲ 期	$T_1 \sim T_3$	N_2	M_0
	T_4	任何 N	M_0
Ⅳ 期	任何 T	任何 N	M_1

2. 日本胰腺学会胰腺癌分期 见表 11-4-3。

表 11-4-3 日本胰腺学会胰腺癌分期

分期	依据
Ⅰ期	肿瘤直径＜2cm,无区域淋巴结转移,未浸润胰腺包膜、后腹膜、门静脉、肠系膜上静脉及脾静脉
Ⅱ期	肿瘤直径 2.1～2.4cm,紧靠肿瘤的淋巴结有转移,胰包膜、后腹膜和前述血管有可能转移
Ⅲ期	肿瘤直径 4.1～6cm,第 1 站和第 3 站之间的淋巴结有转移,胰腺包膜和后腹膜有浸润
Ⅳ期	肿瘤直径＞6.1cm,第 3 站淋巴结转移,侵犯邻近内脏、后腹膜及前述静脉有广泛浸润

【影像学表现】

1. CT 表现 胰腺癌表现为胰腺内稍低密度或等密度肿块,伴或不伴有胰腺轮廓的改变。由于胰腺癌是乏血管性肿瘤,故动态增强扫描后强化不明显,相对于动脉期即可明显强化的正常胰实质,瘤灶呈低密度表现。胰腺癌累及周围组织时,可表现为胰周脂肪层消失,胰周血管推移、包绕,甚至伴有癌栓形成,其中以肠系膜上动脉受累最常见。肝、肺内转移灶亦多见。胰头部的肿瘤常累及胆总管,导致胆总管的异常扩张,梗阻部胆管腔呈截断征或不规则狭窄。主胰管受累梗阻、扩张,表现为胰体尾部的管状低密度影,边缘光滑或呈串珠状改变,体尾部胰实质常萎缩。部分病例可见胰腺体尾部潴留囊肿形成,多呈圆形液性低密度灶。若胆、胰管扩张同时出现,则表现为典型的"双管征"。

2. MRI 表现 胰腺癌在 T_1WI 上呈低信号或等信号表现,较大的病灶可造成胰腺轮廓的改变,其中央可见更低信号液化坏死区。对于较小的病灶 T_1WI 压脂序列则可明显提高检查的阳性率,在脂肪抑制序列上,正常胰腺组织呈明显高信号,而肿瘤则呈相对较低信号表现,更容易发现病变。T_2WI 压脂序列胰腺癌信号变化较大,可呈不均匀稍高、高信号或等信号表现,动态增强扫描病灶强化程度始终弱于正常胰腺实质,呈低信号表现。DWI 像病灶及转移淋巴结弥散受限呈高信号,ADC 图呈低信号。T_2WI 可见胆总管、肝内胆管及主胰管的扩张,胆囊增大等征象,MRCP 显示胰胆管系统梗阻扩张形成的"双管征"。

胰尾部胰腺癌影像学表现见图 11-4-1。

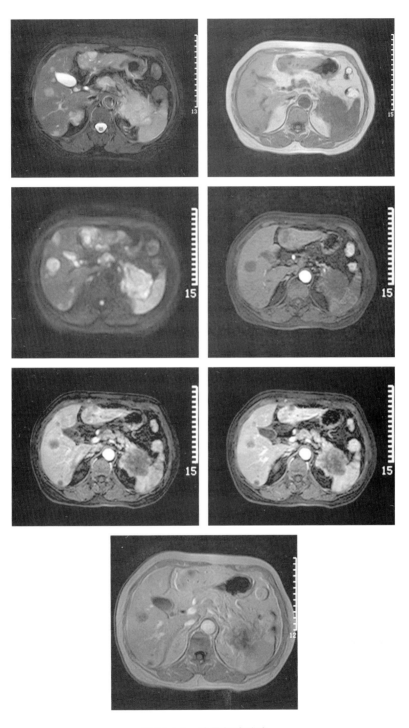

图 11-4-1　胰尾部胰腺癌

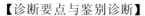

【诊断要点与鉴别诊断】

典型 CT 及 MRI 表现,结合 CA19-9 的升高,多能确诊。

慢性局限性胰腺炎鉴别要点:胰头增大但外形光滑,无分叶;T_2WI 胰头低信号,T_1WI 脂肪抑制序列仍为均匀低信号;胆总管正常或扩张,但形态规则;周围血管及脏器无明显侵犯;胰头通常可见钙化;肾周筋膜增厚、假性囊肿形成。

胰腺囊腺瘤或囊腺癌,主要为肿块呈囊样改变,外缘较规则,周围组织为推压改变,而非侵犯受累表现,囊壁结节不规则明显强化,软组织成分越多,恶性倾向性越大。

胰岛细胞瘤,为富血供肿瘤;胰腺无功能性神经内分泌肿瘤;转移瘤。

二、胰腺炎

急性胰腺炎

急性胰腺炎(acute pancreatitis)是多种病因导致胰酶在胰腺内被激活后引起胰腺组织自身消化、水肿、出血甚至坏死的炎症反应。

【病理分型】

1. 间质水肿性胰腺炎

2. 坏死性胰腺炎　胰腺实质坏死;胰周坏死;混合型。

3. 胰腺炎　早期(<1 周),晚期(>1 周)。

【分级】

1. 影像分级

(1)急性胰腺炎 Balthazar CT 分级:见表 11-4-4。

表 11-4-4　急性胰腺炎 Balthazar CT 分级

Balthazar CT 分级	CT 表现
A 级	胰腺正常
B 级	胰腺局部或弥漫性肿大,但胰周正常
C 级	胰腺局部或弥漫性肿大,胰周脂肪结缔组织炎症性改变
D 级	胰腺局部或弥漫性肿大,胰周脂肪结缔组织炎症性改变,胰腺实质内或胰周单发性积液
E 级	广泛的胰腺内、外积液,包括胰腺和脂肪坏死,胰腺脓肿

A～C 级,临床上为轻症胰腺炎;D～E 级,临床上为重症急性胰腺炎。MRI 分级同 CT 分级

(2)改良的 CT 严重指数评分(MCTSI)标准:见表 11-4-5。

表 11-4-5 改良的 CT 严重指数评分(MCTSI)标准

特征	评分
胰腺炎症反应	
正常胰腺	0
胰腺和(或)胰周炎性改变	2
单发或多个积液区或胰周脂肪坏死	4
胰腺坏死	
无胰腺坏死	0
坏死范围≤30%	2
坏死范围>30%	4
胰外并发症,包括胸腔积液、腹水、血管或胃肠道受累等	2

MCTSI 评分为炎性反应与坏死评分之和

2. 临床分级　急性胰腺炎严重程度分级见表 11-4-6。

表 11-4-6 急性胰腺炎严重程度分级

分级	器官情况
轻症(MAP)	占 AP 的多数,不伴有器官功能衰竭及局部或全身并发症,通常在 1～2 周内恢复,病死率极低
中重症(MSAP)	伴有一过性(≤48 h)的器官功能障碍。早期病死率低,后期如坏死组织合并感染,病死率增高
重症(SAP)	占 AP 的 5%～10%,伴有持续(>48 h)的器官功能衰竭。SAP 早期病死率高,如后期合并感染则病死率更高。器官功能衰竭的诊断标准依据改良 Marshall 评分系统,任何器官评分≥2 分可定义存在器官功能衰竭

【分期】

急性胰腺炎的病程分期见表 11-4-7。

表 11-4-7 急性胰腺炎的病程分期

分期	临床特征
早期(急性期)	发病至 2 周,此期以 SIRS 和器官功能衰竭为主要表现,构成第一个死亡高峰。治疗的重点是加强重症监护、稳定内环境及器官功能保护
中期(演进期)	发病 2～4 周,以胰周液体积聚或坏死性液体积聚为主要表现。此期坏死灶多为无菌性,也可能合并感染。此期治疗的重点是感染的综合防治

（续 表）

分期	临床特征
后期（感染期）	发病4周以后,可发生胰腺及胰周坏死组织合并感染、全身细菌感染、深部真菌感染等,继而可引起感染性出血、消化道瘘等并发症。此期构成重症病人的第二个死亡高峰,治疗的重点是感染的控制及并发症的外科处理

【诊断要点与鉴别诊断】

根据临床表现和实验室检查,结合影像学表现,急性胰腺炎多能被准确诊断（图11-4-2）。

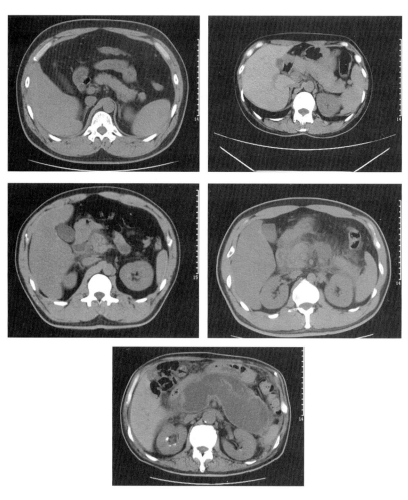

图 11-4-2 胰腺炎

Balthazar CT 分级 A、B、C、D、E 级图像

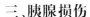

三、胰腺损伤

胰腺损伤(pancreatic injury)可分开放性穿透伤、闭合性钝器伤以及医源性手术误伤。主要临床表现是内出血及胰液性腹膜炎。

【分级】

胰腺损伤 AAST 分级见表 11-4-8。

表 11-4-8 胰腺损伤 AAST 分级

分级	伤情	器官损伤情况	AIS-90
I	血肿	不伴胰管损伤的轻微挫伤	2
	撕裂	不伴胰管损伤的表面撕裂	2
II	血肿	较大挫伤,不伴胰管损伤或组织缺失	2
	撕裂	较大撕裂,不伴胰管损伤或组织缺失	3
III	撕裂	远端横断或伴导管损伤的实质损伤	3
IV	撕裂	近端横断或累及壶腹部的实质损伤	4
V	撕裂	胰头严重损伤	5

第五节 脾疾病的诊断与分型

脾损伤

脾位于左下侧胸廓内季肋部的深处,质地脆弱,是腹腔脏器损伤的常见损伤器官之一。

【分级】

1. 脾损伤(splenic injury)的 AAST 分级 见表 11-5-1。

表 11-5-1 脾损伤的 AAST 分级

分级	伤情	器官损伤情况	AIS-90
I	血肿	包膜下,<10%表面积	2
	撕裂	包膜撕裂至实质,深度<1cm	2
II	血肿	包膜下,10%~50%表面积;实质内,直径<1cm	2
	撕裂	包膜撕裂,至实质深度 1~3cm,未累及小梁血管	2

（续　表）

分级	伤情	器官损伤情况	AIS-90
Ⅲ	血肿	包膜下，＞50％表面积或进行性扩张，破裂的包膜下或包膜下血肿；实质内血肿≥5 cm或进行性扩张	3
	撕裂	实质深度＞3cm伴小梁血管受累	3
Ⅳ	撕裂	撕裂累及段或脾门造成游离的无血管脾块＞25％总体积	4
Ⅴ	撕裂	完全粉碎脾	5
	血管	脾门撕裂全脾无血管	5

2. 脾损伤的 Feliciano 分级　见表11-5-2。

表 11-5-2　脾损伤的 Feliciano 分级

分级	器官损伤情况
1 级	被膜撕裂或轻度的脾实质裂伤，建议采用缝合修补术
2 级	被膜撕脱，建议缝合修补和局部应用止血药
3 级	严重脾实质破裂或穿透性弹伤或刺伤，建议缝合修补或脾切除
4 级	严重的实质星状破裂或脾门损伤，建议部分脾切除或全脾切除
5 级	脾粉碎性或多发性损伤，建议脾切除术

3. 脾损伤的夏氏分级　见表11-5-3。

表 11-5-3　脾损伤的夏氏分级

分级	器官损伤情况
Ⅰ 级	损伤仅有脾被膜撕裂，可用各种凝固法或黏合法
Ⅱ 级	实质撕裂、脾段或下属分支离断，可用单纯缝合或黏合法
Ⅲ 级	实质撕裂、脾叶血管离断，施行部分脾切除（规则或非规则）
Ⅳ 级	脾动脉主干或全分叶动脉离断，施行脾切除，但同时做脾组织薄片网膜内移植，总体积不少于原脾的1/3可望恢复脾功能
Ⅴ 级	完全粉碎或脾撕脱，脾门撕裂全脾无血管

4. 脾损伤的天津分级　见表11-5-4。

表 11-5-4　脾损伤的天津分级

分级	器官损伤情况
Ⅰ 级	脾被膜下破裂或被膜及实质轻度损伤,手术所见脾裂伤长度≤5.0cm,深度≤1.0cm
Ⅱ 级	脾裂伤总长度＞5.0cm,深度＞1.0cm,但脾门未累及或脾段血管受损
Ⅲ 级	脾破裂伤及脾门部或脾部分离断,或脾叶血管受损
Ⅳ 级	脾广泛破裂,或脾蒂、脾动静脉主干受损

5.脾损伤的 Marmery 基于增强 CT 的 4 级法　见表 11-5-5。

表 11-5-5　脾损伤的 Marmery 基于增强 CT 的 4 级法(2007)

分级	器官损伤情况
1 级	脾被膜下或实质内血肿＜1cm,实质撕裂深度＜1cm
2 级	脾被膜下或实质内血肿 1～3cm,实质撕裂深度 1～3cm
3 级	脾被膜破裂,被膜下血肿＞3cm,实质撕裂深度＞3cm,实质内血肿＞3cm
4a 级	活动性脾实质内或被膜下出血,脾血管损伤(假性动脉瘤或动静脉瘘),脾脏粉碎性损伤
4b 级	腹腔内活动性出血

参 考 文 献

[1] Rice TW,Ishwaran H,Ferguson MK,et al. Cancer of the Esophagus and Esophagogastric Junction:An Eighth Edition Staging Primer. Journal of thoracic oncology:official publication of the International Association for the Study of Lung Cancer,2017,12(1):36

[2] Moss AA,Schnyder P,Thoeni RF,et al. Esophageal carcinoma:pretherapy staging by computed tomography. AJR American journal of roentgenology,1981,136(6):1051

[3] 中华医学会外科学分会门静脉高压学组.肝硬化门静脉高压症食管、胃底静脉曲张破裂出血的诊治共识(2015 版).中华外科杂志,2015,53(12):917

[4] 内镜治疗专家协作组.经口内镜下肌切开术治疗贲门失弛缓症专家共识.中华胃肠外科杂志,2012,15(11):1197

[5] 中国胃肠道间质瘤病理共识意见专家组.中国胃肠道间质瘤诊断治疗专家共识(2017 年版)病理解读.中华病理学杂志,2018,47(1):2

[6] 中华人民共和国卫生和计划生育委员会医政医管局,中华医学会肿瘤学分会.中国结直肠癌诊疗规范(2017 年版).中华外科杂志,2018,56(4):241

[7] 中华人民共和国卫生和计划生育委员会医政医管局.原发性肝癌诊疗规范(2017 年版).中华肝脏病杂志,2017,25(12):886

［8］ 中华医学会外科学分会胆道外科学组.胆囊癌诊断和治疗指南(2015 版).中华消化外科杂志,2015,14(11):881

［9］ 中华医学会外科学分会胆道外科学组.急性胆道系统感染的诊断和治疗指南(2011 版).中华消化外科杂志,2011,10(1):9

［10］ 中华医学会外科学分会胰腺外科学组.急性胰腺炎诊治指南(2014).中华肝胆外科杂志,2015,21(1):1

［11］ 中华医学会外科学分会脾功能与脾脏外科学组.脾脏损伤治疗方式的专家共识(2014 版).临床肝胆病杂志,2015,31(7):1002

［12］ American Joint Committee on Cancer. Cancer Staging Manual. Eighth Edition,2016

第五篇

泌尿系统与肾上腺

Part 5

第 12 章　泌尿系统

第一节　泌尿系统影像分区、分级、分段及常见变异

一、肾的先天变异及先天异常

【分类】

1. 肾先天异常按胚胎发育情况分类

(1)后肾发育障碍

①肾不发育。

②肾发育不全(图 12-1-1)。

(2)肾小球-肾小管结构变异　肾囊肿性疾病。

①单纯性肾囊肿(图 12-1-2)。

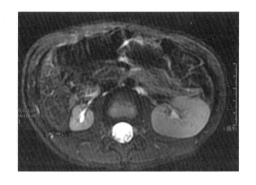

图 12-1-1　右肾发育不全

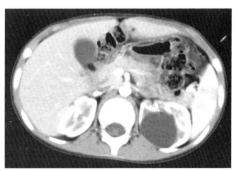

图 12-1-2　左肾囊肿

②肾多发性囊肿(图 12-1-3)。

③多囊肾(图 12-1-4)。

(3)原始肾组织分裂停顿

①马蹄肾(图 12-1-5)。

②单侧融合肾(图 12-1-6)。

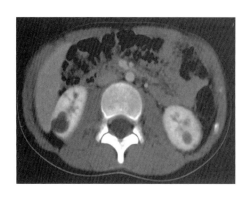

图 12-1-3　双肾囊肿

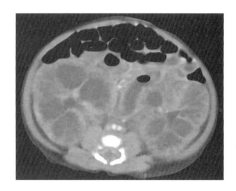

图 12-1-4　双侧多囊肾

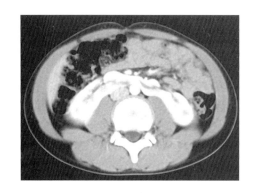

图 12-1-5　马蹄肾

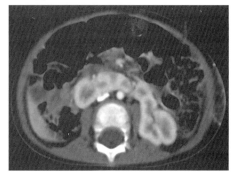

图 12-1-6　单侧融合肾

③盆腔融合肾。

（4）肾异位和血管生长紊乱

①单侧异位肾（图 12-1-7）。

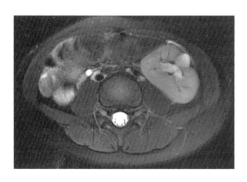

图 12-1-7　盆腔异位肾

②双侧异位肾(图 12-1-8)。

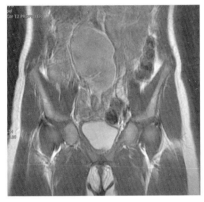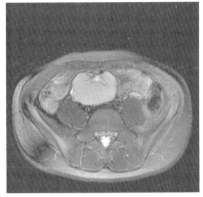

图 12-1-8　双侧盆腔异位肾,伴融合肾

③交叉异位肾。

④胸腔内肾(图 12-1-9)。

⑤肾旋转不良(图 12-1-10)。

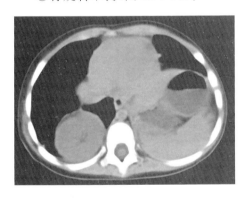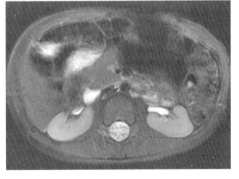

图 12-1-9　右侧胸腔异位肾　　　　图 12-1-10　双肾旋转不良

⑥肾血管异常。

2. 通用的肾先天异常分类

(1)数目。

(2)位置。

(3)融合肾。

(4)血管异常。

(5)旋转异常。

(6)重复畸形。

(7)发育异常。

(8)囊肿性异常。

3. 肾的正常变异分类

(1)肾驼峰状突起。

(2)胚胎分叶。

(3)Bertin柱肥大及卷曲畸形。

(4)肾窦脂肪增多。

二、输尿管先天异常

1. 输尿管不发育或发育不全

2. 输尿管重复畸形及单输尿管异位系统　见图12-1-11。

3. 输尿管异位开口　见图12-1-12。

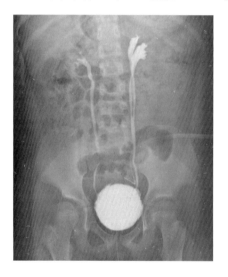

图 12-1-11　左侧不完全双肾盂输尿管畸形

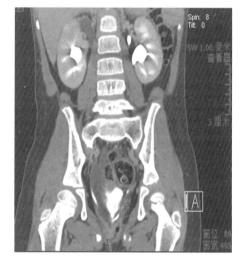

图 12-1-12　右侧完全性双肾盂输尿管畸形,右侧输尿管异位开口

4. 输尿管囊肿　见图12-1-13。

5. 先天性输尿管狭窄及梗阻

(1)先天性输尿管狭窄。

(2)先天性输尿管瓣膜。

(3)输尿管盲端。

6. 先天性巨输尿管　见图12-1-14。

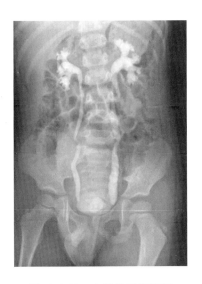

图 12-1-13　左侧输尿管囊肿

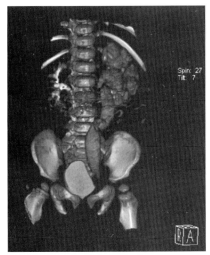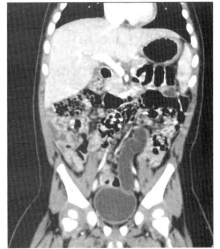

图 12-1-14　左侧巨输尿管

7. 输尿管位置异常

(1)腔静脉后输尿管。

(2)髂动脉后输尿管。

8. 输尿管反流　见图 12-1-15。

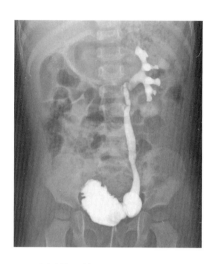

图 12-1-15 左侧输尿管 Hutch 囊肿伴左侧输尿管反流

三、膀胱先天异常

1. 膀胱发育不全
2. 膀胱重复异常
3. 先天性膀胱憩室 见图 12-1-16。
4. 脐尿管异常 见图 12-1-17。
5. 梅干腹综合征

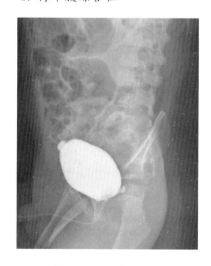

图 12-1-16 膀胱憩室

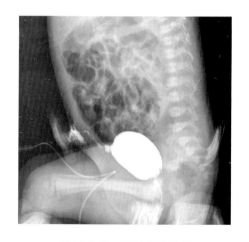

图 12-1-17 膀胱脐尿管瘘

6. 膀胱外翻　见图 12-1-18。

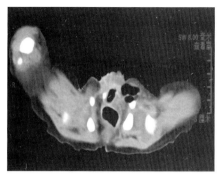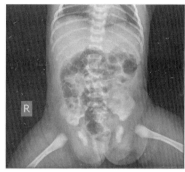

图 12-1-18　膀胱外翻

四、尿道先天异常

1. 先天性尿道狭窄
2. 先天性尿道憩室　见图 12-1-19。
3. 先天性后尿道瓣膜　见图 12-1-20。
4. 前尿道瓣膜　见图 12-1-21。
5. 先天性尿道重复畸形

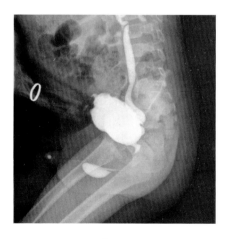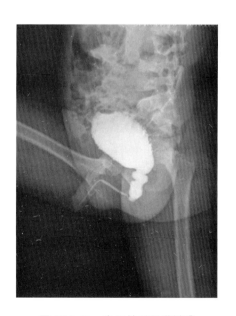

图 12-1-19　先天性前尿道憩室　　　　图 12-1-20　先天性后尿道瓣膜

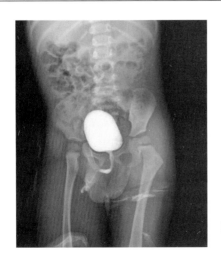

图 12-1-21　先天性前尿道瓣膜

第二节　泌尿系结石的诊断与分型

【分类】

1. 病因分类

(1)代谢性结石。

(2)感染性结石。

(3)药物性结石。

(4)特发性结石。

2. 晶体成分分类

(1)含钙结石。

(2)非含钙结石。

3. 部位分类

(1)上尿路结石。

(2)下尿路结石。

4. X线分类

(1)阳性结石。

(2)阴性结石。

第三节　泌尿系统结核诊断与分型

肾结核

肾结核(renal tuberculosis)是泌尿系统结核最常见的发病部位,起病隐匿,早期症状不典型,临床症状多于原发感染 10 年后才出现。绝大多数由血源性感染引起。

【分期】

肾结核的影像分期见表 12-3-1。

表 12-3-1　肾结核的影像分期(CT 分期)

分期	CT 表现
早期	病灶呈楔形低密度区,或肾实质内广泛粟粒样略低密度结节影,直径<1.0cm,边缘欠清
	CE-CT:强化程度明显低于相邻的正常肾实质,边缘模糊
中晚期	肾实质单发或多发低密度肿块或表现为围绕肾盂排列的多发房状低密度区,呈"猫脚状",相邻肾皮质变薄
	CE-CT:病灶呈不规则环状或蜂窝状强化

【诊断要点】

肾结核的诊断主要依赖于尿中查出结核分枝杆菌和相应的影像学表现,后者主要依赖尿路造影和 CT 检查,能显示病变范围、程度以及分期,尿路造影能显示早期肾盂改变,CT 能显示肾盂壁增厚和钙化,有助于正确诊断(图 12-3-1)。

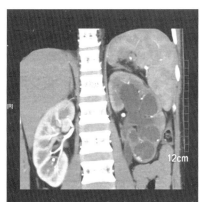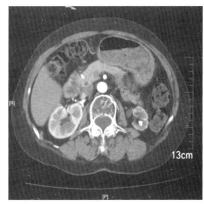

图 12-3-1　左肾结核(两个患者)

【鉴别诊断】

肾结核的 CT 诊断需与黄色肉芽肿性肾盂肾炎、慢性肾盂肾炎、浸润型肾癌、单纯性肾积水等鉴别。

第四节　泌尿系统肿瘤与肿瘤样病变诊断与分型

一、肾囊性病变

肾囊性病变的 Bosniak 分级见表 12-4-1。

表 12-4-1　肾囊性病变的 Bosniak 分级

分级	标准
Ⅰ级	单纯良性囊肿。其囊壁薄、光滑、边界清楚,囊液密度均匀,增强扫描后囊壁不强化,为诊断明确的良性囊性病变,不需要手术和随访
Ⅱ级	良性。细小分隔,小钙化,<3cm 高密度囊肿
Ⅱf级	需要复查。稍增厚的分隔,结节状粗大的钙化,>3cm 高密度囊肿
Ⅲ级	确实不能明确的囊性肿块,需要手术评估。尽管多数证实为良性,囊壁厚度均匀或有结节
Ⅳ级	所发现的病变明显属于恶性。囊壁不均匀或增强增厚;囊壁上增强或较大的结节;囊性病变中有明确的实性结节;囊性病变中有明确的实质性成分

左肾囊肿(Bosniak 分级 Ⅰ级)影像学表现见图 12-4-1。

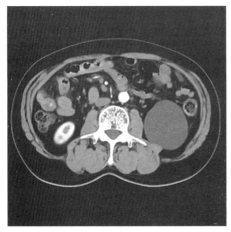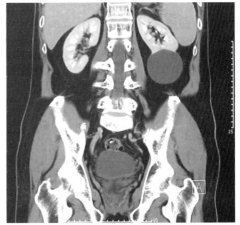

图 12-4-1　左肾囊肿(Bosniak 分级 Ⅰ级)

二、肾细胞癌

肾细胞癌(renal cell carcinoma,RCC):是肾最常见的恶性肿瘤,它来源于肾小管上皮,发生在肾的实质内约占全部肾恶性肿瘤的 85%。发病年龄多在 40 岁以上,男性较女性多见。

【病理分类】

肾细胞癌病理分类标准见表 12-4-2。

表 12-4-2　肾细胞癌病理分类标准(WHO,2016)

肾透明细胞癌	管状囊性癌
多房囊性肾细胞癌	嗜酸性粒细胞瘤
乳头状肾细胞癌	乳头状腺瘤
1 型乳头状肾细胞癌	后肾性腺瘤
2 型乳头状肾细胞癌	幼年性囊性肾瘤
肾嫌色细胞癌	透明细胞肉瘤
遗传性平滑肌瘤病和肾细胞癌综合征相关性	肾横纹肌样瘤
肾细胞癌	血管母细胞瘤
MiT 家族易位性肾细胞癌	获得性囊性肾病相关性肾细胞癌
集合管癌	透明细胞乳头状肾细胞癌
髓质癌	神经母细胞瘤相关性肾细胞癌
琥珀酸脱氢酶缺陷型肾癌	黏液性小管状及梭形肾细胞癌
	未分类的肾细胞癌

【分级】

1. 组织学分级　肾细胞癌组织学分级见表 12-4-3。

表 12-4-3　肾细胞癌组织学分级

组织学分级	Fuhrman 分级
高分化	Ⅰ级、Ⅱ级
中分化	Ⅲ级
低分化(未分化)	Ⅳ级

2. 病理学分级(Fuhrman 分级)

Ⅰ级:癌细胞具有小而圆的深染核,染色质模糊,无核仁。

Ⅱ级:癌细胞稍大,染色质较清楚,高倍镜下一些细胞内可见核仁,但不显著。

Ⅲ级:癌细胞更大,以核仁明显为特征。

Ⅳ级：类似Ⅲ级，但核呈多形性，多分叶及巨大核仁。

Fuhrman分级和WHO/国际泌尿病理学会分级的对比见表12-4-4。

表 12-4-4　Fuhrman 分级和 WHO/国际泌尿病理学会分级的对比

分级	Fuhrman	WHO/国际泌尿病理学会
G_1	瘤细胞直径10μm，圆形，核仁不明显或没有	400倍光镜下瘤细胞无核仁或核仁不明显
G_2	瘤细胞直径15μm，不规则，400倍光镜下可见有核仁	400倍光镜下瘤细胞可见清晰的核仁，但在100倍下核仁不明显或不清晰
G_3	瘤细胞直径20μm，明显不规则，100倍光镜下可见有大核仁	100倍光镜下可见清晰的核仁
G_4	瘤细胞直径＞20μm，怪异或分叶，大核仁，染色质凝块，梭形细胞	明显多形性的核、瘤巨细胞、肉瘤样或横纹肌样分化

【分期】

肾细胞癌 TNM 分期见表 12-4-5。

表 12-4-5　肾细胞癌 TNM 分期（UICC/AJCC，2017）

分期	标准
原发肿瘤（T）	
T_X	原发肿瘤无法评估
T_0	无原发肿瘤证据
T_1	肿瘤局限于肾，最大径≤7cm
T_{1a}	肿瘤最大径≤4cm，且局限于肾
T_{1b}	＞4cm，肿瘤最大径≤7cm，且局限于肾
T_2	肿瘤局限于肾，最大径＞7cm
T_{2a}	＞7cm，肿瘤最大径≤10cm，且局限于肾
T_{2b}	肿瘤最大径＞10cm，且局限于肾
T_3	肿瘤侵及肾静脉或除同侧肾上腺外的肾周围组织，但未超过肾周筋膜
T_{3a}	肿瘤侵及肾静脉或肾静脉分支的肾段静脉或侵犯肾周脂肪和（或）肾窦脂肪，但未超过肾周筋膜
T_{3b}	肿瘤侵及横膈下的下腔静脉
T_{3c}	肿瘤侵及横膈上的下腔静脉或者腔静脉壁
T_4	肿瘤侵透肾周筋膜，包括累及邻近同侧肾上腺

（续　表）

分期	标准
区域淋巴结(N)	
N_X	区域淋巴结无法评估
N_0	无区域淋巴结转移
N_1	有区域淋巴结转移
远处转移(M)	
M_0	无远处转移
M_1	有远处转移

分期	肿瘤情况		
Ⅰ期	T_1	N_0	M_0
Ⅱ期	T_2	N_0	M_0
Ⅲ期	T_3	N_0 或 N_1	M_0
	T_1 ，T_2	N_1	M_0
Ⅳ期	T_4	Any N	M_0
	Any T	Any N	M_1

【影像学表现】

1. CT 表现

（1）肾轮廓、形状改变，肾实质内类圆形肿块，密度略低于或接近正常肾实质，少数密度可略高于肾实质。较大肿瘤内可见坏死液化区，少数肿瘤可见细小钙化。

（2）多期增强富血供肾癌皮质期多呈明显结节状强化，实质期强化迅速减退，呈"快进快退"表现；肿瘤强化程度低于正常肾实质。

（3）CTA 可显示粗大的肿瘤血管及瘤巢异常染色。

（4）转移征象：肾筋膜内肿块，肾静脉或腔静脉内瘤栓，肾门及腹主动脉周围淋巴结肿大，邻近器官直接受侵或远处转移。

2. MRI 表现　T_1WI 肿瘤信号低于正常肾实质，T_2WI 混杂信号，多期增强表现同 CT。对发现肾静脉或腔静脉内瘤栓及淋巴结转移具有优势。

（左肾肿瘤）透明细胞性肾细胞癌（Fuhrman Ⅰ～Ⅱ级）见图 12-4-2。

（右肾）透明细胞癌（Fuhrman 分级Ⅱ～Ⅲ级）见图 12-4-3。

（右侧肾）乳头状肾细胞癌见图 12-4-4。

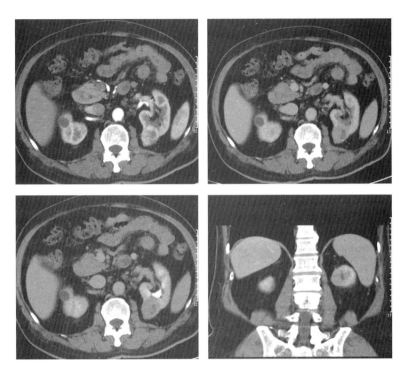

图 12-4-2 （左肾肿瘤）透明细胞性肾细胞癌（Fuhrman Ⅰ～Ⅱ级）

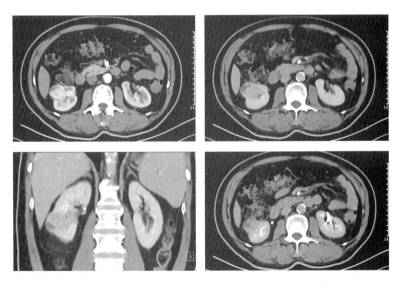

图 12-4-3 （右肾）透明细胞癌（Fuhrman 分级Ⅱ～Ⅲ级）

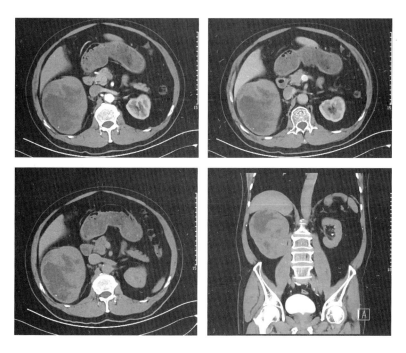

图 12-4-4 (右侧肾)乳头状肾细胞癌

【诊断要点】

小肾癌与血供丰富少脂肪肾错构瘤鉴别要点:前者平扫密度相对均匀,实质期无小血管强化。

【鉴别诊断】

直径<3cm 的肾癌、囊性肾癌等与肾囊肿合并出血、感染及肾腺瘤鉴别较困难,短期复查有助于鉴别,必要时穿刺活检;而肾癌侵犯肾盂与肾盂癌侵犯肾实质亦鉴别较困难,需要穿刺活检或者手术才可鉴别。

三、肾盂癌

肾盂癌(renal pelvic carcinoma):为原发于尿路上皮的恶性肿瘤,占肾所有恶性肿瘤的 8%～12%,好发于 40 岁以上的成年人,以 50－70 岁更多见,男女比例2:1～4:1。典型临床表现是无痛性全程血尿,可并有胁腹部痛,大多肿瘤或并有肾积水时,还可触及包块。

【分型】

1. 肾盂癌的 Baron 分型 见表 12-4-6。

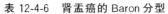

表 12-4-6　肾盂癌的 Baron 分型

分型	标准
Ⅰ 型	肾盂内肿块型
Ⅱ 型	肿块浸润肾实质型
Ⅲ 型	肾盂壁增厚型

2. 组织病理分型　肾盂癌与输尿管癌组织病理学类型见表 12-4-7。

表 12-4-7　肾盂癌与输尿管癌组织病理学类型

浸润性尿路上皮癌	低度恶性潜能乳头状尿路上皮肿瘤
巢状亚型,包括大巢状	尿路上皮乳头状瘤
微囊型	内翻性乳头状尿路上皮肿瘤
微乳头	恶性潜能未定的尿路上皮增生
淋巴上皮瘤样	尿路上皮异型增生
浆细胞样/印戒细胞样/弥漫性	鳞状细胞肿瘤
肉瘤样	鳞状细胞癌
巨细胞型	疣状瘤
差分化	鳞状细胞乳头状瘤
富于脂质型	腺性肿瘤
透明细胞型	腺癌,非特指
非侵袭性尿路上皮肿瘤	肠型
尿路上皮原位癌	黏液型
乳头状尿路上皮癌,低级别	混合型
乳头状尿路上皮癌,高级别	绒毛状腺瘤

【组织学分级】

肾盂癌与输尿管癌组织学分级(G):

LG:低级别。

HG:高级别。

G_X:级别无法评估。

G_1:分化良好。

G_2:分化中等。

G_3:分化差。

G_4:未分化。

【分期】

1. 临床分期　肾盂癌临床分期(Robson 分期)见表 12-4-8。

表 12-4-8　肾盂癌临床分期(Robson 分期)

分期	肿瘤情况
0 期	肿瘤局限于黏膜层
A 期	肿瘤侵犯固有层
B 期	肿瘤侵犯肌层
C 期	肿瘤穿透肌层侵及肾盂旁脂肪或肾实质
D 期	有淋巴结转移或远处器官转移

2. TNM 分期

(1)肾盂和输尿管肿瘤 TNM 分期见表 12-4-9。

表 12-4-9　肾盂和输尿管肿瘤 TNM 分期(UICC/AJCC,2017)

分期	标准
原发肿瘤(T)	
T_x	原发肿瘤无法评估
T_0	无原发肿瘤证据
T_a	非浸润性乳头状癌
T_{is}	原位癌
T_1	侵及上皮下结缔组织
T_2	侵及肌层
T_3	超出肌层达盂周脂肪或肾实质(对肾盂而言) 超出肌层达输尿管周围脂肪(对输尿管而言)
T_4	侵及邻近器官,或穿过肾到达肾周脂肪
区域淋巴结(N)	
N_x	区域淋巴结无法评估
N_0	无区域淋巴结转移
N_1	单个淋巴结转移,最大径≤2cm
N_2	单个淋巴结转移,直径>2cm 但不超过 5cm;或者多个淋巴结转移,最大径均不超过 5cm
远处转移(M)	
M_0	无远处转移
M_1	远处转移

(2)肾盂癌和输尿管癌解剖学分组/预后分组见表 12-4-10。

表 12-4-10　肾盂癌和输尿管癌解剖学分组/预后分组(UICC/AJCC 2017)

分期	T	N	M
0_a 期	T_a	N_0	M_0
0_{is} 期	T_{is}	N_0	M_0
Ⅰ期	T_1	N_0	M_0
Ⅱ期	T_2	N_0	M_0
Ⅲ期	T_3	N_0	M_0
	T_4	N_X	M_0
Ⅳ期	任何 T	N_1	M_0
	任何 T	N_2	M_0
	任何 T	N_3	M_0
	任何 T	任何 N	M_1

【影像学表现】

1. 尿路造影表现　肾盂形态不规则,其内有菜花样充盈缺损,肾盂变形狭窄,部分肾盏不显影或显影延迟,可并有肾盂积水,缺点是容易遗漏小病灶。

2. CT 及 MRI 表现　局限性肾盂壁增厚,肾盂肾盏内实质性肿块,多呈偏心性生长,较大的肿瘤可占据整个肾盂,肾窦脂肪受压,较少引起肾轮廓改变,CT 扫描肿块呈等(或稍低)密度,MRI 扫描 T_1WI 呈等信号或稍低信号,T_2WI 为等信号或稍高号,增强扫描因肾盂癌血供少,肿块轻度强化,延迟扫描显示肾盂内分叶状充盈缺损,肾窦脂肪消失,肾实质受压,此为乳头状肾盂癌的特征性表现。肿瘤侵及肾输尿管交界处可引起肾积水,磁共振水成像可显示梗阻的形态和范围。晚期肿瘤侵犯周围肾实质,并向输尿管延伸。

(右侧肾盂)浸润性尿路上皮癌影像学表现见图 12-4-5。

(左侧)输尿管高级别浸润性尿路上皮癌伴局灶鳞状分化影像学表现见图 12-4-6。

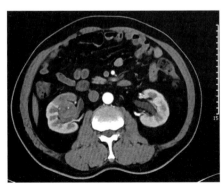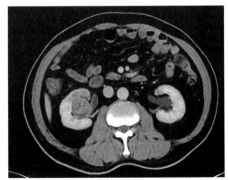

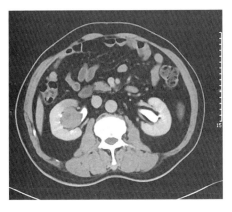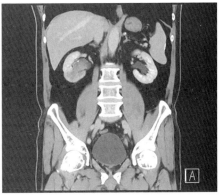

图 12-4-5 （右侧肾盂）浸润性尿路上皮癌

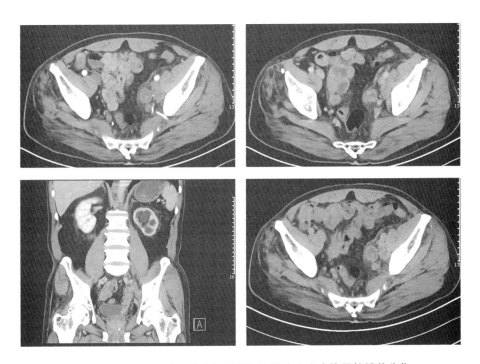

图 12-4-6 （左侧）输尿管高级别浸润性尿路上皮癌伴局灶鳞状分化

【诊断要点】

无痛性肉眼血尿伴影像学检查发现肾盂肾盏内肿块,应考虑肾盂癌。

【鉴别诊断】

1. 肾细胞癌 肾细胞癌的病灶以肾实质为中心生长,多引起肾外形的改变,向肾盂生长亦为偏心性,很少占据全部肾盂,增强扫描强化程度较肾盂癌明显。

2. **肾盂阴性结石**　阴性结石也表现为小的充盈缺损,与小的肾盂癌需要鉴别,其 CT 值 50～120 HU,高于肿瘤的软组织密度,增强扫描不强化,复查时位置可变动或消失。

3. **肾盂内血块**　血块大小、密度、位置随时间改变,增强扫描无强化。

四、膀胱癌

膀胱癌(tumor of urinary bladder):大多起源于膀胱的移形上皮,少数为鳞癌或腺癌。多见于 40 岁以上,男性发病为女性的 4 倍。临床以无痛性全程肉眼血尿为特征,合并感染者有膀胱刺激征。

【分型】

膀胱癌组织病理学类型见表 12-4-11。

表 12-4-11　膀胱癌组织病理学类型

浸润性尿路上皮癌	低度恶性潜能乳头状尿路上皮肿瘤
巢状亚型,包括大巢状	尿路上皮乳头状瘤
微囊型	内翻性乳头状尿路上皮瘤
微乳头	恶性潜能未定的尿路上皮增生
淋巴上皮瘤样	尿路上皮异型增生
浆细胞样/印戒细胞样/弥漫性	鳞状细胞肿瘤
肉瘤样	鳞状细胞癌
巨细胞型	疣状瘤
差分化	鳞状细胞乳头状瘤
富于脂质型	腺性肿瘤
透明细胞型	腺癌,非特指
非侵袭性尿路上皮肿瘤	肠型
尿路上皮原位癌	黏液型
乳头状尿路上皮癌,低级别	混合型
乳头状尿路上皮癌,高级别	绒毛状腺瘤

【分级】

LG:低级别。

HG:高级别。

如果分级系统并未具体指定,通常应用的是下列系统:

G_X:级别无法评估。

G_1:分化良好。

G_2:分化中等。

G_3:分化差。

G_4:未分化。

【分期】

膀胱癌的 TNM 分期见表 12-4-12,膀胱癌解剖学分期/预后分组见表 12-4-13。

表 12-4-12　膀胱癌的 TNM 分期(UICC/AJCC,2017)

分期	标准
T(原发肿瘤)	
T_x	原发肿瘤无法评估
T_0	无原发肿瘤证据
T_a	非浸润性乳头状癌
T_{is}	原位癌:"扁平癌"
T_1	肿瘤侵及上皮下结缔组织
T_2	肿瘤侵犯肌层
T_{2a}	肿瘤侵犯浅肌层(内侧半)
T_{2b}	肿瘤侵犯深肌层(外侧半)
T_3	肿瘤侵犯膀胱周围组织
T_{3a}	镜下侵犯
T_{3b}	肉眼侵犯(膀胱外肿块)
T_4	肿瘤侵犯以下任一器官或组织,如前列腺、精囊、子宫、阴道、盆壁和腹壁
T_{4a}	肿瘤侵犯前列腺、精囊、子宫、阴道
T_{4b}	肿瘤侵犯盆壁、腹壁
N(区域淋巴结)	
N_x	区域淋巴结无法评估
N_0	无区域淋巴结转移
N_1	真骨盆区单个淋巴结转移(膀胱周围、闭孔、髂内、髂外或骶淋巴结转移)
N_2	真骨盆区多个淋巴结转移(膀胱周围、闭孔、髂内、髂外或骶淋巴结转移)
N_3	髂总淋巴结转移
M(远处转移)	
M_x	远处转移无法评估
M_0	无远处转移
M_1	远处转移
M_{1a}	超过髂淋巴结远处转移
M_{1b}	没有淋巴结远处转移

表 12-4-13　膀胱癌解剖学分期/预后分组(UICC/AJCC,2017)

分期	T	N	M
0_a 期	T_a	N_0	M_0
0_{is} 期	T_{is}	N_0	M_0
Ⅰ 期	T_1	N_0	M_0
Ⅱ 期	T_{2a}	N_0	M_0
	T_{2b}	N_0	M_0
ⅢA 期	T_{3a}	N_0	M_0
	T_{3b}	N_0	M_0
	T_{4a}	N_0	M_0
	$T_1 \sim T_{4a}$	N_1	M_0
ⅢB 期	$T_1 \sim T_{4a}$	N_2,N_3	M_0
ⅣA 期	T_{4b}	任何 N	M_0
	任何 T	任何 N	M_{1a}
ⅣB 期	任何 T	任何 N	M_{1b}

【影像学表现】

1. 膀胱造影　膀胱内菜花样及结节样充盈缺损影,基底较宽,壁厚僵硬。

2. CT 及 MRI 表现　膀胱壁增厚(超过 5mm)、僵硬,膀胱腔内、外软组织肿物,CT 呈等或稍低密度,MRI T_2W1 呈等信号,T_2W1 多为稍高信号,肿块表面不光整,呈结节状或菜花状,增强扫描肿块强化。膀胱癌累及精囊腺时膀胱精囊三角消失,累及前列腺时,前列腺增大、轮廓异常,并与膀胱肿块相连,累及输尿管口可见输尿管及肾盂扩张积水(图 12-4-7)。

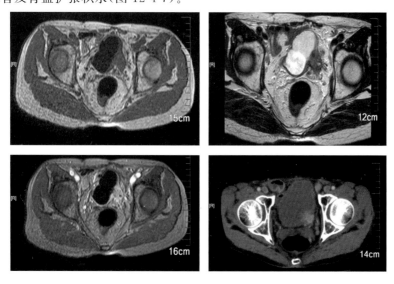

图 12-4-7　膀胱癌

【诊断与鉴别诊断】

1. 前列腺增生和前列腺癌　前列腺增生结节或癌肿向上突向膀胱底部,其上下径小于横径,膀胱底部和侧壁正常,与块影有分界。

2. 膀胱炎性肉芽肿　膀胱壁普遍增厚,局限性隆起中可见钙化、囊变,多有膀胱容积减小。

3. 内翻性乳头状瘤　属少见肿瘤,突向腔内的肿块边缘呈光滑的长分叶状,增强后多明显强化,膀胱壁连线完整。

4. 腺性膀胱炎　无膀胱壁外的浸润和精囊侵犯,抗炎治疗随访可见炎症吸收好转,可与膀胱癌鉴别。

第 13 章　肾　上　腺

肾上腺肿瘤影像诊断及分型、分期

【分类】

WHO 肾上腺肿瘤组织学分类见表 13-0-1。

表 13-0-1　WHO 肾上腺肿瘤组织学分类

肾上腺皮质肿瘤	其他肾上腺肿瘤
肾上腺皮质腺瘤	腺瘤样瘤
肾上腺皮质癌	性索-间质肿瘤
肾上腺髓质肿瘤	软组织和生殖细胞肿瘤
良性嗜铬细胞瘤	髓脂肪瘤
恶性嗜铬细胞瘤	畸胎瘤
混合性嗜铬细胞瘤/副神经节瘤	神经鞘瘤
肾上腺外副神经节瘤	节细胞神经瘤
交感神经性	血管肉瘤
副交感神经性	继发性肿瘤
	转移癌

肾上腺皮质癌

肾上腺皮质癌(adrenocortical carcinoma)：是发生于肾上腺皮质的恶性肿瘤，分为有内分泌功能和无内分泌功能两种类型，可发生于任何年龄，约 50% 为有内分泌功能肿瘤。

【组织学分级(G)】

LG：低级别(≤20 个有丝分裂/50HPF)。

HG：高级别(>20 个有丝分裂/50HPF)；TP53 或 CTNNB 基因突变。

【分期】

肾上腺皮质癌的 TNM 分期见表 13-0-2。

表 13-0-2　肾上腺皮质癌的 TNM 分期（UICC/AJCC,2017）

分期	标准
原发肿瘤（T）	
T_x	原发肿瘤无法评估
T_0	无原发肿瘤证据
T_1	最大径≤5cm,无腺外侵犯
T_2	最大径＞5cm,无腺外侵犯
T_3	局部浸润,无论大小,但无邻近器官侵犯
T_4	不论大小,侵及邻近器官（肾、膈肌、胰腺、脾或肝）或者大血管（肾静脉或者腔静脉）
区域淋巴结（N）	
N_x	区域淋巴结无法评估
N_0	无区域淋巴结转移
N_1	区域淋巴结转移
远处转移（M）	
M_0	无远处转移
M_1	远处转移

分期	T	N	M
Ⅰ	T_1	N_0	M_0
Ⅱ	T_2	N_0	M_0
Ⅲ	$T_{1\sim2}$	N_1	M_0
	T_3	Any N	M_0
Ⅳ	T_4	Any N	M_0
	Any T	Any N	M_1

【影像学表现】

1. CT 表现　较大的圆形、分叶状或不规则形肾上腺肿块（直径＞7cm）。CT 上密度不均匀,呈软组织密度,内有坏死或陈旧性出血形成的低密度影。

2. MRI 表现　病灶信号不均匀,呈长 T_1 长 T_2 信号,其内常有坏死（长 T_1 长 T_2 信号）或陈旧性出血（短 T_1 长 T_2 信号影）。增强扫描病灶不均匀强化。部分肿瘤可有散在钙化点。其中分泌皮质醇的肿瘤可致对侧肾上腺萎缩。

右侧肾上腺皮质腺瘤影像学表现见图 13-0-1。左侧肾上腺嗜铬细胞瘤影像学表现见图 13-0-2。右肾上腺恶性嗜铬细胞瘤影像学表现见图 13-0-3。

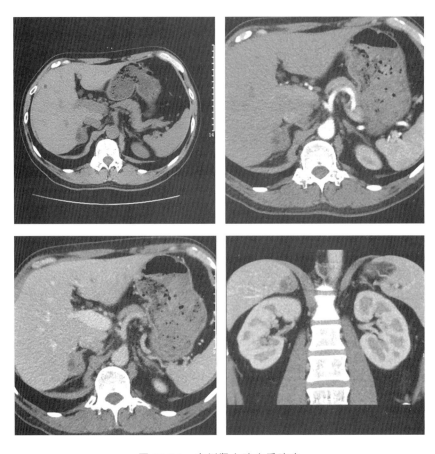

图 13-0-1 右侧肾上腺皮质腺瘤

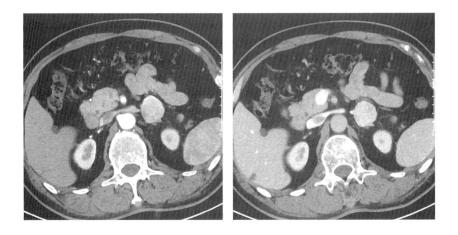

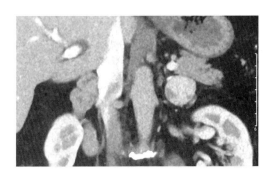

图 13-0-2　左侧肾上腺嗜铬细胞瘤

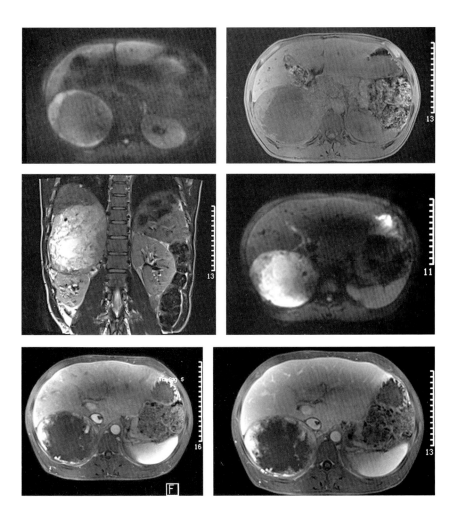

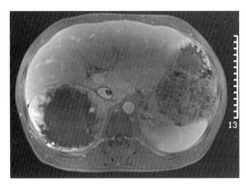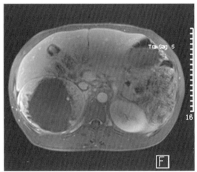

图 13-0-3　右肾上腺恶性嗜铬细胞瘤

【诊断与鉴别诊断】

1. 肾上腺嗜铬细胞瘤　瘤体强化程度高；瘤体内易坏死，坏死边缘清晰；临床症状及实验室检查支持。

2. 肾上腺转移瘤　双侧肾上腺肿块、边缘模糊、肿瘤轻度强化及明确的临床病史有助于诊断。

3. 肾上腺皮质腺瘤　密度均匀，轻度强化，CT 可测得脂肪密度。

4. 神经节细胞瘤　密度均匀，轻度强化，形态较柔软，向腔静脉及脊柱间隙生长。

参 考 文 献

[1] Moch H，Cubilla AL，Humphrey PA，Reuter VE，Ulbright TM. The 2016 WHO Classification of Tumours of the Urinary System and Male Genital Organs-Part A：Renal，Penile，and Testicular Tumours. European urology，2016，70（1）：93

[2] 李富兴，龚静山，夏占统，等. 肾脏不典型囊性病变的 Bosniak 分级 CT 评价. 上海医学影像，2009，18（2）：105

[3] 韩超. 肾脏囊性占位病变 CT 及 MRI 表现与 Bosniak 分级对比研究. 新乡医学院硕士论文，2015

[4] 饶秋，夏秋媛，周晓军，等. 2016 版 WHO 肾脏肿瘤新分类解读. 中华病理学杂志，2016，45（7）：435

[5] 杜林栋，智静涛. 肾癌分期的新观点. 中华临床医师杂志（电子版），2011，05（3）：646

[6] Flaig TW，Spiess PE，Agarwal N，et al. NCCN Guidelines Insights：Bladder Cancer，Version 5. 2018. Journal of the National Comprehensive Cancer Network：JNCCN，2018，16（9）：1041

[7] Humphrey PA，Moch H，Cubilla AL，Ulbright TM，Reuter VE. The 2016 WHO Classification of Tumours of the Urinary System and Male Genital Organs-Part B：Prostate and Blad-

der Tumours. European urology,2016,70(1):106

[8]　赵明,何向蕾,张大宏,等.WHO(2016)泌尿男性生殖系统肿瘤组织学分类解读.临床与实验病理学杂志,2017,33(2):119

[9]　American Joint Committee on Cancer. Cancer Staging Manual. Eighth Edition,2016

第六篇

生殖系统

Part *6*

第 14 章 男性生殖系统

第一节 男性生殖系统影像分区及常见变异

一、前列腺解剖分区

1. 五叶法(Lowsley 于 1912 年提出) 将前列腺分为前叶、中叶、后叶和两侧叶,尿道位于前、中叶之间。

2. 两腺法(Frank 于 1954 年提出) 将前列腺分为前列腺固有腺体和尿道黏膜下腺。

3. 三带法(McNeal 于 1984 年提出) 将前列腺分为中央带(central zone)、移行带(transitional zone)和外周带(peripheral zone)。中央带为外尿道、射精管等管性结构处,前列腺增生好发于移行带,前列腺癌好发于外周带。

二、睾丸发育异常

1. 多睾 一种极为罕见的先天性异常,指睾丸数目超过 2 个,一般认为不超过 3 个睾丸,左侧多于右侧。

2. 无睾 先天没有睾丸。单侧无睾多发生于右侧,并常伴有对侧隐睾,双侧无睾常导致性别的异常。

3. 隐睾症 睾丸在下降过程中停留在任何不正常的部位,如腰部、腹部、腹股沟管或外环附近,统称隐睾(图 14-1-1,图 14-1-2)。

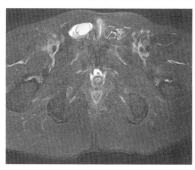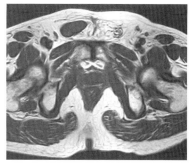

图 14-1-1 右侧隐睾

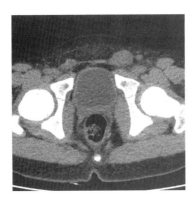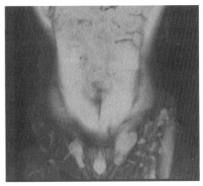

图 14-1-2 左侧隐睾

4. 睾丸发育不全

5. 并睾 两侧睾丸合并为一体,可发生在阴囊内,也可在腹腔内,常伴有其他严重先天性畸形。

第二节 男性生殖系统疾病影像诊断及分型、分期

一、前列腺增生

前列腺增生,常称作良性前列腺增生(benign prostatic hyperplasia,BPH),是中老年男性常见疾病之一,60 岁以上发病率高达 75%。主要发生在移行带,表现为腺体组织和基质组织不同程度的增生;临床表现主要为尿频、尿急、夜尿增多及排尿困难。

【病理分型(Frank 1976)】

1. 基质型。

2. 纤维肌肉型。

3. 肌型。

4. 纤维腺瘤型。

5. 纤维肌肉腺瘤型(最为常见)。

【临床分期】

Ⅰ期:尿频、尿急、排尿困难逐渐发展,夜间尿频是主要症状,影响患者睡眠休息,膀胱逼尿肌尚能代偿,能将膀胱内尿排空,残余尿量<50ml。

Ⅱ期:尿频、排尿困难加重,膀胱逼尿肌代偿功能逐渐失调,不能将膀胱内尿完全排尽,残余尿量逐渐增多,可达 500ml,超过膀胱容量本身。

Ⅲ期:膀胱逼尿肌的代偿能力几乎降到零,膀胱极度膨胀,下腹部可摸到肿块。

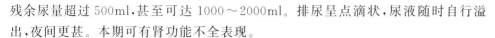

残余尿量超过 500ml,甚至可达 1000～2000ml。排尿呈点滴状,尿液随时自行溢出,夜间更甚。本期可有肾功能不全表现。

【分度】

1. 上海王义人分度法

正常:栗子大小。

一度肥大:鸽蛋大小。

二度肥大:鸡蛋大小。

三度肥大:鸭蛋大小。

2. Rous 提出直肠指检前列腺大小分度及估重法

一度增大:腺体大小为正常的 2 倍,中央沟变浅,估计重量为 20～25g。

二度增大:腺体为正常的 2～3 倍,中央沟近乎消失,估重为 25～50g。

三度增大:腺体为正常的 3 倍,手指刚能触及前列腺底部,中央沟消失,估重为 50～75g。

四度增大:腺体超过正常 4 倍,手指已不能触及前列腺底部,一侧或两侧的侧沟因腺体增大而消失,估重为 75g 以上。

【症状严重程度评估】

国际前列腺症状评分见表 14-2-1。

表 14-2-1　国际前列腺症状评分(IPSS)

在最近 1 个月内,您是否有以下症状	无	在 5 次中					症状评分
		少于 1 次	少于 半数	大约 半数	多于 半数	几乎 每次	
1. 是否经常有尿不尽感	0	1	2	3	4	5	
2. 两次排尿间隔是否经常<2h	0	1	2	3	4	5	
3. 是否曾经有间断性排尿	0	1	2	3	4	5	
4. 是否有排尿不能等待现象	0	1	2	3	4	5	
5. 是否有尿线变细现象	0	1	2	3	4	5	
6. 是否需要用力及使劲才能开始排尿	0	1	2	3	4	5	
7. 从入睡到早起一般需要起来排尿几次	没有 0	1 次 1	2 次 2	3 次 3	4 次 4	5 次 5	
症状总评分							

轻度症状:0～7 分;中度症状:8～19 分;重度症状:20～35 分

【影像学表现】

1. CT 表现　表现为前列腺弥漫性增大,形态规则;前列腺上缘超过耻骨联合上方 2cm,和(或)前列腺横径>5cm。前列腺边缘光滑,包膜完整,密度无改变,可见钙化灶。增强扫描,前列腺对称性均一性强化。

2. MRI 表现　表现为前列腺弥漫性增大。T_1WI 呈均匀低信号。中央带及移行带体积增大,以腺体增生为主时,表现为结节性不均匀 T_2WI 高信号;以基质增生为主时,表现为中等信号为主;外周带受压变薄,呈均匀高信号。前列腺内无弥散受限。动态增强扫描,明显均匀强化,无异常早期强化灶。

前列腺增生影像学表现见图 14-2-1,图 14-2-2。

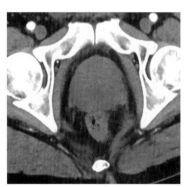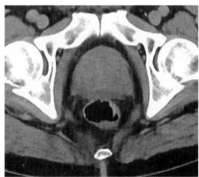

图 14-2-1　前列腺增生

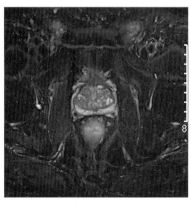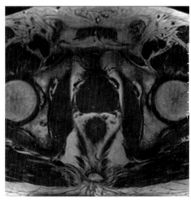

图 14-2-2　前列腺增生

【诊断要点】

CT 仅能发现前列腺体积增大,不能除外局限在前列腺背膜内的早期前列腺癌。MRI 检查具有较高的诊断价值,T_2WI 像前列腺周围带受压变薄,信号正常为主要的诊断依据。

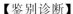

【鉴别诊断】

需要与前列腺癌相鉴别。

二、前列腺癌

前列腺癌(prostate cancer)多发生于老年男性。主要发生在前列腺的周围带，可侵犯邻近脂肪、精囊等，还可发生淋巴转移和血行转移，以骨转移(成骨性)多见。病理上 95% 为腺癌。前列腺特异抗原(prostate-specific antigen,PSA)显著升高，尤其是游离 PSA 增高，有较高的诊断价值。由于常合并良性前列腺增生，早期临床表现类似良性前列腺增生，晚期则可出现膀胱和会阴部疼痛，甚至转移体征。

【分型】

前列腺癌组织学类型见表 14-2-2。

表 14-2-2　前列腺癌组织学类型

腺泡腺癌、腺癌	导管腺癌
非特殊类型	筛状
特殊变异型	乳头状
萎缩型	实性
假增生型	尿路上皮癌
微囊型	腺鳞癌
泡沫腺型	鳞状细胞癌
黏液(胶样)	基底细胞癌
印戒样细胞型	神经内分泌肿瘤
多形性巨细胞型	腺癌伴神经内分泌分化
肉瘤样	高分化神经内分泌肿瘤
导管内癌，非特殊类型	小细胞神经内分泌癌
	大细胞神经内分泌癌

【分级】

Gleason 评分系统：前列腺癌组织分为主要分级区和次要分级区，每区的 Gleason 分值为 1~5，Gleason 评分是把主要分级区和次要分级区的 Gleason 分值相加，形成癌组织分级常数(表 14-2-3)。

表 14-2-3　前列腺癌(腺癌)病理分级(Gleason 评分)

分级	组织学特征
Gleason 1	极为罕见。边界清楚，膨胀型生长的结节，几乎不侵犯基质，多为圆形，中度大小，紧密排列在一起，其胞质和良性上皮细胞胞质极为相近

（续　表）

分级	组织学特征
Gleason 2	很少见。边界比较清楚的结节,局部可向周围浸润;结节内腺体结构和大小较不一致,腺体保持独立,腺体之间距离增加
Gleason 3	最常见。多发生在前列腺外周区,最重要的特征是浸润性生长,癌腺泡大小不一,形状各异,核仁大而红,胞质多呈碱性染色
Gleason 4	癌肿分化差,浸润性生长,癌腺泡不规则融合在一起,形成微小乳头状或筛状,核仁大而红,胞质可为碱性或灰色反应
Gleason 5	癌肿分化极差,边界可为规则圆形或不规则状,伴有浸润性生长,生长形式为片状单一细胞型或者是粉刺状癌型,伴有坏死,癌细胞核大,核仁大而红,胞质染色可有变化

分级	Gleason 评分	Gleason 系统
1	≤6	≤3+3
2	7	3+4
3	7	4+3
4	8	4+4
5	9 或者 10	4+5,5+4,5+5

【分期】

1. 前列腺癌 TNM 分期　见表 14-2-4。

表 14-2-4　前列腺癌 TNM 分期(NCCN/AJCC,2017)

原发肿瘤(T)	
临床	
T(cT)	
T_x	原发肿瘤无法评估
T_0	无原发肿瘤证据
T_1	临床不明显的肿瘤,触摸不到,影像也不可见
T_{1a}	在 5% 或更少的切除组织中的偶发肿瘤
T_{1b}	在 5% 或以上的切除组织中的偶发肿瘤
T_{1c}	单叶或两叶穿刺活检证实的肿瘤,但不能扪及
T_2	肿瘤可以被扪及,并局限于前列腺内
T_{2a}	肿瘤限于单叶的 1/2 或更少

（续　表）

T_{2b}	肿瘤侵犯超过单叶的 1/2，但不到两叶
T_{2c}	肿瘤侵犯两叶
T_3	前列腺外肿瘤不固定或未侵犯邻近组织结构
T_{3a}	前列腺外侵犯，单侧或双侧
T_{3b}	肿瘤侵犯精囊
T_4	肿瘤固定或侵犯除于精囊外的其他邻近组织结构：如外括约肌、直肠、膀胱、肛提肌和（或）盆壁

病理

T(pT)

pT_2	局限于前列腺内
pT_3	前列腺外侵犯
pT_{3a}	前列腺外侵犯（单侧或双侧），或镜下侵犯膀胱颈
pT_{3b}	肿瘤侵犯精囊
pT_4	肿瘤固定或侵犯除于精囊外的其他邻近组织结构：如外括约肌、直肠、膀胱、肛提肌和（或）盆壁

区域淋巴结（N）

N_X	区域淋巴结无法评估
N_0	无区域淋巴结转移
N_1	有区域淋巴结转移

远处转移（M）

M_0	无远处转移
M_1	远处转移
M_{1a}	非区域淋巴结转移
M_{1b}	骨转移
M_{1c}	其他部位，伴或不伴骨转移

分期	分组	T	N	M	PSA(ng/ml)	Gleason 分级分组
Ⅰ 期	Ⅰ	cT_{1a-c}	N_0	M_0	PSA＜10	1
	Ⅰ	cT_{2a}	N_0	M_0	PSA＜10	1
	Ⅰ	pT_2	N_0	M_0	PSA＜10	1
Ⅱ 期	Ⅱ-A	cT_{1a-c}	N_0	M_0	PSA10～20	1
	Ⅱ-A	cT_{2a}	N_0	M_0	PSA10～20	1

（续 表）

分期	分组	T	N	M	PSA(ng/ml)	Gleason 分级分组
	II-A	pT_2	N_0	M_0	PSA10～20	1
	II-A	cT_{2b}	N_0	M_0	PSA<20	1
	II-A	cT_{2c}	N_0	M_0	PSA<20	1
	II-B	$T_{1～2}$	N_0	M_0	PSA<20	2
	II-C	$T_{1～2}$	N_0	M_0	PSA<20	3
		$T_{1～2}$	N_0	M_0	PSA<20	4
III期	III-A	$T_{1～2}$	N_0	M_0	PSA≥20	1～4
	III-B	$T_{3～4}$	N_0	M_0	Any	1～4
	III-C	AnyT	N_0	M_0	Any	5
IV期	IV-A	AnyT	N_1	M_0	Any	Any
	IV-B	AnyT	Any	M_1	Any	Any

2. Whitmore-Jewett 分期　见表 14-2-5。

表 14-2-5　Whitmore-Jewett 分期(AUA)

A 期	肿瘤隐匿于前列腺内,直肠指检不能触及
A_1	肿瘤集中一处,分化较好
A_2	肿瘤弥散在前列腺中,分化不良
B 期	直肠指检可触及结节,肿瘤局限于前列腺包膜内
B_1	前列腺内结节大小不超过一叶(<2cm)
B_2	结节大小超过一叶(>2cm)
C 期	肿瘤已浸润或超出前列腺包膜,尚未发现淋巴或血行转移
C_1	未浸润精囊或膀胱颈部
C_2	已浸润精囊或膀胱颈部
D 期	已发现远处转移
D_0	PSA 持续升高,但淋巴结及骨骼均未发现转移
D_1	盆腔淋巴结有转移,骨扫描阴性
D_2	已有骨骼或其他远处转移
D_3	D_2 期肿瘤用内分泌治疗后又复发

【第 2 版前列腺影像报告和数据系统 PI-RADS V2(2014)】

第 2 版中总体的 5 分评分不再适用于所有前列腺癌,而是适用于有临床意义的癌。有临床意义的前列腺癌:穿刺或大体病理 Gleason score7 分及以上和(或)肿瘤体积>$5cm^3$ 和(或)伴前列腺外侵犯,这些癌可能需要进一步检查或穿刺活检(表 14-2-6)。

表 14-2-6　PI-RADS 5 分制度

PI-RADS 评分	患癌的可能性
1	非常低,极不可能
2	低,不可能
3	中等,可疑存在
4	高,可能存在
5	非常高,极有可能

PI-RADS V2 评分标准见表 14-2-7 和图 14-2-3。

表 14-2-7　PI-RADS V2 评分标准-T_2WI

评分	外周带	移行带
1	均匀高信号	均匀中等信号强度
2	线状、楔形或弥漫性轻度低信号,边界不清	局限性低信号或不均匀有包膜的结节(BPH)
3	信号强度不均匀或界限不清,呈圆形、中等低信号,包括其他不符合 2 分、4 分或 5 分标准者	边缘模糊,信号强度不均匀,包括其他不符合 2 分、4 分或 5 分标准者
4	局限于前列腺内,边界清楚,均匀中等低信号病灶或肿块,最大径<1.5 cm	透镜状或边界不清,均匀中度低信号,最大径<1.5 cm
5	与4分影像表现相同,但最大径≥1.5cm	与4分影像表现相同,但最大径≥1.5cm

评分	外周带或移行带
1	在 ADC 图和高 b 值 DWI 上无异常
2	ADC 图模糊不清的低信号
3	ADC 图局灶性轻、中度低信号,和高 b 值图像等或轻度高信号
4	ADC 图局灶显著低信号,在高 b 值 DWI 上显著高信号,最大径<1.5 cm
5	同 4,但最大径≥1.5cm,或有明确前列腺外侵犯行为

评分	
DEC-	早期无强化 弥漫性增强,但在 T_2WI 或 DWI 上无相应的局灶性病灶 局灶性强化,但在 DWI 上表现为 BPH 征象 具有上述三者之一判定为 DEC 阴性
DEC+	局灶性,并且早于或与邻近正常前列腺组织同时强化,与 T_2WI 和(或)DWI 相应可疑病变符合

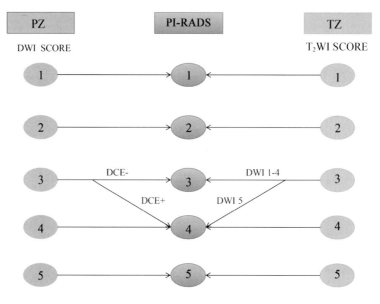

图 14-2-3 PI-RADS V2 评分标准

【影像学表现】

1. CT 表现 早期前列腺癌仅表现为前列腺体积增大,密度无异常改变;动态增强扫描,可发现早期强化的富血供结节。对于 T_3 期以上的前列腺癌,CT 可发现肿瘤的包膜外侵犯情况,表现为前列腺不规则、分叶状软组织肿块;侵犯精囊腺时,可表现为精囊不对称、精囊角消失或体积增大;侵犯膀胱时,可表现为膀胱底壁增厚、膀胱腔内分叶状肿块;侵犯肛提肌时,使其增厚。

2. MRI 表现 对于局限于腺体内的前列腺癌及确定其大小范围均有较高价值。T_1WI 难以显示肿瘤;T_2WI 呈低信号结节;DWI 肿瘤弥散受限、ADC 图表现为低信号结节。动态增强扫描,肿瘤早期强化,呈富血供结节。

3. MRS 前列腺癌结节 Cit 峰明显下降,Cho 峰明显增高,(Cho+Cre)/Cit 比值>0.86。

前列腺癌影像学表现见图 14-2-4 至图 14-2-12。

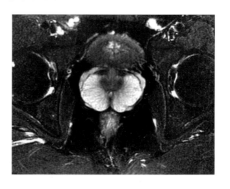

图 14-2-4 正常前列腺 PI-RADS 1 分

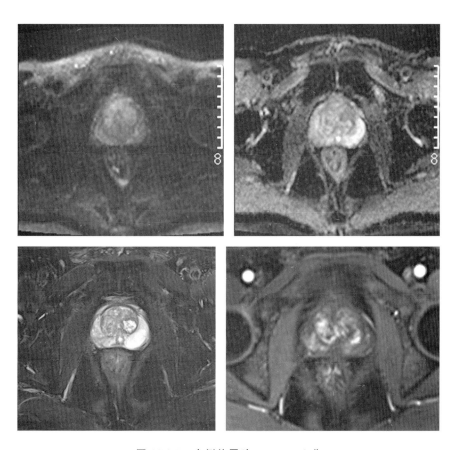

图 14-2-5　右侧外周叶 PI-RADS 2 分

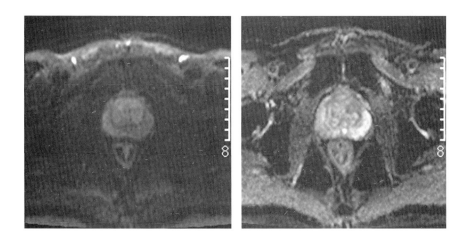

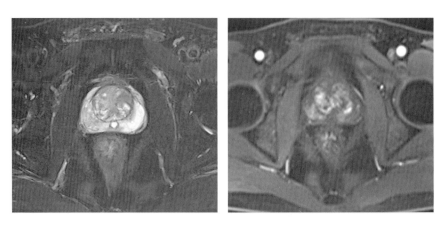

图 14-2-6 右侧外周带 PI-RADS 3 分

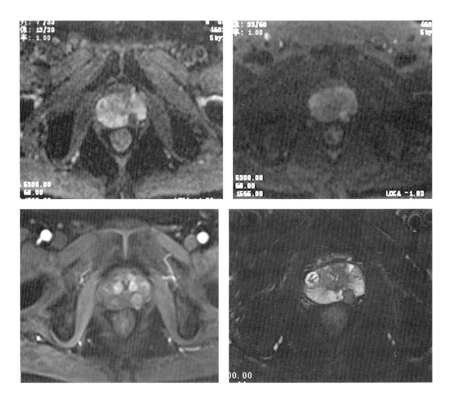

图 14-2-7 左侧外周叶 PI-RADS 4 分

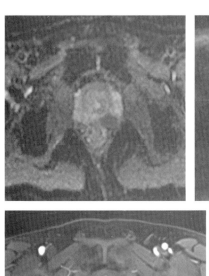
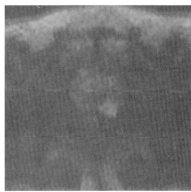

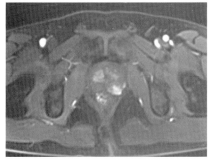

图 14-2-8 左侧外周带 PI-RADS 5 分

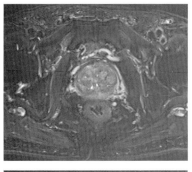
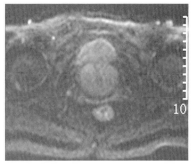

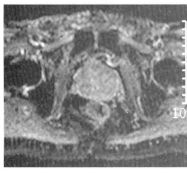

图 14-2-9 移行带 PI-RADS 2 分

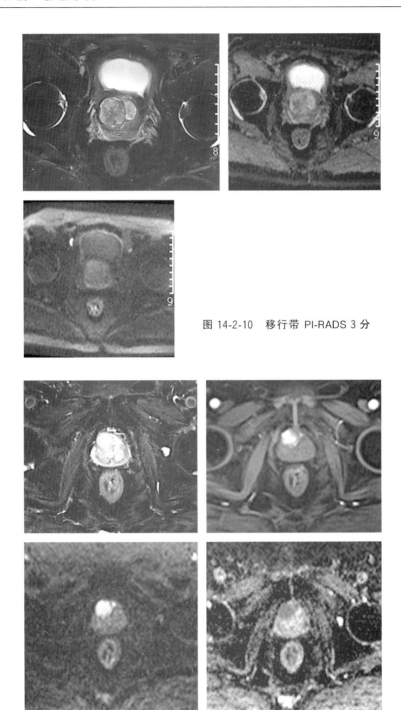

图 14-2-10 移行带 PI-RADS 3 分

图 14-2-11 移行带 PI-RADS 4 分

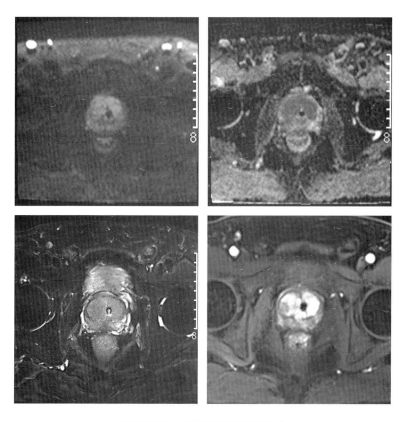

图 14-2-12　移行带 PI-RADS 5 分

【诊断要点】

MRI 作为前列腺癌的首选检查方法,不仅能发现早期局限于腺体内的病灶,并能清晰显示前列腺外的侵犯情况,包括精囊腺、膀胱、神经纤维束的侵犯,以及淋巴、骨转移。

【鉴别诊断】

前列腺癌主要发生在外周带(约 70%),发生于外周带的前列腺癌,主要与慢性前列腺炎造成的局部纤维化及梗死相鉴别;发生于移行带的前列腺癌,主要与前列腺增生结节相鉴别。DWI 及 ADC 图、动态增强扫描及 MRS 均有利于鉴别诊断。

第 15 章 女性生殖系统

第一节 女性生殖系统影像分区、分级、分段及常见变异

一、影像分区、分级、分段

女性生殖系统主要包括阴道、子宫、输卵管及卵巢。

子宫分底、体、颈三部分。子宫内腔分为上、下两部：上部在子宫体内，称子宫腔；下部在宫颈内，称子宫颈管。宫体壁由 3 层组织构成：外层为浆膜层，中间层为肌层，内层为子宫内膜。宫颈又分为子宫颈阴道部和子宫颈阴道上部。

输卵管为一对细长而弯曲的管，分为间质部、峡部、壶腹部和伞部四部分。

二、常见变异

先天性子宫发育异常是生殖器官畸形中最常见的一种，临床意义比较大，可以发生不孕症、异常胎位、流产、子宫破裂。

1. 双子宫 左右各自成为一套输卵管、子宫、子宫颈及阴道，两套之间有结缔组织隔开，此类发育异常较为常见。

2. 重复子宫 子宫、子宫颈、阴道均隔成左右两部分（图 15-1-1）。

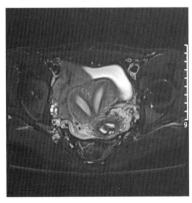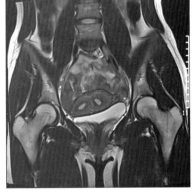

图 15-1-1 重复子宫

3. 双角子宫　表现为单宫颈、单阴道,外形呈双角形(图 15-1-2)。

4. 单角子宫　发育完全的子宫偏向一侧,仅有一个输卵管。

5. 纵隔子宫　子宫外形正常,宫腔被隔成两部分,称为完全纵隔子宫,也可形成不完全纵隔子宫(图 15-1-3)。

6. 幼稚型子宫　宫腔小,子宫颈相对延长,宫颈与宫体之比为 1:1~2:3(正常成年型为 1:2~1:3)。

7. 子宫发育不良　宫腔小,宫颈狭窄而僵直,颈部黏膜粗大。

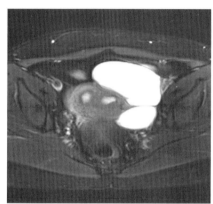
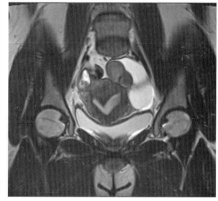

图 15-1-2　双角子宫

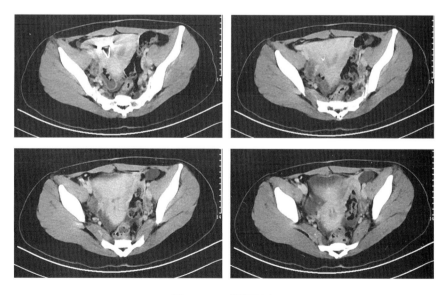

图 15-1-3　纵隔子宫

第二节 女性生殖系统疾病影像诊断及分期、分型

【分类】

子宫体肿瘤分类见表 15-2-1。

表 15-2-1 子宫体肿瘤分类(WHO,2014)

上皮性肿瘤及癌前病变	
癌前病变	
不伴不典型性的增生	
不典型增生/子宫内膜上皮内瘤变	8380/2*
子宫内膜癌	
内膜样癌	8380/3
鳞状上皮分化	8570/3
绒毛腺状	8263/3
分泌型	8382/3
黏液性癌	8480/3
浆液性子宫内膜上皮内癌	8441/2*
浆液性癌	8441/3
透明细胞癌	8310/3
神经内分泌肿瘤	
低级别神经内分泌肿瘤(NET)	
类癌	8240/3
高级别神经内分泌肿瘤(NEC)	
大细胞 NEC	8041/3
小细胞 NEC	8013/3
混合细胞腺癌	8323/3
未分化癌	8020/3
去分化癌	
瘤样病变	
息肉	
化生	
Arias-Stella 反应	
淋巴瘤样病变	
间叶性肿瘤	
平滑肌瘤	8890/0
富细胞平滑肌瘤	8892/0
伴奇异细胞核的平滑肌瘤	8893/0
核分裂活跃的平滑肌瘤	8890/0

（续　表）

水肿性平滑肌瘤	8890/0
卒中性平滑肌瘤	8890/0
脂肪平滑肌瘤	8890/0
上皮样平滑肌瘤	8891/0
黏液样平滑肌瘤	8896/0
切割性（分叶状）平滑肌瘤	8890/0
弥漫性平滑肌瘤病	8890/1
静脉内平滑肌瘤病	8890/1
转移性平滑肌瘤	8898/1
恶性潜能未定的平滑肌瘤	8897/1
平滑肌肉瘤	8890/3
上皮样平滑肌肉瘤	8891/3
黏液样平滑肌肉瘤	8896/3
子宫内膜间质和相关肿瘤	
子宫内膜间质结节	8930/0
低级别子宫内膜间质肉瘤	8931/3
高级别子宫内膜间质肉瘤	8930/3
未分化子宫肉瘤	8805/3
类似于卵巢性索肿瘤的子宫肿瘤	8590/1
杂类间质性肿瘤	
横纹肌肉瘤	8900/3
血管周上皮细胞肿瘤	
良性	8714/0
恶性	8714/3
其他	
混合性上皮-间叶肿瘤	
腺肌瘤	8932/0
非典型性息肉样腺肌瘤	8932/0
腺纤维瘤	9013/0
腺肉瘤	8933/3
癌肉瘤	8980/3
杂类肿瘤	
腺瘤样瘤	9054/0
神经外胚层肿瘤	
生殖细胞肿瘤	
淋巴和髓系肿瘤	
淋巴瘤	
髓系肿瘤	
继发性肿瘤	

一、子宫肌瘤

子宫平滑肌瘤(uterine leiomyoma),由平滑肌及纤维间质组成,是女性生殖系统中最常见的良性肿瘤。好发于30-50岁绝经前女性;常多发;发生部位以子宫体最多见,肌层内肌瘤最常见,黏膜下肌瘤临床症状为主明显,常见症状表现为月经过多、经期长且间隔短、不孕及习惯性流产等。较大肌瘤由于血供障碍,可发生多种变性,包括玻璃样变性、黏液样变性、脂肪样变性等。

【分类】

1. 按生长部位分为子宫体肌瘤(90%)和子宫颈肌瘤(10%)。

2. 根据肌瘤与子宫壁的关系分为肌壁间肌瘤、黏膜下肌瘤、浆膜下肌瘤、阔韧带肌瘤四类。

【分型】

目前得以较广泛应用的是国际妇产科联盟(FIGO)子宫肌瘤9型分类方法(图15-2-1)。

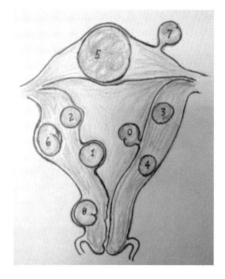

图15-2-1　子宫肌瘤9型分类方法

根据国际妇产科联盟(FIGO)子宫肌瘤的分类系统的定义,肌瘤的类型从0到8,较低的数字表示越接近子宫内膜

引自 子宫肌瘤的诊治中国专家共识专家组,子宫肌瘤的诊治中国专家共识.中华妇产科杂志,2017,52(12):793-800

0型:有蒂黏膜下肌瘤。

Ⅰ型:无蒂黏膜下肌瘤,向肌层扩展≤50%。

Ⅱ型:无蒂黏膜下肌瘤,向肌层扩展>50%。

Ⅲ型:肌壁间肌瘤,位置靠近宫腔,瘤体外缘距子宫浆膜层≥5 mm。

Ⅳ型:肌壁间肌瘤,位置靠近子宫浆膜层,瘤体外缘距子宫浆膜层<5 mm。

Ⅴ型:肌瘤贯穿全部子宫肌层。

Ⅵ型:肌瘤突向浆膜。

Ⅶ型:肌瘤完全位于浆膜下(有蒂)。

Ⅷ型:其他特殊类型或部位的肌瘤(子宫颈、宫角、阔韧带肌瘤)。

【影像学表现】

子宫外形分叶状增大或自子宫向外突出的实性肿块,边界光滑。

1. CT 表现　肿块多为等密度,也可为高密度、低密度或混杂密度;可钙化和脂肪变性。

2. MRI 表现　T_1WI 信号强度与肌层相同或低于肌层;T_2WI 信号低于肌层;伴坏死、液化或玻璃样变性时,可表现为 T_2WI 高信号;伴出血时,T_1WI、T_2WI 均表现为不均匀高信号。

子宫肌瘤影像学表现见图 15-2-2 和图 15-2-3。

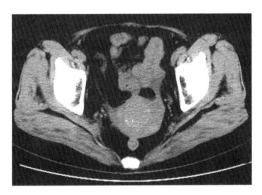

图 15-2-2　子宫肌瘤

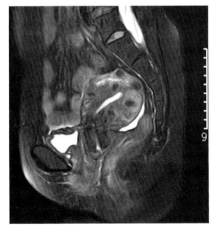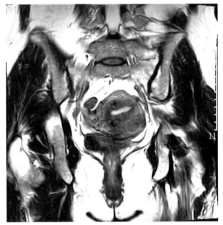

图 15-2-3　子宫肌瘤

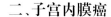

二、子宫内膜癌

子宫内膜癌(endometrial carcinoma),发病率仅次于宫颈癌。病理上腺癌占绝大多数。肿瘤最初位于子宫内膜,其后向外侵犯子宫肌层,向下侵犯宫颈,甚至直接累及宫旁组织、膀胱和邻近肠管;淋巴转移是常见转移途径。子宫内膜癌的诊断主要依靠刮宫和细胞学检查,MRI检查主要用于分期、确定肿瘤范围、观察治疗效果及判断肿瘤是否复发。

【常见病理类型】

1. 子宫内膜样癌

(1)腺癌。

(2)腺角化癌(腺癌伴有鳞状化生)。

(3)腺鳞癌(鳞状细胞癌和腺细胞癌混合)。

2. 黏液性腺癌

3. 浆液性腺癌

4. 透明细胞腺癌

5. 未分化癌

6. 混合性癌(由一种以上病理类型组成,每种类型至少占10%比例)

【组织病理学分级(G)】

G_X:分级无法评估。

G_1:高分化。

G_2:中分化。

G_3:低分化或未分化。

子宫内膜样腺癌应该按如下分化程度来分级:

G_1:非鳞状或非桑椹状实性生长类型≤5%。

G_2:非鳞状或非桑椹状实性生长类型6%～50%。

G_3:非鳞状或非桑椹状实性生长类型>50%。

病理分级注意事项:要注意核的不典型性,若与结构分级不符合时,应将G_1或G_2肿瘤相应提高一级。

浆液性和透明细胞癌核的分级原则同上述,多数学者将其定义为高级别病变。腺癌伴有鳞状上皮分化时,其分级根据腺体部分核的分级来确定。

【分期】

1. 子宫内膜癌FIGO分期 见表15-2-2。

表 15-2-2 子宫内膜癌 FIGO 分期(2014)

I *	肿瘤局限于子宫体
I A(1)	肿瘤无浸润或浸润肌层深度<1/2
I B(1)	肿瘤浸润肌层深度≥1/2
II(1)	肿瘤浸润宫颈间质,但未超出子宫外(2)
III	局部和(或)区域的扩散
III A(1)	肿瘤侵犯子宫浆膜层和(或)附件(3)
III B(1)	阴道和(或)宫旁受累(3)
III C(1)	盆腔和(或)腹主动脉旁淋巴结转移(3)
III C1(1)	盆腔淋巴结阳性
III C2(1)	主动脉旁淋巴结阳性和(或)盆腔淋巴结阳性
IV(1)	肿瘤侵犯膀胱和(或)直肠黏膜,和(或)远处转移
IV A(1)	肿瘤侵犯膀胱和(或)直肠黏膜(1)
IV B(1)	远处转移,包括腹腔内和(或)腹股沟淋巴结转移

(1)任何 G_1,G_2,G_3;(2)宫颈管腺体累及仅考虑为 I 期,超过此范围则为 II 期;(3)细胞学阳性必须单独报告,但不改变分期

2. 子宫内膜癌 FIGO 分期与 TNM 分期比较 见表 15-2-3。

表 15-2-3 子宫内膜癌 FIGO 分期与 TNM 分期比较

FIGO 分期	国际抗癌联盟(UICC)		
	T(肿瘤)	N(淋巴结)	M(远处转移)
I	T_1	N_0	M_0
I A	T_{1a}	N_0	M_0
I B	T_{1b}	N_0	M_0
II	T_2	N_0	M_0
III	T_3	$N_0 \sim N_2$(1)	M_0
III A	T_{3a}	N_0	M_0
III B	T_{3b}	N_0	M_0
III C1	$T_1 \sim T_3$	N_1	M_0
III C2	$T_1 \sim T_3$	N_2(1)	M_0
IV A	T_4	Any N	M_0
IV B	Any T	Any N	M_1

(1)原稿为 $N_0 \sim N_1$ 和 N_1,与定义不符——译者注

（续　表）

子宫内膜癌 TNM 分期：T 和 M 分期与 FIGO 分期比较

T 分期	FIGO 分期	定义
T_X		原发肿瘤无法评估
T_0		没有原发肿瘤证据
T_{is}		原位癌
T_1	Ⅰ	肿瘤局限于子宫体，包括累及宫颈管腺体
T_{1a}	Ⅰ A	肿瘤局限于内膜层或浸润深度＜1/2 肌层
T_{1b}	Ⅰ B	肿瘤浸润深度≥1/2 肌层
T_2	Ⅱ	肿瘤侵犯宫颈间质，无宫体外蔓延，不包括累及宫颈管腺体
T_3	Ⅲ	肿瘤累及浆膜层、附件、阴道及宫旁
T_{3a}	Ⅲ A	肿瘤累及浆膜层和（或）附件（直接蔓延或转移）
T_{3b}	Ⅲ B	累及阴道（直接蔓延或转移）或宫旁
T_4	Ⅳ A	肿瘤侵犯膀胱和（或）直肠黏膜 A（泡状水肿不能诊断为 T_4）

M 分期	FIGO 分期	定义
M_0		没有远处转移
M_1	Ⅳ B	远处转移，包括腹股沟淋巴结转移，腹腔内、肺部、肝和骨骼

子宫内膜癌 TNM 分期：N 分期与 FIGO 分期比较

N 分期	FIGO 分期	定义
N_X		区域淋巴结无法评估
N_0		没有淋巴结转移证据
$N_{0(1+)}$		区域淋巴结有≤0.2mm 的孤立肿瘤细胞
N_1	Ⅲ C1	盆腔淋巴结
N_{1mi}	Ⅲ C1	盆腔淋巴结阳性（直径＞0.2mm，≤2.0mm）
N_{1a}	Ⅲ C1	盆腔淋巴结阳性（直径＞2.0mm）
N_2	Ⅲ C2	腹主动脉旁淋巴结阳性±盆腔淋巴结阳性
N_{2mi}	Ⅲ C2	腹主动脉旁淋巴结阳性（直径＞0.2mm，≤2.0mm）±盆腔淋巴结阳性
N_{2a}	Ⅲ C2	腹主动脉旁淋巴结阳性（直径＞2.0mm）±盆腔淋巴结阳性

　　分期规则：①子宫内膜癌现已采用手术分期，因此不再使用以前的分期依据（如以分段诊刮的结果来区分Ⅰ期和Ⅱ期）；②可能有少数子宫内膜癌患者初始治疗为放疗，这些病例仍可用 FIGO 1971 年的临床分期，但必须注明；③必须测量肿瘤离浆膜层的距离；④对淋巴结切除术的最低要求：在所有病人中切除增大或可疑的淋巴结；有高危因素的病人（Ⅲ级、深肌层浸润、宫颈浸润、浆液或透明细胞癌）推荐进行系统的盆腔淋巴结切除术和切除任何增大的主动脉旁淋巴结

3. MR 分期

Ⅰa 期:子宫内膜增厚或正常,出现局限性或弥漫性异常信号区,结合带完整且内膜-肌层交界平滑锐利。

Ⅰb 期:肿瘤信号浸润肌层<1/2,结合带中断,内膜-肌层交界不规则。

Ⅰc 期:肿瘤信号浸润侵犯肌层>1/2,结合带完全消失。

Ⅱa:宫颈管及宫颈内口增宽,低信号宫颈间质环保存完整。

Ⅱb:低信号宫颈间质环出现肿瘤信号。

Ⅲa:肌层外缘连续性中断,子宫外形轮廓不规则,不完整。

Ⅲb:阴道受累。

Ⅲc 期:淋巴结转移显示区域淋巴结直径>1.0cm。

Ⅳa 期:肿瘤组织侵犯直肠或膀胱,使正常低信号带中断。

Ⅳb 期:远处转移。

【影像学表现】

1. CT 表现

Ⅰ期:当瘤灶较小时,可表现正常;肿瘤侵犯子宫基层时,增强扫描肿瘤强化弱于正常子宫肌层,呈相对较低密度肿块。

Ⅱ期:侵犯宫颈时,示宫颈不规则增大,较大肿瘤常阻塞宫颈管,致宫腔积水、积血或积脓。

Ⅲ期:由于宫旁组织受累,正常脂肪型低密度表现消失,代之不规则软组织肿块影,可见盆腔淋巴结增大。

Ⅳ期:膀胱或者直肠受累时,显示与子宫肿块相连的局部膀胱壁或直肠壁增厚形成肿块。

2. MRI 表现

Ⅰ期:病变局限子宫内膜时,T_1WI 或 T_2WI 上可显示正常;肿瘤侵犯子宫肌时,T_2WI 呈中等信号的肿瘤破坏子宫内膜与子宫肌层界面,联合带低信号中断并侵入子宫肌内、外层。增强扫描,子宫内膜癌的强化程度不同于邻近正常子宫肌。

Ⅱ期:T_2WI 呈中等信号的肿块延伸至宫颈,并扩张了宫颈管,低信号宫颈纤维基质中断。

Ⅲ期和Ⅳ期:发生宫旁延伸时,显示肿瘤累及宫旁组织并使其信号发生改变。DWI:子宫内膜癌在 DWI 上,由于肿瘤组织内水分子运动受限而表现为较高信号,正常联合带在 DWI 上为低信号,因而联合带的信号改变可作为肌层受侵犯的标志,即联合带完整表明病灶局限内膜,而联合带内膜出现异常信号则说明肿瘤已经侵犯子宫肌内层。

子宫内膜癌各期影像学表现见图 15-2-4 至图 15-2-10。

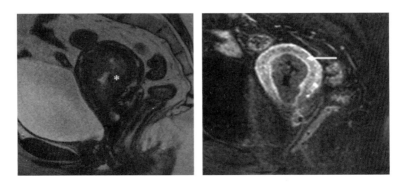

图 15-2-4　子宫内膜癌Ⅰa 期

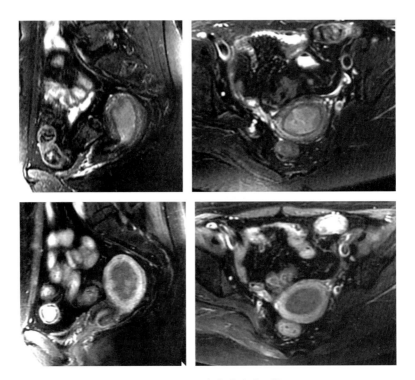

图 15-2-5　子宫内膜癌Ⅰb 期

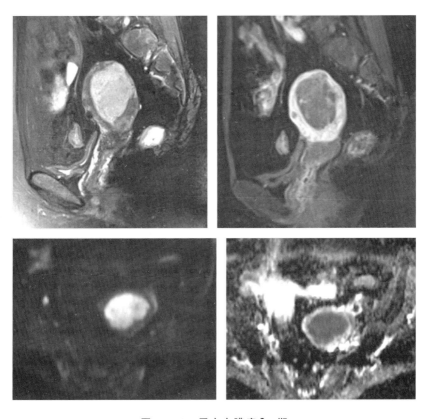

图 15-2-6 子宫内膜癌 I c 期

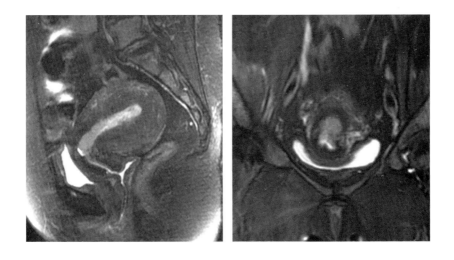

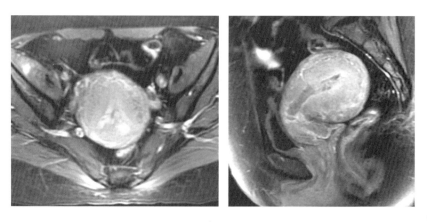

图 15-2-7　子宫内膜癌Ⅱa期

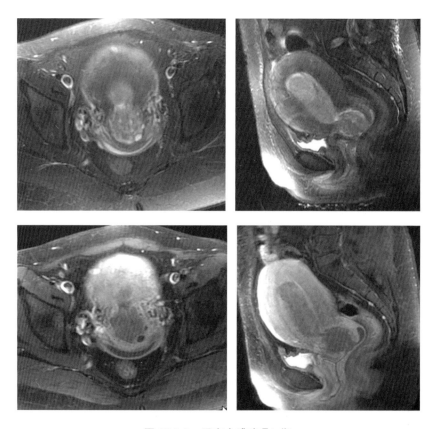

图 15-2-8　子宫内膜癌Ⅱb期

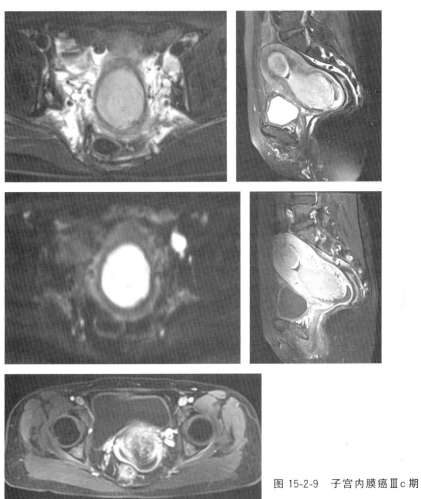

图 15-2-9 子宫内膜癌Ⅲc 期

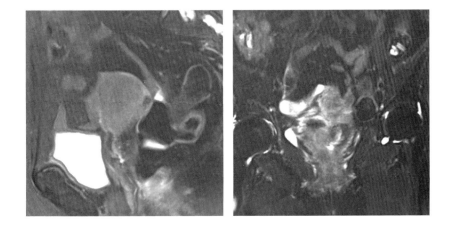

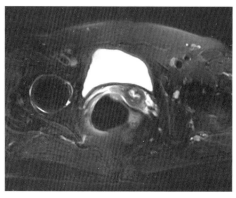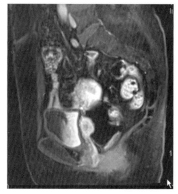

图 15-2-10 子宫内膜癌Ⅳa期

【诊断要点与鉴别诊断】

1. 子宫内膜不典型增生

2. 子宫内膜息肉 子宫内膜腺体和间质局限性增生隆起而形成的有蒂或者无蒂瘤样病变,在 T_2 上表现为稍低或等信号,大多数息肉可见纤维和及囊变区,在 T_1 上可见高信号出血灶,且平扫不易显示出带蒂组织,MRI增强有助于息肉带蒂组织的显示。

3. 子宫肌瘤 子宫增大,轮廓不规则,宫腔受压,偏位。子宫肌瘤 T_1WI 信号类似于子宫肌,典型肌瘤 T_2WI 呈明显低信号,边界清楚,与周围子宫肌信号呈鲜明对比,有时肌瘤周边可出现高信号环状影,约 10% 可出现钙化、囊变。CT 上,平扫肌瘤的密度可等于或略低于周围正常子宫肌,增强检查肌瘤可有不同程度强化,多略低于正常子宫肌的强化。

4. 子宫颈癌 CT 示肿瘤较小时可无异常,较大时可表现为宫颈软组织肿块,直径>3.5cm,边缘不规则或模糊,宫旁脂肪密度增高,当肿块阻塞宫颈管,可表现宫腔扩大,但宫腔内无肿块,增强扫描肿瘤强化程度要低于正常的宫颈组织。MRI 示 T_2WI 为中等信号肿块,其扩大了宫颈管、中断了低信号宫颈纤维基质。DWI 上表现为局限性高信号。

5. 葡萄胎 子宫体增大,宫腔内或基层内可见软组织肿块,无包膜,少数可呈蜂窝状或葡萄状。肿块在 T_2WI 多成混杂高信号,肿块边缘或内部可有出血信号灶;子宫肌层结合带不连续,肿块侵犯肌层;增强为分隔或实性部分团块状明显持续强化;子宫肌层或宫旁可见明显增粗、纡曲的血管,较少出现盆腔及腹股沟淋巴结转移。

6. 绒癌 肿块在 T_2WI 呈混杂高信号,与葡萄胎类似,增强表现为内部结节状或条片状显著强化。

三、子宫颈癌

子宫颈癌(cervical carcinoma),是我国女性生殖系统最常见的恶性肿瘤;多为鳞状上皮癌。主要发生于45－55岁女性,但目前有年轻化趋势。接触性出血是宫颈癌早期的主要症状,晚期则发生不规则阴道出血和白带增多。宫颈癌的早期诊断主要依靠临床检查及细胞学检查,MRI检查主要用于宫颈癌的分期,判断其侵犯范围。

【宫颈肿瘤分类】

子宫颈肿瘤分类见表15-2-4。

表 15-2-4　子宫颈肿瘤分类(WHO,2014)

上皮性肿瘤	
鳞状细胞肿瘤及癌前病变	
鳞状上皮内病变	
低级别	8077/0
高级别	8077/2
鳞状细胞癌,非特殊	8070/3
角化型	8071/3
非角化型	8072/3
乳头状	8052/3
基底细胞样	8083/3
湿疣状	8051/3
疣状	8051/3
鳞状移行细胞	8120/3
淋巴上皮瘤样	8082/3
良性鳞状细胞病变	
鳞状细胞化生	
尖锐湿疣	
鳞状细胞乳头状瘤	8052/0
异型细胞化生	
腺体肿瘤和癌前病变	
原位腺癌	8140/2
腺癌	8140/3
宫颈腺癌,普通型	8140/3
黏液腺癌,非特殊型	8480/3
胃型	8482/3
肠型	8144/3
印戒细胞型	8490/3

（续　表）

绒毛状腺癌	8263/3
内膜样癌	8380/3
透明细胞癌	8310/3
浆液性癌	8441/3
中肾管型腺癌	9110/3
腺癌伴神经内分泌癌	8574/3
良性腺体肿瘤及瘤样病变	
宫颈管息肉	
Müllerian 乳头状瘤	
Nabothian 囊肿	
隧道样腺丛	
微腺体增生	
叶状宫颈腺体增生	
弥漫性层状宫颈腺体增生	
中肾管残留和增生	
Arias-Stella 反应	
宫颈内膜异位	
子宫内膜异位	
输卵管-子宫内膜样化生	
异位前列腺组织	
其他上皮性肿瘤	
腺鳞癌	8560/3
毛玻璃细胞癌	8015/3
腺样基底细胞癌	8098/3
腺样囊性癌	8200/3
未分化癌	8020/3
神经内分泌肿瘤	
低级别神经内分泌肿瘤（NET）	
类癌	8240/3
不典型类癌	8249/3
高级别神经内分泌肿瘤（NEC）	
大细胞 NEC	8041/3
小细胞 NEC	8013/3
间叶性肿瘤和瘤样病变	
良性	
平滑肌瘤	8890/0
横纹肌瘤	8905/0
其他	

（续　表）

恶性	
平滑肌肉瘤	8890/3
横纹肌肉瘤	8910/3
腺泡状软组织肉瘤	9581/3
血管肉瘤	9120/3
恶性外周神经鞘瘤	9540/3
其他肉瘤	
脂肪肉瘤	8850/3
未分化子宫颈肉瘤	8805/3
Ewing 肉瘤	9364/3
瘤样病变	
术后梭形细胞结节	
淋巴瘤样病变	
混合性上皮-间叶性肿瘤	
腺肌瘤	8932/0
腺肉瘤	8933/3
癌肉瘤	8980/3
色素细胞性肿瘤	
蓝痣	8780/0
恶性黑色素瘤	8720/3
生殖细胞肿瘤	
卵黄囊瘤	
淋巴和造血肿瘤	
淋巴瘤	
髓系肿瘤	
继发性肿瘤	

【分型】

1. 病理分型　鳞状上皮癌、腺癌、腺鳞癌。

2. 病理巨检分型

（1）糜烂型：病变处黏膜潮红、呈颗粒状。

（2）外生菜花型：癌组织主要向子宫颈表面生长，形成乳头状或菜花状突起，表面常有浅表性溃疡形成。

（3）内生浸润型：癌组织主要向子宫颈深部浸润生长，使宫颈前后唇增厚变硬，表面较光滑。

（4）溃疡型：癌组织除向深部浸润外，表面同时形成溃疡。

【分级】

G_x：无法评估。

G₁:高分化。

G₂:中分化。

G₃:低分化。

【分期】

子宫颈癌 TNM 与 FIGO 分期见表 15-2-5。

表 15-2-5 子宫颈癌 TNM 与 FIGO 分期

TNM 分期	FIGO 外科分期	标准
T 分期		
Tₓ		原发肿瘤无法评价
T₀		无原发肿瘤存在依据
T₁	Ⅰ	宫颈癌局限于宫颈(不包括子宫体部的延伸)
T₁ₐ	ⅠA	临床前期浸润癌,仅经显微镜下可见的浸润癌。间质浸润深度从上皮基底测量不超过 5.0mm,水平浸润范围不超过 7.0mm。脉管(静脉级淋巴管)间隙受侵不影响分类
T₁ₐ₁	ⅠA1	间质浸润深度不超过 3.0mm,水平浸润范围不超过 7.0mm
T₁ₐ₂	ⅠA2	间质浸润深度超过 3.0mm,但不超过 5.0mm,水平浸润范围不超过 7.0mm
T₁ᵦ	ⅠB	局限于宫颈的临床可见病灶,或是肿瘤>T₁ₐ₂ 的显微镜下可见病灶
T₁ᵦ	ⅠB1	最大直径不超过 4.0mm 的临床可见病灶
T₁ᵦ	ⅠB2	最大直径超过 4.0mm 的临床可见病灶
T₂	Ⅱ	宫颈癌超出子宫,但未达盆壁或未达阴道下 1/3
T₂ₐ	ⅡA	肿瘤无宫旁浸润
T₂ₐ	ⅡA1	最大直径不超过 4.0mm 的临床可见病灶
T₂ₐ	ⅡA2	最大直径超过 4.0mm 的临床可见病灶
T₂ᵦ	ⅡB	肿瘤有宫旁浸润
T₃	Ⅲ	肿瘤扩散到盆壁和(或)侵及阴道下 1/3,和(或)造成肾盂积水或肾无功能
T₃ₐ	ⅢA	肿瘤侵及阴道下 1/3,未扩散至盆壁
T₃ᵦ	ⅢB	肿瘤扩散到盆壁和(或)造成肾盂积水或肾无功能
T₄	ⅣA	肿瘤侵犯膀胱或直肠黏膜,和(或)扩展超出真骨盆,泡状水肿不能分为Ⅳ期

（续　表）

TNM 分期	FIGO 外科分期	标准
N 分期		
N_X		区域淋巴结不能评估
N_0		无区域淋巴结转移
$N_{0(i+)}$		孤立性肿瘤细胞在区域淋巴结中<0.2mm
N_1		有区域淋巴结转移
M 分期		
M_0		无远处转移
M_1	ⅣB	远处转移（包括腹膜扩散或者锁骨上、纵隔或远处淋巴结、肺、肝或骨受累）

子宫颈癌预后分期

T	N	M	预后分期
T_1	Any N	M_0	Ⅰ
T_{1a}	Any N	M_0	$Ⅰ_A$
T_{1a1}	Any N	M_0	$Ⅰ_{A1}$
T_{1a2}	Any N	M_0	$Ⅰ_{A2}$
T_{1b}	Any N	M_0	$Ⅰ_B$
T_{1b1}	Any N	M_0	$Ⅰ_{B1}$
T_{1b2}	Any N	M_0	$Ⅰ_{B2}$
T_2	Any N	M_0	Ⅱ
T_{2a}	Any N	M_0	$Ⅱ_A$
T_{2a1}	Any N	M_0	$Ⅱ_{A1}$
T_{2a2}	Any N	M_0	$Ⅱ_{A2}$
T_{2b}	Any N	M_0	$Ⅱ_B$
T_3	Any N	M_0	Ⅲ
T_{3a}	Any N	M_0	$Ⅲ_A$
T_{3b}	Any N	M_0	$Ⅲ_B$
T_4	Any N	M_0	$Ⅳ_A$
Any T	Any N	M_1	$Ⅳ_B$

【宫颈癌治疗后疗效评价】

1. WHO 实体瘤疗效评价标准

（1）完全缓解（CR）：肿瘤完全消失超过 1 个月。

（2）部分缓解（PR）：肿瘤最大直径与最大垂直直径的乘积缩小达 50%，其他病变无增大，持续超过 1 个月。

（3）病变稳定（SD）：病变两径乘积缩小不超过 50%，增大不超过 25%，持续超过 1 个月。

（4）病变进展（PD）：病变两径乘积增大超过 25%。

2. RECIST 疗效评价标准

（1）靶病灶的评价

a. 完全缓解（CR）：所有靶病灶消失。

b. 部分缓解（PR）：靶病灶最长径之和与基线状态比较，至少减少 30%。

c. 病变进展（PD）：靶病灶最长径之和与治疗开始之后所记录到的最小的靶病灶最长径之和比较，增加 20%，或者出现一个或多个新病灶。

d. 病变稳定（SD）：介于部分缓解和疾病进展之间。

（2）非靶病灶的评价

a. 完全缓解（CR）：所有非靶病灶消失和肿瘤标志物恢复正常。

b. 未完全缓解/稳定（IR/SD）：存在一个或多个非靶病灶和（或）肿瘤标志物持续高于正常值。

c. 病变进展（PD）：出现一个或多个新病灶和（或）已有的非靶病灶明确进展。

【影像学表现】

MRI 表现：小视野高分辨率 T_2WI，DWI 和 DCE-MR 序列对 FIGO 分期的判断有重要价值。横轴位和矢状位对宫颈各层结构观察较好，向阴道侵犯主要用矢状位观察；横轴位和冠状位对左右宫旁侵犯观察较理想。浸润方向分为生长于宫颈外口向阴道方向浸润，生长于宫颈管内向宫体方向浸润和横向超出宫颈向宫旁浸润。宫颈癌表现为 T_1WI 等低信号，较小病灶（Ⅰa 期）不易与正常宫颈结构区分，T_1WI 注意观察是否伴有高信号出血；T_2WI 稍高信号，病灶大小和内部成分不同，信号可混杂，可有极高信号坏死区。增强早期显著强化，逐渐又退出，宫颈外层延迟强化；延迟期可见对比剂从病灶中心退出，呈中央低信号、边缘高信号，与逐渐强化的正常子宫组织呈现良好的信号对比（图 15-2-11 至图 15-2-15）。

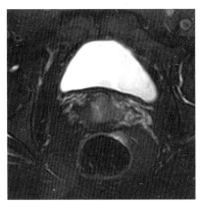 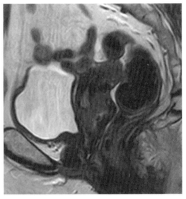

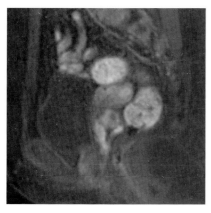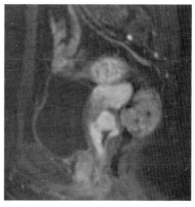

图 15-2-11　宫颈癌 Ⅱ a 期

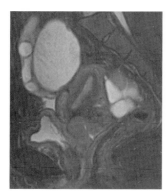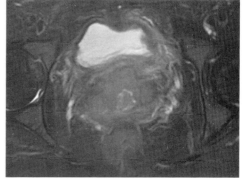

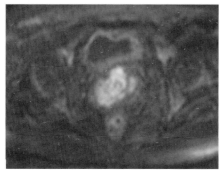

图 15-2-12　宫颈癌 Ⅱ b 期

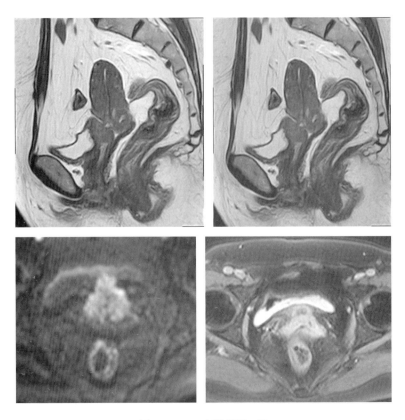

图 15-2-13 宫颈癌Ⅲb期

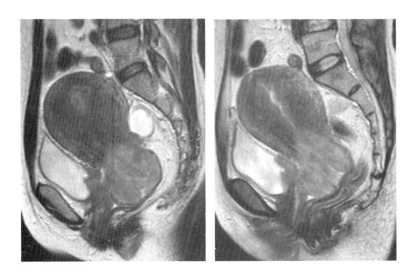

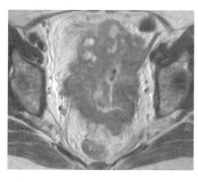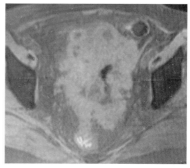

图 15-2-14 宫颈癌Ⅳa 期

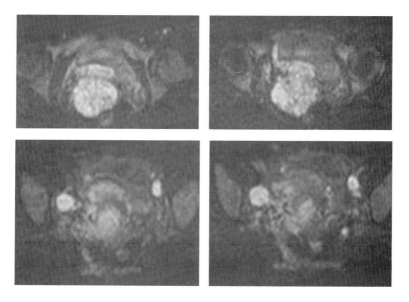

图 15-2-15 宫颈癌Ⅳb 期

Ⅰa 期:病灶不可视。

Ⅰb 期:病灶局限于宫颈内、宫颈低信号基质环有局部缺损或中断。

Ⅱa 期:在Ⅰ期基础上伴有阴道穹窿的局限性消失或阴道 1/3 低信号中断,无宫旁受侵。

Ⅱb 期:病灶累及宫颈全层基质环,低信号带完全中断或消失,子宫外缘及腹膜浆膜层低信号不规则,局限性缺损或有局部突出的癌灶进入周围脂肪。

Ⅲa 期:阴道下 1/3 低信号中断。

Ⅲb 期:宫颈癌灶侵犯盆壁、输尿管末端。

Ⅳ期:膀胱后壁或直肠前壁低信号带中断消失,癌结节与相应组织分界不清。

【诊断要点与鉴别诊断】

宫颈癌主要与宫颈囊肿鉴别,宫颈囊肿表现为长 T_1 长 T_2 信号,信号均匀,边缘光滑,增强未见明显强化,两者鉴别容易。

四、卵巢肿瘤

卵巢肿瘤(ovarian tumor)是女性生殖系统常见肿瘤之一,常见的良性肿瘤有浆液性囊腺瘤、黏液性囊腺瘤和囊性畸胎瘤。卵巢的浆液性和黏液性囊腺瘤常见于中年女性,主要表现为盆腹腔肿块,较大者可产生压迫症状;囊性畸胎瘤可发生于任何年龄,通常无症状;肿瘤含 3 个胚层的成熟组织为特点。恶性肿瘤则以浆液性囊腺癌和黏液性囊腺癌最为常见;早期无症状,发现时已属晚期;表现为腹部迅速生长的肿块,常有压迫症状,多有血性腹水,并有消瘦、贫血、乏力等表现;伴 CA125 和 CEA 明显升高。

【分型】

1. 大体形态学分型

(1)囊性成分为主:浆液性囊腺瘤、成熟畸胎瘤、浆液性囊腺癌、黏液性囊腺瘤。

(2)实性成分为主:Brenner 瘤、卵泡膜细胞瘤、纤维瘤、内膜样颗粒细胞瘤、无性细胞瘤、内表皮窦肿瘤(卵黄囊肿瘤)、转移瘤。

2. 组织学分型　卵巢肿瘤组织学分类见表 15-2-6。

表 15-2-6　卵巢肿瘤组织学分类(NCCN 指南,2017)

浆液性肿瘤	
浆液性性腺肿瘤	良性
浆液性纤维腺瘤	良性
浆液性表层乳头状瘤	良性
浆液性交界性瘤/非典型增生浆液性瘤	交界性
浆液性交界性瘤-变异性微乳头状瘤/非浸润性低级别浆液性瘤	原位癌/Ⅲ级上皮内瘤变
低级别浆液性瘤	恶性
高级别浆液性瘤	恶性
黏液性肿瘤	
黏液性囊腺瘤	良性
黏液性纤维腺瘤	良性
黏液性交界性瘤/非典型增生黏液性瘤	交界性
黏液性癌	恶性
子宫内膜样肿瘤	
子宫内膜样囊肿	良性
子宫内膜样囊腺瘤	良性

（续 表）

子宫内膜样纤维腺瘤	良性
子宫内膜样交界性瘤/非典型增生子宫内膜样瘤	交界性
子宫内膜样癌	恶性
透明细胞肿瘤	
透明细胞囊腺瘤	良性
透明细胞纤维腺瘤	良性
透明细胞交界性瘤/非典型增生透明细胞瘤	交界性
透明细胞癌	恶性
布伦纳瘤	
布伦纳瘤	良性
交界性布伦纳瘤/非典型增生布伦纳瘤	交界性
恶性布伦纳瘤	恶性
纯性索肿瘤	
成年型颗粒细胞瘤	恶性
幼年型颗粒细胞瘤	良性
支持细胞瘤	良性
环形小管型性索细胞瘤	良性
混合性索间质瘤	
支持细胞-睾丸间质细胞瘤	
高分化	良性
中度分化伴异源性成分	交界性
未分化伴异源性成分	恶性
网状型伴异源性成分	交界性
非特异性支持-间质细胞肿瘤	交界性
生殖细胞瘤	
无性细胞瘤	恶性
卵黄囊瘤	恶性
胚胎性癌	恶性
非妊娠期绒毛膜癌	恶性
成熟畸胎瘤	良性
未成熟畸胎瘤	恶性
混合生殖细胞瘤	恶性
单胚层畸胎瘤-体细胞型皮样囊肿	
单胚层畸胎瘤	
良性卵巢甲状腺肿	良性
恶性卵巢甲状腺肿	恶性
类癌	恶性
甲状腺肿类癌	交界性
黏液性类癌	恶性

（续　表）

神经外胚层型肿瘤	
皮脂腺肿瘤	
皮脂腺瘤	良性
皮脂腺癌	恶性
其他罕见单胚层畸胎瘤/癌	
鳞状细胞癌	恶性
其他	
浆液黏液性肿瘤	
浆液黏液性囊腺瘤	良性
浆液黏液性纤维腺瘤	良性
浆液黏液性交界性瘤/非典型增生浆液黏液性瘤	交界性
浆液黏液性癌	恶性
未分化癌	恶性
间叶性肿瘤	
低级别子宫内膜样间质肉瘤	恶性
高级别子宫内膜样间质肉瘤	恶性
混合型上皮-间质性肿瘤	
腺肉瘤	恶性
癌肉瘤	恶性
性索间质瘤:单纯间质瘤	
纤维瘤	良性
细胞性纤维瘤	交界性
卵泡膜细胞瘤	良性
黄素化卵泡细胞瘤相关硬化性腹膜炎	良性
纤维肉瘤	恶性
硬化性间质瘤	良性
印戒细胞间质瘤	良性
微囊性间质瘤	良性
睾丸间质细胞瘤	良性
类固醇细胞瘤	良性
恶性类固醇细胞瘤	恶性
生殖细胞-性索间质肿瘤	
性腺母细胞瘤,包括性腺母细胞瘤伴恶性生殖细胞肿瘤	交界性
混合型生殖细胞-性索间质肿瘤,未分类	交界性
杂类肿瘤	
卵巢网腺瘤	良性
卵巢网腺癌	恶性
沃尔费瘤	交界性
小细胞癌(高钙血症型)	恶性

（续　表）

小细胞癌（肺型）	恶性
威尔姆斯瘤	恶性
副神经节瘤	交界性
实性假乳头状瘤	交界性
间皮瘤	
腺瘤样瘤	良性
间皮瘤	恶性
软组织肿瘤	
黏液瘤	良性
其他	
类瘤样病变	
滤泡囊肿	
黄体囊肿	
巨大孤立性黄素化滤泡囊肿	
过度黄素化反应	
妊娠黄体	
间质增生	
间质卵泡增生	
纤维瘤病	
巨块性水肿	
睾丸间质细胞增生	
其他	
淋巴样和髓样肿瘤	
淋巴瘤	恶性
浆细胞瘤	恶性
髓系肿瘤	恶性
继发性肿瘤	

【分期】

1. TNM 和 FIGO 卵巢癌和原发性腹膜后癌分期系统　见表 15-2-7。

表 15-2-7　TNM 和 FIGO 卵巢癌和原发性腹膜后癌分期系统（AJCC,2017）

原发肿瘤(T)		
TNM	FIGO	
T_x		原发肿瘤无法评估
T_0		无原发肿瘤证据
T_1	I	肿瘤局限于卵巢或输卵管（单侧或双侧）

（续　表）

T_{1a}	I A	肿瘤局限于单侧卵巢（未累及包膜）或单侧输卵管，卵巢表面无肿瘤，腹水或腹腔冲洗液中无恶性肿瘤细胞
T_{1b}	I B	肿瘤局限于双侧卵巢（未累及包膜）或双侧输卵管，卵巢表面无肿瘤，腹水或腹腔冲洗液中无恶性肿瘤细胞
T_{1c}	I C	肿瘤局限于一侧或双侧卵巢或输卵管，有如下情况之一
T_{1c1}	I C1	术中手术导致肿瘤破裂
T_{1c2}	I C1	术前肿瘤包膜破裂或卵巢或输卵管表面出现肿瘤
T_{1c3}	I C3	腹水或腹腔冲洗液中出现恶性肿瘤细胞
T_2	II	肿瘤累及一侧或双侧卵巢或输卵管，伴有盆腔蔓延（在骨盆缘以下）或腹膜癌
T_{2a}	II A	肿瘤蔓延至和（或）种植于子宫和（或）输卵管和（或）卵巢
T_{2b}	II B	肿瘤蔓延至盆腔其他腹膜内组织
T_3	III	肿瘤累及一侧或双侧卵巢或输卵管，或原发腹膜癌，伴有细胞学或组织学确认的盆腔外腹膜播散，和（或）转移至腹膜后淋巴结
T_{3a}	III A2	骨盆外（骨盆缘以上）累及腹膜的微小转移，伴或不伴有腹膜后淋巴结阳性
T_{3b}	III B	骨盆外（骨盆缘以上）累及腹膜的大块转移，最大直径≤2cm，伴或不伴有腹膜后淋巴结阳性
T_{3c}	III C	骨盆外（骨盆缘以上）累及腹膜的大块转移，最大直径＞2cm，伴或不伴有腹膜后淋巴结阳性*

区域淋巴结（N）

Nx		区域淋巴结无法评估
N_0		无区域淋巴结转移
$N_{0(+)}$		区域淋巴结中单个肿瘤细胞不超过0.2mm
N_1	III A I	仅有腹膜后淋巴结阳性（细胞学或组织学确认）
N_{1a}	III A II	转移灶最大直径≤10mm（注意是肿瘤直径而非淋巴结直径）
N_{1b}	III A III	转移灶最大直径＞10mm

远处转移（M）

M_0		无远处转移
M_1	IV	腹腔之外的远处转移
M_{1a}	IV A	胸水细胞学阳性
M_{1b}	IV B	转移至腹腔外器官（包括腹股沟淋巴结和腹腔外淋巴结）

备注：肝包膜转移属于T_3/III期；肝实质转移属于M_1/IV期；出现胸腔积液必须有细胞学阳性证据才列为M_1/IV期

2. TNM 和 FIGO 卵巢癌和原发性腹膜癌分期系统　见表 15-2-8。

表 15-2-8　TNM 和 FIGO 卵巢癌和原发性腹膜癌分期系统(AJCC,2017)

分期	T	N	M
I	T_1	N_0	M_0
I A	T_{1a}	N_0	M_0
I B	T_{1b}	N_0	M_0
I C	T_{1c}	N_0	M_0
II	T_2	N_0	M_0
II A	T_{2a}	N_0	M_0
II B	T_{2b}	N_0	M_0
III A1	T_1/T_2	N_1	M_0
III A2	T_{3a}	$N_x/N_0/N_1$	M_0
III B	T_{3b}	$N_x/N_0/N_1$	M_0
III C	T_{3c}	$N_x/N_0/N_1$	M_0
IV	Any T	Any N	M_1
IV A	Any T	Any N	M_{1a}
IV B	Any T	Any N	M_{1b}

3. 卵巢癌、输卵管癌及原发性腹膜后癌的组织学分级　见表 15-2-9。

表 15-2-9　卵巢癌、输卵管癌及原发性腹膜后癌的组织学分级

G_x	无法评估分级
G_b	交界性肿瘤
G_1	高分化肿瘤
G_2	中等程度分化肿瘤
G_3	低分化或未分化肿瘤

【影像学表现】

1. 表面上皮-间质肿瘤　主要包括浆液性肿瘤、黏液性肿瘤、内膜样癌、透明细胞癌、Brenner 瘤。上述肿瘤分为良性、交界性及恶性,恶性者常伴有 CA125 水平升高、腹水及转移。

(1)卵巢浆液性囊腺瘤

①临床特点:最常见的卵巢肿瘤,占所有卵巢肿瘤的 20%,育龄妇女好发,多数患者无特殊症状,肿瘤巨大时可有压迫症状。

②影像表现:肿瘤表现为囊性、类圆形,常常为单房,囊壁薄而均匀,囊液均匀呈水样密度/信号。当囊壁出现壁结节,囊壁厚薄不均匀或出现远处转移时往往提示肿瘤为交界性或恶性变征象。

　　左侧卵巢浆液性囊腺瘤影像学表现见图 15-2-16；右侧卵巢高级别浆液性癌Ⅲc 期影像学表现见图 15-2-17。

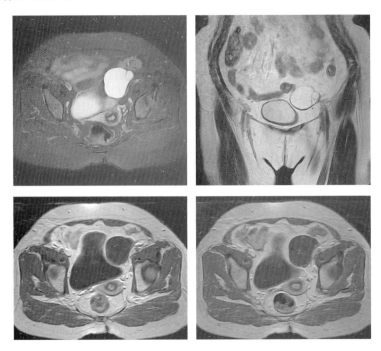

图 15-2-16　左侧卵巢浆液性囊腺瘤

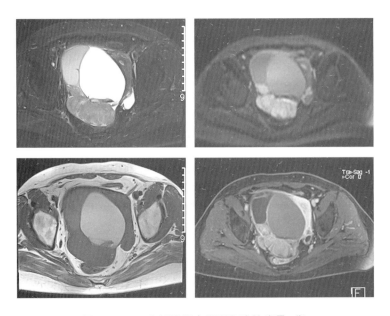

图 15-2-17　右侧卵巢高级别浆液性癌Ⅲc 期

（2）卵巢黏液性囊腺瘤

①临床特点。黏液性囊腺瘤与浆液性囊腺瘤相仿，肿瘤巨大时可产生压迫症状，部分病例以腹部膨隆就诊。

②影像表现：肿瘤表现为多房囊性，部分子囊内可见囊内囊即孙囊，孙囊仅见于黏液性囊腺瘤，为特征性表现。另外，囊液密度＞40HU 亦以黏液性囊腺瘤更多见。当囊壁出现明显强化壁结节，囊壁增厚毛糙时往往提示肿瘤为交界性或恶性变征象。

右侧卵巢黏液性囊腺瘤影像学表现见图 15-2-18；右侧卵巢交界性黏液性囊腺瘤影像学表现见图 15-2-19。

（3）卵巢子宫内膜样腺癌

①临床特点：该肿瘤为卵巢恶性肿瘤中较少见的类型，约占上皮性肿瘤的10％，主要好发于中老年女性，可伴发子宫内膜癌，其中 30％～40％ 可为双侧发病，患者常表现为下腹胀、腹痛或盆腔包块，绝经后阴道出血等，临床表现缺乏特异性。

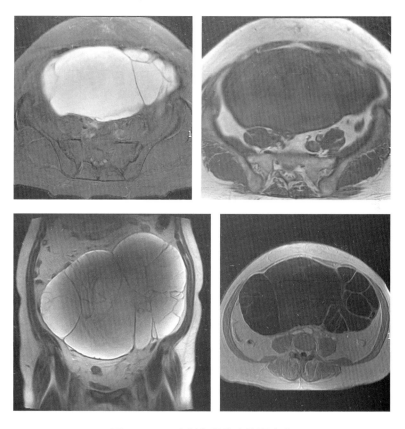

图 15-2-18 右侧卵巢黏液性囊腺瘤

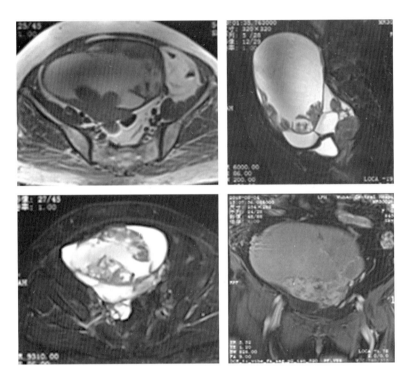

图 15-2-19　右侧卵巢交界性黏液性囊腺瘤

②影像表现:肿瘤表现为囊实性肿块,囊壁厚薄不均,囊内可见结节状突起、与囊壁呈宽基底相连,环堤样生长,内可见肿瘤动脉,边界不清,影像缺乏特异性。双侧卵巢低分化子宫内膜样癌影像学表现见图 15-2-20。

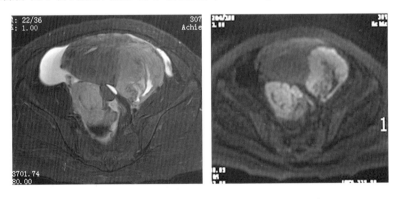

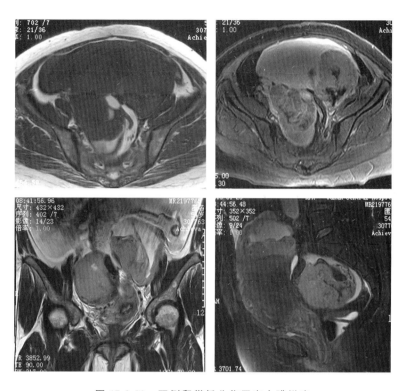

图 15-2-20　双侧卵巢低分化子宫内膜样癌

（4）卵巢透明细胞癌

①临床特点：是一种少见的卵巢上皮恶性肿瘤，约占卵巢上皮恶性肿瘤的 5%，与子宫内膜异位症关系密切，多见于 40 岁以后的围绝经期女性，对传统化疗方案不敏感，易复发，转移快。患者可表现为腹痛、腹部肿块、阴道异常流血，体重减轻，不孕不育等症状而就诊，临床表现无特征性。

②影像表现：肿瘤常表现为囊实性肿块，瘤体多较大，直径可＞15cm，囊壁厚而不规则，囊内可见偏心性息肉样突起，实性结节较浆液性囊腺癌强化显著，体积更大。左侧卵巢透明细胞癌影像学表现见图 15-2-21。

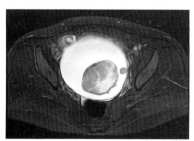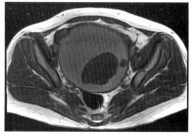

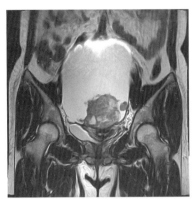
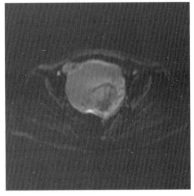

图 15-2-21 左侧卵巢透明细胞癌

2. 性索-间质肿瘤 来源于胚胎发育过程中原始性腺中的性索组织和间叶组织演变成卵巢的颗粒细胞、卵泡膜细胞、支持细胞和间质细胞。它们各自形成女性的颗粒细胞瘤和卵泡膜细胞瘤,也可形成混合性颗粒-卵泡膜细胞瘤或支持-间质细胞瘤。颗粒细胞瘤和卵泡膜细胞瘤可分泌雌激素和雄激素,因此患者常带有内分泌功能改变。

(1)颗粒细胞瘤

①临床特点:为卵巢性索间质肿瘤中最常见肿瘤,为低度恶性肿瘤,可发生于任何年龄,45—55 岁多见。因该肿瘤会分泌雌激素,青春期前患者可出现性早熟,生育年龄患者出现月经紊乱,绝经后患者则出现不规则阴道流血,常合并有子宫内膜增生,甚至发生癌变。该肿瘤预后较好,5 年生存率可达 80% 以上,但因其有"晚期复发"的特征,因此需要长期随访。

②影像表现:单侧卵巢发病,肿瘤为实性,卵圆形或分叶状,边界清晰,瘤内易出血、囊变,可伴有子宫内膜增厚及腹水征象。右侧卵巢成年型颗粒细胞瘤影像学表现见图 15-2-22。

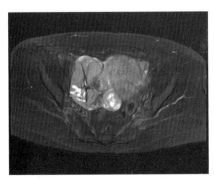
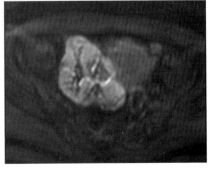

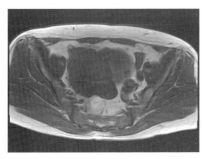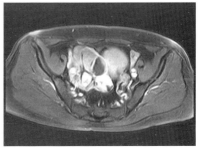

图 15-2-22　右侧卵巢成年型颗粒细胞瘤

（2）卵泡膜纤维组织瘤

①临床特点：该肿瘤好发于老年患者，特别是绝经后妇女，肿瘤大多为良性，患者临床症状常表现为雌激素活跃引起的月经周期和经期延长，绝经后阴道出血等，部分患者可无临床症状。

②影像表现：肿瘤绝大多数为实性肿块，类圆形，边界清晰，可有囊变、部分囊变或完全囊变，个别肿瘤可有钙化，但很少有广泛钙化。因肿瘤内含大量胶原纤维，CT 平扫与子宫密度相当，T_2WI 呈低信号，有特征性，DWI 信号高，纤维成分多的肿瘤所含自由水相对较少，扩散运动较慢，故 ADC 值较低。由于肿瘤血供少，增强时肿瘤无强化、轻度强化或延迟强化，强化程度明显低于子宫。部分患者可合并胸腔积液、腹水（即 Meigs 综合征）。肿瘤切除后，胸腔积液、腹水可自行消失。左侧卵巢卵泡膜纤维瘤影像表现见图 15-2-23。

3. 生殖细胞肿瘤　卵巢生殖细胞肿瘤为来源于胚胎性腺的原始生殖细胞而具有不同组织学特征的一组肿瘤，发病率仅次于卵巢上皮性肿瘤，好发于青少年及儿童，青春期前发生率高达 $60\%\sim90\%$，绝经期仅占 6%。肿瘤包括成熟畸胎瘤、未成熟畸胎瘤、卵巢甲状腺肿、无性细胞瘤及卵黄囊瘤（内胚窦瘤），仅成熟畸胎瘤为良性，其他类型均属恶性。其中除单纯型无性细胞瘤预后较好外，其他恶性度较高，预后差。

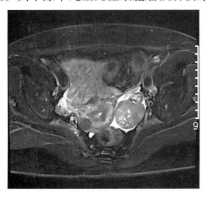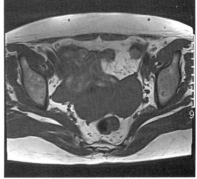

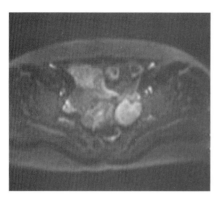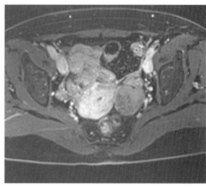

图 15-2-23　左侧卵巢卵泡膜纤维瘤

（1）成熟畸胎瘤

①临床特点：成熟畸胎瘤为最多见的良性生殖细胞肿瘤，多数患者无特殊临床症状，肿瘤巨大时可产生压迫症状。

②影像表现：肿瘤多呈类圆形囊性肿瘤，内可见脂肪组织为特异性征象，瘤内常合并牙齿或钙化、毛发、脂-液平等；增强扫描肿瘤不强化。

右侧卵巢成熟畸胎瘤影像学表现见图 15-2-24；左侧卵巢成熟畸胎瘤影像学表现见图 15-2-25；左侧卵巢成熟畸胎瘤（含牙齿）影像学表现见图 15-2-26；左侧卵巢囊性畸胎瘤恶变-甲状腺滤泡癌影像学表现见图 15-2-27。

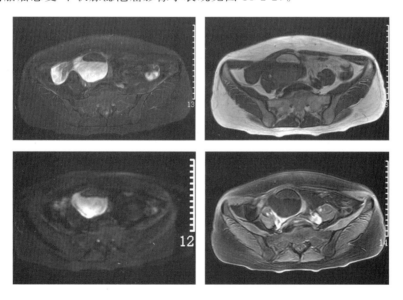

图 15-2-24　右侧卵巢成熟畸胎瘤

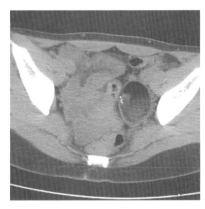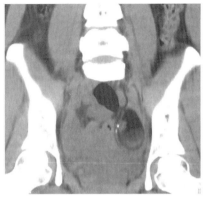

图 15-2-25 左侧卵巢成熟畸胎瘤

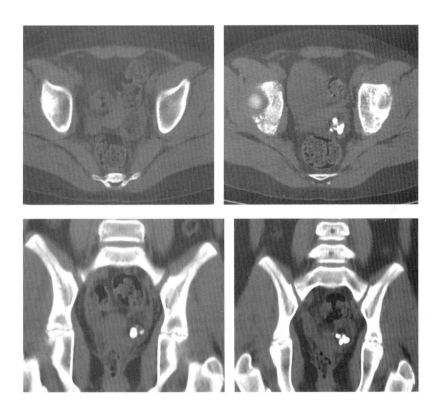

图 15-2-26 左侧卵巢成熟畸胎瘤(含牙齿)

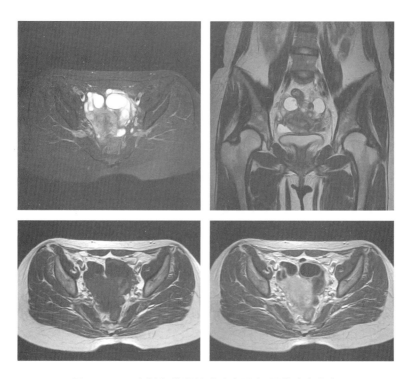

图 15-2-27　左侧卵巢囊性畸胎瘤恶变-甲状腺滤泡癌

（2）未成熟畸胎瘤

①临床特点：为卵巢恶性生殖细胞瘤，好发于年轻患者，AFP 常升高。

②影像表现：肿瘤多为单侧卵巢较大的囊实性肿块，边界不清，与周围组织脂肪间隙消失，病灶内实性成分较多，增强可见实性成分明显强化，瘤内可见散在小灶性脂肪组织（图 15-2-28）。

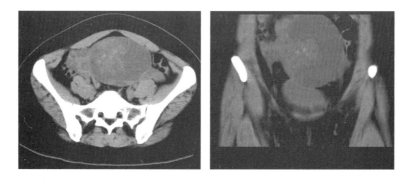

图 15-2-28　右侧卵巢未成熟畸胎瘤

（3）无性细胞瘤

①临床特点：卵巢无性细胞瘤为卵巢恶性肿瘤，来源于尚未分化以前的原始生殖细胞，故称为无性细胞瘤，其病理形态及组织来源与睾丸精原细胞瘤相似。该肿瘤好发于青少年及年轻女性患者，占卵巢恶性肿瘤的 2％～4％，肿瘤体积常较大，直径 10～20cm。盆腔包块是最常见的症状，常伴有腹胀感，有时肿瘤扭转破裂出血可有急腹症。腹水较少见。大多数患者的月经及生育功能正常，仅少许表现两性畸形的患者中有原发性无月经或第二性征发育差等征象。患者血清 AFP 及 HCG 常阴性，而碱性磷酸酶（ALP）常升高，5％病例可分泌 HCG，导致血清 HCG 升高。

②影像表现：绝大多数患者肿瘤为Ⅰ期，即病变局限于单侧卵巢，但 10％病例可为双侧发病，是恶性生殖细胞肿瘤中唯一可以呈双侧生长的肿瘤。肿瘤体积较大，直径多 10cm 以上，呈实性肿块，分叶状，内部可有不同程度囊变、坏死、出血及斑点状钙化。增强扫描后肿瘤实性部分呈轻中度强化，病灶内可见显著强化的分叶状、条索状纤维血管间隔为特征性表现。病灶一般无腹水，转移少见，相对而言，淋巴结转移多于腹膜转移。

（4）内胚窦瘤

①临床特点：卵巢内胚窦瘤又称卵黄囊瘤，是卵巢恶性生殖细胞肿瘤中最常见的类型之一。多发生于年轻妇女和青少年，发病中位年龄为 19 岁。由于肿瘤生长较快，容易发生包膜破裂及腹腔内种植，故常见症状有腹部包块，腹胀、腹痛及腹水。血清学检查 AFP 增高是其显著特征，常可提示本病诊断，HCG 不高。

②影像表现：常单侧卵巢发病，肿块呈囊实性，肿瘤血供丰富，增强后明显强化，瘤内可见明显强化的肿瘤血管。可合并腹膜播散种植及腹水，15％卵黄囊瘤与畸胎瘤伴发（图 15-2-29）。

4. 卵巢转移瘤　卵巢转移瘤主要来自于胃肠道、乳腺及生殖器官，占全部卵巢肿瘤的 10％～20％，大多数累及双侧卵巢，边界清晰，无周围组织侵犯。其影像表现无特异性，可表现为囊性、囊实性、实性肿瘤，相当一部分病例易诊断为卵巢原发肿瘤。

双侧卵巢转移性黏液癌影像学表现见图 15-2-30。

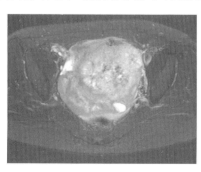
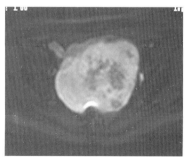

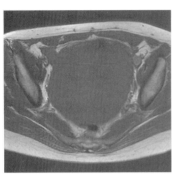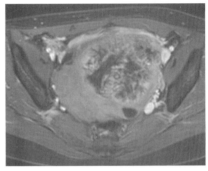

图 15-2-29　左侧卵巢混合型生殖细胞瘤（无性细胞瘤合并卵黄囊瘤）

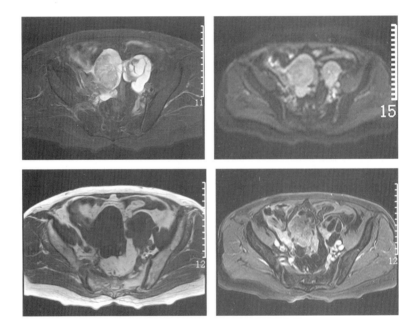

图 15-2-30　双侧卵巢转移性黏液癌

5. 卵巢瘤样病变

（1）卵巢囊肿：卵巢囊肿可分为单纯型和功能性囊肿，前者包括浆液性囊肿和组织来源不明的囊肿；后者包括滤泡囊肿、黄体囊肿和卵泡膜黄素化囊肿。其中卵泡膜黄素化囊肿是由于滋养细胞显著增生，产生大量绒毛膜促性腺激素（HCG），刺激卵巢卵泡膜内膜细胞，使其发生黄素化而形成的囊肿。影像表现为卵巢类圆形囊性灶，密度均匀一致，壁薄而均匀（图 15-2-31）。

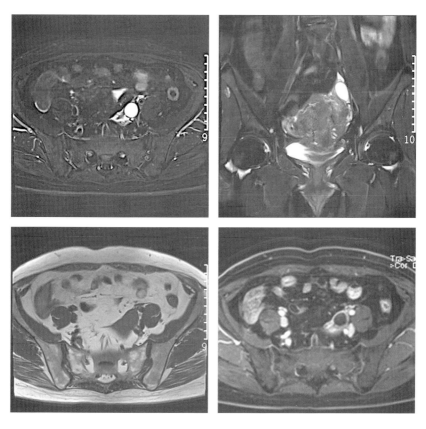

图 15-2-31　左侧卵巢囊肿

（2）卵巢冠囊肿：卵巢冠囊肿是发生于卵巢外阔韧带内的一组囊性生殖器官外病变，囊肿可与病侧卵巢紧邻但是彼此独立，即囊肿位于卵巢外是卵巢冠囊肿的最重要特征（图 15-2-32）。是与附件区最常见的卵巢囊性病变的鉴别的关键，同时也是病理诊断卵巢冠囊肿的重要依据。绝大多数卵巢冠囊肿为单纯型囊肿，囊液为浆液性液体，＞5cm 的卵巢冠囊肿易发生并发症，临床首选腹腔镜下囊肿摘除术。

（3）卵巢子宫内膜异位囊肿：卵巢子宫内膜异位囊肿是具有生长功能的子宫内膜出现在子宫腔被覆黏膜以外的其他部位，称为子宫内膜异位症。异位的内膜受卵巢激素的影响，发生周期出血，囊内集聚咖啡色液体，形似巧克力，故又称为巧克力囊肿。影像表现为附件区卵圆形，单房或多房囊性占位，囊内可见出血，磁共振-T_1WI 呈高信号，T_2WI 可见液-液平，增强扫描内容物无强化（图 15-2-33）。

6. 卵巢肿瘤的常见影像表现总结

（1）上皮间质肿瘤多数呈囊性或以囊性为主的囊-实性肿块，少数呈实性；良性者边界清楚,囊壁薄光整,实性密度均匀;恶性边界模糊,常有壁结节,沙粒钙化,增强后实性部分呈中等至明显强化。

(2)性索-间质肿瘤多数呈实性,伴有大片变性坏死低密度改变,少数呈囊实性,无壁结节,边界清楚,增强后轻度至中度强化。

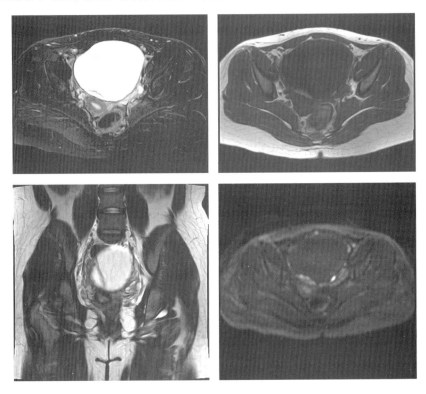

图 15-2-32 右侧卵巢冠囊肿

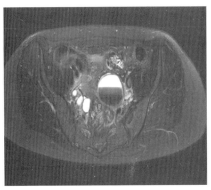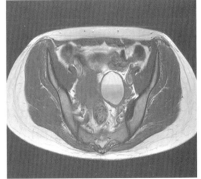

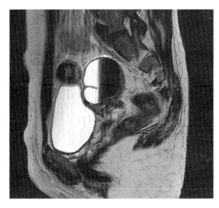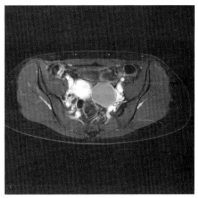

图 15-2-33 左侧卵巢子宫内膜异位囊肿

（3）生殖细胞肿瘤良性者绝大多数呈含有脂肪的囊性或以囊为主的囊-实性混杂肿块，伴有粗大钙化或骨骼。恶性者呈实性或以实为主，边界尚清楚，可伴有不规则沙粒钙化，增强后无性细胞瘤轻度强化，内胚窦瘤明显强化。

（4）卵巢肿瘤可表现为同病异影，也可表现为异病同影的现象，也就是鉴别诊断中的主要内容。

【诊断要点与鉴别诊断】

在卵巢肿瘤的鉴别诊断中，主要根据肿瘤的表现分为三大类，第一是囊性和囊实性肿瘤的鉴别，第二是实性肿瘤的鉴别，第三是全腹型病变的鉴别。

1. 附件区肿瘤表现为囊实性或囊性的肿瘤常见的有囊腺瘤、皮样囊肿、囊腺癌；少见的颗粒细胞瘤的囊性变之后的肿瘤、腺纤维瘤。来自生殖细胞的囊肿、生理性的囊肿、单纯性囊肿、巧克力囊肿及盆腔附件感染性病变，如脓肿。

2. 附件区肿瘤表现为实性肿瘤的主要有无性细胞瘤、卵泡膜细胞瘤及转移瘤；少见的有实性卵巢癌、上皮肿瘤、腺纤维瘤、波纳瘤、性索间质肿瘤、生长在附件区的子宫浆膜性肌瘤等。

3. 卵巢肿瘤伴有腹腔转移者需与腹腔弥漫性病变[常见有腹盆腔结核、腹膜原发浆液性乳头状癌、腹腔转移瘤（胃癌最多见）、腹膜间皮瘤、腹膜平滑肌瘤等]鉴别。

参 考 文 献

［1］ 中华医学会病理学分会泌尿男性生殖系统疾病病理专家组. 前列腺癌规范化标本取材及病理诊断共识. 中华病理学杂志,2016,45(10):676

［2］ Humphrey PA,Moch H,Cubilla AL,et al. The 2016 WHO Classification of Tumours of the Urinary System and Male Genital Organs-Part B:Prostate and Bladder Tumours. European urology,2016,70(1):106

[3]　Whitmore WF,Jr. Natural history and staging of prostate cancer. The Urologic clinics of North America,1984,11(2):205

[4]　Lu Z,Chen J. [Introduction of WHO classification of tumours of female reproductive organs,fourth edition]. Zhonghua bing li xue za zhi = Chinese journal of pathology,2014,43(10):649

[5]　子宫肌瘤的诊治中国专家共识专家组. 子宫肌瘤的诊治中国专家共识. 中华妇产科杂志,2017,52(12):793

[6]　Munro MG,Critchley HO,Broder MS,et al. FIGO classification system (PALM-COEIN) for causes of abnormal uterine bleeding in nongravid women of reproductive age. International journal of gynaecology and obstetrics:the official organ of the International Federation of Gynaecology and Obstetrics,2011,113(1):3

[7]　American Joint Committee on Cancer. Cancer Staging Manual. Eighth Edition,2016.

第七篇

骨肌系统

Part 7

第16章 骨、关节

第一节 骨、关节影像分区、分级、分段及常见变异

一、骨折

【骨折的直接影像学表现】

1. X线检查 是骨关节外伤的重要检查方法,可确定是否骨折,还能明确骨折局部的病理基础,如错位、成角等。骨折的X线诊断应注意骨折的部位、类型、对位及对线情况。骨折类型:平片诊断骨折主要根据骨折线和骨折端移位或断端成角。骨折线表现为锐利的透亮线或裂缝。成年人的骨折多为骨的完全性中断,称为完全骨折。

2. CT检查 是平片的重要补充,可发现平片上不能发现的隐匿骨折。对于结构复查和有骨性重叠部位的骨折,CT比平片能更精确显示骨折及移位情况。但当骨折线与CT扫描平面平行时,可能漏掉骨折,因此不能单凭CT就排除骨折,一定要结合平片。不易观察骨折的整体情况也是其缺点,但三维重建可以全面直观地了解骨折情况。

3. MRI检查 在显示骨折线方面不如CT,但可清晰显示骨折端及周围出血、水肿和软组织损伤以及邻近和脏器的损伤情况。骨折在T_1WI上表现为线样低信号,与骨髓的高信号形成鲜明的对比,T_2WI上为高信号,代表水肿或肉芽组织;根据骨折断端间出血的时间及肉芽组织形成与演变也可表现为多种信号。骨挫伤是外力作用引起的骨小梁断裂和骨髓水肿、出血,在平片和CT上常无异常发现。骨挫伤一般局限于干骺端也可延伸到骨干。骨挫伤可以自愈,短期内随访骨内异常信号影消失。

【骨折的常见形态】

1. 骨折的部位及范围 见图16-1-1。

2. 骨折类型 不完全性骨折(主要发生在儿童)或是完全性骨折(图16-1-2)。

3. 骨折断端对位情况 断端成角、移位、旋转、短缩及分离(图16-1-3)。

4. 骨折线与骨纵轴的关系 见图16-1-4。

5. 特殊的骨折类型 如嵌插骨折、塌陷性骨折、压缩性骨折(图 16-1-5)。

6. 伴发异常情况 如骨折伴脱位或分离(图 16-1-6)。

7. 特殊类型骨折可能继发于受力异常或骨内在病理性因素 见图 16-1-7。

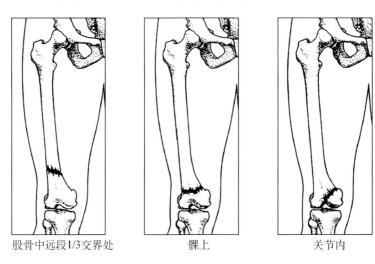

股骨中远段1/3交界处　　　　髁上　　　　关节内

图 16-1-1　骨折部位和范围

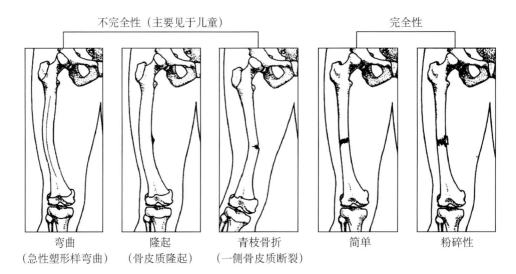

弯曲　　　　　　隆起　　　　　青枝骨折　　　　　简单　　　　　粉碎性
(急性塑形样弯曲)　(骨皮质隆起)　(一侧骨皮质断裂)

图 16-1-2　完全性和不完全性骨折

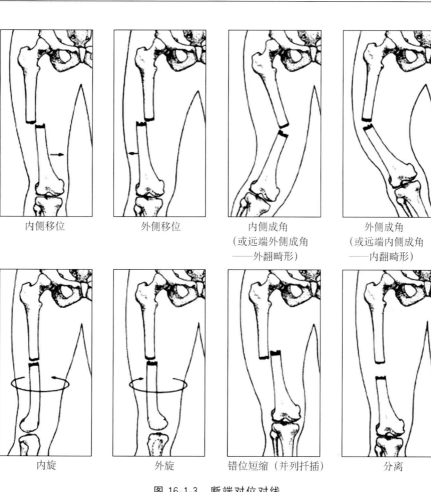

内侧移位　　　外侧移位　　　内侧成角　　　　　外侧成角
　　　　　　　　　　　　　（或远端外侧成角　　（或远端内侧成角
　　　　　　　　　　　　　——外翻畸形）　　　——内翻畸形）

内旋　　　　　　外旋　　　　错位短缩（并列扦插）　　分离

图 16-1-3　断端对位对线

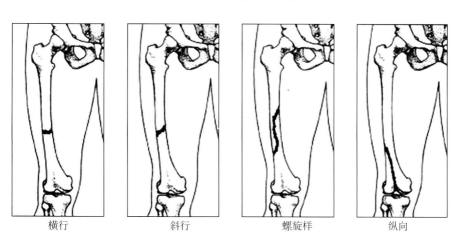

横行　　　　　　斜行　　　　　螺旋样　　　　　纵向

图 16-1-4　骨折线方向

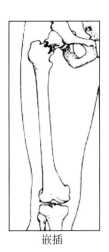
嵌插

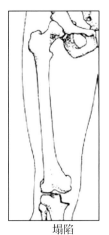
塌陷

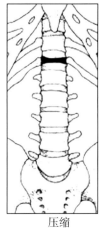
压缩

图 16-1-5 特殊骨折形态

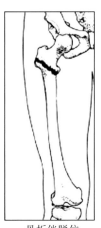
骨折伴脱位

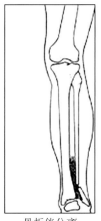
骨折伴分离

图 16-1-6 伴发异常情况

应力性　　　　　　　　病理性

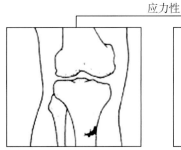

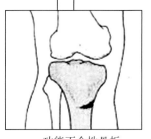

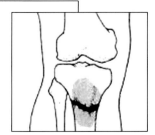

疲劳性骨折
（正常骨质异常受力，如慢跑）

功能不全性骨折
（异常骨质，如骨质疏松；
受到正常作用力，如散步）

继发于已存在的异常病理
情况（通常为骨肿瘤）

图 16-1-7 骨折特殊类型

【分型】

累及生长骨骺板的损伤分型（Ⅰ～Ⅴ）：见图 16-1-8。

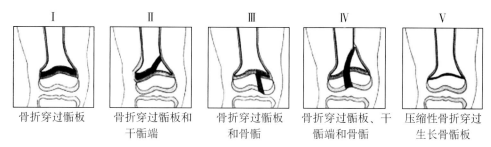

Ⅰ	Ⅱ	Ⅲ	Ⅳ	Ⅴ
骨折穿过骺板	骨折穿过骺板和干骺端	骨折穿过骺板和骨骺	骨折穿过骺板、干骺端和骨骺	压缩性骨折穿过生长骨骺板

图 16-1-8　骨生长板损伤分型

二、脱位

1. 脱位　骨关节面完全不分离。

2. 半脱位　骨关节部分分离。

三、骨折愈合与并发症

1. 骨折愈合　骨痂形成，骨折线模糊。

2. 骨折不愈合　分三类（图 16-1-9）。

A～C：反应性。

D：无反应性。

E：感染性。

骨不愈合类型

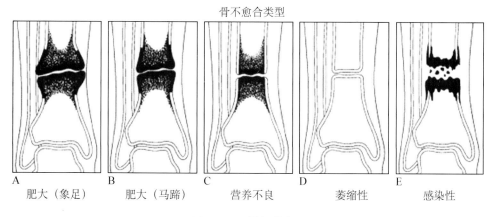

A	B	C	D	E
肥大（象足）	肥大（马蹄）	营养不良	萎缩性	感染性

图 16-1-9　骨折并发症

第二节　骨、关节创伤影像诊断及分型

一、上肢骨、关节损伤

(一)锁骨骨折

【分型】

应用最广泛的是 1998 年 Craig 在 Allman 和 Neer 的基础上形成的分型(图 16-2-1)。

1. 锁骨远端骨折(菱形韧带以远的骨折)Neer 分型

Ⅰ型:菱形韧带和锥形韧带均完整,并仍附着在骨折近端,骨折稳定。

Ⅱ型:喙锁韧带断裂,骨折明显移位。

2. 锁骨中段骨折,Craig 分型

Ⅰ型:很小移位。

Ⅱ型:有移位。

Ⅲ型:关节内骨折。

Ⅳ型:骨骺分离。

Ⅴ型:粉碎性骨折。

(二)肩胛骨骨折

【分类】

根据解剖部位的分类见图 16-2-2。

(三)肩锁关节脱位

【分类】

Allman 分类:

Ⅰ度:肩锁关节扭伤,没有明显脱位。

Ⅱ度:肩锁关节部分脱位。

Ⅲ度:肩锁关节完全性撕脱。

【分型】

近年来多用 Rockwood 分型,共分为 6 型(表 16-2-1)。

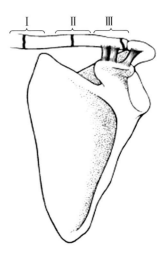

图 16-2-1　锁骨骨折类型

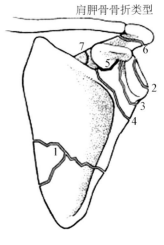

图 16-2-2　肩胛骨骨折类型

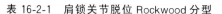

表 16-2-1　肩锁关节脱位 Rockwood 分型

分型	表现
Ⅰ型	轻度损伤,肩锁韧带扭伤或部分损伤撕裂,但功能存在,喙锁韧带完整,放射学上肩锁关节的宽度和喙锁间距正常
Ⅱ型	肩锁韧带完全撕裂,喙锁韧带扭伤,放射学上肩锁关节破裂、增宽、垂直方向上轻度分离,喙锁间距稍增大
Ⅲ型	肩锁和喙锁韧带断裂,三角肌和斜方肌附着点从锁骨外端撕裂,放射学上锁骨远端相对于肩峰向上完全移位,锁骨远端高于肩峰至少 1 个锁骨的厚度
Ⅳ型	肩锁和喙锁韧带断裂,和Ⅲ型一样,三角肌和斜方肌附着点从锁骨外端撕裂,此外,锁骨外端向后移位进入或穿过斜方肌,放射学前后位上喙锁间距增宽,腋位片上锁骨远端向后移位
Ⅴ型	肩锁和喙锁韧带均断裂,三角肌与斜方肌在锁骨远端上的附着部均从锁骨外侧半上完全分离,锁骨远端向上严重移位于皮下,放射学上喙锁间距增加 100%～300% 是其特征
Ⅵ型	极度外展和外旋时导致的罕见损伤,锁骨远端移位到肩峰下方或喙突下方,肩锁韧带断裂,在肩峰下时,喙锁韧带完整,而在喙突下时,喙锁韧带也断裂,三角肌与斜方肌附着部的损伤程度不一,放射学上锁骨远端位于肩峰下或喙突下,喙锁间距小于正常

(四)肩关节脱位

【分类】

前脱位(盂下脱位、喙突下脱位、锁骨下脱位),后脱位,上脱位和下脱位。

(五)肩袖损伤

【分型分级】

1. ISAKOS 分型

(1)类型(pattern,P):新月型、U 型、L 型、反 L 型撕裂。

(2)范围(extension,E):部分撕裂或全层撕裂(Synder 系统:肩袖全层撕裂的分级 C1～C4)。

(3)脂肪萎缩(fatty atrophy,A):冈上肌 Goutallier 分型 0～4 级。

(4)挛缩(retraction,R):Patte 根据断裂肌腱的挛缩程度分型 1～3 型。

(5)位置(location,L):关节面侧,滑囊侧,肌腱层内(也有说后上方-冈上肌、冈下肌及小圆肌或前方-肩胛下肌)。

2. 肩袖损伤全面分级(SCOI)

(1)采用 ABC 表示损伤部位[关节侧(A)、滑囊侧(B)、全层撕裂(C)]。

(2)采用 0～4 表示损伤程度(0 正常;1 表面轻度撕裂且＜1cm;2 明显的肌腱撕裂＜2cm,3 范围波及整条肌腱的表面＜3cm,冈上肌常见;4 撕裂累及多条肌腱)。

3. 关于肩袖全层撕裂的分级

C1：小的全层撕裂，类似穿刺伤。

C2：中等撕裂，＜2cm，累及单条肌腱，肌腱无回缩。

C3：撕裂 3～4cm，累及整条肌腱，轻度回缩。

C4：巨大肩袖撕裂，累及 2 条以上肌腱，回缩并有瘢痕化，裂口常见呈 L 形。

4. Goutallier 分型　冈上肌脂肪浸润的分级标准，根据 CT 图像上肌腹内存在的脂肪条带分级。

0 级：没有脂肪浸润。

1 级：少量脂肪条带。

2 级：脂肪量少于肌肉量(脂肪量相对增多)。

3 级：脂肪量与肌肉量占比相似。

4 级：脂肪量多于肌肉量。

5. 全层肩袖损伤按肌腱挛缩情况分级　Patte 根据断裂肌腱的挛缩程度分级。

Ⅰ级：撕裂伴轻微挛缩。

Ⅱ级：撕裂后肌腱挛缩至足印内侧，未到关节盂水平。

Ⅲ级：撕裂后肌腱挛缩到关节盂水平。

(六)肱骨外科颈骨折

【分型】

Neer 分型：无移位骨折、外展型骨折、内收型骨折、粉碎型骨折。

(七)肱骨近端骨折

【分型分类】

Neer 肱骨近端骨折 Neer 分型见表 16-2-2；肱骨近端骨折 Neer 分类见图 16-2-3。

表 16-2-2　肱骨近端骨折 Neer 分型

分型	表现
Ⅰ型	轻度移位骨折：肱骨上端可为一处骨折(如单一肱骨外科颈骨折、单一大结节骨折或小结节骨折等)，也可是多处骨折，即同时有两处或两处以上部位的骨折(如外科颈骨折合并大结节骨折等)，但任何一处骨折的移位都不＞1cm，骨端成角≤45°。从病理损伤考虑，这种骨折软组织损伤较轻，或骨端间有紧密的嵌插，骨折比较稳定，一般骨折愈合较快。这种类型骨折占肱骨上端骨折的绝大多数。这种没有明显移位的骨折，由于仍有软组织将骨折块连为一体，因此称为"一部分骨折"

（续　表）

分型	表现
Ⅱ型	关节段移位骨折：按解剖部位命名即为肱骨解剖颈骨折，且骨端间移位＞1cm 或成角＞45°。此种骨折肱骨头的血循环受到破坏，常发生肱骨头缺血坏死。这种一处骨折因有明显的移位（或同时有轻度移位的大、小结节骨折），从而使肱骨头与肱骨干上端形成分离的两部分，因此属于"二部分骨折"
Ⅲ型	骨干移位骨折：从解剖部位命名即为外科颈骨折。骨折移位＞1cm 或成角畸形＞45°。单一骨干移位，肱骨上端分成 2 个分离的部分，因此也属于"二部分骨折"。如同时再合并一个结节骨折且移位也＞1cm 以上时，因为肱骨上端分成 3 个各自分离的部分，因此应属于"三部分骨折"。如同时合并两个结节的骨折，且均有＞1cm 的移位，肱骨上端则分成 4 个各自分离的骨块，即肱骨头、大结节、小结节和肱骨干上端。这种骨折属于"四部分骨折"
Ⅳ型	大结节骨折：大结节骨折且移位＞1cm 以上。大结节有 3 个面作为冈上肌、冈下肌和小圆肌的附着点。外伤时可造成整个大结节骨折移位，也可为大结节的一个面撕脱骨折。如为部分撕脱骨折且有明显移位时，则说明肩袖有纵行撕裂。如大结节移位骨折同时有外科颈的移位骨折，则关节段骨块由于受附丽于小结节的肩胛下肌的牵拉而发生内旋
Ⅴ型	小结节移位骨折：可为单独小结节撕脱骨折，移位＞1cm 以上，即属"二部分骨折"。如同时合并有外科颈骨折且有明显移位，则属于"三部分骨折"。此时关节段由于只受附着于大结节的肩袖牵拉，因此可发生外展、外旋移位
Ⅵ型	肱骨上端骨折合并肱盂关节脱位：肱骨上端骨折脱位是指肱骨上端骨折同时合并盂肱关节的真正完全脱位，而不是指肱骨头的旋转移位或关节内的半脱位现象。在"二部分"或"三部分"骨折脱位的病例，肱骨头仍可能有一定的血循环。如发生"四部分"骨折脱位时，肱骨头血循环遭受破坏，易造成肱骨头缺血坏死

（八）肱骨干骨折

【分型】

AO 分型见图 16-2-4。

A 型：简单骨折。

A1：简单螺旋形骨折。

A2：简单斜行骨折。

A3：简单横断骨折。

B 型：楔形骨折

B1：合并螺旋形蝶形片的骨折。

B2：由于屈弯应力所导致的蝶形骨折片。

B3：存在粉碎的蝶形骨折片

C 型：复杂骨折

C1：螺旋形的复杂骨折。

C2：节段形的复杂骨折。

C3：不规则的复杂骨折。

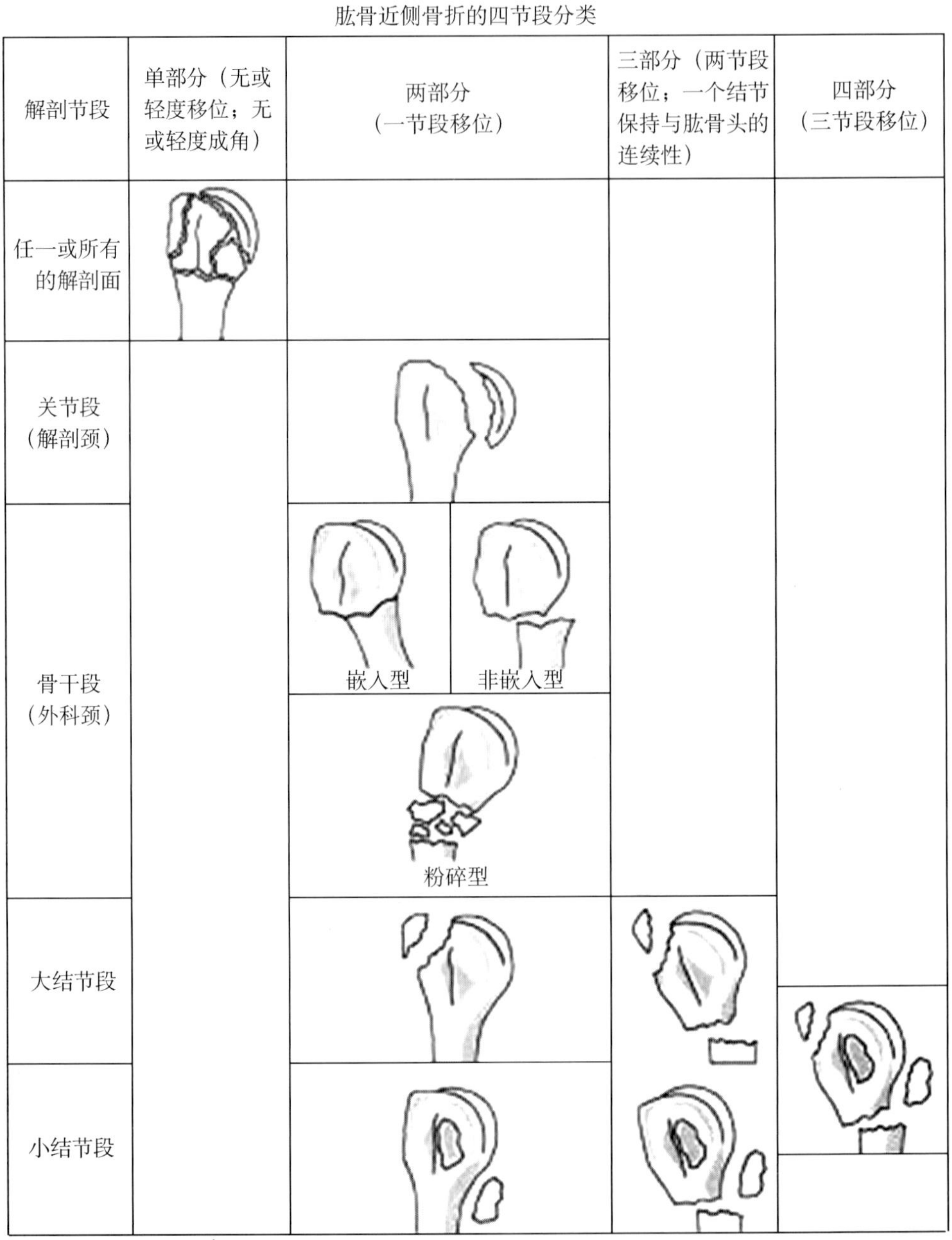

肱骨近侧骨折的四节段分类

解剖节段	单部分（无或轻度移位；无或轻度成角）	两部分（一节段移位）		三部分（两节段移位；一个结节保持与肱骨头的连续性）	四部分（三节段移位）
任一或所有的解剖面					
关节段（解剖颈）					
骨干段（外科颈）		嵌入型	非嵌入型		
		粉碎型			
大结节段					
小结节段					

图 16-2-3　肱骨近端骨折 Neer 分类

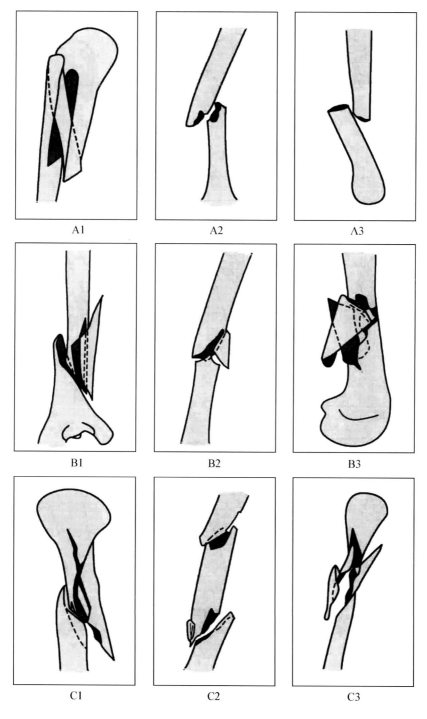

图 16-2-4　肱骨干骨折 AO 分型

(九)肱骨髁上骨折

【分型】

根据暴力来源及方向可分为伸直型(尺偏型和桡偏型)、屈曲型和粉碎型(图 16-2-5)。

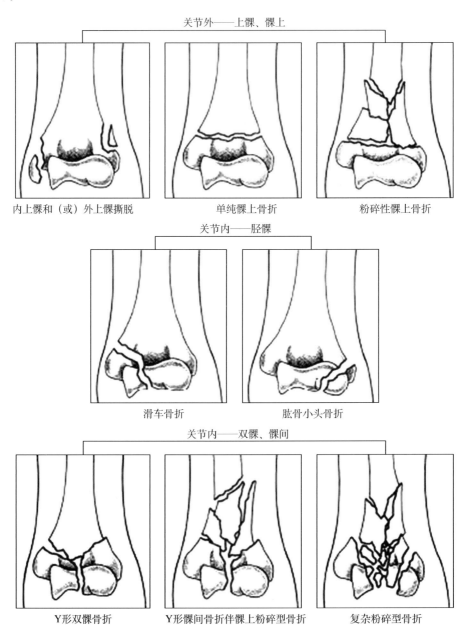

图 16-2-5 远侧肱骨骨折(Muller 分型)

(十)肘关节脱位

【分型】

Browener 分型见图 16-2-6。

后脱位:80%以上为后脱位或后外侧脱位,少部分为后内侧脱位。

前脱位:尺桡骨向前方脱位。

外侧脱位:尺桡骨向外侧方脱位。

内侧脱位:尺桡骨向内侧方脱位。

分离脱位有前-后型(桡骨向前方脱位,尺骨向后方脱位);内-外型(桡骨向外侧、尺骨向内侧方脱位)。

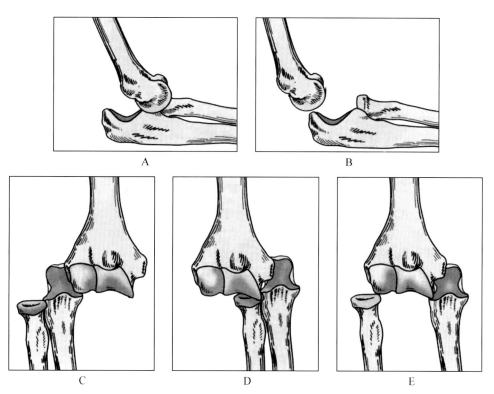

图 16-2-6　肘关节脱位的 Browener 分型

(十一)桡骨头骨折

【分类】

Mason 分类见图 16-2-7。

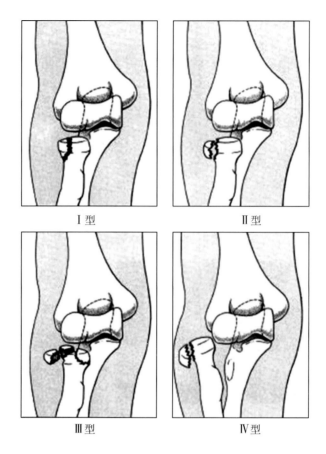

Ⅰ型   Ⅱ型

Ⅲ型   Ⅳ型

图 16-2-7 桡骨头骨折

(十二)尺骨鹰嘴骨折

【分型】

见图 16-2-8。

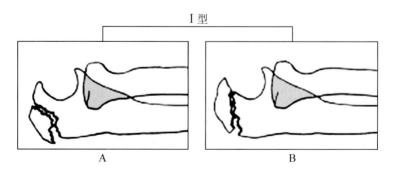

Ⅰ型

A   B

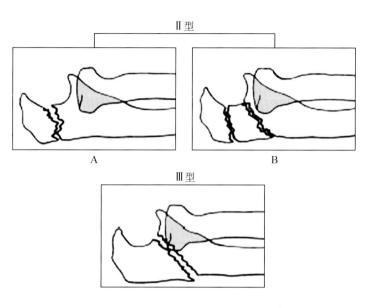

图 16-2-8　尺骨鹰嘴骨折的分型

(十三)桡骨远端骨折

【分类】

见图 16-2-9。

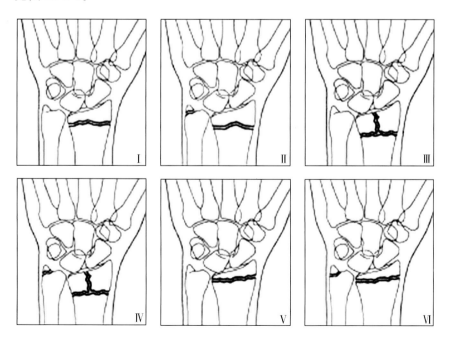

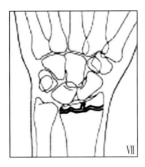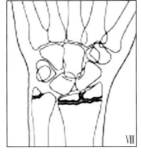

图 16-2-9 桡骨远侧骨折的分类
（Frykman 分类）

（十四）腕骨和手骨折

【分型】

见图 16-2-10。

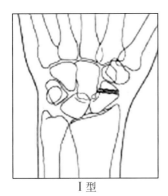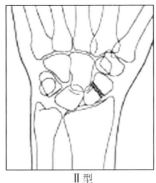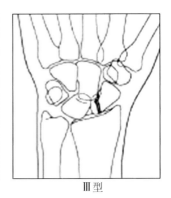

Ⅰ 型　　　　　　Ⅱ 型　　　　　　Ⅲ 型

图 16-2-10　手舟骨骨折的分型（根据 Russe 分型）

（十五）腕骨脱位

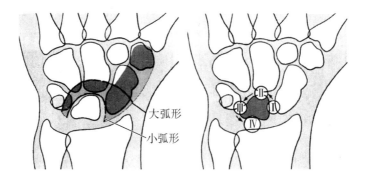

图 16-2-11　腕关节易损带和小弧形损伤

腕骨"易损带"由阴影区域表示,绝大部分骨折、骨折脱位和腕骨脱位都发生在这个区域,小弧形代表"脱位带",大弧线代表"骨折-脱位"带,小弧线损伤的连续性,阶段Ⅰ代表舟月分离;阶段Ⅱ代表月骨脱位;阶段Ⅲ代表月骨周围脱位;阶段Ⅳ代表腕骨间脱位(月骨掌侧半脱位并头状骨背侧半脱位)。桡骨、月骨及头状骨和第3掌骨中心轴为一条直线,用于判断腕骨脱位(图16-2-11)。

长轴对准见图16-2-12。

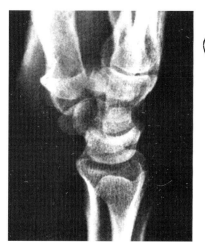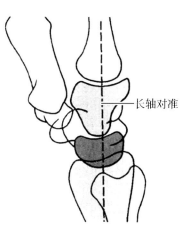

图 16-2-12　长轴对准

二、下肢骨、关节损伤

(一)髋臼骨折

髋臼骨折见图 16-2-13 至图 16-2-15。

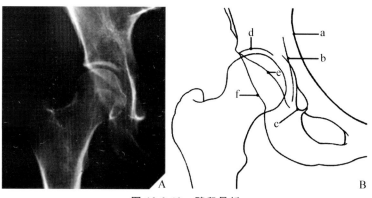

图 16-2-13　髋臼骨折

a. 髂耻线;b. 髂坐线,由髂骨四边形板(面)的后部分组成;c. 泪线,髋臼壁内侧、髋臼切迹和四边形板的前部分组成;d. 髋臼顶;e. 髋臼前缘;f. 髋臼后缘

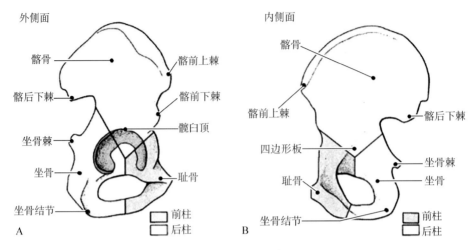

图 16-2-14 骨盆柱

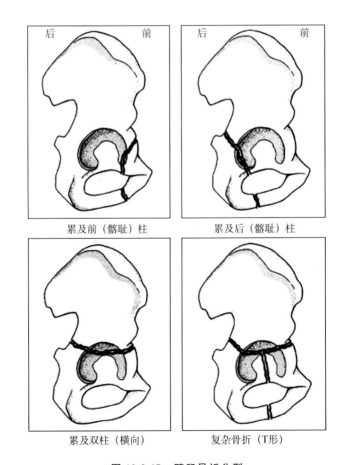

累及前（髂耻）柱

累及后（髂耻）柱

累及双柱（横向）

复杂骨折（T形）

图 16-2-15 髋臼骨折分型

(二)股骨颈骨折

【分型】

1. 股骨外科颈骨折 Neer 分型　见表 16-2-3。

表 16-2-3　股骨外科颈骨折 Neer 分型

分型	表现
Ⅰ 型	单一外科颈骨折,移位<1cm,成角<45°骨折稳定,又称为"一部分骨折"
Ⅱ 型	骨折位于解剖颈,移位>1cm,或成角畸形>45°,肱骨头与肱骨端成为分离的两部分,又称为"二部分骨折"
Ⅲ 型	在 Ⅱ 型的基础上合并有大结节或小结节骨折,又称为"三部分骨折"。如果合并大结节和小结节同时骨折,又称为"四部分骨折"
Ⅳ 型	在 Ⅰ 型的基础上,合并大结节撕脱骨折,伴有明显移位或大结节的骨折,常伴有肩袖损伤
Ⅴ 型	有小结节骨折并有移位
Ⅵ 型	肱骨上端骨折合并肱盂关节脱位

2. 股骨颈骨折 Garden 分型　见图 16-2-16。

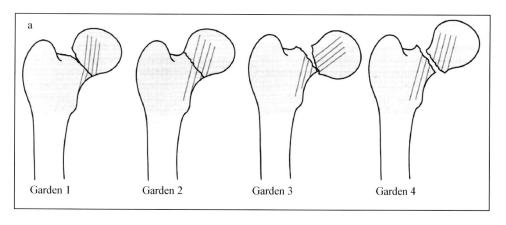

图 16-2-16　股骨颈骨折 Garden 分型

(三)股骨转子间骨折

【分型】

股骨转子间骨折 AO 分型见图 16-2-17。

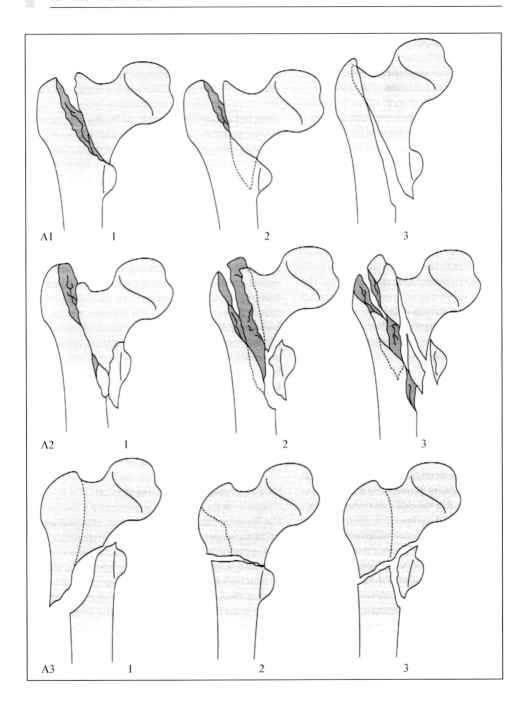

图 16-2-17　股骨转子间骨折 AO 分型

(四)股骨远端骨折

见图 16-2-18。

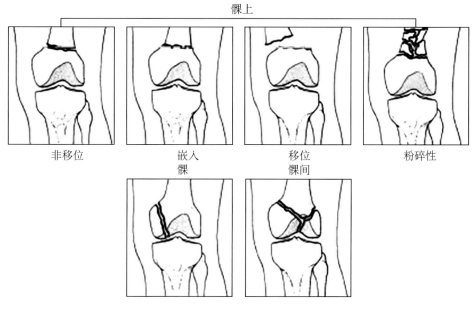

图 16-2-18 股骨远端骨折

(五)髌骨骨折

见图 16-2-19。

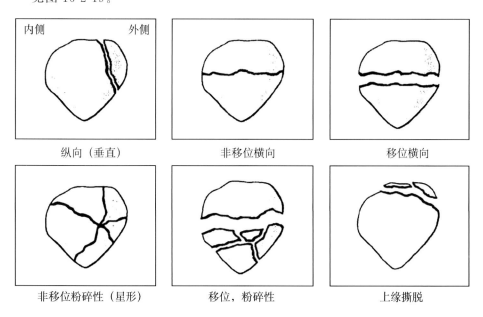

图 16-2-19 髌骨骨折

(六)膝关节韧带损伤

1. 膝关节内外侧副韧带损伤

【分度】

Ⅰ度:应力实验时引起疼痛,但不稳定程度很低,关节间隙张开5mm或者5°以内。

Ⅱ度:应力实验时韧带的不全撕裂更重,明显松弛,关节间隙张开5~10mm或5°~10°,有明确的活动终止点。

Ⅲ度:完全撕裂,关节间隙张开10mm以上,侧方应力时无明显终止活动点。

2. 膝关节旋转不稳定

【Slocum 类型】

1968年Slocum提出在前"十"字韧带和内侧副韧带损伤时出现胫骨内髁向前半脱位,称之为前内侧旋转不稳定,此时其旋转轴(垂直轴)必然发生相应的移动(图中黑点所示),不同的韧带结构损伤将会发生不同方向的旋转不稳定,即前外侧复合不稳定,前内侧复合不稳定,后外侧复合不稳定,后内侧复合不稳定等(图16-2-20)。

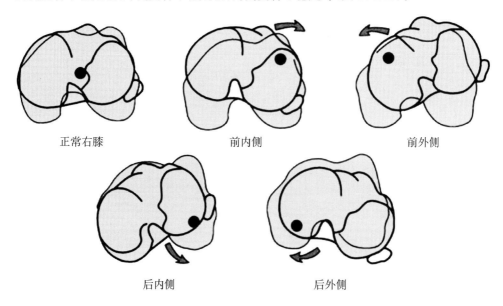

正常右膝　　　　　　前内侧　　　　　　前外侧

后内侧　　　　　　后外侧

图 16-2-20　膝关节旋转不稳定的 Slocum 类型

3. 膝关节内侧结构损伤

【分型】

Smillie 分型如下。

A 组:韧带在近端断裂

Ⅰ型:内侧副韧带在股骨髁附着点撕脱伴有骨片,内侧关节囊韧带断裂。

Ⅱ型:内侧副韧带、内侧关节囊韧带在股骨髁附着点断裂。

Ⅲ型:内侧副韧带、内侧关节囊韧带在股骨髁附着点断裂,断端反转进入关节腔。

B组:韧带在远端断裂

Ⅰ型:内侧副韧带在远端断裂,内侧关节囊韧带断裂。

Ⅱ型:内侧副韧带在远端断裂,内侧关节囊韧带断裂,断端反转进入关节腔。

Ⅲ型:单有内侧副韧带完全断裂。

(七)膝关节半月板损伤

【分型】

见图 16-2-21。

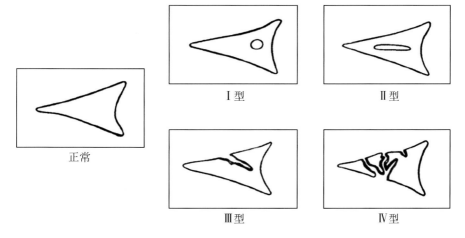

图 16-2-21　不同类型半月板损伤

(八)胫骨平台骨折

【分型】

见图 16-2-22。

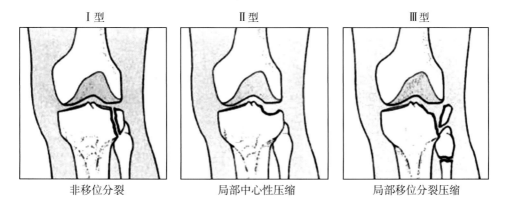

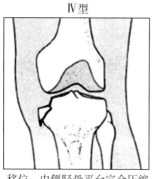
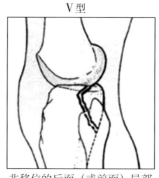
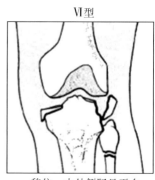

IV 型	V 型	VI 型
移位，内侧胫骨平台完全压缩（非粉碎性）	非移位的后面（或前面）局部分裂，没有压缩	移位，内外侧胫骨平台粉碎性骨折

图 16-2-22 胫骨平台骨折分型

(九)踝关节外伤

【分型】

见图 16-2-23。

踝关节有关结构外伤的 Weber 分型，根据腓骨骨折的水平，以及是否存在相应内踝的骨折，内外侧副韧带复合体的断裂，可从腓骨骨折和内踝骨折的水平加以推断。

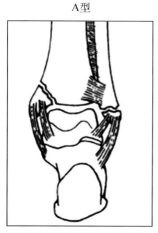
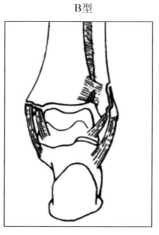
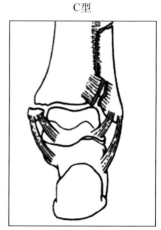

A型	B型	C型
位于关节水平或更低的腓骨撕脱性骨折伴相应内踝骨折	腓骨螺旋骨折伴胫腓韧带部分断裂与内踝的撕脱骨折	高位腓骨骨折伴胫腓韧带与骨间膜断裂及内踝的撕脱骨折

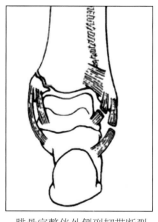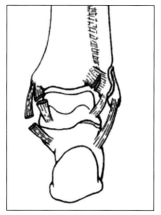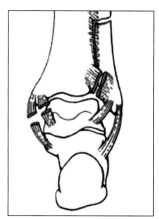

腓骨完整伴外侧副韧带断裂　　　内踝完整伴三角韧带断裂　　　内踝完整伴三角韧带断裂

图 16-2-23　踝关节外伤 Weber 分型

(十)跟骨骨折

【分型】

见图 16-2-24。

Ⅰ型(21%)　　　　　　　　　　Ⅱ型(38%)

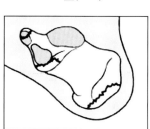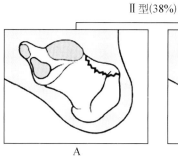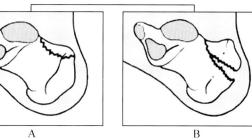

A　　　　　　　　　　　　B

Ⅲ型(19.5%)

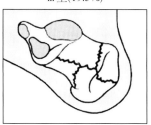

Ⅳ型(24.7%)   Ⅴ型(31%)

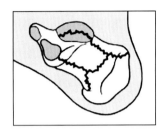
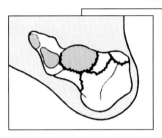
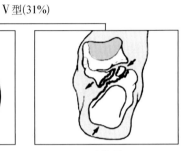

后位观

图 16-2-24 跟骨骨折分型

(十一)距骨骨折

【分型】

见图 16-2-25。

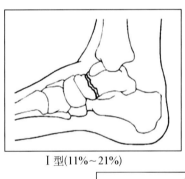

Ⅰ型(11%~21%)

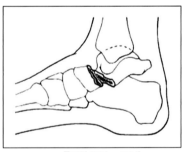

Ⅱ型(40%~42%)

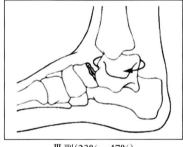

Ⅲ型(23%~47%)

图 16-2-25 距骨骨折分型

(十二)第 5 跖骨基底部骨折

见图 16-2-26。

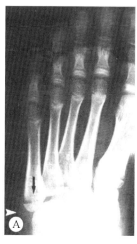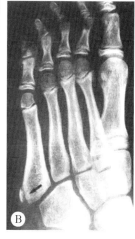

图 16-2-26　第 5 跖骨基底部骨折

　　A 图为骨折,B 图为第二次骨化中心

三、骨盆骨折

骨盆骨折见图 16-2-27 和图 16-2-28。

撕脱

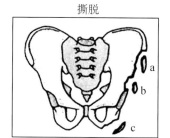

累及前上 (a) 或髂前
下棘 (b) 或坐骨结节 (c)

稳定性骨盆骨折

累及髂翼

骶骨

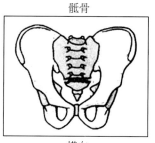

横向

坐耻支

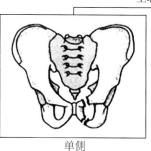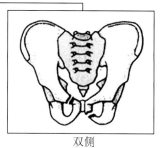

单侧　　　　　　　　　　双侧

图 16-2-27　骨盆稳定性骨折

Malgaigne（累及单侧坐耻支）

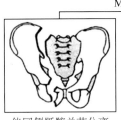 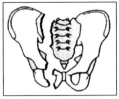

伴同侧骶髂关节分离　　伴骶骨翼骨折　　　伴髂骨骨折

鞍型　　　　　桶柄型　　　　　　　　　脱位

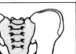 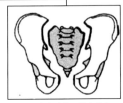

累及双侧闭孔环　　累及单侧坐耻支伴对侧骶　　单侧　　　　双侧（合页骨盆）
（常为粉碎性）　　髂关节骨折或分离

图 16-2-28　骨盆非稳定性骨折

第三节　骨关节感染性疾病

一、化脓性关节炎

化脓性关节炎（pyogenic arthritis）是较为严重的急性关节病，常由金黄色葡萄球菌经血液到滑膜而发病，也可因骨髓炎继发侵犯关节而致。肉芽组织增生进入关节腔，最后可使关节纤维性强直或骨性强直。多见于髋关节和膝关节承重面；常单发。儿童较成年人多见。

【病理分期】

浆液性渗出期、浆液纤维素性渗出期、脓性渗出期。

【影像学表现】

1. X线表现　多见于髋和膝关节，常单发。急性期 X 线表现为关节囊肿胀，关节积液使关节间隙增宽。关节软骨破坏表现为关节间隙变窄；随后出现软骨下骨性关节面破坏，以承重部位出现早而明显。严重的关节破坏可使关节脱位；愈合期出现骨质硬化；晚期可出现关节骨性强直。

2. CT 表现　可显示化脓性关节炎的关节肿胀、积液及骨质破坏，可明确病变的范围。

3. MRI 表现　显示化脓性关节炎的滑膜炎症和关节渗出都比平片和 CT 敏

感,能明确炎症侵犯周围软组织的范围,显示关节囊、韧带、肌腱、软骨的破坏情况。MRI 还能显示骨髓的炎症反应,表现为长 T_1 长 T_2 信号。右髋关节化脓性关节炎影像学表现见图 16-3-1。

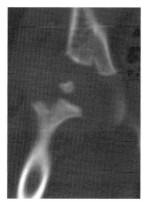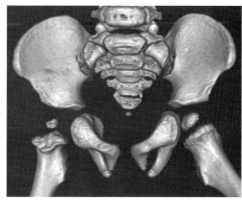

图 16-3-1　右髋关节化脓性关节炎

【诊断要点】

儿童患者,有寒战、高热等全身中毒症状伴关节肿胀功能障碍。影像学检查有关节肿胀、积液及关节骨端的骨质破坏应首先考虑本病。

【鉴别诊断】

结核性关节炎:起病缓慢,病程长,症状轻,关节邻近骨广泛性骨质疏松明显。骨质破坏发展缓慢,常位于关节边缘非承重面,通常很少有骨膜反应和骨质硬化。

二、骨关节结核

骨关节结核(osteoarticular tuberculosis)结核菌经呼吸道或消化道侵入人体,形成原发灶,结核菌在原发灶进入淋巴血行播散到全身各脏器。慢性发病,症状轻微。全身症状有低热,血细胞沉降增快;局部症状以肿胀、功能障碍为主,后期可有冷脓肿、窦道形成及继发感染。发病以青少年最多,一般为单发,常发生于脊椎。

【分型】

单纯骨结核、单纯滑膜结核、全关节结核。

椎体结核病理分型:中心型椎体结核、边缘性椎体结核。

【病理分期】

渗出期、增殖期、干酪样变性期。

【影像学表现】

X 线及 CT 表现:总体表现为骨质破坏、骨质疏松、冷脓肿形成。骨质破坏处内可有小死骨;冷脓肿内常见钙化;管状骨的结核可有层状骨膜增生;除非合并感染,一般见不到骨质硬化;关节结核主要表现为关节间隙变窄,关节边缘部位骨质破坏。胸椎椎体骨质破坏并椎旁脓肿形成影像学表现见图16-3-2。

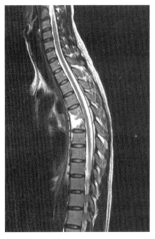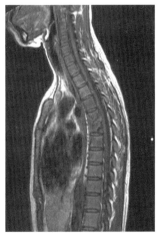

图 16-3-2　胸椎椎体骨质破坏并椎旁脓肿形成

【诊断要点】

青少年患者,位于骨骺和干骺端的慢性进行性溶骨破坏,病灶境界不清楚,边缘无硬化,内有小死骨。并发脓肿形成时,增强扫描显示病灶呈环形强化。

【鉴别诊断】

慢性骨肿胀:骨质破坏常见于长骨干骺端,边缘较清楚,周围绕以骨硬化带,局部压痛肿胀。而长骨结核常跨过骨骺线侵犯骨骺。边界模糊,周围无骨质增生硬化。有明显的骨质疏松。

第四节　慢性骨关节疾病

一、骨关节炎

骨关节炎(osteoarthritis)属慢性关节疾病,以关节软骨退变和继发骨质增生为主病理特征。好发于膝关节、髋关节、脊柱及远侧指间关节等部位。多见于中老年人,女性多于男性。

【分类】

原发性、继发性。

【分级】

1. Ahlback 分级

1 级:关节间隙变窄。

2 级:关节线消失。

3 级:轻度骨质磨损。

4 级:中度骨质磨损。

5 级:重度骨质磨损,常伴骨关节半脱位。

2. Kellgren & Lawrencne 分级

0 级:正常。

Ⅰ级:关节间隙可疑狭窄,可能有骨赘。

Ⅱ级:关节间隙轻度狭窄,有明显骨赘。

Ⅲ级:关节间隙狭窄较明确,有中等量骨赘,软骨下骨质轻度硬化,范围小。

Ⅳ级:关节间隙明显狭窄,有大量骨赘,软骨下骨质硬化极为明显,关节肥大级明显畸形。

3. 根据软骨的 MRI 表现,软骨损伤和退变分级

0 级:关节软骨信号形态正常。

Ⅰ级:软骨表面光整,软骨的层次清楚,软骨内有局限的异常低信号影。

Ⅱ级:软骨表面不光整,软骨的层次欠清楚,软骨内出现低信号影。

Ⅲ级:软骨缺损,软骨下骨质暴露。

4. 关节镜下软骨损伤(Outerbridge)分级

0 级:正常关节软骨。

Ⅰ级:关节软骨变软和肿胀。

Ⅱ级:软骨有早期的裂隙,未达软骨下骨,直径<1.27cm。

Ⅲ级:软骨裂隙达软骨下骨,但没有暴露软骨下骨,直径>1.27cm。

Ⅳ级:各种直径的软骨下骨暴露。

5. David 区分法(膝关节骨性关节炎 X 线)

0:未见关节有异常。

Ⅰ:可疑关节内骨赘,关节间隙正常。

Ⅱ:肯定关节内骨赘,可疑关节间隙狭窄。

Ⅲ:少量关节内骨赘、硬化、囊性变,关节间隙狭窄。

Ⅳ:关节内多发骨赘、硬化、囊性变,关节间隙严重狭窄或消失。

6. 膝关节骨性关节炎 Holden 放射学分类

Ⅰ级:关节间隙轻度变窄,很小的骨赘形成和轻微硬化。

Ⅱ级:关节间隙中度变窄,中度的骨刺形成和中度硬化。

Ⅲ级:伴有硬化的骨改变,但没有骨缺失。

Ⅳ级：严重硬化，关节间隙消失。

【分期】

1. X线分期

第一期：只有关节边缘骨质增生，关节间隙并不狭窄，说明关节软骨的厚度没有改变。

第二期：除有关节边缘骨质增生外，还有关节间隙变窄，说明由于磨损，关节软骨正在逐渐变薄。

第三期：除有上述变化外，还有软骨下囊性变，说明软骨下骨板亦因疾病的进展而累及。软骨下囊性变可有程度上差别。

第四期：关节已经毁坏，出现屈曲挛缩，X形腿或O形腿，并有不同程度的骨缺损。

2. 临床分期

（1）关节炎的发生前期：关节在活动后稍有不适，活动增加后伴有关节的疼痛及肿胀，在X线及CT检查上看不到明显软骨损害迹象。

（2）关节炎改变的早期：活动多后有明显的疼痛，休息后减轻，X线观察，改变较少，只有CT可见软骨轻度损害，同位素检查，被损关节可见凝聚现象。

（3）骨性关节炎的进展期：骨软骨进一步损害，造成关节畸形，功能部分丧失，X线可见关节间隙变窄，关节周围骨的囊性变，有时有游离体出现。

（4）骨关节炎的晚期：骨的增生、软骨的剥脱以及导致功能完全丧失，关节畸形明显，X线示关节间隙变窄，增生严重，关节变得粗大，甚至造成骨的塌陷。

【诊断要点】

中老年人群，四肢关节间隙狭窄，软骨下硬化及囊变，骨赘形成，关节腔内出现游离体。早期关节软骨改变及半月板、韧带等改变则需要依靠MRI检查明确。

膝关节骨关节炎影像学表现见图16-4-1。

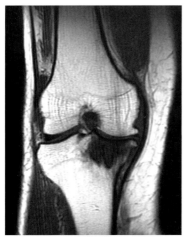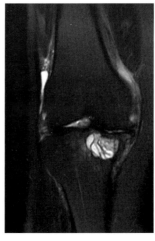

图 16-4-1　膝关节骨关节炎

【鉴别诊断】

1. 类风湿关节炎　以中年发病为多见,对称性发病,主要累及近端指间关节和掌指关节及腕关节。X 线表现为关节肿胀、关节间隙变窄、骨质疏松及关节面和关节面下骨质破坏;晚期可以发生关节脱位、半脱位甚至关节强直。而退行性骨关节病以中老年发病为多,X 线表现为关节增生、软骨下硬化及囊变,骨赘形成,手指发病主要累及远节指间关节。

2. 痛风性关节炎　多发于中老年男性。最初表现为反复发作的急性关节炎,最常累及足第 1 跖趾关节和跗骨关节,表现为关节红肿和剧烈疼痛,血清中血尿酸升高,滑液中有尿酸盐结晶。

二、强直性脊柱炎

强直性脊柱炎(ankylosing spondylitis)是一种病因不明的慢性非特异性、以主要侵犯中轴关节及进行性脊柱强直为主的炎性疾病,为血清阴性脊椎关节病中最常见的一种。多见于青年男性,有明显家族发病倾向。

【分级】

1. 骶髂关节炎 X 线分级

0 级:正常。

Ⅰ级:可疑或极轻微的骶髂关节病变。

Ⅱ级:轻度异常,可见局限性侵蚀、硬化,关节间隙无改变。

Ⅲ级:明显异常,至少伴有以下一项改变:近关节区硬化、关节间隙变窄或增宽、部分强直。

Ⅳ级:严重异常,完全性关节强直。

2. 骶髂关节炎 CT 分级

0 级:正常。

Ⅰ级:可疑病变,关节面模糊。

Ⅱ级:轻度异常,关节面模糊、硬化。

Ⅲ级:明显异常,关节面呈现锯齿状,弥漫性硬化,关节面下囊变增多,关节间隙狭窄。

Ⅳ级:严重异常,骶髂关节骨性强直,骨质疏松,韧带部侵蚀囊变更为显著。

3. 骶髂关节炎 MRI 分级

0 级:未见炎性变化。

Ⅰ级:关节出现炎性水肿,关节面下骨髓水肿。

Ⅱ级:关节出现软骨中断,髂骨、骶骨内压脂高信号。

Ⅲ级:关节面侵蚀、硬化,大片骨髓水肿,关节间隙狭窄。

Ⅳ级:关节面硬化非常严重,关节强直。

【影像学表现】

1. X线及CT表现　本病往往自骶髂关节开始。为双层对称性受累,向上逐渐扩展至脊柱。少数病变自颈椎或下胸椎开始,向下扩延。

(1)骶髂关节改变:骶髂关节改变从骶髂关节的下2/3处开始,早期关节边缘模糊,主要发生在关节的髂骨侧,骶骨侧改变较轻,因关节面的侵蚀破坏致关节间隙增宽,继而关节面呈锯齿状或串珠状破坏,周围骨质硬化。病变进一步发展,整个关节间隙逐渐变窄、消失,骶髂关节发生骨性强直,有粗糙的条束骨小梁交错通过关节,而软骨下骨硬化带缓慢消失,病变趋于停止。骶髂关节病变多呈双层对称性。

(2)脊柱改变:往往于椎体前部发生骨炎、骨质破坏和硬化。关节突间小关节有糜烂和软骨下骨化。椎间盘纤维环外层钙化,可波及前纵韧带深层,并延伸至椎体边缘,形成韧带赘,呈与椎体终板垂直的细条状影。至病变晚期可出现广泛的椎旁软组织钙化和椎体间骨桥,脊柱呈竹节状强直。在前后位片上,两侧椎间小关节之关节囊和关节周围韧带钙化,呈两条平行的纵行致密"轨道状"影,而棘上韧带钙化则为循棘突间的单条正中致密带。脊柱强直后椎体显示骨质疏松。脊柱常呈后凸畸形,后凸最显著处多在胸腰段交界处。强直性脊柱炎可发生寰枢椎半脱位,但其发生率较类风湿关节炎少。

(3)髋关节改变:髋关节是强直性脊柱炎最常侵犯的外周关节,发生率高达50%,多为双侧受累。X线表现为髋关节间隙变窄,关节面有骨质破坏,股骨头轴性移位,关节面外缘特别在股骨头与股骨颈交界处有骨赘形成,最终可发生骨性强直。关节局部骨质无普遍脱钙征象。幼年性强直性脊柱炎髋部症状出现最早,其X线改变也早于骶髂关节病变。

(4)胸骨改变:胸骨柄、体间关节病理基础与骶髂关节改变类似,有边缘糜烂,并可发生关节强直。

(5)耻骨联合和坐骨结节改变:与骶髂关节处改变类似,在女性病人中,耻骨骨炎较严重,但发生骨性强直罕见。坐骨结节处有骨侵蚀和附丽病改变。附丽病:是指肌腱、关节囊、韧带于骨附着处的骨化和骨质侵蚀改变,常见于坐骨结节、髂骨嵴、坐骨耻骨支、股骨大小粗隆、跟骨结节等处。X线表现为具有骨密度的细条索状影至骨面伸向附近的韧带、肌腱,宛如浓厚的胡须,以病变晚期更为明显,并有局部骨质侵蚀。

2. MRI表现　骶髂关节有典型滑膜关节炎的MRI表现。关节血管翳为长T_1长T_2信号,明显强化,与侵蚀灶相延续。MRI发现强直后脊柱骨折比平片敏感,并能显示出脊髓受累情况等。

【诊断要点】

目前公认的临床诊断标准:①有不同程度腰背痛史;②持续3个月以上;③清

晨时僵硬(活动后或抗感染治疗后症状有所缓解);④HLA-B27 阳性;⑤有强直性脊柱炎家族史;⑥具有以上 2～3 项者。

【影像学表现】

X 线上早期骶髂关节间隙正常、关节变毛糙、模糊、硬化,关节融合;病情进一步发展,关节软骨和关节面破坏,关节间隙不规则;晚期出现关节间隙完全消失。CT 征象为骶髂关节毛糙模糊,受侵蚀。MRI 表现骨突关节滑膜炎,关节间隙模糊,骨突骨髓水肿。增强扫描后可见强化表现,棘突韧带水肿,棘突骨髓亦可见水肿表现,可明确诊断(图 16-4-2)。

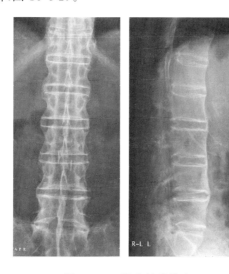

图 16-4-2 强直性脊柱炎

【鉴别诊断】

类风湿关节炎:①类风湿关节炎以中年女性多见,AS 青年男性多见;②类风湿关节炎类风湿因子(＋),而 AS 类风湿因子(－);③类风湿关节炎病变主要累及四肢小关节,出现骶髂关节炎时,仅在疾病进展期,以骨质疏松破坏为主。

三、类风湿关节炎

类风湿关节炎(rheumatoid arthritis)是一种慢性全身性自身免疫性疾病,可同时侵犯多处关节,机体其他器官或组织亦可以受累;以对称性、进行性关节病变为其主要特征。病因不明。多见于中年妇女。手足小关节好发。

【MRI 评分系统(RAMRIS)】

1. 类风湿关节炎滑膜炎评分方法

(1)观察范围:腕关节包括 3 个部位(远侧尺桡关节、桡腕关节、腕骨间关节及掌腕关节),手部包括(第 2～5 掌指关节及第 2～5 近端指间关节,第 1 掌指关节及指间关节除外）。

（2）计分方法：分为 3 个等级，0 分为正常，1～3 分（轻、中、重），1 分为强化范围达滑膜总体积或厚度的 1/3，2 分为强化范围达滑膜总体积或厚度的 2/3，3 分为强化范围达滑膜总体积或厚度的全层。

2. 骨侵蚀评分方法

（1）观察范围：每块骨骼（腕关节：腕骨、桡骨远端、尺骨远端、掌骨基底部；掌指关节：掌骨头、近节指骨基底部；指间关节：指骨头和指骨基底部）。

（2）计分方法：根据侵蚀骨占被评价骨的容积分为 0～10 分，1 分骨侵蚀的体积为 0～10％，2 分为 11％～20％，3 分为 21％～30％，以此类推，对于长骨，被评价骨容积从关节面（如果关节面缺失，在其估计的最佳位置）到深 1cm 处。腕骨则是其整块骨头。

3. 骨髓水肿计分方法 每块骨骼单独计分，根据水肿占骨体积的比例分为 3 分，0 分为无水肿，1 分为 <33％ 的骨髓水肿，2 分为 34％～66％ 的骨髓水肿，3 分为 67％～100％ 的骨髓水肿。

【影像学表现】

1. X 线及 CT 表现 见图 16-4-3。

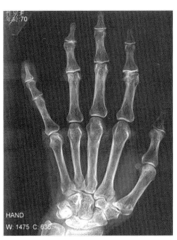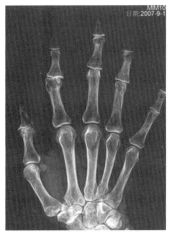

图 16-4-3 类风湿关节炎

（1）关节周围软组织肿胀：呈对称性，最常见于近侧指间关节；其次为掌指关节和腕关节的尺侧。

（2）关节邻近骨质疏松。

（3）骨膜增生：起初，呈层状新骨形成，继而呈一致性增厚，并与骨皮质融合，通常限于邻近关节部。

（4）关节间隙变窄：是关节软骨破坏的结果。常见于指间关节、腕、膝和肘关节。

（5）骨侵蚀和假囊肿形成：骨侵蚀常显示为关节皮质面的边缘性破坏、表浅性侵蚀、中断，近侧指间关节出现最早。手骨的改变对早期的诊断十分重要。假囊肿最常见于关节软骨下方。常呈多发、较小的透亮影，周边有骨硬化，最后可为骨质充填。

（6）关节脱位与半脱位：寰枢椎半脱位常见，并可是早期唯一的表现。脱位以指间关节、掌指关节和肘关节为著，常造成手指向尺侧偏斜畸形，是本病的典型晚期表现。

（7）滑膜囊肿：常见于膝、髋和肩，其他关节亦可发生。滑膜囊肿为正常滑膜之延伸，或为关节囊破裂的结果，CT 易于诊断。

2. MRI 表现　在骨侵蚀出现之前即可出现炎性滑膜的强化；能显示充填在侵蚀灶内的血管翳，表现为长 T_1 长 T_2 信号，有明显的强化，与关节内血管翳相延续；根据动态测量滑膜体积及骨侵蚀病灶的改变可以判断病变活动性。

【诊断要点】

对称性四肢小关节，特别是以近端指间关节和掌指关节及腕关节常受侵犯。表现为早期关节肿胀，关节间隙变窄、骨质疏松及关节面和关节面下骨质破坏；晚期为关节脱位、半脱位畸形及纤维性或骨性强直。MRI T_1WI 及 T_2WI 上呈低到中等信号强度的滑膜炎性改变，增强 MRI 血管翳强化，提示活动性病变，而关节积液不强化。

【鉴别诊断】

1. 银屑病关节炎　有银屑病皮损表现，常侵犯远端指间关节，类风湿因子阴性，有特殊的 X 线表现，如"笔帽"样改变。

2. 骨性关节炎　侵犯远端指间关节，骨质增生、关节面硬化、关节间隙狭窄为主。发病年龄多为 50 岁以上老年人。

四、股骨头坏死

【分型】

股骨头坏死（femoral head necrosis）是一种由于骨细胞死亡，继而导致股骨头结构改变，引起股骨头塌陷及功能障碍的疾病。是由于创伤和非创伤两大原因引起，前者主要由股骨颈骨折、髋脱位等造成，而后者在我国主要由皮质类固醇的应用及酗酒两大原因导致。

【MRI 分型】

Mitchell 等根据病灶中心 MRI 信号强度将股骨头缺血坏死分为 4 种类型。

A 型（脂样型）：坏死区以脂肪性骨髓成分为主，低信号带包绕的为正常脂肪样信号，即 T_1WI 高信号、T_2WI 中等信号，是缺血坏死的早期改变。

B型(血样型):坏死区大量毛细血管增生,T$_1$WI及T$_2$WI均呈高信号,是缺血坏死的中期改变,提示修复已开始。

C型(液样型):坏死区被修复、增生的肉芽组织或纤维组织替代,病变区T$_1$WI低信号,T$_2$WI高信号。

D型(纤维型):坏死区完全为纤维组织和硬化骨组织组成,T$_1$WI及T$_2$WI均呈低信号。

【分期】

1. ARCO分期(1991年,综合了Ficat分期、Steinberg分期和日本骨坏死研究会分期)　见表16-4-1。

表16-4-1　股骨头坏死ARCO分期(1991)

分期	影像所见	检查方法	部位	定量
0	所有检查均正常或不能诊断	X线,CT,骨扫描,MRI	无	无
1	X线片、CT正常,但骨扫描或MRI有异常	骨扫描,MRI,定量基于MRI	内侧	股骨头受累面积(轻度A:<15%。中度B:15%～30%。重度C:>30%)
2	无新月征!X线片异常硬化,骨小梁缺失,局部囊变	X线,CT,骨扫描,MRI,基于MRI及X线片	内侧＋中央	新月征长度(轻度A:<15%。中度B:15%～30%。重度C:>30%)
3(早期)	新月征!X线片出现新月征和(或)股骨头关节面变平,没有塌陷			
3(晚期)	X线片出现塌陷和(或)股骨头关节面变平	X线,CT,基于X线片	内侧＋中央＋外侧	股骨头表面塌陷面积及头下沉(轻度A:<15%/<2mm。中度B:15%～30%/2～4mm。重度C:>30%/>4mm)
4	骨关节炎征象:关节间隙狭窄,髋臼改变,关节破坏	X线片	无	无

2. 中国分期　见表16-4-2。

表 16-4-2　股骨头坏死中国分期(2015)

分期	坏死面积或塌陷程度	临床表现	影像学	病理改变
Ⅰ(临床前期,无塌陷)				
Ⅰa	小(<15%)			
Ⅰb	中(15%~30%)			
Ⅰc	大(>30%)	无	MRI(+),核素(+),X线片(-),CT(-)	骨髓组织坏死,骨细胞坏死
Ⅱ(早期,无塌陷)				
Ⅱa	小(<15%)			
Ⅱb	中(15%~30%)			
Ⅱc	大(>30%)	无或轻微	MRI(+),X线片(±),CT(+)	坏死灶吸收,组织修复
Ⅲ(中期,塌陷前期)				
Ⅲa	小(<15%)			
Ⅲb	中(15%~30%)			
Ⅲc	大(>30%)	疼痛起始,跛行明显,疼痛中重度,内旋活动受限,内旋痛	MRI T_2WI抑脂像示骨髓水肿,CT示软骨下骨折,X线示股骨头外轮廓中断,新月征阳性	软骨下骨折或经坏死骨骨折
Ⅳ(中晚期,塌陷期)				
Ⅳa	轻(<2mm)			
Ⅳb	中(2~4mm)			
Ⅳc	中(>4mm)	疼痛较重,跛行加重,内旋活动受限,内旋痛加重,外展、内收活动稍受限	X线片示股骨头塌陷,但关节间隙正常	股骨头塌陷
Ⅴ(晚期,骨关节炎)		疼痛重,跛行严重,所有活动(屈曲、外展、内外旋、内收)均受限	X线片示股骨头变扁、关节间隙变窄、髋臼囊性变或硬化	软骨受累,骨关节炎

【影像学表现】

1. X 线表现

(1)初期:股骨头皮质下方可出现新月形透亮影(新月征)以及条带状和(或)斑片状硬化。中期:股骨头塌陷、扁平,轮廓不规则。股骨头皮质呈台阶样断开(台阶征)、成角和股骨头基底外侧出现平行的双皮质影(双边征)亦为股骨头塌陷的征象。

股骨头内密度改变可为:

单纯硬化:条带状和斑片状密度增高,包括邻颈部的横形硬化带(颈横线)。

混合硬化:硬化区和透亮区并存,包括伴有硬化边的囊状透亮区和裂隙样透亮线(裂隙征)。

死骨:股骨头上部呈单纯硬化和混合硬化密度,周围伴有透亮带或并行的透亮带和硬化带。

股骨头基底部可出现病理基础性骨折,股骨颈下方皮质增厚或骨膜增生。

(2)晚期:股骨头呈明显变扁或呈蕈状变形,内为弥漫或局限性不规则硬化或透光区,股骨颈增粗,可伴有髋关节半脱位和退变。

2. CT表现 早期,股骨头外形完整无碎裂,但股骨头星芒状结构变形或消失,股骨头内可有点片状或小道样密度增高影,周边部分呈丛状改变或相互融合。晚期,股骨头塌陷、碎裂。股骨头内星芒状结构变形、消失,代之以斑片状、条带状钙质样高密度硬化和软组织密度透光区。

3. MRI表现 可显示髋软骨相对增厚,骨化中心 T_1WI 呈低信号,T_2WI 呈高信号。

继发退行性骨关节炎改变见图 16-4-4。

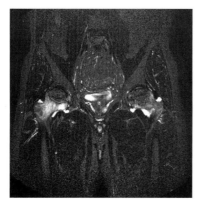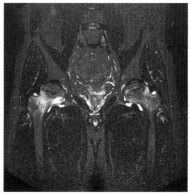

图 16-4-4　股骨头缺血坏死

【诊断要点】

股骨颈骨折后或大量皮质醇激素使用史患者。早期 MRI 见股骨头内 T_1WI 低信号。T_2WI 高信号的骨髓水肿表现及特征性的"双线"征,MRI 灌注成像缺血区呈低灌注。随后 X 线平片见股骨头局限性骨质疏松。囊变,CT 检查见正常股骨头骨小梁"星芒"状结构消失;中期股骨头内囊变,边缘硬化,出现"新月"征;晚期股骨头塌陷变形,髋白囊变。

【鉴别诊断】

1. 退行性骨关节病　多见于老年人,关节间隙狭窄(外上侧为著),关节软骨变薄及骨质增生明显,无"双线"征和股骨头塌陷;局限于承重区关节面下的滑液囊肿形态规则,呈 T_1WI 低信号、T_2WI 高信号。

2. 一过性骨质疏松　无典型的"双线"征,MRI 上股骨头、颈内弥漫性 T_1WI 低信号、T_2WI 高信号多在 6～12 个月内自行修复正常。

3. 化脓性骨髓炎　临床症状明显,关节周围软组织水肿广泛,骨质破坏严重,除股骨头外易累及股骨颈和骨干。

第五节　运动系统畸形

一、发育性髋关节脱位

髋关节发育不良

髋关节发育不良(dysplasia of hip joint)原先称为先天性髋关节脱位,主要是指出生时髋关节发育不全并在出生后继续恶化的髋关节发育性异常病变。主要表现为髋臼和股骨头的匹配和包容关系出现异常。成年人髋关节发育不良多见于女性,通常在 20—40 岁之间出现明显的髋关节症状,部分患者也可终身没有症状而不被察觉。

【分度】

Tonnis 依据股骨头脱位程度,将发育性髋脱位分为四度(图 16-5-1)。

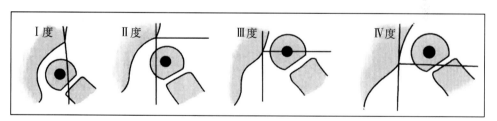

图 16-5-1　发育性髋关节发育不良 Tonnis 分度

Ⅰ度:股骨头骨化中心位于髋臼外上缘的垂直线之内,髋臼陡直(髋臼发育不良)。

Ⅱ度:股骨头骨化中心位于髋臼上缘的垂直线外,但低于髋臼外上缘的水平线。

Ⅲ度:股骨头骨化中心在髋臼外上缘的水平线上。

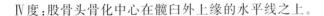

Ⅳ度:股骨头骨化中心在髋臼外上缘的水平线之上。

二、踇外翻

踇外翻(hallux valgus)是指踇趾在第 1 跖趾关节处向外偏斜超过正常生理范围的一种前足畸形。俗称为大脚骨。是一种复杂的涉及多种病理变化的前足畸形。发病与多种因素有关,遗传是踇外翻的重要因素,50%以上有阳性家族史。穿鞋,尤其是穿过于窄小、高跟的鞋是引起成年人踇外翻的重要外部原因。

【分度】

正常≤16°;轻度 16°～25°;中度 24°～40°;重度＞40°。

三、脊柱侧凸

脊柱侧凸(scoliosis)是指脊柱的一个或数个节段在冠状面上偏离身体中线向侧方弯曲,形成一个带有弧度的脊柱畸形。脊柱侧凸(脊柱侧弯)是一种症状或 X 线征,可由多种疾病引起。最为常见的是原因不明的特发性脊柱侧凸(约占 80%),好发于青少年,尤其是女性,常在青春发育前期发病。

【分类】

1. 非结构性脊柱侧凸　根据病因分。

2. 结构性脊柱侧凸　根据病因分特发性脊柱侧凸(脊柱侧弯)、先天性脊柱侧凸、神经肌肉型脊柱侧凸、神经纤维瘤病合并脊柱侧凸、间叶组织异常并脊柱侧凸、骨软骨营养不良合并脊柱侧凸、代谢性障碍合并脊柱侧凸、脊柱外组织挛缩导致脊柱侧凸、其他原因引起的脊柱侧凸。

3. 特发性脊柱侧凸的分类　见表 16-5-1。

表 16-5-1　特发性脊柱侧凸的分类

按年龄		按角度		按顶椎位置	
诊断的年龄			Cobb 角	起	止
婴儿型	0－2 岁	轻度	5°～24°	颈椎	—	$C_{6/7}$
少儿型	3－9 岁	中度	25°～44°	颈胸椎	C_7	T_1
青少年型	10－18 岁	重度	45°～59°	胸椎	T_1/T_2	T_{11}/T_{12}
成年人型	＞18 岁	极重度	＞60°	胸腰椎	T_{12}	L_1
				腰椎	L_1/L_2	—

【分度】

椎体旋转的测量,Nash-Moe 法,根据椎弓根的位置。

0 度:椎弓根对称。

Ⅰ度:凸侧椎弓根移向中线,但为超出第一格,凹侧椎弓根变小。

Ⅱ度:凸侧椎弓根移至第二格,凹侧椎弓根消失。

Ⅲ度:凸侧椎弓根移至中央,凹侧椎弓根消失。

Ⅳ度:凸侧椎弓根移越过中央,靠近凹侧。

【分型】

脊柱侧弯 Lenke 分型见表 16-5-2。

表 16-5-2　脊柱侧弯 Lenke 分型

类型	上胸弯	主胸弯	胸腰弯/腰弯	侧弯类型	
1	非结构性	结构性(主弯)	非结构性	主胸弯(MT)	
2	结构性	结构性(主弯)	非结构性	双胸弯(DT)	
3	非结构性	结构性(主弯)	结构性	双主弯(DM)	
4	结构性	结构性(主弯)	结构性	三主弯(TM)	
5	非结构性	非结构性	结构性(主弯)	胸腰弯/腰弯(TL/L)	
6	非结构性	结构性	结构性(主弯)	胸腰弯/腰弯-结构性主胸弯(腰弯>胸弯 $\geqslant 10°$)	
	结构弯标准		顶椎位置(SRS 标准)		
上胸弯	侧方弯曲像 Cobb$\geqslant 25°$		弯曲部位	顶椎	
	$T_2 \sim T_5$ 后凸角$>+20°$		胸椎	$T_{2 \sim 11}/T_{12}$	
主胸弯	侧方弯曲像 Cobb$\geqslant 25°$		胸腰段	$T_{12} \sim L_1$	
胸腰弯/腰弯	侧方弯曲像 Cobb$\geqslant 25°$		腰椎	$L_1/L_2 \sim L_4$	
	$T_{10} \sim L_2$ 后凸角$\geqslant +20°$				
	骶骨中心垂线(CSVL)与顶椎的关系		胸椎矢状位轮廓($T_5 \sim T_{12}$)		
A	CSVL 在椎弓根之间		$-$(负)	$<10°$	
B	CSVL 触及顶椎		N(正常)	$10° \sim 40°$	
C	CSVL 位于弯曲内侧		$+$(正)	$>40°$	

第六节　脊柱疾病

椎间盘突出:椎间盘软组织密度(信号)局限性突出($<180°$),硬膜囊受压。

椎间盘膨出:椎间盘软组织密度(信号)均匀向周围突出($>180°$),硬膜囊受压。

一、颈椎病

颈椎病（cervical spondylopathy）是指颈椎的椎间盘退行性改变及其继发病理改变累及周围组织结构（神经根、脊髓、椎动脉、交感神经等），并出现相应的临床表现。

退行性病变是颈椎最常见的病因，程度从轻度到重度不等。有时影像学的表现不一定与患者的临床症状一致。随着现代生活方式的普及，如电脑、空调的广泛使用，造成颈椎病的患病率不断上升，且发病年龄有年轻化的趋势。

【分型】

颈椎间盘突出病理分型见图 16-6-1。

颈椎间盘突出症的矢状面 MRI 分型见图 16-6-2。

颈椎间盘突出症的张涛矢状面 MRI 分型见图 16-6-3。

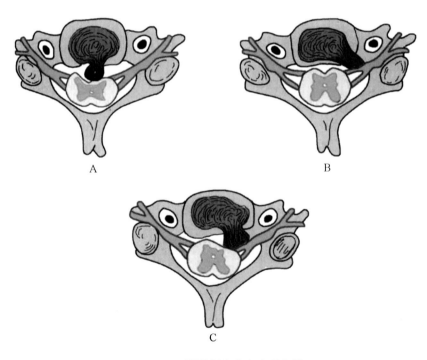

图 16-6-1 颈椎间盘突出病理分型

A. 中央型；B. 侧方型；C. 中央旁型

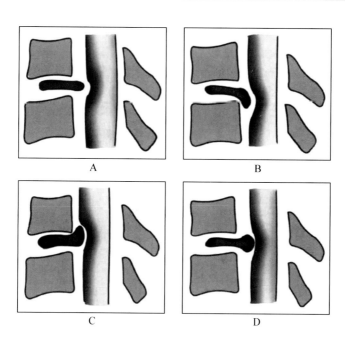

图 16-6-2 颈椎间盘突出症的矢状面 MRI 分型
A. 单纯后突型;B. 下移突出型;C. 上移突出型;D. 上下移突出型

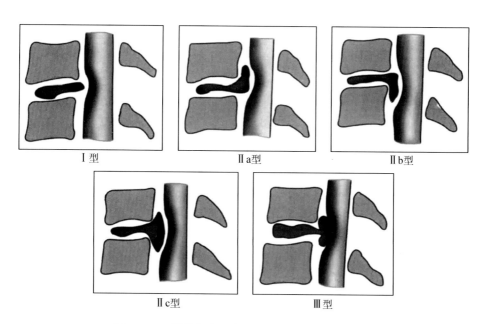

图 16-6-3 颈椎间盘突出症的张涛矢状面 MRI 分型
Ⅰ型:纤维环型;Ⅱ型:后纵韧带型;Ⅲ型:硬膜外型

二、腰椎间盘突出症

腰椎间盘突出症(lumbar disc herniation)是指腰椎间盘发生退行性变以后,在某种外力作用下纤维环部分或全部破裂,连同髓核一并向外突出,压迫神经根或脊髓等组织引起腰痛和一系列神经症状的疾病。

【分型】

1. 椎体型　分为前缘型和正中型(图 16-6-4A)。

2. 椎管型　分为中央型、中央旁型和外侧型(图 16-6-4B)。

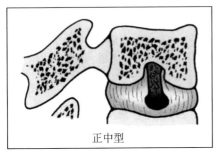
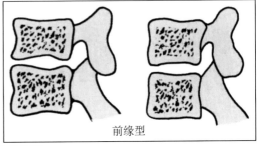

正中型　　　　　　　　　　　　　前缘型

A.椎体型

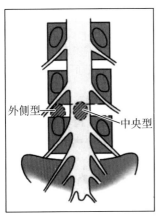
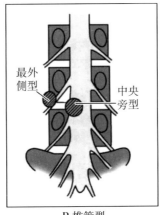
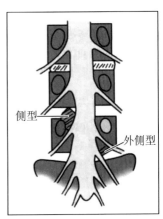

B.椎管型

图 16-6-4　腰椎间盘突出症的赵定麟分型

【影像学表现】

1. X 线表现　无特异性,有些征象可提示诊断。

(1)椎间盘变窄或前窄后宽。

(2)椎体后缘唇样肥大增生、骨桥形成或出现游离骨块。

(3)脊柱生理弯曲异常或侧弯。

2. CT 表现

(1)直接征象:①椎间盘后缘向椎管内局限性突出,密度与相应椎间盘一致,形态不一,边缘规则或不规则;②突出的椎间盘可有大小、形态不一的钙化,多与椎间盘相连,上下层面无连续性;③髓核游离碎片多位于硬膜外,密度高于硬膜囊;④Schmorl 结节表现为椎体上(下)缘、边缘清楚的隐窝状压迹,多位于椎体上下缘中后 1/3 交界部,常上下对称出现。其中心密度低,为突出的髓核及软骨板,外周为反应性骨硬化带。

(2)间接征象:①硬膜外脂肪间隙变窄、移位或消失。②硬膜囊前缘或侧方及神经根受压移位。CTM 有助于显示蛛网膜下腔、脊髓及神经根受压征象。③周围骨结构改变,突出髓核周围反应性骨质硬化。

3. MRI 表现

(1)直接征象。①髓核突出:突出于低信号纤维环之外,呈扁平形、圆形、卵圆形或不规则形。信号强度依髓核变性程度而异,一般呈等 T_1 中长 T_2 信号,变性明显者呈短 T_2 信号。髓核突出与未突出部分之间多有一"窄颈"相连。②髓核游离:髓核突出于低信号的纤维环之外,突出部分与髓核本体无联系。游离部分可位于椎间盘水平,也可移位于椎间盘上(下)方的椎体后方。③Schmorl 结节:为一特殊类型的椎间盘突出,表现为椎体上(下)缘半圆形或方形压迹,其内容与同水平髓核等信号,周边多绕一薄层低信号带。

(2)间接征象:①硬膜囊、脊髓或神经根受压,表现为局限性弧形受压,与突出的髓核相对应,局部硬膜外脂肪间隙变窄或消失;②受压节段脊髓内等或长 T_1 长 T_2 异常信号,为脊髓内水肿或缺血改变;③硬膜外静脉丛受压、纤曲,表现为突出层面椎间盘后缘与硬膜囊之间出现短条或弧形高信号;④相邻骨结构及骨髓改变。

腰椎间盘 $L_{3/4}$ 突出影像学表现见图 16-6-5。

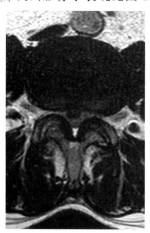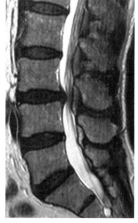

图 16-6-5　腰椎间盘 $L_{3/4}$ 突出

第七节　骨肿瘤及肿瘤样病变

一、骨肿瘤的分类、分级与分期

【分类】

软组织与骨肿瘤分类见表 16-7-1。

表 16-7-1　软组织与骨肿瘤分类(WHO,2013)

软骨源性肿瘤	
良性	骨软骨瘤、软骨瘤(内生软骨瘤、骨膜软骨瘤)、骨软骨黏液瘤、甲下外生性骨疣、异性骨旁骨软骨瘤样增生、滑膜软骨瘤病
中间型(局部侵袭性)	软骨黏液性纤维瘤、非典型软骨性肿瘤/软骨肉瘤 Ⅰ 级
中间型(偶见转移型)	软骨母细胞瘤
恶性	软骨肉瘤(Ⅱ,Ⅲ级)、去分化软骨肉瘤、间叶性软骨肉瘤、透明细胞软骨肉瘤
骨源性肿瘤	
良性	骨瘤、骨样骨瘤
中间型(局部侵袭性)	骨母细胞瘤
恶性	低级别中心型骨肉瘤、普通型骨肉瘤(成软骨型骨肉瘤、成纤维型骨肉瘤、成骨性骨肉瘤)、毛细血管扩张型骨肉瘤、小细胞骨肉瘤、继发性骨肉瘤、骨旁骨肉瘤、骨膜骨肉瘤、高级别表面骨肉瘤
纤维源性肿瘤	
中间型(局部侵袭性)	骨促结缔组织增生性纤维瘤
恶性	骨纤维肉瘤
纤维组织细胞性肿瘤	良性纤维组织细胞瘤/非骨化性纤维瘤
造血系统肿瘤	
恶性	浆细胞骨髓瘤、骨孤立性浆细胞瘤、骨原发性非霍奇金淋巴瘤
富于巨细胞的破骨细胞肿瘤	
良性	小骨的巨细胞病变
中间型(局部侵袭性)	骨巨细胞瘤
恶性	恶性骨巨细胞瘤

（续　表）

脊索样肿瘤	
良性	良性脊索样细胞瘤
恶性	脊索瘤
血管性肿瘤	
良性	血管瘤
中间型（局部侵袭性）	上皮样血管瘤
恶性	上皮样血管内皮瘤、血管肉瘤
肌源性肿瘤	
良性	骨平滑肌瘤
恶性	骨平滑肌肉瘤
脂肪源性肿瘤	
良性	骨脂肪瘤
恶性	骨脂肪肉瘤
未明确性质的肿瘤	
良性	单纯性骨囊肿、纤维结构不良（纤维异常增殖症）、骨性纤维结构不良、软骨间叶性错构瘤、Rosai-Dorfman 病
中间型（局部侵袭性）	动脉瘤样骨囊肿、郎汉斯组织细胞增生症（单骨型、多骨型）、Erdheim-Chester 病
杂类肿瘤	尤因肉瘤、釉质瘤、骨未分化高级别多形性肉瘤
附：肿瘤综合征	Beckwith-Wiedemann 综合征、家族性巨颌症、内生软骨瘤病、Ollier 病和 Maffucci 综合征、Li-Fraumeni 综合征、MaCune-Albright 综合征、多发性骨软骨瘤病、神经纤维瘤病Ⅰ型、视网膜母细胞瘤综合征、Rothmund-Thomson 综合征、Werner 综合征

【分级】

G 组织分级见表 16-7-2。

表 16-7-2　G 组织分级

G_X	分级无法评估
G_1	高分化-低级别
G_2	中分化-高级别
G_3	低分化-高级别

【分期】

1. 骨肿瘤 TNM 分期系统　见表 16-7-3。

表 16-7-3　骨肿瘤 TNM 分期系统(AJCC,2016)

T 原发灶

　四肢骨、躯干骨、颅骨和面骨

T_X	原发灶不能评估
T_0	无原发肿瘤
T_1	肿瘤最大径≤8cm
T_2	肿瘤最大径>8cm
T_3	原发部位肿瘤不连续

　脊髓

T_X	原发灶不能评估
T_0	无原发肿瘤
T_1	肿瘤局限于 1 个或 2 个相邻节段椎体
T_2	肿瘤局限于 3 个相邻节段椎体
T_3	肿瘤局限于 4 个以上相邻或任何不相邻节段椎体
T_4	延伸到椎管或大血管
T_{4a}	延伸到椎管
T_{4b}	侵犯血管或大血管内瘤栓

　骨盆

T_X	原发灶不能评估
T_0	无原发肿瘤
T_1	肿瘤局限于骨盆骨内一处并且无骨外侵犯
T_{1a}	肿瘤最大径≤8cm
T_{1b}	肿瘤最大径>8cm
T_2	肿瘤局限于一块或两块骨盆骨并且无骨外侵犯
T_{2a}	肿瘤最大径≤8cm
T_{2b}	肿瘤最大径>8cm
T_3	肿瘤跨越两块骨盆骨并且有骨外侵犯
T_{3a}	肿瘤最大径≤8cm
T_{3b}	肿瘤最大径>8cm
T_4	肿瘤跨越 3 块骨盆骨或者骶髂关节

（续　表）

T_{4a}	肿瘤侵犯骶髂关节并且扩展到骶骨椎间孔
T_{4b}	肿瘤包绕髂外血管或盆腔大血管内瘤栓

N 区域淋巴结

N_X	区域淋巴结无法评估
N_0	无区域淋巴结转移
N_1	区域淋巴结转移

M 远处转移

M_0	没有远处转移
M_1	远处转移
M_{1a}	肺转移
M_{1b}	骨或其他远处转移

分期	T	N	M	G
Ⅰ A 期	T_1	N_0	M_0	G_1、G_X
Ⅰ B 期	T_2	N_0	M_0	G_1、G_X
	T_3	N_0	M_0	G_1、G_X
Ⅱ A 期	T_1	N_0	M_0	G_2、G_3
Ⅱ B 期	T_2	N_0	M_0	G_2、G_3
Ⅲ 期	T_3	N_0	M_0	G_2、G_3
Ⅳ A 期	Any T	N_0	M_{1a}	Any G
Ⅳ B 期	Any T	N_1	Any M	Any G
	Any T	Any N	M_{1b}	Any G

2. 外科分期系统（SSS）　骨肿瘤外科分期系统见表 16-7-4。

表 16-7-4　骨肿瘤外科分期系统（SSS）

分期	分级	肿瘤解剖定位
Ⅰ A	G_1	间室内 T_1
Ⅰ B	G_1	间室外 T_2
Ⅱ A	G_2	间室内 T_1
Ⅱ B	G_2	间室外 T_2
Ⅲ	Any G＋区域或远处转移	Any T

二、良性骨肿瘤

(一)骨瘤

骨瘤(osteoma)可发生于任何年龄段,最常见为 40－60 岁,临床上一般无明显症状,手术切除后无复发。骨瘤生长非常缓慢,常见于颅盖骨外板及副鼻窦内,也可偶然见于长管状骨与短管状骨,发生这些部位又称为骨旁,病变生长于骨的表面。可以分为致密骨型骨瘤和松质骨型骨瘤。

【影像学表现】

1. 致密骨型骨瘤 较多见 X 线及 CT 上表现为附于骨皮质表面的高密度的象牙质样硬化的肿块,清晰锐利,无骨小梁结构,呈圆形或卵圆形。MRI 可以显示受累的皮质骨有无侵犯,且不与病患骨髓腔相通。在 MRI 上于 T_1WI 及 T_2WI 均呈低信号影(图 16-7-1)。

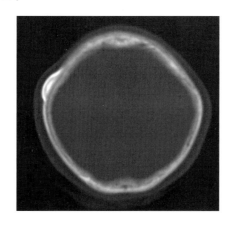

图 16-7-1 右额骨致密型骨瘤

2. 松质骨型骨瘤 较少见,表现为骨性突起,呈球形扁平状,边缘锐利,边界清晰,内部密度类似于板障骨,部分呈"磨玻璃"样改变,外部为一薄层致密骨与骨外板连续。起自板障者可出现内外板分离,以内板向内侧突出明显。MRI 示肿瘤内部 T_1WI 呈高信号、T_2WI 呈等信号(同板障信号),边缘 T_1WI 及 T_2WI 上均呈低信号。

【诊断要点】

骨瘤多发生于颅骨、鼻窦等部位,突出于骨的表面,呈高密度"象牙"样硬化肿块,边缘锐利,无骨小梁结构。T_1WI 及 T_2WI 呈低信号影。松质骨型骨瘤内可有正常的骨髓信号,伴低信号边缘。

【鉴别诊断】

1. 脑膜瘤 发生于颅骨内板的肿瘤,应注意与脑膜瘤鉴别,CT 及 MRI 可直接显示脑膜瘤组织,脑膜尾征,增强扫描后特征性的强化,易于鉴别。

2. **皮质旁骨肉瘤**　两者均表现为附着于骨表面的高密度肿块。骨瘤有光滑的边缘。边界清楚且密度均匀,而皮质旁骨肉瘤在边缘处有一密度降低带,且密度较骨瘤低,也不是那样均匀。

3. **宽蒂的骨软骨瘤**　骨软骨瘤其皮质和宿主骨皮质相连续。其松质骨也与宿主骨髓腔相通。

4. **骨化性肌炎**　骨化性肌炎 X 线特征表现为带状现象,病变中心为低密度的不成熟骨样组织,而病变边缘部为成熟的致密骨化带。偶尔可见病变与骨皮质黏合在一起,CT 可以显示典型的带状现象。

(二)骨样骨瘤

骨样骨瘤(osteoid osteoma)好发于年轻人(10—35 岁),好发部位为长管状骨,股骨与胫骨最为多见。骨样骨瘤为良性成骨性病变,有骨样组织的瘤巢是其特征性表现。骨样骨瘤典型的临床表现为疼痛、夜间加重,使用水杨酸类药物后可明显缓解。

【分型】

按病灶部位分型:皮质型、髓质型、骨膜下型和关节囊内型。

【影像学表现】

可表现为一完全 X 线透亮区,或其内可见一中心性硬化灶,瘤巢有限制生长的潜能,其直径多<2.0cm,并常由反应性骨形成区环绕。极少数情况下骨样骨瘤可有多个瘤巢,为多中心或多灶性骨样骨瘤。骨样骨瘤影像学表现见图 16-7-2。

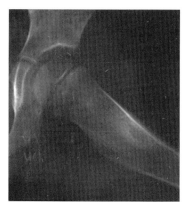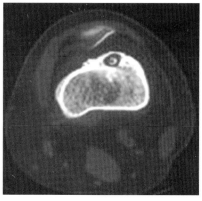

图 16-7-2　骨样骨瘤

【诊断要点】

发生于青少年(10—35 岁),临床上有明显的夜间疼痛,服水杨酸类药物可缓解。长骨骨干皮质的圆形透亮区"瘤巢",内可见钙化或骨化,周围有明显骨质硬化,MRI 上可见"瘤巢"周围骨髓腔及软组织有不同程度的水肿。

【鉴别诊断】

1. 应力性骨折 应力性骨折其透亮区呈线状,且与骨皮质垂直或与骨皮质成角。

2. 骨皮质脓肿及 Brodie 骨脓肿 皮质内脓肿常有红、肿、热、痛等炎性症状和反复发作史,骨质破坏区内无钙化或骨化,骨膜反应边缘不规整。

3. 皮质型骨肉瘤 皮质型骨肉瘤在 X 线上表现为皮质内骨质破坏,周围可包绕硬化带和瘤骨。透亮区内可见"绒毛"状密度增高影,病变骨皮质可轻度膨胀或不规则增厚。

(三)骨母细胞瘤

骨母细胞瘤(osteoblastoma)由成骨细胞、骨样组织和骨组织构成,肿瘤内含有纤维性间质血管和散在的多核巨细胞,病理上与骨样骨瘤类似。好发于脊柱附件及四肢骨,较少见于颅面骨。

【分型】

根据病变部分 4 型:松质骨型、中心型、皮质型和骨膜下型。

【影像学表现】

1. X 线表现 为膨胀性骨质破坏区,边缘可见硬化,内可见钙化及骨化影,周围可见软组织肿块。

2. CT 表现 表现为膨胀性软组织密度的骨破坏,伴不同程度钙化和骨化及厚薄不均的硬化缘。

3. MRI 表现 无钙化、骨化的病灶呈 T_1WI 中等信号,T_2WI 高信号。已钙化或骨化的病灶呈 T_1WI、T_2WI"斑点"状"索条""团块"状或不规则低信号区。周围可见低信号的硬化环。邻近髓腔和软组织充血水肿,而软组织肿块大多不明显。一般骨膜反应不明显。增强扫描显示骨样组织明显强化,邻近髓腔和软组织轻度强化,病灶内钙化、囊变和出血区无强化。

骨母细胞瘤影像学表现见图 16-7-3。

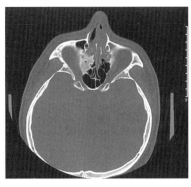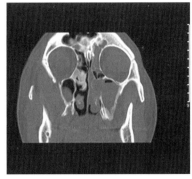

图 16-7-3 骨母细胞瘤

【诊断要点】

病变青年居多,好发于脊柱,起病缓慢,夜间痛不明显。瘤巢较大,一般＞2cm,多呈膨胀性生长,其内部可见"斑点"状钙化或骨化影。周围可有厚或薄的硬化带。MRI 上病灶周围骨髓及周围软组织有水肿。

【鉴别诊断】

1. 骨样骨瘤 病灶直径多＜2cm,周围反应性骨质增生明显,在"瘤巢"周围有广泛骨质硬化与骨膜新骨形成。而成骨细胞瘤的病灶直径常＞2cm,膨胀较明显,骨硬化较轻,强化明显。此外,还应注意与软骨母细胞瘤,骨纤维异常增生症等疾病相鉴别。

2. 骨巨细胞瘤 多见于男性,青壮年(20—40 岁)多发,好发于骨端、骨突起部位,病变常贴近关节面,呈偏心膨胀性生长,无骨化、钙化,骨膜反应及骨质增生硬化少见。

3. 骨肉瘤 侵袭性成骨细胞瘤有时与骨肉瘤很相似,骨肉瘤骨膜反应较重,多为"放射"状或"针"状骨膜反应,周围软组织肿块较明显,且与周围软组织分界不清。

(四)骨软骨瘤

骨软骨瘤(osteochondroma)又名外生骨疣,属软骨源性肿瘤,较常见,常合并骨骼发育异常,常见于股骨远端、胫骨近端、肱骨近端,发生于脊柱多累及附件。由纤维组织包膜、软骨帽和骨性基底构成。骨性部分可以直接或有一细蒂与骨皮质相连续。

【分型】

根据发生部位和数目分 3 型。

1. 单发性骨软骨瘤。

2. 多发性骨软骨瘤,无家族史。

3. 全身骨骼多发的骨软骨瘤,有家族史(即遗传性多发性外生骨瘤,HME)。

【影像学表现】

1. X 线表现 骨质病损自干骺端突出,底部呈宽基底或"带蒂"状,瘤体的骨皮质是骨皮质的延续,病变的松质骨与邻近骨干髓腔相通。肿瘤表面软骨帽厚薄不一,年轻人较厚,成年人较薄。软骨帽出现广泛不规则斑点状钙化,应考虑恶性变。骨软骨瘤在手足等短管状骨与长管状骨 X 线表现类似。在指(趾)骨末节可有小的骨软骨瘤,称为甲下外生骨疣(图 16-17-4)。

2. CT 表现 可清楚显示瘤骨与"母骨"的关系,软骨帽内可见钙化。

3. MRI 表现 可以准确显示软骨帽厚度,其 T_2WI 上为低信号骨皮质基质部外的高信号带,通常为几毫米至 1cm。

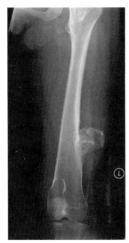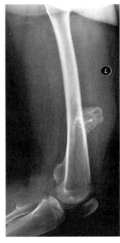

图 16-7-4　多发外生骨疣

【诊断要点】

典型的 X 线表现能明确诊断。位于长骨干骺端起自"母骨"向外突出的骨性凸起,瘤骨的皮质骨和松质骨与"母骨"的相应结构相连。

【鉴别诊断】

1. 皮质旁骨肉瘤　为骨表面突出的骨性肿块,进行性增大,肿块紧贴或浸润皮质,沿骨表面生长,但不相通。

2. 骨化性肌炎　多有外伤史,表现为皮质旁肌间"条索"样钙化。

(五)软骨母细胞瘤

软骨母细胞瘤(chondroblastoma)是一种良性软骨性肿瘤,成软骨细胞瘤也有恶性的,但极罕见。少数成软骨细胞瘤在组织形态上是良性,但可表现出侵袭性行为和发生转移,或可恶变为肉瘤。好发于 10－20 岁。30 岁以上病例罕见。多发生于四肢长骨,以股骨和肱骨最多,多见于肢长骨骺端,向干骺端扩展。

一般起病缓慢,病程长,无明显症状或轻微症状,偶有外伤史。有局部疼痛、酸痛,邻近关节不适和活动受限,甚至发生关节积液。

【影像学表现】

1. X 线表现　肿瘤多位于干骺愈合前的骨骺。发生于关节面下的可突破骨端进入关节;亦可跨越骺板向干骺端扩展,但单纯位于干骺端而不累及骺板和骨骺的极少见。病灶多为圆形或不规则形局限性骨破坏区,轻度偏心性膨胀,少数呈分叶状或多房状,病灶边界清楚,常显示有硬化。病变可穿破骨皮质形成局限的软组织肿块。很少见到骨膜反应,若有则见于干骺端受累的情况。20%～50%的病例在骨破坏区内可出现钙化,多呈小点状、斑片状甚至团块状。肿瘤所在的部位邻近软组织和关节可出现肿胀,多为非特异性炎性反应和关节积液所致,并非均为肿瘤所侵犯。

2. CT 表现　病灶边界清楚,周围有硬化圈,实质部分为低密度,囊性变则呈水样密度。CT 能发现对诊断有价值的软骨基质的钙化。

3. MRI 表现　"分叶"状,T_1WI 低至中等信号,T_2WI 高、低混杂信号,病灶的液性成分为高信号,大量不成熟的软骨基质、含铁血黄素的沉积和钙化呈低信号。

股骨下端软骨母细胞瘤影像学表现见图 16-7-5。

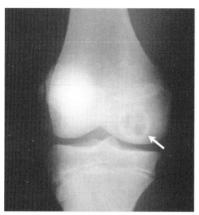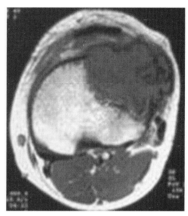

图 16-7-5　股骨下端软骨母细胞瘤

【诊断要点】

青少年患者,位于骨端的偏心性溶骨性骨破坏,病灶境界清楚,边缘有硬化,内有点状钙化。MRI 上,T_1WI 病灶呈中等低信号,T_2WI 为高、低混杂信号,周边有骨髓水肿。增强 MRI 可见环形的纤维间隔强化,并发动脉瘤样骨囊肿者可见液-液平。

【鉴别诊断】

1. 巨细胞瘤　骨巨细胞瘤 90% 以上发生于 20 岁以上的成年人。病灶明显大于软骨母细胞瘤,有膨胀和分房,周边无明显硬化。病灶内无钙化或骨化。

2. 骨骺结核　儿童骨骺、干骺端结核,以骨质破坏或骨质疏松为主,无骨硬化和骨膜反应,常伴关节肿胀和积液。

(六)良性纤维组织细胞瘤/非骨化性纤维瘤

良性纤维组织细胞瘤(benign fibrous histiocytoma,BFH)/非骨化性纤维瘤(nonossifying fibroma,NOF)是一组既具有形态学联系又各具特点的异质性梭形细胞肿瘤。NOF 常位于四肢长骨干骺端,股骨远端、胫骨近远端,当病变较大累及骨髓腔时称为 NOF,局限于骨皮质时,又称为纤维骨皮质缺损(fibrous cortical defects,FCD)。对于年龄偏大,疼痛明显,位于长骨骨干及骨盆等扁骨时,可能是 BFH。

【影像学表现】

1. X 线表现　分为皮质型与髓腔型。皮质型多位于一侧皮质内或皮质下,呈单房或多房的透光区,长轴多平行于骨干。大小 4~7cm,最长可达 20cm。边缘有硬化,以髓腔侧明显。皮质膨胀变薄或中断,无骨膜反应及软组织肿块。髓腔型多位于长骨干骺部或骨端,在骨内呈中心性扩张的单或多囊状透光区,侵犯骨横径的大部或全部。密度均匀,有硬化边。少数病灶可自愈。

2. CT 表现　骨皮质的缺损或皮质内囊状无膨胀的骨缺损区,境界清楚,有硬化边缘。

3. MRI 表现　病灶 T_1WI 呈低信号,T_2WI 呈高信号,病变境界清楚,周围髓腔正常。

股骨下端非骨化性纤维瘤影像学表现见图 16-7-6。

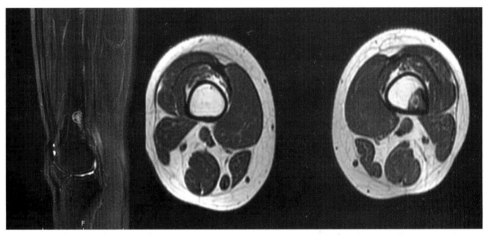

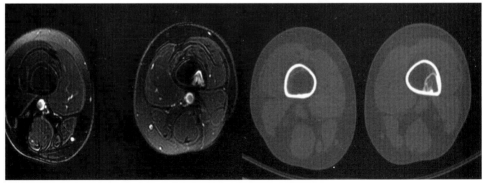

图 16-7-6　股骨下端非骨化性纤维瘤

【诊断要点】

本病好发于青少年,最常见的部位是股骨远侧干骺端,表现为骨皮质偏心性内陷,缺损,周边轻度硬化。

【鉴别诊断】

1. 干骺端骨结核　病变常跨越骺板累及骨骺和干骺端、境界不清,常伴软组织水肿和骨髓水肿,病灶内可有"沙砾"样钙化。

2. 骨样骨瘤　骨样骨瘤好发于长骨骨皮质,有显著的骨膜反应和骨质增生、硬化。临床上有夜间疼痛。

(七)骨化性纤维瘤

骨化性纤维瘤(ossifying fibroma)又称纤维骨瘤,是由纤维组织和骨样组织混合构成的良性肿瘤。好发于 20—30 岁,女性多见。多发于颅面骨,少数见于长骨,偶尔可发生于软组织。生长缓慢,症状轻微,可表现为局部硬性肿块。具有一定的侵袭性。

【影像学表现】

病变呈单房或多房、形态不规则的膨胀性骨质破坏,周边有硬化,无骨膜反应。病变若以骨组织为主,则密度增高;若以纤维组织为主,则密度较低,其内可有或散在或密集的骨化或钙化影。也可表现为弥漫性密度不均或磨玻璃样改变。长骨病变多位于胫骨干前侧皮质或皮质下,可占据骨干的 1/3～1/2,不跨越骺线,易出现胫骨弯曲畸形(图 16-7-7)。

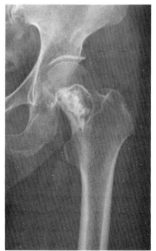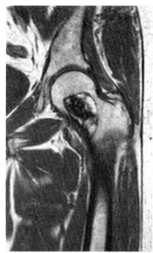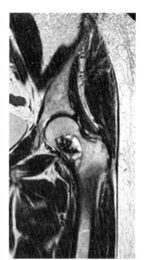

图 16-7-7　骨化性纤维瘤

【诊断要点】

发生于颌骨或长骨骨干近干骺端皮质的低密度病灶伴不同程度的骨化或钙化。

【鉴别诊断】

纤维结构不良：常为多发病灶，表现为大片的较均质硬化呈"磨玻璃"样改变；骨化性纤维瘤单发多见，表现为不均质的，由高密度的骨化灶和低密度的纤维灶混杂组成。

(八)骨血管瘤

骨血管瘤（hemangioma of bone）是一种少见的原发于骨的良性血管错构瘤性病变，最常见于脊柱与颅骨，发生于脊柱，典型表现为椎体内垂直粗大骨小梁呈栅栏状改变。发生于颅骨表现为放射状改变。

【分型】

海绵状血管瘤、毛细血管瘤和动-静脉血管瘤。

【影像学表现】

X线平片显示椎体血管瘤呈"栅栏"状、"蜂窝"状改变。CT上呈圆点或"葵花"状。MRI T_1WI 和 T_2WI 上呈"海绵"状、"条纹"状高信号（图16-7-8）。

【诊断要点】

颅骨血管瘤呈"皂泡"状，常伴放射状骨针。长骨血管瘤呈"蜂窝"状，病变内有粗大的骨小梁。

【鉴别诊断】

椎体血管瘤应与转移性肿瘤鉴别，转移性肿瘤的椎体破坏无骨小梁结构。

(九)骨脂肪瘤

骨脂肪瘤（lipoma of bone）是较少见良性骨肿瘤，在组织学上主要由成熟脂肪细胞构成，未见造血细胞，其间夹杂少量纤维结缔组织及细小骨小梁，可伴发脂肪黏液变性。

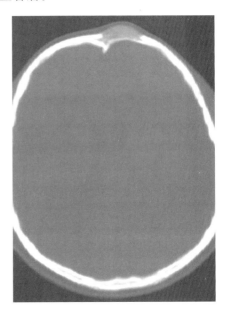

图16-7-8　额骨血管瘤

【影像学表现】

X线或CT上表现为骨内脂肪性透亮影或骨质缺损区，病灶的中央或边缘可见结节状钙化（图16-7-9）。

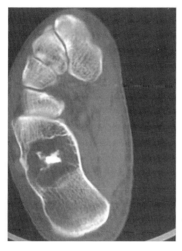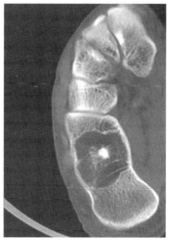

图 16-7-9　跟骨脂肪瘤

【诊断要点】

X 线平片骨髓腔内境界清楚的透亮区伴钙化或骨化,CT 和 MRI 检查骨内病灶为脂肪密度或脂肪信号的特征。

【鉴别诊断】

1. 正常跟骨窦　跟骨窦为跟骨正常的三角形骨稀疏区,无清楚界限和硬化边缘,也无钙化或骨化。

2. 内生软骨瘤　CT 或 MRI 检查无脂肪密度或信号特征。

3. 非骨化性纤维瘤　发生于股骨粗隆间的脂肪瘤易误诊为本病。但两者 CT 或 MRI 检查均无脂肪密度或信号特征。

(十)良性脊索细胞瘤

良性脊索细胞瘤(benign notochordal cell tumors,BNCT),又称巨大脊索样残余或脊索样错构瘤,是脊索样分化的良性肿瘤,发病年龄 11—57 岁,多发生于颅底、椎体及骶尾部,当位于斜坡区时称为颅内脊索瘤;免疫表型与脊索瘤一样,可表达 S-100,EMA,CK(AE1/AE3),CAM5.2 等。

【影像学表现】

主要为溶骨性破坏。头颅部脊索瘤多见于颅底的斜坡、蝶窦附近,使蝶骨体和大翼发生骨质破坏,并可侵犯筛窦、蝶窦、枕骨大孔和枕骨两侧。蝶窦部分尤其是鞍背和后床突以及蝶骨嵴和蝶窦壁等处的骨质破坏尤为明显。骶尾部脊索瘤多侵犯骶 2 以下的骶尾骨,早期在侧位片上可看到骶骨的膨胀,随后即发生溶骨性破坏,待生长至软组织时,表现为一边界清楚的肿块,软组织内可出现钙化的残余,在骨质破坏的边缘可看到肿瘤的阴影。

骶骨脊索瘤影像学表现见图 16-7-10；斜坡脊索瘤影像学表现见图 16-7-11。

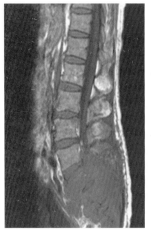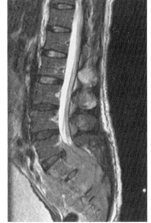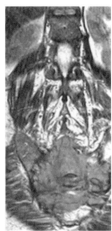

图 16-7-10　骶骨脊索瘤

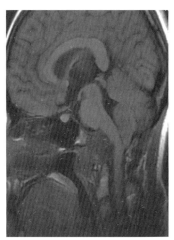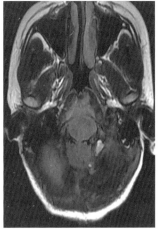

图 16-7-11　斜坡脊索瘤

二、恶性骨肿瘤

(一)骨肉瘤

骨肉瘤(osteosarcoma)是指瘤细胞能直接形成骨样组织或骨质的恶性肿瘤，又称成骨肉瘤。是最常见的原发性恶性骨肿瘤，恶性程度高，进展快，多早期发生肺转移，好发于 11—30 岁男性。长骨的干骺端为最易发生的部位。

【分类】

1. 按发生部位:髓性骨肉瘤、表面骨肉瘤。

2. 按病因:原发性、继发性。

【病理分型】

1. 根据瘤骨含量分型　成骨型、溶骨型和混合型。

2. 根据骨肉瘤产生的基质不同分型　成骨细胞型、成软骨细胞型和成纤维细胞型。

3. WHO 组织学分型　低级别中心型骨肉瘤、普通型骨肉瘤(成软骨型骨肉瘤、成纤维型骨肉瘤、成骨性骨肉瘤)、毛细血管扩张型骨肉瘤、小细胞骨肉瘤、继发性骨肉瘤、骨旁骨肉瘤、骨膜骨肉瘤、高级别表面骨肉瘤。

【影像学表现】

1. X 线表现

(1)软组织改变:常见软组织肿胀和软组织肿块。肿块的边缘可清楚,但大多数是模糊的。呈现局部软组织密度不均匀的阴影,边缘可不规则或呈分叶状。肿块中可发生瘤骨或环形钙化。深部软组织可使肌间隙脂肪层受压移位。肿瘤向软组织浸润性生长,可见肌肉脂肪被分割和中断的征象。肿瘤侵犯关节可见脂肪垫受压,软组织肿块阴影在关节内表现更为清楚。

(2)骨膜变化:当肿瘤发展的早期尚未侵犯骨皮质时,骨膜表现为较薄而光滑的平行线状。较厚的层状或葱皮样骨膜常说明肿瘤的恶性程度高,生长快,或肿瘤已向骨外生长,肿瘤突破肌膜时,表现为骨膜反应层次模糊、破坏、中断或呈袖口征,骨膜新生骨小梁间有瘤骨形成时则骨膜反应密度增高且均匀一致。

(3)骨质变化:主要是骨质破坏,骨松质的破坏主要表现为骨密度减低和骨小梁结构的消失。皮质骨的破坏则表现为骨质缺损。松质骨可发生弥漫浸润性破坏,是肿瘤侵蚀骨和骨髓的结果。

(4)软骨变化:主要表现为软骨破坏和软骨钙化。成骨肉瘤晚期可侵犯骺板软骨和关节软骨。造成软骨细胞被肿瘤所吞没,软骨基质被溶解,骺板软骨被侵犯时,表现为先期钙化带破坏、中断、消失。软骨钙化系瘤软骨基质钙化,不少呈软骨肉瘤的内部有瘤软骨,瘤软骨细胞分化越好,钙化越多,密度越高。反之钙化减少,越模糊。钙化呈环形,多位于软组织肿块内。

(5)瘤骨:瘤骨是成骨肉瘤的组织学特征,也是最重要的本质性的 X 线表现。瘤细胞可向成骨、成软骨或成纤维发展。当其向成骨方向发展时,在同一肿瘤的不同部位,瘤细胞的分化程度和生长速度是不均衡的。毛玻璃样密度增高区是生长活跃分化最差的肿瘤骨;棉絮状瘤骨密度均匀而边缘模糊是分化较差的肿瘤骨;象牙质瘤骨密度最高,边界清楚,生长缓慢,是分化较好的瘤骨,反射状瘤骨只在骨皮质外呈放射状向软组织内伸展。

2. CT 表现　较 X 线平片能更准确地显示肿瘤侵犯的范围。瘤骨的密度间接地反映肿瘤的恶性程度。密度低的区域通常瘤细胞分化差,恶性程度高。增强检查能反映肿瘤的供血状况,瘤体通常呈不均匀强化,坏死灶常呈不规则无强化区。

3. MRI 表现　是目前骨肉瘤术前临床分期最有效的检查手段。T_1WI 多为低信号或低高混杂信号,T_2WI 为不均匀高信号或混杂信号;周围骨髓常伴水肿带或高信号出血带。穿破骨皮质形成局部软组织肿块,MRI 能清晰显示骺板、骨骺的侵犯。

股骨下端骨肉瘤影像学表现见图 16-7-12。

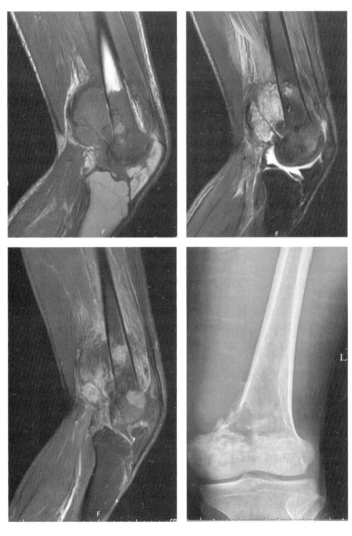

图 16-7-12　股骨下端骨肉瘤

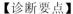

【诊断要点】

青少年的四肢长骨干骺端的骨质破坏和瘤骨并存的病灶伴局限性软组织肿块首先应考虑骨肉瘤。

【鉴别诊断】

1. 急性化脓性骨髓炎　临床上有感染、发热史。骨髓炎早期骨破坏模糊,新生骨密度低,骨膜反应轻微;晚期骨破坏清楚,新生骨密度高,骨膜反应光滑完整。软组织呈弥漫性肿胀,无瘤骨存在。CT 增强扫描显示脓腔或骨膜下脓肿。

2. 软骨肉瘤　中心型软骨肉瘤有时与骨肉瘤相似,但瘤组织内有大量环状或颗粒状钙化。

3. Ewing 肉瘤　好发于长管骨的骨干,以广泛性"虫蚀"样骨质破坏和"葱皮"样骨膜反应为特征。发生于干骺部者易误诊为骨肉瘤。

4. 疲劳骨折　常有从事重复同一动作的工种或过度疲劳负重的病史。好发于胫骨中上 1/3 交界处、第 2 跖骨、股骨下端和肋骨。MRI 检查可见骨折线。

5. 骨化性肌炎　易与皮质旁骨肉瘤混淆,骨化性肌炎可见成熟的骨结构,应密切结合外伤病史。

(二)软骨肉瘤

软骨肉瘤(chondrosarcoma)是起源于软骨或成软骨结缔组织的一种较常见的骨恶性肿瘤。软骨肉瘤约占原发性骨的肉瘤类病变的 10%,发生率男性约是女性的 2 倍,好发于 40－60 岁的中老年人。好发于扁骨、肢带骨和长管状骨的近段。

【分类】

1. 根据发病原因　原发性和继发性。

2. 根据发病部位　中央型和周围型。

【影像学表现】

中央型软骨肉瘤是软骨肉瘤中最常见的类型,约占 80%。典型的软骨肉瘤呈现出特征性的髓腔的膨胀,皮质增厚和骨内扇贝样花边状改变常见,常伴有爆米花样、逗点状、弧形和环状钙化。骨膜反应可以缺乏,也可呈中断的良性表现,或呈明显侵袭性特征。一些病例可有软组织肿块。

周围型软骨肉瘤多为骨软骨瘤恶变。骨软骨瘤恶变多表现为软骨帽不规则增厚变大,边缘模糊,并形成不规则软组织肿块,其内出现不同形态的钙化影。骨软骨瘤原有的钙化影变淡、模糊、残缺或消失;原来的骨性基底可被破坏,有时尚可见残迹,有时已完全消失。原骨性基底附着部的骨皮质可被破坏甚至是大片骨缺损。

右侧髂骨软骨肉瘤影像学表现见图 16-7-13;股骨下段软骨肉瘤影像学表现见图 16-7-14。

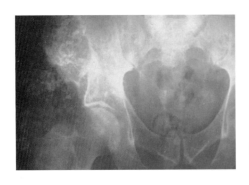

图 16-7-13　右侧髂骨软骨肉瘤

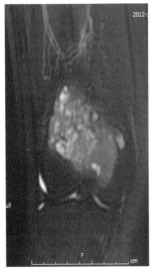
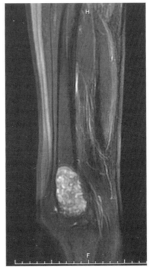

图 16-7-14　股骨下段软骨肉瘤

【诊断要点】

长管状骨骨内地图样或虫蚀样骨质破坏伴钙化,呈分叶状,骨内面侵蚀及骨膜新生骨提示病灶来自软骨。

【鉴别诊断】

1. 内生软骨瘤　好发于手、足短管状骨,呈中心膨胀性生长,骨皮质变薄,有硬化边,骨内膜扇贝状压迹的深度一般不超过骨皮质厚度的 2/3。

2. 骨肉瘤　好发于青少年长骨干端,影像学特征为骨质破坏、瘤骨和软组织肿块,常可见 Codman 三角。

3. 骨巨细胞瘤　好发于长骨骨端,呈膨胀性生长,其内可见纤细骨嵴形成的"皂泡"样分隔,易与透明细胞软骨肉瘤混淆。

(三)骨髓瘤

骨髓瘤(myeloma)属造血系统肿瘤,是浆细胞异常过度增生所致的恶性肿瘤。异常浆细胞即骨髓瘤细胞浸润骨髓及软组织,产生 M 球蛋白,引起骨骼破坏、贫血、肾功能损害和免疫功能异常等。本病约占骨恶性肿瘤的 6%,发病年龄多见于中老年。好发于红骨髓的部位,如颅骨、脊柱、肋骨、骨盆、胸骨、股骨和肱骨近端等。

临床表现复杂,骨骼系统表现为全身性骨骼疼痛、软组织肿块及病理基础性骨折;泌尿系统表现为急、慢性肾衰竭(骨髓瘤肾);神经系统表现为瘤细胞对周围神经浸润、压迫以及类淀粉样物质沉积所致的多发性神经炎。其他表现包括反复感染、贫血和紫癜。

【分型】

骨质疏松型、单骨型、多骨型和硬化型。

【影像学表现】

1. X 线表现

(1)广泛性骨质疏松改变:表现为广泛性骨质密度减低,骨小梁变稀变细,骨皮质变薄,并有粟粒状骨质破坏。出现骨质疏松部位易发病理基础性骨折,尤以肋骨、脊椎易发。

(2)多发性骨质破坏:肿瘤生长迅速者,常表现为伴有软组织肿块和边缘模糊的溶骨性破坏;生长慢者,则为边缘清楚的膨胀改变。

骨质破坏有以下几种表现形式:

①穿掘状:瘤细胞为多发性局限性增殖形成球形瘤结时,表现为多发性圆形透亮区,无硬化边缘,亦无骨膜改变,病灶边缘锐利。以颅骨为最多见。

②蜂窝状:为多数大小近似的囊状骨破坏区,相互靠近重叠。

③鼠咬状:系边缘模糊的齿状破坏区,融合成为大片破坏。

④皂泡状:囊状骨缺损大小不一,以弯曲的薄壁为间隔。

⑤蛋壳状:见于长骨端,系严重的骨破坏后残留下的薄层骨皮质。

(3)硬化性骨质改变:很少见,且出现硬化性骨质改变的部位及方式亦呈多样性表现。

2. CT 表现　为典型的 CT 表现是多发性、边缘锐利的小圆形低密度区,边缘很少硬化。有时伴有大块溶骨性破坏,有时又可表现为骨小梁成分的减少并夹杂有低密度骨质缺损。

3. MRI 表现　是骨髓瘤最敏感的影像学检查,T_1WI 呈灶性或弥漫性低信号,T_2WI 呈均匀性高信号。增强后病灶有明显强化。

多发性骨髓瘤影像学表现见图 16-7-15。

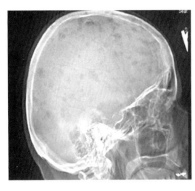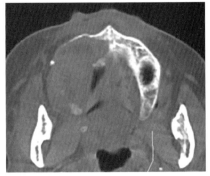

图 16-7-15　多发性骨髓瘤

【诊断要点】

骨髓瘤的诊断主要通过临床实验室检查、影像学检查和骨髓穿刺涂片的细胞学检查。

2001 年 WHO 骨髓瘤的诊断标准为：

1. 主要指标

(1)骨髓浆细胞增生>30%。

(2)骨髓活检为浆细胞瘤。

(3)M 蛋白：血清 IgG≥3.5g/L，IgA>20g/L。尿本周蛋白>1g/24h。

2. 次要指标

(1)骨髓浆细胞增生(10%～30%)。

(2)M 蛋白存在，但低于上述水平。

(3)溶骨性骨质破坏。

(4)正常免疫球蛋白减少(<50%的正常值)。

骨髓瘤的诊断至少有 1 项主要指标和 1 项次要指标或 3 项次要指标，其中必须包括第(1)和第(2)项。

【鉴别诊断】

1. 骨转移性肿瘤　脊椎骨髓瘤易与骨转移肿瘤混淆，前者同时伴有椎旁软组织肿块和广泛性骨质疏松，而转移性肿瘤常同时有椎弓及附件的破坏。

2. 骨质疏松所致的椎体压缩性骨折　在 MRI 上，骨髓瘤的病灶，在 T_1WI 及 T_2WI 和增强 T_1WI 上信号较均匀，而转移瘤常为不均匀信号。

(四)骨纤维肉瘤

骨纤维肉瘤(fibrosarcoma of bone)起源于骨纤维结缔组织，较少见，多为原发性，少数为继发性。本病约占骨原发肿瘤的 3.83%，多见于 20－40 岁，男多于女。好发于四肢长骨干骺端或骨干，以股骨下端、胫骨上端最多，颅骨、脊椎、骨盆等亦可发病。主要表现有局部疼痛和肿胀,可有病理基础性骨折。

【分型】

1. 按发病部位　中央型和周围型。

2. 按病因　原发性和继发性。

3. 影像分型

(1)中央型:多见,表现为边缘模糊的溶骨性破坏,周围呈筛孔样改变,一般无骨膜反应,无反应性骨硬化。常有局部软组织肿块,可发生病理基础性骨折。瘤区内无明显骨化及钙化。生长慢者,破坏区可呈囊状,甚至呈膨胀性骨破坏。

(2)周围型:少见,表现为骨旁软组织肿块和邻近部位的骨皮质毛糙、压迫性缺损或虫蚀样破坏,亦可穿破皮质侵入骨髓腔。

(3)多发型:少见,表现为多骨多发溶骨性骨破坏,同时伴有内脏和软组织的多发肿瘤。

(4)继发型:罕见,表现为在原有骨病变的基础上出现溶骨性骨破坏区和软组织肿块。

【影像学表现】

肱骨中段纤维肉瘤影像学表现见图 16-7-16。

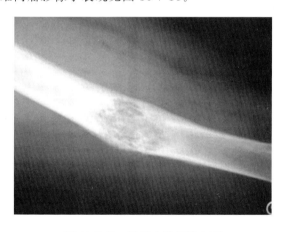

图 16-7-16　肱骨中段纤维肉瘤

【诊断要点】

本病好发于中年,临床病程相对缓慢,以溶骨性破坏为主,无骨化或钙化,缺少骨膜反应,周围型以骨旁软组织肿块为主要特征。

【鉴别诊断】

中央型纤维肉瘤与骨淋巴瘤鉴别有一定的困难,后者有明确的软组织肿块。周围型纤维肉瘤应与骨膜型骨肉瘤鉴别,后者肿块内有瘤骨和瘤软骨。

(五)尤因肉瘤

尤因肉瘤(Ewing sarcoma)是原发于骨的恶性程度较高的肿瘤。病理上大都认为来源于骨髓内成熟的间叶细胞及网状细胞。多见于5—14岁儿童,好发于股骨,其次为骨盆。肿瘤生长迅速,局部红肿、间歇性疼痛,有时出现高热、夜间疼痛,类似于骨髓炎。

【影像学表现】

1. X线表现　肿瘤多位于骨髓髓腔,骨质破坏较轻,周围软组织肿块包绕骨干,晚期可见肿块内有针状瘤骨,并在肿块周围出现广泛性骨质增生硬化,与骨肉瘤难以鉴别。

2. MRI表现　没有特异性,可以更好观察病变累及范围及周围软组织情况。

右上颌骨尤因肉瘤影像学表现见图16-7-17。

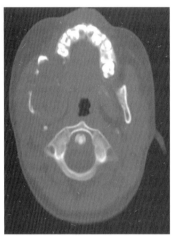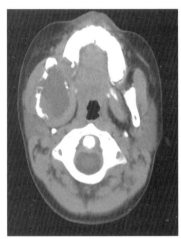

图 16-7-17　右上颌骨尤因肉瘤

【诊断要点】

青少年长骨骨干、盆骨等髓腔和骨皮质"虫蚀"样骨质破坏,"葱皮"样或"日光放射"状骨膜反应伴软组织肿块。

【鉴别诊断】

1. 急性骨髓炎　好发于干骺端,层状骨膜反应较成熟,无放射样骨针,骨破坏的同时有死骨形成,早期有弥漫性软组织肿胀,随病程发展而消退,无软组织肿块。

2. 骨血管肉瘤和骨淋巴瘤　这两种病的发病年龄均较大,儿童少见。

三、骨巨细胞瘤

骨巨细胞瘤(giant cell tumor)是一种局部侵袭性肿瘤,大部分为良性,部分生长活跃,也有少数一开始就是恶性。它是比较多见的原发骨组织肿瘤之一。

好发于长管状骨的骨端,其好发部位依次为股骨下端、桡骨下端、股骨上端和胫骨上端。

患者多为 20－40 岁的青壮年。骨骺愈合前的骨巨细胞瘤非常少见。男女发病率相等。

主要症状是患部疼痛和压痛。位于表浅部位的,早期可出现局部肿胀和形成肿块。患部功能活动受限,表面皮温升高。

【影像学表现】

1. X 线表现　典型表现为发生于长骨端的偏心性溶骨性病变,边缘清晰模糊锐利并有膨胀,皮质变薄。病变一般伸延到骨端并停止于关节面。一般无新骨形成,亦无骨膜或骨内膜增生。其膨胀和分隔现象形容为"肥皂泡状"阴影,是巨细胞瘤的典型表现。

2. CT 表现　骨巨细胞瘤在 CT 平扫时表现为膨胀性分房的低密度区,骨皮质变薄,病灶周围密度稍高,病灶内若有出血,密度可能会更高。

增强后 CT 稍慢病灶可不强化或强化。肿瘤内密度不均,有时可见液-液平面。肿瘤于松质骨的交界多清楚,但无骨质增生硬化。

3. MRI 表现　多数与正常骨分界清楚,少数可有低信号的假包膜;T_1WI 呈均匀低信号或中等信号,如有出血可有灶性高信号;T_2WI 常呈不均匀高、低混杂信号。增强后病灶呈轻度均匀或不均匀强化。

桡骨远端骨巨细胞瘤影像学表现见图 16-7-18。

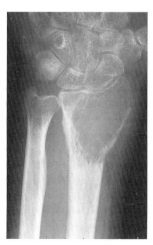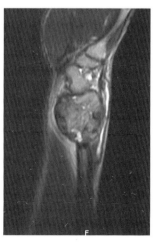

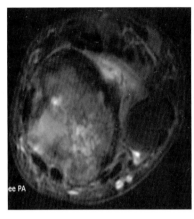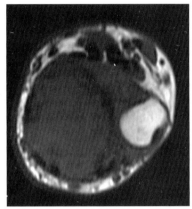

图 16-7-18　桡骨远端骨巨细胞瘤

【诊断要点】

成人患者,位于长骨骨端贴近关节面或骨突起部位的偏心性。膨胀性生长、溶骨性骨破坏,骨皮质完整或破坏,无骨膜反应,无肿瘤内新生骨形成。

【鉴别诊断】

1. 动脉瘤样骨囊肿　青少年多见。好发于长骨干骺端,很少影响到关节面,MRI 检查有液-液平。

2. 软骨母细胞瘤　好发于 20 岁以下青少年长骨的骨骺,溶骨性病灶 CT 检查病灶内常可见点状钙化,MRI 检查病变周围有骨髓水肿。

四、肿瘤样病变

(一)骨囊肿

骨囊肿(bone cyst)是在骨内形成一个充满棕黄色液体的囊腔,为原因不明的骨内良性、膨胀性病变。患者多为 20 岁以下的青少年,以 10－15 岁者为最多。约50%发生在肱骨上端或肱骨干,其次易发于股骨上部和胫骨中下部。

【影像学表现】

1. X 线表现　一般为单发,很少多发者。病灶大多为卵圆形,其长径与骨长轴一致,均居于中心,很少偏心生长,皮质可变薄,外缘光整,并有硬化边。膨胀的程度一般不超过干骺端的宽度。一般囊内无明显骨嵴,少数呈多房样。穿刺抽出清亮、草黄色液体。病灶常出现病理基础性骨折,表现为骨皮质断裂,骨折碎片可插入囊腔内,即所谓"骨片陷落"征。

2. CT 表现　呈水样密度,出血呈稍高密度,可见液-液平。

3. MRI 表现　病变境界清楚,囊液一般呈 T_1WI 低信号、T_2WI 高信号的水样信号,出血时,T₁WI 呈高信号,增强扫描囊壁及间隔可有强化。

胫骨下段骨囊肿影像学表现见图 16-7-19;跟骨骨囊肿影像学表现见图 16-7-20。

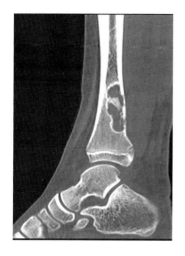

图 16-7-19　胫骨下段骨囊肿

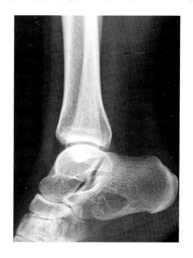

图 16-7-20　跟骨骨囊肿

【诊断要点】

X 线检查发现儿童的长骨干骺端圆锥形、界限清楚的囊性透亮病灶首先要考虑为骨囊肿。

【鉴别诊断】

1. 动脉瘤样骨囊肿　动脉瘤样骨囊肿呈偏心"气球"样膨胀生长,常呈多房性改变,CT 及 MRI 常见有液-液平征象。

2. 巨细胞瘤　巨细胞瘤儿童很少发病,好发于长骨的骨端,呈偏心膨胀性生长。

(二)动脉瘤样骨囊肿

动脉瘤样骨囊肿(aneurysmal bone cyst,ABC)各年龄段均可发病,以 10－20 岁就诊最多见。临床症状一般较轻,主要为局部肿胀疼痛,呈隐袭性发病。侵犯脊椎可引起相应部位的疼痛,压迫神经则引起神经压迫症状。好发于长骨干骺端,60%～75% 发病于股骨上端、椎体及附件。跟骨、耻骨、锁骨和掌骨等皆可发病。

【分型】

根据发病部位分为中央型、偏心型及骨膜型;根据病因分原发性和继发性。

【影像学表现】

1. X 线表现　病灶呈显著膨胀的囊状透光区,可位于骨干的中央,也可呈偏心性生长。其外侧为由骨膜形成的薄骨壳。囊内有或粗或细的骨小梁分隔或骨嵴,使病变成皂泡状外观。

2. CT 表现　病变多呈囊状膨胀性骨破坏,骨壳菲薄,其内面凹凸不平,有多数骨嵴。破坏区与正常骨交界区可有硬化,破坏区内一般可见多个含液囊腔,并可见液-液平面,液-液平面是其比较特征性影像表现。

3. MRI 表现　膨胀性破坏是其特征性征象,呈单囊或由低信号间隔分隔成大小不等的多囊,可见液-液平面。

第 4 掌动脉瘤样骨囊肿影像学表现见图 16-7-21;右耻骨动脉瘤样骨囊肿影像学表现见图 16-7-22。

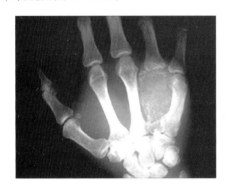

图 16-7-21　第 4 掌动脉瘤样骨囊肿

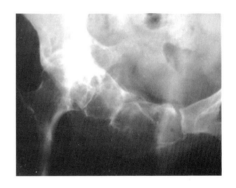

图 16-7-22　右耻骨动脉瘤样骨囊肿

【诊断要点】

发生于青少年长骨干骺端偏心膨胀的溶骨性病变,MRI 检查病灶内见有液-液平征象时应首先考虑为动脉瘤样骨囊肿。

【鉴别诊断】

1. 巨细胞瘤　本病好发于 20 岁以上成年人,儿童很少见。常见于长骨的骨端或骨突部位,病灶内无液-液平。

2. 骨囊肿　骨囊肿膨胀不明显,常为单房,呈锥形沿纵轴发展,易发生病理性骨折。

(三)纤维结构不良

纤维结构不良(fibrous dysplasia)又称骨纤维异常增殖症,是以纤维组织大量增殖,代替了正常骨组织为特征的骨疾病,此病虽为纤维组织异常增生,而不是真正的肿瘤,但是它可恶变为骨肉瘤或纤维肉瘤。发生于 3—60 岁,其中 11—30 岁的占 70%。男女比例约为 3:2。

病变进展缓慢,病程自数年至数十年不等。成年后进展更为缓慢或基本稳定。如生长过快、疼痛剧烈,应注意恶变。早期常无任何症状,发病越早症状越明显,可引起肢体的延长或缩短,持重骨可弯曲,出现跛行或疼痛。侵犯颅骨或颜面不对称及突眼等,故称为"骨性狮面"。四肢躯干骨以股骨、胫骨、肋骨和肱骨发病多见。

颜面骨以下颌骨、颞骨和枕骨好发。长骨病变多始于干骺或骨干并逐渐向远端扩展。在干骺愈合前常为骺板所限,较少累及骨骺。四肢躯干骨的病变可侵及骨髓腔,也可发生于皮质内。

【分型】

单骨型、单肢型、多骨型和 McCune-Albright 综合征。

【影像学表现】

1. X 线表现　表现可分为以下 4 种改变,多数并存,亦可单独存在。

(1)囊状膨胀性改变:表现为囊状膨胀性透光区,可为单囊、亦可多囊,边缘清晰,常有硬化边,皮质变薄,外缘光滑,内缘毛糙呈波浪状。囊内常散在条索状骨纹和斑点状致密影。

(2)磨玻璃样改变:多见于长管状骨和肋骨,主要是指囊状膨胀性改变中的密度均匀增高和磨玻璃状,病理基础上为编织骨,是本病的特征性改变。

(3)丝瓜瓤状改变:常见于肋骨、股骨和肱骨。患骨膨胀增粗,皮质变薄甚至可以消失。骨小梁粗大扭曲,表现为沿纵轴方向走行的粗大骨纹,颇似丝瓜瓤。

(4)虫蚀样改变:表现为单发和多发的溶骨性破坏,边缘锐利,有时酷似溶骨性转移。颅骨病变主要表现为内外板和板障的骨质膨大、增厚(或)囊状改变,是最常见的为颅面骨不对称增大,呈极高密度影。本病 2%～4% 可恶变为骨肉瘤、骨纤维肉瘤、软骨肉瘤等。如病灶生长加速,疼痛加重,X 线见溶骨性破坏、肿瘤骨形成、明显软组织肿块则应考虑恶变。

2. CT 表现　同 X 线表现相仿,呈囊样透亮区,骨干膨胀,皮质变薄,囊内可见"磨玻璃"样钙化,颅面骨的病变往往表现为骨密度增高,其间可伴不规则的透亮区。

3. MRI 表现　大部分病变 T_1WI 呈低信号,T_2WI 呈偏高信号,病灶囊变、出血可呈显著高信号,增强扫描可有不均匀性强化。

骨纤维结构不良影像学表现见图 16-7-23。

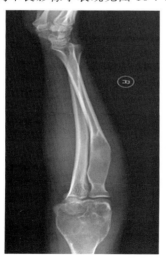
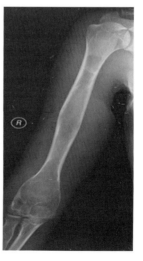

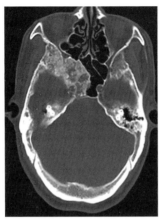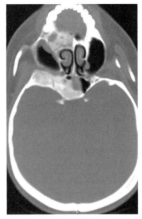

图 16-7-23　骨纤维结构不良

【诊断要点】

本病好发于青少年长骨干骺端或骨干,可呈单发或多发,病变有轻度膨胀,呈"磨玻璃"样、或多囊状"丝瓜瓤"样改变。发生于颅面骨的病变表现为颅板增厚,颅底硬化,呈"骨性狮面"样改变。

【鉴别诊断】

1. 畸形性骨炎　中老年男性多见,骨小梁增粗呈"绳"状,骨皮质增厚,不光整,颅板增厚,外板呈"绒毛"状。

2. 骨纤维结构不良　几乎只发生于胫腓骨的皮质内,见于 10 岁以下儿童。

3. 内生软骨瘤　多见于四肢短管状骨,呈囊状的透亮区内可见点状软骨钙化。

第 17 章　软　组　织

第一节　软组织肉瘤 WHO 分类病理分类

【病理学分类】

软组织肉瘤组织病理学分类见表 17-1-1。

表 17-1-1　WHO 软组织肉瘤组织病理学分类(2013)

脂肪细胞肿瘤	骨骼肌肿瘤
非典型脂肪瘤性肿瘤	胚胎性横纹肌肉瘤(包括葡萄簇状、间变性)
分化好的脂肪肉瘤	腺泡状横纹肌肉瘤(包括实性、间变性)
脂肪肉瘤,无其他特异性	多形性横纹肌肉瘤
去分化脂肪肉瘤	梭形细胞/硬化性横纹肌肉瘤
黏液样脂肪肉瘤	脉管肿瘤
多形性脂肪肉瘤	网状血管内皮瘤
纤维母细胞/肌纤维母细胞肿瘤	假肌源性(上皮样肉瘤样)血管内皮瘤
隆突性皮肤纤维肉瘤	上皮样血管内皮瘤
纤维肉瘤样隆突性皮肤纤维肉瘤	软组织血管肉瘤
色素性隆突性皮肤纤维肉瘤	软骨-骨肿瘤
恶性孤立性纤维性肿瘤	骨外骨肉瘤
炎性肌纤维母细胞性肿瘤	胃肠道间质肿瘤
低级别肌纤维母细胞肉瘤	恶性胃肠间质瘤
成年人纤维肉瘤	神经鞘膜肿瘤
黏液纤维肉瘤	恶性外周神经鞘膜瘤
低级别纤维黏液样肉瘤	上皮样恶性外周神经鞘膜瘤
硬化性上皮样纤维肉瘤	恶性蝾螈瘤
所谓的纤维组织细胞性肿瘤	恶性颗粒细胞瘤
软组织巨细胞肿瘤	不能确定分化的肿瘤
平滑肌肿瘤	恶性骨化性纤维黏液样肿瘤
平滑肌肉瘤(不包括皮肤)	间质肉瘤,非特殊性
周细胞(血管周细胞)肿瘤	肌上皮癌
恶性血管球瘤	高磷酸盐尿性间叶组织肿瘤,恶性

（续 表）

滑膜肉瘤,非特殊性	血管周上皮样细胞肿瘤,非特殊性
上皮样肉瘤	血管内膜肉瘤
腺泡状软组织肉瘤	**未分化/不能分类的肉瘤**
软组织透明细胞肉瘤	未分化梭形细胞肉瘤
骨外黏液样软骨肉瘤	未分化多形性肉瘤
骨外尤因肿瘤	未分化圆形细胞肉瘤
促纤维组织增生性小圆细胞肿瘤	未分化上皮样肉瘤
肾外横纹样肿瘤	未分化肉瘤,非特殊性

第二节 头颈部软组织肉瘤 AJCC 分期

【分级】

1. FNCLCC 组织学分级

G_X:分级不能评估。

G_1:完全分化,核分裂象计数和坏死积分为 2 或 3 分。

G_2:完全分化,核分裂象计数和坏死积分为 4 或 5 分。

G_3:完全分化,核分裂象计数和坏死积分为 6,7 或 8 分。

2. 组织学分级(G) FNCLCC 组织学分级由 3 个参数确定:分化、核分裂活性和坏死程度。

每一参数的计分如下:分化(1~3 分);核分裂活性(1~3 分);坏死(0~2 分)。分数相加确定肿瘤分级。

3. 肿瘤分化

(1)肉瘤与正常成年人间叶组织极为相似,例如低级别平滑肌肉瘤。

(2)肉瘤的组织学类型明确,例如黏液性/圆细胞型脂肪肉瘤。

(3)胚胎样和未分化肉瘤、类型可疑的肉瘤、滑膜肉瘤、软组织骨肉瘤、尤因肉瘤/软组织原发性神经外胚层瘤。

4. 核分裂象计数 在肉瘤核分裂最活跃的区域,使用 40 倍物镜连续评估 10 个高倍镜视野(HPF:在放大 400 倍时每 HPF=0.1734mm^2):

(1)0~9 个有丝分裂/10HPF。

(2)10~19 个有丝分裂/10HPF。

(3)>20 个有丝分裂/10HPF。

5. 肿瘤坏死 大体检查评估并通过组织切片核实。

(1)无坏死。

(2)<50%肿瘤坏死。

（3）≥50%肿瘤坏死。

【分期】

头颈部软组织肉瘤分期系统见表 17-2-1。

表 17-2-1 头颈部软组织肉瘤分期系统

原发肿瘤（T）	
T_X	原发肿瘤无法评估
T_1	肿瘤≤2cm
T_2	肿瘤>2cm，≤4cm
T_3	肿瘤>4cm
T_4	肿瘤侵犯邻近结构
T_{4a}	肿瘤侵犯眼眶、颅底部、中央区脏器、累及面骨或翼状肌
T_{4b}	肿瘤侵犯脑实质、颈动脉鞘、椎前肌，或通过神经周围扩散累及
区域淋巴结（N）	
N_0	无区域淋巴结转移或淋巴结状态未知
N_1	区域淋巴结转移
远处转移（M）	
M_0	无远处转移
M_1	远处转移

第三节 躯干和四肢软组织肉瘤 AJCC 分期

【分级】

同头颈部软组织肉瘤。

【分期】

躯干和肢体软组织肉瘤分期见表 17-3-1。

表 17-3-1 躯干和肢体软组织肉瘤分期

原发肿瘤（T）	
T_X	原发肿瘤无法评估
T_0	无原发肿瘤证据
T_1	肿瘤最大径≤5cm

（续　表）

T_2	>5cm,肿瘤最大径≤10cm			
T_3	>10cm,肿瘤最大径≤15cm			
T_4	肿瘤最大径>15cm			

区域淋巴结（N）

N_0	无区域淋巴结转移或淋巴结状态未知			
N_1	区域淋巴结转移			

远处转移（M）

M_0	无远处转移			
M_1	远处转移			

解剖学分期/预后分组

ⅠA 期	T_1	N_0	M_0	G_1,G_X
ⅠB 期	T_2	N_0	M_0	G_1,G_X
	T_3	N_0	M_0	G_1,G_X
	T_4	N_0	M_0	G_1,G_X
Ⅱ 期	T_1	N_0	M_0	G_2,G_3
ⅢA 期	T_2	N_0	M_0	G_2,G_3
ⅢB 期	T_3	N_0	M_0	G_2,G_3
	T_4	N_0	M_0	G_2,G_3
Ⅳ 期	Any T	N_1	M_0	Any G
	Any T	Any N	M_1	Any G

第四节　胸腹部脏器软组织肉瘤 AJCC 分期

【分级】

同头颈部软组织肉瘤。

【分期】

胸腹脏器软组织肉瘤分期见表 17-4-1。

表 17-4-1 胸腹脏器软组织肉瘤分期

原发肿瘤(T)

T_X	原发肿瘤无法评估
T_1	局限于器官
T_2	肿瘤侵犯器官外组织
T_{2a}	肿瘤侵犯浆膜或脏层腹膜
T_{2b}	肿瘤侵犯至浆膜外
T_3	肿瘤侵犯另一器官
T_4	多灶性侵犯
T_{4a}	多灶性(2 处)
T_{4b}	多灶性(3~5 处)
T_{4c}	多灶性>5 处

区域淋巴结(N)

N_0	无区域淋巴结转移或淋巴结状态未知
N_1	区域淋巴结转移

远处转移(M)

M_0	无远处转移
M_1	远处转移

第五节 胃肠道间质瘤 AJCC 分期

【组织分级】

(G):GIST 的分级取决于有丝分裂率:

低级:有丝分裂率≤5/5mm²(50HPF)

高级:有丝分裂率>5/5mm²(50HPF)

【分期】

胃肠道间质瘤分期系统见表 17-5-1。

表 17-5-1 胃肠道间质瘤分期系统

原发肿瘤(T)

T_X	原发肿瘤无法评估
T_0	无原发肿瘤证据
T_1	肿瘤最大径≤2cm

（续 表）

T_2	>2cm,肿瘤最大径≤5cm			
T_3	>5cm,肿瘤最大径≤10cm			
T_4	肿瘤最大径>10cm			

区域淋巴结

N_0	无区域淋巴结转移或淋巴结状态未知
N_1	区域淋巴结转移

远处转移

M_0	无远处转移
M_1	远处转移

解剖学分期/预后分组

胃 GIST

Ⅰ A	T_1 或 T_2	N_0	M_0	低级
Ⅰ B	T_3	N_0	M_0	低级
Ⅱ 期	T_1	N_0	M_0	高级
	T_2	N_0	M_0	高级
	T_4	N_0	M_0	低级
Ⅲ A 期	T_3	N_0	M_0	高级
Ⅲ B 期	T_4	N_0	M_0	高级
Ⅳ 期	任何 T	N_1	M_0	任何有丝分裂率
	任何 T	任何 N	M_1	任何有丝分裂率

小肠 GIST

Ⅰ 期	T_1 或 T_2	N_0	M_0	低级
Ⅱ 期	T_3	N_0	M_0	低级
Ⅲ A 期	T_1	N_0	M_0	高级
	T_4	N_0	M_0	低级
Ⅲ B 期	T_2	N_0	M_0	高级
	T_3	N_0	M_0	高级
	T_4	N_0	M_0	高级
Ⅳ 期	任何 T	N_1	M_0	任何有丝分裂率
	任何 T	任何 N	M_1	任何有丝分裂率

第六节　腹膜后软组织肉瘤 AJCC 分期

【分级】

同头颈部软组织肉瘤。

【分期】

腹膜后软组织肉瘤分期见表 17-6-1。

表 17-6-1　腹膜后软组织肉瘤分期

原发肿瘤（T）				
T_X	原发肿瘤无法评估			
T_0	无原发肿瘤证据			
T_1	肿瘤最大径≤5cm			
T_2	＞5cm，肿瘤最大径≤10cm			
T_3	＞10cm，肿瘤最大径≤15cm			
T_4	肿瘤最大径＞15cm			
区域淋巴结				
N_0	无区域淋巴结转移或淋巴结状态未知			
N_1	区域淋巴结转移			
远处转移				
M_0	无远处转移			
M_1	远处转移			
解剖学分期/预后分组				
ⅠA	T_1	N_0	M_0	G_1，G_X
ⅠB	T_2	N_0	M_0	G_1，G_X
	T_3	N_0	M_0	G_1，G_X
	T_4	N_0	M_0	G_1，G_X
Ⅱ期	T_1	N_0	M_0	G_2，G_3
ⅢA期	T_2	N_0	M_0	G_2，G_3
ⅢB期	T_3	N_0	M_0	G_2，G_3
	T_4	N_0	M_0	G_2，G_3
	任何 T	N_1	M_0	任何 G
Ⅳ期	任何 T	任何 N	M_1	任何 G

第七节　软组织肿瘤影像诊断与分型

一、良性软组织肿瘤

(一)脂肪瘤

脂肪瘤(lipoma)是一种由成熟脂肪细胞构成的良性肿瘤,可发生于含有脂肪组织的全身任何部位,但多见于颈、肩、背、臀及肢体的皮下组织和腹膜后,亦可见于肠系膜、肾周、肌肉和筋膜下。

【影像学表现】

CT及MRI表现为球形或结节灶脂肪密度影,有完整包膜,MRI压脂呈低信号(图17-7-1)。

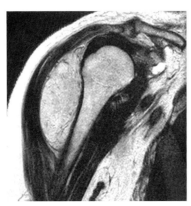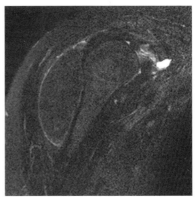

图 17-7-1　脂肪瘤

【诊断要点】

脂肪瘤具有特征性的脂肪密度,MRI信号具有诊断特异性,可明确诊断。

【鉴别诊断】

脂肪肉瘤:良性脂肪瘤大多位于皮下,而脂肪肉瘤几乎都是发生于机体的深在部位。这是与脂肪肉瘤鉴别的要点。另外,脂肪肉瘤多无包膜,其内除含有部分脂肪组织外,尚含有非脂肪的肉瘤组织。后者在 T_1WI 上常呈低号,T_2WI 上常呈高信号,血供较为丰富。

(二)血管瘤

血管瘤(hemangioma)为血管组织所形成的良性肿瘤,可发生于软组织的血管瘤多见于皮肤、肌肉、肌腱、滑膜及结缔组织。多见于婴儿和儿童,女性多见于男性的 2～3 倍。一般无明显自觉症状,可有间歇性疼痛、肿胀。若持续发展,可侵犯、破坏周围组织,引起肢体功能障碍、畸形或并发感染、溃疡及出血。有时可在肿胀处触及搏动和听到血管性杂音。

【分型】

1. 毛细血管瘤 表现为紧密排列的毛细血管丛和少量间质组织,多见于颜面部皮肤,不侵入皮下组织。

2. 海绵状血管瘤 由形态不规则、管壁单薄、衬有内皮并扩张的血液间隙所构成。各间隙相互交通并可扩展至皮下,形成界限不清、扪之柔软并易被挤空的板块隆起。有时可出现溃烂、出血或感染性血栓形成。

3. 混合型血管瘤 兼有上述两种血管瘤的病理基础表现。

【影像学表现】

肿块形态不规则、边界不清。海绵状血管瘤常伴有脂肪组织增生,多位于肌间或肌内,呈不均匀低密度区。钙化及静脉石常见,为本病的重要诊断依据,CT 显示敏感。增强扫描有明显强化(图 17-7-2)。

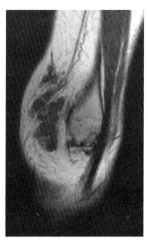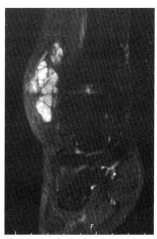

图 17-7-2 血管瘤

【诊断要点】

血管瘤是较常见的软组织肿瘤,表现具有特征性,多数情况下可作出定性诊断,其典型改变是平片及 CT 可见到静脉石。其 MRI 信号也有一定特征性,病变呈分叶状,具有分隔,在 T_2WI 呈高信号,强化明显。

【鉴别诊断】

1. 脂肪瘤 脂肪瘤是软组织内最常见的良性肿瘤,30－60 岁好发,具有特征性的脂肪密度,MRI 信号具有诊断特异性。T_1WI 和 T_2WI 均呈高信号,脂肪抑制序列为低信号,增强扫描无强化。

2. 神经源性肿瘤 好发于 20－40 岁成年人，肿瘤形态规则，T_1WI 呈低、等信号，T_2WI 呈高信号，增强扫描中度强化。肿瘤沿神经分布，与神经血管束关系密切，受累神经支配的肌肉可萎缩。

(三) 神经纤维瘤

神经纤维瘤(neurofibroma)为起源于神经膜细胞和神经结缔组织呈纤维细胞的良性肿瘤，好发于 20－30 岁，无明显性别差异，好发部位是神经丛、周围神经及脊神经，全身各处神经干及神经末梢，为常染色体显性遗传。

【分型】

NF1 型和 NF2 型。

【影像学表现】

MRI 上 T_2WI 上病灶周围含有黏液样组织呈高信号，中心纤维组织呈低信号，呈"靶征"，病灶中心增强，周围不增强呈"反靶征"。肿瘤沿神经干生长，两端与神经干有连续征象(图 17-7-3)。

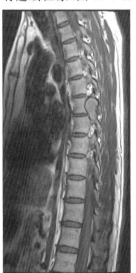
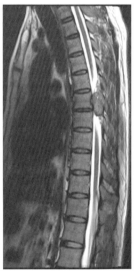
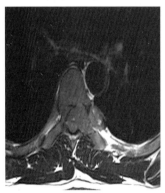
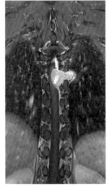

图 17-7-3 神经纤维瘤

【诊断要点】

肿瘤一般沿神经干生长,在肿瘤的一或两个断面出现与神经干相连续征象;在 T₂WI 上可见周围高信号,中心低信号的"靶征";该神经支配的远端肌肉有萎缩;以上征象可提示为神经性肿瘤。

【鉴别诊断】

神经鞘瘤:单发性神经纤维瘤与神经鞘瘤区别有一定困难。神经鞘瘤的病灶中心坏死,囊变的出现率较高。神经纤维瘤肿瘤形态规则,T₁WI 呈低、等信号;T₂W1 呈高信号。增强扫描中度强化,多沿神经分布,与神经血管束关系密切,易与其他软组织肿瘤相鉴别。

二、恶性软组织肿瘤

(一)恶性纤维组织细胞瘤

恶性纤维组织细胞瘤(malignant fibrous histiotoma,MFH)是组织来源及分化方向仍不明确的未分化多形性肉瘤(UPS)。好发于中老年人,下肢好发,尤以大腿多见,大而深的软组织肿块,伴疼痛。

【影像学表现】

深部软组织内实质性肿块,增强扫描明显强化。磁共振上信号常不均匀,可合并出血、坏死(图 17-7-4)。

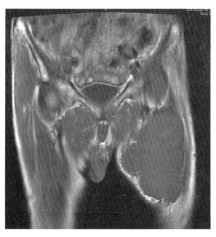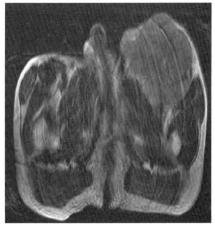

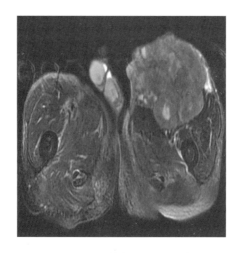

图 17-7-4 恶性纤维组织细胞瘤

【诊断要点】

MFH/UPS 多见于中老年人,常见于下肢,其次为上肢和腹膜后。MRI 表现为大小不等,边界清或不清的软组织肿块,信号不均匀,常伴出血、坏死、肿瘤组织水肿及血管侵犯。但上述改变缺乏特征性影像学表现,最后诊断需依赖病理。

【鉴别诊断】

1. 韧带状纤维瘤 韧带状纤维瘤肿瘤的 MRI 信号可与恶性纤维组织细胞瘤相似,但发病年龄明显低于后者。

2. 脂肪肉瘤 多见于成年人,好发于腹膜后间隙和四肢,除去分化型脂肪肉瘤外,其余类型均可在影像学检查时发现脂肪成分可鉴别。

3. 横纹肌肉瘤 多见于儿童,常见于上肢、头颈部,肿瘤的侵犯破坏程度明显。

4. 滑膜肉瘤 多见于关节周围,表现为关节旁软组织肿块伴有钙化。

(二)平滑肌肉瘤

平滑肌肉瘤(leiomyosarcoma)为少见的软组织恶性肿瘤,主要发生于成年人,女性多于男性,女性平滑肌组织的生长与增生与妊娠期雌激素刺激有关。儿童可见发生此病,但较罕见。

【影像学表现】

边界清晰的软组织肿块,CT 上表现为等和低密度混合密度灶,很少钙化,增强呈不均匀强化(图 17-7-5)。

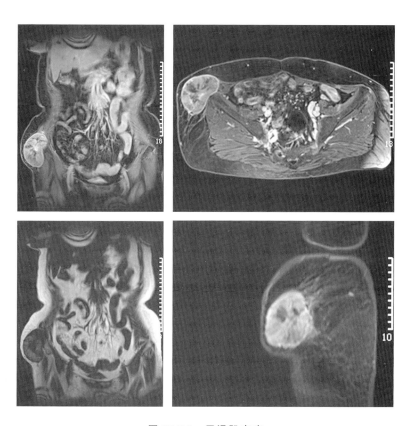

图 17-7-5　平滑肌肉瘤

【诊断要点】

较有特征性的表现是位于腹膜后的密度相对不均的软组织肿块，与周围组织分界不清，并侵犯后腹膜大血管。但缺乏特异性，病理学诊断主要依靠肿瘤光镜下表现及免疫组织化学来确诊。

【鉴别诊断】

1. 脂肪肉瘤　多半为含脂肪组织密度的肿块，可有纤维间隔，少数有钙化。

2. 纤维肉瘤　可有无定形钙化，增强扫描不规则强化。

3. 神经源性肿瘤　多位于中线两侧，倾向于沿神经走行生长，呈上下径长，前后径短的形态特点，表现为边界清楚的软组织肿块，"靶征"为神经源性肿瘤的特征性改变。

4. 恶性纤维组织细胞瘤　与平滑肌肉瘤鉴别有时很困难。两者均好发于中老年。同样多出现坏死、囊变，增强扫描中度至明显强化，但其可出现不规则钙化斑。

5. 淋巴瘤　为多发肿大淋巴结融合成的团块，很少出现坏死，囊变增强扫描后轻度强化。

(三)滑膜肉瘤

滑膜肉瘤(synovial sarcoma)常发生在关节旁,与腱鞘、滑囊和关节囊关节密切,可侵犯骨组织,很少发生于关节腔内。多发生于青壮年,半数在 20—40 岁之间,男多于女。病变多位于四肢大关节附近,约占 90%,以膝关节多见。也可发生于没有滑膜组织的部位,如肌肉、腹壁、腹膜后区等。肿瘤生长缓慢,病程长短不一,多为 2~3 年。为无痛性肿块,少数有疼痛及压痛,一般不引起明显的功能障碍。

【影像学表现】

为关节旁软组织肿块,跨越关节生长,常围绕肌腱生长,约 1/3 肿块内可见斑点、片或不规则形钙化。15%~20%合并周围骨结构侵犯,呈不规则侵蚀或多囊状骨质破坏,压迫性骨萎缩及层状、放射状骨膜反应。增强扫描成不均匀强化(图 17-7-6)。

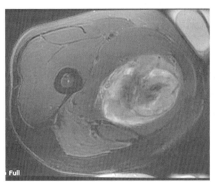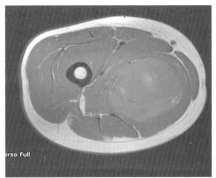

图 17-7-6　股骨上段滑膜肉瘤

【诊断要点】

本病男性青壮年多见,最常见于四肢大关节附近。基本影像学表现为大关节附近的软组织肿块,境界清或不清;20%~30%伴钙化或骨化,5%~20%伴邻近骨骼或关节骨质破坏。

【鉴别诊断】

1. 恶性腱鞘巨细胞瘤　多见于手腕、手指屈肌腱及足部肌腱,肿瘤沿肌腱生长并浸润,累及周围肌肉和骨组织,具有多灶性、多结节特点。

2. 脂肪肉瘤　多见于成年人,好发于腹膜后间隙和四肢;除去分化型脂肪肉瘤外,其余类型均可在影像学检查时发现脂肪成分可资助鉴别。

(四)脂肪肉瘤

脂肪肉瘤(liposarcoma)占成年人软组织肉瘤第二位,多发生于深部软组织,常见于大腿或腹膜后肿瘤呈圆形或不规则形软组织肿块,呈浸润性生长,边界不清。多为原发,很少由脂肪瘤恶变而来。

【分型】

WHO(2013)分型:黏液型、多形性、去分化型、混合型、非特异性。

【影像学表现】

肿瘤密度取决于肿瘤内脂肪细胞的分化程度及纤维组织或黏液组织的混合密度,一般其密度均高于人体脂肪组织。脂肪含量少,肿块密度高,恶性程度高;脂肪含量多,肿块密度低,其恶性程度也低。增强扫描实性部分呈不均匀强化。

腹膜后脂肪肉瘤影像学表现见图 17-7-7;左侧股骨中段脂肪肉瘤影像学表现见图 17-7-8。

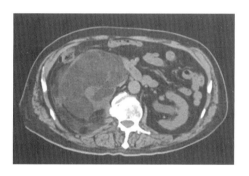

图 17-7-7　腹膜后脂肪肉瘤

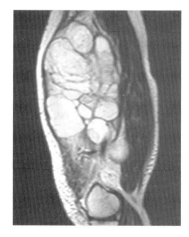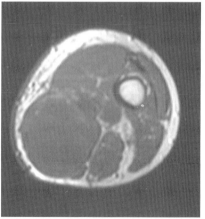

图 17-7-8　左侧股骨中段脂肪肉瘤

【诊断要点】

分化良好的脂肪肉瘤含脂肪成分较多,CT 和 MRI 表现类似于脂肪瘤,增强不强化或轻微强化。分化不良的 T_1WI 呈低、等信号,T_2WI 呈中、高信号,常见出血、坏死,可见结节状强化。

【鉴别诊断】

1. 脂肪瘤 脂肪瘤 MRI 上无低信号间隔,脂肪肉瘤内可见间隔,且不规则,增强后显著强化。

2. 畸胎瘤 多位于骶尾部,病变内可见脂肪、液体和实性成分,如出现骨骼或牙齿可以确诊。

3. 恶性神经鞘膜瘤 累及大的神经干并有对应的神经系统症状和体征。

4. 滑膜肉瘤 好发于邻近关节,无脂肪成分。

参 考 文 献

[1] Wendt K,Heim D,Josten C,et al. Recommendations on hip fractures. European journal of trauma and emergency surgery:official publication of the European Trauma Society,2016,42(4):425

[2] 中华创伤骨科杂志编辑委员会.胫骨平台骨折诊断与治疗的专家共识.中华创伤骨科杂志,2015,17(1):3

[3] 沈彬.裴福兴,邱贵兴.强直性脊柱炎的诊断与治疗骨科专家共识.中华骨科杂志,2012,32(9):895

[4] 夏鹏,王德杭,蒋兆贯,等.MRI 定量分析评价类风湿性关节炎疗效的初步临床应用.中国CT 和 MRI 杂志,2011,09(4):55

[5] Ostergaard M,Peterfy C,Conaghan P,et al. OMERACT Rheumatoid Arthritis Magnetic Resonance Imaging Studies. Core set of MRI acquisitions,joint pathology definitions,and the OMERACT RA-MRI scoring system. The Journal of rheumatology,2003,30(6):1385

[6] 李子荣.2015 年股骨头坏死中国分期与分型解读.临床外科杂志,2017,25(8):565

[7] 中华医学会小儿外科分会骨科学组.中华医学会骨科学分会小儿创伤矫形学组.发育性髋关节发育不良临床诊疗指南(0—2 岁).中华骨科杂志,2017,37(11):641

[8] Negrini S,Aulisa AG,Aulisa L,et al. 2011 SOSORT guidelines:Orthopaedic and Rehabilitation treatment of idiopathic scoliosis during growth. Scoliosis,2012,7(1):3

[9] Lenke LG,Betz RR,Harms J,et al. Adolescent idiopathic scoliosis:a new classification to determine extent of spinal arthrodesis. The Journal of bone and joint surgery American volume,2001,83-A(8):1169

[10] Zambo I,Vesely K.[WHO classification of tumours of soft tissue and bone 2013:the main changes compared to the 3rd edition]. Ceskoslovenska patologie,2014,50(2):64

[11] American Joint Committee on Cancer. Cancer Staging Manual. Eighth Edition,2016

[12] 胡永成.骨科疾病的分类与分型标准,2 版.北京:人民卫生出版社,2014